图解

细节决定健康

常学辉 编著

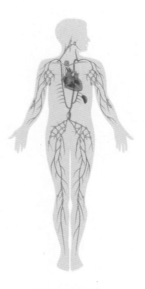

天津出版传媒集团

天津科学技术出版社

图书在版编目（CIP）数据

图解细节决定健康 / 常学辉编著 . -- 天津 : 天津
科学技术出版社 , 2017.5

ISBN 978-7-5576-2529-0

Ⅰ . ①图… Ⅱ . ①常… Ⅲ . ①养生（中医）—图解

Ⅳ . ① R212-64

中国版本图书馆 CIP 数据核字（2017）第 056185 号

策划编辑：刘丽燕 张 萍

责任编辑：张 跃

责任印制：兰 毅

天津出版传媒集团
天津科学技术出版社 出版

出版人：蔡 颢

天津市西康路 35 号 邮编 300051

电话（022）23332490

网址：www.tjkjcbs.com.cn

新华书店经销

北京中创彩色印刷有限公司印刷

开本 720×1 020 1/16 印张 29 字数 610 000

2017 年 5 月第 1 版第 1 次印刷

定价：39.80 元

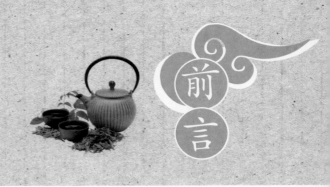

对于人们来说，真正的危害不仅仅来自疾病本身，更来自于日常生活中人们对威胁健康的生活细节的忽视，没有对决定健康的生活细节引起足够的重视。当下的很多慢性非传染性疾病，如高血压、冠心病、肥胖、糖尿病、恶性肿瘤等，都直接或间接地跟人们不健康的生活细节有关。我们身边很多看似不起眼的生活细节，一不注意就会成为威胁健康的隐患；生活中很多固有的观念，有可能正在侵蚀着人们的健康；一些自以为是的生活方式和习惯，同样对人们的健康产生不良影响。例如，不吃早点就开始工作或者学习，殊不知这会增加中风的危险性；西瓜刚从冰箱里拿出来就准备吃，这对肠胃造成了极大损害；餐后立即吃水果，这样影响了胃对食物的吸收；起床后立即将被子叠起来，这样很容易使被子变成污染源；睡觉之前才洗澡，过高的体温往往影响人的睡眠质量；剧烈运动后大量饮水，极易导致体内严重的水和电解质失衡；病一好转马上停药，导致病情的反复……这些不良的生活习惯和对健康细节的忽视，往往容易导致人们的健康遭到很大威胁。

老子曾说："我命在我不在天。"意指人们的生命掌握在自己手中。良好的生活习惯，可以防止生病或者减少生病，使人们保持健康。一个健康的生命体，都与细节有着密不可分的联系。细节决定健康，细节决定生命，很多被人忽视的生活小细节里都隐藏着与身体健康有关的东西。稍加注意，可能就会拥有一个强健的体格，反之，则后患无穷。从养生角度讲，养生关键是细节，核心是适度，无论吃、喝、住、行都是这样。日常生活中的健康细节，最能潜移默化地影响我们的身心。所以，从这个角度来说，良好的习惯是最好的医药，细节是最好的医生。想要健康就不能忽视生活中无处不在的细节，只有注重生活的细节，健康才会常伴左右。

想要拥有健康的身体，就必须从日常生活的细节做起，从改变不良生活习惯做起，从合理安排膳食结构做起，从生活中的每一个健康细节做起，帮助我们预防和消除疾病。注意健康的每一个细节，良好的习惯可以使我们身体健康；不注重生活的细节，它可能会让你久病缠身，甚至危在旦夕。

《图解细节决定健康》详细介绍了决定健康的1 000多个生活细节，内容包括饮食细节、厨房细节、健康进补细节、排毒细节、睡眠细节、运动细节、心理细节、居家细节、家电细节、美容化妆细节、穿衣细节、生活习惯细节、旅游细节、孕期细节、育儿细节、女性健康细节、男性保健细节、老年保养细节、性爱细节、用药细节、疾病识别细节、防病治病细节等多个方面。本书用通俗的语言和简单明了的结构循序渐进地介绍了人们日常生活中最常见、接触最多，同时也是最容易被人们忽视的细节，让读者对生活中一些不科学的、对健康有危害的细节有全面而正确的认识，同时也找到正确而科学的解决方法，认识到细节决定健康，做到即学即用，十分便捷。

我们要记住，自己是最好的医生。正如古希腊名医希波克拉底所说的："病人的本能就是病人的医生，而医生只是帮助本能的。"同时，"最大的敌人也是自己，是自己的无知"。请从今天开始，从简单的细节出发，利用正确的养生智慧，培养健康的生活方式，拥有更加健康而完美的人生。

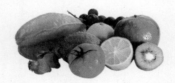

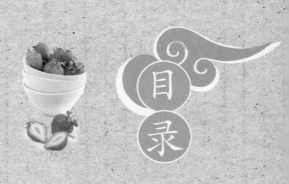

第一章 | 饮食细节
——不生病的饮食重在细节

第二章 | 厨房细节
——健康美味源于完美厨房

第三章 健康进补细节
——药膳补品中的细节之道

第四章 | **排毒细节**
——排出体内毒素，感受久违的轻松

第五章 | 睡眠细节
——从小细节入手，提高睡眠质量

第六章 | 运动细节
——别让细节给运动减分

第七章 心理细节
——健康生活从"心"开始

第八章 居家细节
——在细节中营造健康居家生活

第九章 | 家电细节
——别让高科技毁了自己的健康

第十章 美容化妆细节
——日常妆容中不可不知的小细节

第十一章 | 穿衣细节
——注意穿衣细节，为健康多加一层保护膜

第十二章 | 生活习惯细节
——小习惯，大健康

第十三章 | 旅游细节
——关注细节，健康出游

第十四章 | 孕期细节
——为拥有健康聪明的宝宝做好准备

第十五章 育儿细节
——让孩子赢在起跑线上

第十六章 | 女性呵护细节
——女人，别让细节毁了健康

第十七章 | 男性保健细节
——男人要透过细节看健康

第十八章 | 老年人保养细节
——送给老年人的健康箴言

第十九章 | 性爱细节
——细微之处增添"性福"

第二十章 | 用药细节
——防微杜渐，为健康上一把锁

第二十一章 疾病识别细节
——注意细节，有病早知道

第二十二章 防病治病细节 ——打造健康身体

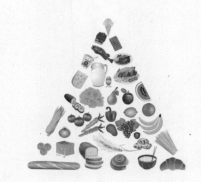

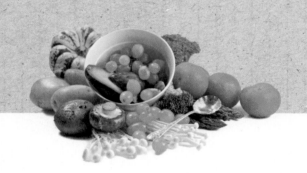

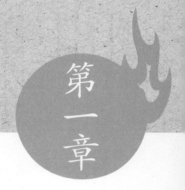

第一章

饮食细节
——不生病的饮食重在细节

●俗话说："民以食为天，食以安为先。"食物是生存的基础，饮食的安全和健康与人类的身心健康密切相关。只有了解更多的饮食细节，在食物中获得合理的营养，才能有效增进人体健康，而不注重饮食的细节则可能引起疾病。

全麦面包是面包中的"健康明星"

欧洲人把面包当主食，偏爱充满咬劲儿的"硬面包"，亚洲人则偏爱口感松软的面包。专家表示，从热量上来说，脆皮面包热量最低，因为这类面包不甜，含糖、盐和油脂都很少，法式面包和俄式"大列巴"就属于这一类。而"吐司面包""奶油面包"和大部分花色点心面包都属于软质面包，含糖约15%，油脂约10%，含热量较高。

含热量最高的是丹麦面包，它又称起酥起层面包，如同萝卜酥一样，外皮是酥状的。一般要加入20%～30%的黄油或起酥油，才能形成特殊的层状结构，常见的如牛角面包、葡萄干包、巧克力酥包等。因为含饱和脂肪和热量实在太多，每周食用最好别超过一个。

全麦面包才是面包中的"健康明星"。全麦面包是指用没有去掉外面麸皮和麦胚的全麦面粉制作的面包，富含人体所需的多种维生素、矿物质、纤维素等，其营养价值比白面包高。

专家提醒，有些面包看起来颜色发褐，不是很软，肉眼甚至能看到麦麸的小粒，其实本质上仍然是白面包。有的商家会用精白粉做面包，只是外面装扮一下而已。比如加入少量焦糖色素染成褐色，只添加10%～20%的全麦面粉，或者在面包皮上加燕麦片。这时，注意看一下配料表就能识破商家的小伎俩，如果排在第一位的是面包粉，第二、三位才是全麦粉，那肯定不是真正的全麦面包。

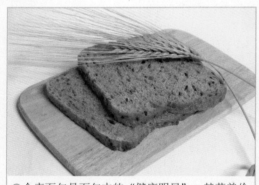

◎全麦面包是面包中的"健康明星"，其营养价值很高。

玉米是最好的主食

众所周知，玉米中的纤维素含量很高，是大米的10倍，大量的纤维素能刺激胃肠蠕动，缩短食物残渣在肠内的停留时间，加速粪便排泄，把有害物质带出体外，对防治便秘、肠癌具有重要的意义。

每百克玉米含叶酸12微克，是大米的3倍；含钾为238～300毫克，是大米的2.45～3倍；镁为96毫克，是大米的3倍；并含有谷胱甘肽、β-胡萝卜素、叶黄素、玉米黄质、硒、维生素E等多种抗氧

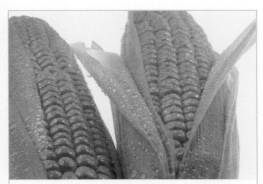

◎玉米的纤维素、叶酸、抗癌因子、烟酸等含量均比大米高很多，玉米才是最好的主食。

化剂，因此，玉米具有多种保健作用。

　　玉米中含有多种抗癌因子，如谷胱甘肽、叶黄素、玉米黄质、微量元素硒和镁等。谷胱甘肽能用自身的"手铐"铐住致癌物质，使其失去活性并通过消化道排出体外，它又是一种强力的抗氧化剂，可以加速老化的自由基失去作用，是人体内最有效的抗癌物。玉米中还含有硒和镁，硒能加速体内过氧化物的分解，使恶性肿瘤得不到氧的供应而衰亡；而镁，一方面能抑制癌细胞的发展，另一方面能使体内的废物尽快排出体外，从而起到预防癌的作用。玉米中的叶黄素还能够预防大肠癌、皮肤癌、肺癌和子宫癌；玉米黄质则能够预防皮肤癌和肺癌。

　　玉米中含有丰富的烟酸，烟酸是葡萄糖耐量因子（GT）的组成物，是可增强胰岛素作用的营养素，可见，玉米是最好的主食。

粗茶淡饭≠粗粮+素食

　　人们常说"粗茶淡饭延年益寿"，那么粗茶淡饭到底是什么？营养学家研究发现，它并非大多数人所指的各种粗粮和素食。正确的理解应是以植物性食物为主，注意粮豆混食、米面混食，并辅以各种动物性食品，常喝粗茶。

　　"粗茶"是指较粗老的茶叶，与新茶相对，尽管粗茶又苦又涩，但含有的茶多酚、茶单宁等物质却对身体很有益处。因为，茶多酚是一种天然抗氧化剂，能抑制自由基在人体内造成的伤害，有抗衰老作用。它还能阻断亚硝胺等致癌物质对身体的损害。茶单宁则能降低血脂，防止血管硬化，保持血管畅通，维护心、脑血管的正常功能。此外，茶多酚能缓解和减轻糖尿病症状，具有降血脂、降血压等作用。因此从健康角度来看，粗茶更适合老年人饮用。

　　很多人把"淡饭"和粗粮、素食等同起来看。其实，"淡饭"是指富含蛋白质

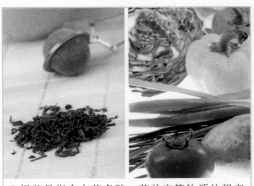

◎粗茶是指含有茶多酚、茶单宁等物质的粗老茶叶，淡饭是指富含蛋白质的天然食物且少盐食物。

的天然食物，它既包含丰富的谷类食物和蔬菜，也包括脂肪含量低的鸡肉、鸭肉、鱼肉、牛肉等。

"淡饭"还有另一层含义，就是饮食不能太咸。医学研究表明，饮食过咸容易引发骨质疏松、高血压，长期饮食过咸还可导致中风和心脏病。

虾皮含钙高，不宜晚餐吃

虾皮营养丰富，钙含量高达991毫克/100克（成人的每日钙推荐摄入量为800毫克），素有"钙的仓库"之称。虾皮还具有开胃、化痰等功效。但需注意的是，正是因为虾皮含钙高，因此不能在晚上吃，以免引发尿道结石。因为尿结石的主要成分是钙，而食物中含的钙除一部分被肠壁吸收利用外，多余的钙全部从尿液中排出。人体排钙高峰一般在饭后4～5小时，而晚餐食物中含钙过多，或者晚餐时间过晚，甚至睡前吃虾皮，当排钙高峰到来时，人们已经上床睡觉，尿液就会全部潴留在尿路中，不能及时排出体外。这样，尿路中尿液的钙含量也就不断增加，不断沉积下来，久而久之极易形成尿结石。所以晚餐最好不要吃虾皮。

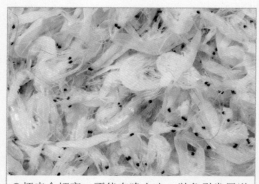

◎虾皮含钙高，不能在晚上吃，以免引发尿道结石。

肝脏应和蔬菜一起吃

一提起动物肝脏，很多人是又爱又恨。爱它是因为肝脏含有丰富的营养物质，对身体健康大有裨益；恨它则是顾虑肝脏胆固醇含量太高，摄入过多会使血清中的胆固醇含量升高，增加患心血管疾病的风险，很多老人甚至对各种肝脏"望而生畏"。

其实，只要在吃肝脏的时候和蔬菜、水果、豆类等一起吃，完全不必担心身体会吸收过多的胆固醇。

因为人们吃了含胆固醇的食物，不会直接变成血液中的胆固醇，需要一个吸收与合成的过程。这时和富含膳食纤维、维生素和微量元素的蔬菜、水果和五谷杂粮等食物一起吃，既可以增加胆固醇的排泄，又可以减少胆固醇在体内的合成和吸收，有效避免了增高血脂、罹患动脉粥样硬化的风险。

值得一提的是，动物肝脏在烹调时，千万不要为了追求鲜嫩而"落锅即起"，烹饪的时间应尽量长一点儿，以确保食用安全。肝中含有的维生素A性质比较稳定，不必担心过分冲洗和长时间烹调而使其营养遭到破坏。

此外，蛋黄、动物脑、墨斗鱼、蟹黄等食物也是富含胆固醇的"大户"，在食用时都应该遵照前面的方法，注意荤素搭配一起吃。

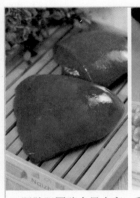
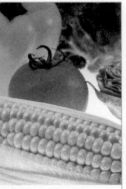

◎肝脏胆固醇含量太高，和蔬菜、水果和五谷杂粮等食物一起吃，可以增加胆固醇的排泄，并减少胆固醇在体内的合成和吸收。

吃肉时应适量吃一点儿蒜

在平时的生活饮食中，吃肉时应适量吃一点儿蒜。这是因为虽然在动物肉食品中，尤其是瘦肉中含有丰富的维生素B_1，然而维生素B_1在体内停留的时间很短，会随小便小量排出。如果在吃肉时再吃点大蒜，肉中的维生素B_1能和大蒜中的大蒜素结合，这样可使维生素B_1的含量提高4～6倍，而且能使维生素B_1溶于水的性质变为溶于脂的性质，从而延长维生素B_1在人体内的停留时间。

吃肉时吃蒜，还能促进血液循环，提高维生素B_1在胃肠道的吸收率和体内的利用率，对尽快消除身体各部器官的疲劳，增强体质，预防大肠癌等都有十分重要的意义。所以，吃肉又吃蒜能达到事半功倍的营养效果。

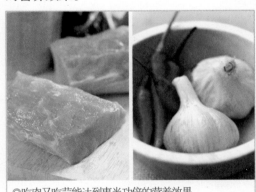

◎吃肉又吃蒜能达到事半功倍的营养效果。

动物肉的哪些部位不能吃

虽然一些动物的肉质很鲜美，但是你知道吗？动物的某些部位是不能吃的，否则可能引起疾病。

（1）"三腺"。猪、牛、羊等动物

体上的甲状腺、肾上腺、病变淋巴结是三种"生理性有害器官"。

（2）"悬筋"。又称"蹄白珠"，一般为圆珠形、串粒状，是羊蹄内发生病变的一种组织。

（3）"臭腺"。位于外生殖器背面两侧皮下的白鼠鼷腺，紧挨着白鼠鼷腺的褐色鼠鼷腺和位于直肠两侧壁上的直肠腺，味极腥臭，食用时若不除去，则会使肉难以下咽。

（4）"尖翅"。鸡、鸭、鹅等禽类屁股上端长尾羽的部位，学名"腔上囊"，是淋巴结体集中的地方，因淋巴结中的巨噬细胞可吞食病菌和病毒，即使是

致癌物质也能吞食，但不能分解，故禽"尖翅"是个藏污纳垢的"仓库"。

（5）"黑衣"。鱼体腹腔两侧有一层黑色膜衣，是最腥臭、泥土味最浓的部位，含有大量的类脂质、溶菌酶等物质。

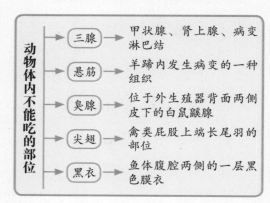

动物体内不能吃的部位	三腺	甲状腺、肾上腺、病变淋巴结
	悬筋	羊蹄内发生病变的一种组织
	臭腺	位于外生殖器背面两侧皮下的白鼠鼷腺
	尖翅	禽类屁股上端长尾羽的部位
	黑衣	鱼体腹腔两侧的一层黑色膜衣

❤ 偏食素油并不好

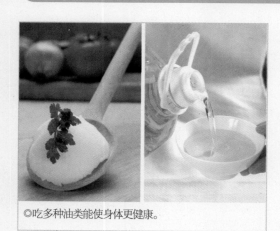

◎吃多种油类能使身体更健康。

炒菜离不开油，一般人都认为吃素油比吃荤油好。但是素油和荤油，各有各的好处，不能偏食。各种素油绝大部分均为不饱和脂肪酸，人体如果缺少它，就会干瘪、黑瘦，皮肤、黏膜都会失去正常功能。而这种

不饱和脂肪酸，人体自身无法合成，只能从食物中摄取，其来源就是素油。

不饱和脂肪酸被人体吸收后，有一个很重要的功能，就是刺激肝脏产生较多的高密度脂蛋白。这种脂蛋白就像血管"清洁工"，不停地把滞留在血管壁上多余的胆固醇"收容"起来，再"押送"出境，防止它们在血管里引起动脉硬化。

荤油（主要是猪油）中含的都是饱和脂肪酸，它虽然不能起到素油中不饱和脂肪酸的作用，但猪油的脂肪很容易被人体中的酶水解，变成三酰甘油等物质，是人体能量的重要来源。它比吃同样的蛋白质、淀粉所产生的能量要多1倍以上，也是人体各组织细胞新陈代谢必不可少的物

质。所以，除了冠心病动脉粥样硬化、血脂过高、高血压等患者以外，猪油同样也是很好的营养品。国内外很多学者，对偏食荤油或素油的害处曾做过许多研究。一般认为偏食荤油，易患动脉硬化、冠心病等疾病。素油中的不饱和脂肪酸虽不是致癌物质，但它有助长癌细胞生长的作用。动物实验结果表明，偏食不饱和脂肪酸的一组，较荤素油都吃的一组，患结肠癌和乳腺癌的比例要大得多。所以希望身体健康的人，还是吃多种油类为好。

猪肉也有"克星"

猪肉含有丰富的营养，味道很鲜美，既能单独做主菜，也可以在烹饪其他菜肴时做配菜，是我们平时最常食用的食品之一。

但是，猪肉与其他菜搭配也有禁忌。

① 猪肉与羊肝不能共食

羊肝气味苦寒，补肝、明目，治肝风虚热，"猪肉滋腻，入胃便作湿热"，从食物药性讲，搭配不宜。而且，羊肝有膻气，与猪肉一起烹饪，容易产生怪味。因此，从烹饪角度来看，也不相宜。

② 猪肉和牛肉不能共食

猪肉酸冷、微寒，有滋腻阴寒之性。牛肉气味甘温，能补脾胃、壮腰脚，有安中益气之功。二者一温一寒，一补中脾胃，一冷腻虚人，性味有所抵触，所以不宜共食。

③ 猪肉与大豆不能共食

大豆中的植物酸含量很高，60%～80%的磷都是以植物酸的形式存在的，它们容易与猪肉中的蛋白质和矿物质元素形成复合物，影响人体对二者的吸收利用。 另外，豆类还会与瘦肉、鱼类等荤食中的钙、铁及锌等矿物质结合，干扰和降低人体对这些元素的吸收。

④ 猪肉与香菜不能共食

猪肉滋腻，助湿热而生痰，香菜则性辛温，耗气伤神。香菜与猪肉二者，一耗气，二无补，所以二者同煮，对身体有害。但是香菜可以驱腥味，最好与羊肉一起吃。

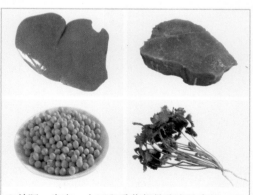

◎羊肝、牛肉、大豆和香菜都是猪肉的克星，不能共食。

适当吃些肥肉对身体有益

健康专家经科学研究发现，只要烹调得法，肥肉是一种长寿食品，同时也是防癌的食品，无论男女老少，适当吃些肥肉对身体均有益处。

动物脂肪中含有一种能延长寿命的物质——脂蛋白，这种物质非但不会促进血管硬化，反而可以预防高血压等血管疾病。缺少这类营养可能导致贫血、癌症与营养不良等疾病。

另外，肥肉里含有丰富的脂肪，脂肪不仅可以帮助人体储存热能，还可以保护脏器，构成细胞，补充蛋白质，提供人体必需的脂肪酸。如果身体缺乏脂肪，就会出现体力不足、身体免疫功能下降等不良症状。

因此，平时需要适量进食一些肥肉，保持脂肪在体内的进出平衡，既不可积累过多，也不应入不敷出。只有在摄入过多或人体代谢紊乱时，肥肉才是导致动脉硬化的"危险因素"。

如何才能降低肥肉中的脂肪和胆固醇，而保留其有益健康的营养成分呢？用植物油将猪肉或牛肉炒熟之后，再淋上热开水，可以除掉肉中8%的脂肪和50%的胆固醇，而味道保持不变。

食用鲫鱼比鲤鱼更安全

南方人认为鲫鱼好吃，北方人却觉得鲤鱼好，与其争论哪种鱼好，不如先来看看两种鱼的营养价值与食用利弊。

鲫鱼肉质细嫩，肉味甜美，含大量的铁、钙、磷等矿物质，其营养成分很丰富，含蛋白质、脂肪、维生素A、B族维生素等。

每百克黑鲫鱼中，蛋白质含量高达20克，易于消化吸收，经常食用能够增强抵抗力。鲫鱼对肾脾虚弱、水肿、溃疡、气管炎、哮喘、糖尿病患者有很好的滋补食疗作用；产后妇女可用鲫鱼补虚下乳。民间有"冬鲫夏鲇"之说，意思是鲫鱼的味

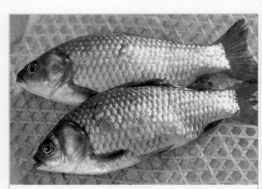

◎鲫鱼与鲤鱼的营养价值各有所长，但是鲫鱼忌口人群较少，所以食用更安全。

道在冬季最鲜美。

但感冒发热期间则不宜多食鲫鱼，阳虚体质和素有内热者不能食用，易生热而

生疮疡者也应忌食。此外，鲫鱼不宜和大蒜、砂糖、芥菜、蜂蜜、鸡肉以及中药麦冬、厚朴同食。

鲤鱼体态丰腴，肉质细嫩，富含人体必需的氨基酸、矿物质、维生素A和维生素D。能消肿胀、黄疸、脚气、喘嗽、湿热之病，煮食下水气，利小便。

但淋巴结核、支气管哮喘、恶性肿瘤、荨麻疹、皮肤湿疹等疾病患者要忌食鲤鱼；由于鲤鱼是发物，上火烦躁及疮疡者也要慎食。此外，鲤鱼忌与绿豆、芋头、甘草、南瓜、荆芥、赤小豆、鸡肉、猪肝、狗肉和牛羊肉同食，也忌与中药朱砂同服。

鲫鱼与鲤鱼二者虽然皆属鲤科，营养价值各有所长，鲫鱼虽忌口人群较少但体小刺多，所以更适合做汤。

酱油最好还是熟吃

酱油在生产、贮存、运输和销售等过程中，因卫生条件不良而造成污染在所难免，甚至会混入肠道传染病致病菌。而它们在检测时，对微生物指标的要求又比较低，所以，一瓶合格的酱油中带有少量细菌，也不是什么新鲜事。

有实验表明，痢疾杆菌可在酱油中生存2天，副伤寒杆菌、沙门氏菌、致病性大肠杆菌能生存23天，伤寒杆菌可生存29天。还有研究发现，酱油中有一种嗜盐菌，一般能存活47天。人一旦吃了含有嗜盐菌的酱油，可能出现恶心、呕吐、腹痛、腹泻等症状，严重者还会脱水、休克，甚至危及生命。虽然这种情况比较少见，但为了安全着想，酱油最好还是熟吃，加热后一般都能将这些细菌杀死。

如果想做凉拌菜，最好选择佐餐酱油。这种酱油微生物指标比烹调酱油要求严格。国家标准规定，用于佐餐凉拌的酱油每毫升检出的菌落总数不能大于3万

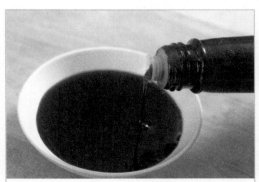
◎为了食用安全酱油最好还是熟吃，加热后一般都能将这些细菌杀死。

个，这样即使生吃，也不会危害健康。

尽管酱油的营养价值很高，含有多达17种氨基酸，还有各种B族维生素和一定量的钙、磷、铁等，但它的含盐量较高，平时最好不要多吃。酱油的含盐量高达18%～20%，即5毫升酱油里大约有1克盐，除了调味以外，主要是为了防止酱油腐败变质而添加的。患有高血压、肾病、妊娠水肿、肝硬化腹水、心功能衰竭等疾病的人，平时更应该小心食用，否则会导致病情恶化。

鸡头、鸭头少吃为妙

许多人喜欢吃鸡头、鸭头、鹅头以及鱼头等。确实，这些鱼、禽类的头很好吃，而且营养价值也很高。可是，这些"头"的害处也不少。就拿鸡头来说，俗话说：十年的鸡头赛砒霜。这意思是说，鸡越老，它的头毒害就越大。其原因是，鸡在啄食中会吃进含有害重金属的物质，这些重金属主要储存于脑组织中，鸡龄越大，储存量越多，毒性越强。鸡头不宜多吃，鸭头、鹅头等，也不宜多吃，其道理大同小异。那么鱼头呢？据有关医学专家说，近年来整体环境恶化，导致水源污染，使有害物质侵入鱼体；加之有的养殖者在饲料里添加化学物质，更增加了鱼体内的有害物质。而这些物质主要蓄积在鱼油相对集中的鱼头内，难以排出。所以，奉劝那些喜欢吃"头"的食客，还是少食此类食品为好。

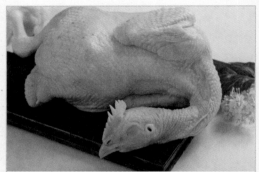
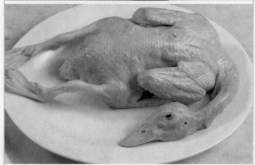

◎鸡头、鸭头的脑组织中储存有重金属，毒性强，少吃为妙。

吃香油有利于软化血管

老人体质差，新陈代谢也会减慢，加之高血压、高血脂等老年疾病的影响，血管壁会慢慢老化变脆，失去弹性。因此，许多老年人不吃带"油"字的食物。其实，这完全没必要，老人适当吃些香油，还能起到软化血管的作用。

香油中富含维生素E及亚麻酸，其中，维生素E具有抗氧化作用，能维持细胞膜的完整性和正常功能，具有促进细胞

分裂、软化血管和保持血管弹性的作用，因而对保护心脑血管有好处。香油中的亚油酸、棕榈酸等不饱和脂肪酸，容易被人体吸收，有助于消除动脉壁上的沉积物，同样具有保护血管的功效。

此外，香油有浓郁的香味，可在一定程度上刺激食欲，促进体内营养成分的吸收。

老人食用香油时，可先滴几滴在凉菜

或菜汤中，然后搅拌均匀食用，也可拌在做好的热菜或米饭中。一般情况下，每日的食用量控制在2~5毫升。香油中油脂含量丰富，热量多，所以老人还应根据自己的身体调整食用量，有高血压、糖尿病、高脂血症的患者尤其不宜多食。

芹菜叶比茎更有营养

芹菜营养十分丰富，其中蛋白质含量比一般瓜果蔬菜高1倍，铁元素含量为番茄的20倍左右，常吃芹菜能防治多种疾病。

嫩芹菜捣汁加蜜糖少许服用，可防治高血压；糖尿病病人取芹菜汁煮沸后服用，有降血糖作用；经常吃鲜奶煮芹菜，可以中和尿酸及体内的酸性物质，对治疗痛风有较好效果；若将150克连根芹菜同250克糯米煮稀粥，每天早晚食用，对治疗冠心病、神经衰弱及失眠头晕诸症均有益处。

不少家庭吃芹菜时只吃茎不吃叶，这是极不科学的，因为芹菜叶中所含营养成分远远高于芹菜茎。营养学家曾对芹菜的茎和叶进行13项营养成分测试，发现芹菜叶中有10项指标超过了芹菜茎，其中胡萝卜素含量是茎的6倍，维生素C的含量是茎的13倍，维生素B_1是茎的17倍，蛋白质是茎的11倍，钙含量是茎的2倍。

芹菜叶最好在开水中烫一下，捞出后与豆腐干拌一下，这样做既可以保证芹菜叶的营养，又可以吃到清香可口的菜肴。

香椿吃前先用开水烫

香椿鲜香味美，并且富含多种营养，是价廉质优的大众蔬菜。我国民间自古就有"食用香椿，不染杂病"之说。现代营养学研究发现，香椿有抗氧化作用，具有很强的抗癌效果。

香椿虽好，但食用它一定要避免亚硝酸盐中毒。平均每千克香椿中含有30毫克以上的亚硝酸盐，老叶中更是高达53.9毫克，容易引发亚硝酸盐中毒，甚至诱发癌症。试验结果表明，用凉水洗过的香椿

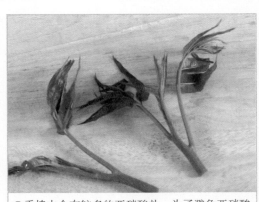

◎香椿中含有较多的亚硝酸盐，为了避免亚硝酸盐中毒，一定要先用开水烫一烫再食用。

中，亚硝酸盐含量为每千克34.1毫克，而用开水烫后仅为每千克4.4毫克。因此，香椿食用前，一定要先用开水烫一烫。

香椿的吃法很多，现介绍几种常见做法。

香椿芽炒鸡蛋：将香椿芽洗净，切碎，打入几个鸡蛋，加适量食盐和作料拌匀，放热油锅内炒熟即成。

香椿拌豆腐：将香椿芽洗净，加少许食盐，放入碗内，倒入开水盖严，浸泡5分钟后取出切成碎末。将豆腐切成2~3厘米的丁，拌入香椿末，再加香油、味精、食盐调匀即可。

香椿辣椒泥：将香椿芽洗净，用开水烫后加食盐、辣椒适量，然后捣烂如泥状，吃时再放点香油调拌即成。

炸香椿鱼儿：将香椿芽洗净，用盐水浸一下，加面粉、团粉、鸡蛋、香油及味精、盐，拌匀。锅中放油烧至温热，将香椿带糊入锅中炸成金黄色，捞出装盘，即可食用。

可以下酒，也可蘸花椒盐，夹薄饼吃。

香椿豆：是用黄豆和香椿做成的，黄豆要用温水浸泡，加盐后用开水煮熟，香椿芽要洗净开水烫后切成细末。然后，将两者拌在一起。具有北方菜肴的乡土风味，作为下酒菜是很适合的。

香椿蒜汁：将香椿芽洗净开水烫后，配适量大蒜瓣，一起捣烂成糊状，放入香油、酱油和凉开水拌匀即成，用来浇拌捞面，鲜香味美。

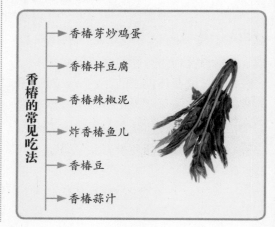

香椿的常见吃法
→ 香椿芽炒鸡蛋
→ 香椿拌豆腐
→ 香椿辣椒泥
→ 炸香椿鱼儿
→ 香椿豆
→ 香椿蒜汁

❤ 吃胡萝卜可改善皮肤干燥

胡萝卜是一种家常蔬菜。众所周知，它有保护视力的功能。但是你知道吗？在干燥的冬季，吃些胡萝卜还有滋润皮肤的作用。

胡萝卜含有丰富的β-胡萝卜素，它在小肠内可以转化成维生素A。维生素A对皮肤的表皮层有保护作用，可使人的皮肤柔润、光泽、有弹性。饮食中如果缺乏维生素A，会使皮肤干燥，角质代谢失常，易松弛老化。

因为β-胡萝卜素存在于胡萝卜的细胞壁中，而细胞壁是由纤维素构成的，人体无法直接消化，唯有通过切碎、煮熟等方式，使其细胞壁破碎，β-胡萝卜素才能释放出来，为人体所吸收利用。因此，吃胡萝卜要注意烹调方式。此外，β-胡萝卜素属于脂溶性物质，只有当它溶解在油脂中时，才能转变成维生素A，被人体吸收，所以胡萝卜应用油炒，或和其他含油脂类食物同食。还可将胡萝卜切成块，加入调味品与猪肉、牛肉、羊肉等一起炖，但注意烹调过程中不可放醋，因为醋会破坏β-胡萝卜素，降低胡萝卜的营养价值。

❤ 贪吃荔枝当心低血糖

荔枝不仅味美，而且其营养十分丰富，含有大量的果糖、维生素、蛋白质、柠檬酸等，对人体有补益作用。然而中医认为荔枝属湿热之品，民间有"一颗荔枝三把火"之说。所以尽管美味可口，也不能多吃，否则很可能会患上荔枝病。

荔枝病的实质是一种"低血糖症"，荔枝中含大量的果糖，果糖经胃肠道黏膜的毛细血管很快吸收入血后，必须由肝脏内的转化酶将果糖转化为葡萄糖，才能直接为人体所利用。如果过量食入荔枝，那么就有过多的果糖进入人体血液，"改造"果糖的转化酶就会供不应求。在这种情况下，大量的果糖充斥在血管内却转化不了能被人体利用的葡萄糖。与此同时，进食荔枝过量影响了食欲，使人体得不到必需的营养补充，致使人体血液内的葡萄糖不足，就会导致荔枝病。

荔枝病通常的临床表现为：头晕心悸、疲乏无力、面色苍白、皮肤湿冷，有些患者还可出现口渴和饥饿感，或发生腹痛、腹泻症状，个别严重患者可突然昏迷，阵发性抽搐，脉搏细弱而速，瞳孔缩小，呼吸不规则，呈间歇性或叹息样，面色青灰，皮肤发绀，心律失常，血压下降等。一旦发生荔枝病，应该积极治疗，如仅有头晕、乏力、出虚汗等轻度症状者，可服葡萄糖水或白糖水，以纠正低血糖，补充生命必需的葡萄糖。如果出现抽搐、虚脱或休克等"荔枝病"重症者，应及时送医院治疗，静脉推注或静脉点滴高浓度的葡萄糖，可迅速缓解症状，治愈后不留后遗症。

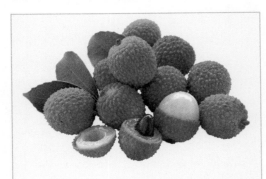

◎食用太多的荔枝会使人体血液中的葡萄糖不足，导致低血糖症。

❤ 吃豆腐过量对肾脏不利

中医理论认为，豆腐味甘性凉，入脾、胃、大肠经，具有益气和中、生津润燥、清热解毒的功效，可用于治疗赤眼、消渴、烧酒毒等。豆腐虽好，但吃多了也会对肾脏产生不利影响。

① 使肾功能衰退

在正常情况下，人吃进体内的植物蛋白质经过代谢变化，最后大部分成为含氮废物，由肾脏排出体外。人到老年时，肾脏排泄废物的能力下降，此时若不注意饮食，大量食用豆腐而摄入过多的植物性蛋白质，势必会使体内生成的含氮废物增多，加重肾脏的负担，使肾功能进一步衰退。

② 引起消化不良

豆腐中含有极为丰富的蛋白质，一次食用过多不仅阻碍人体对铁的吸收，而且容易引起蛋白质消化不良，出现腹胀、腹泻等。

③ 导致碘缺乏

制作豆腐的大豆含有一种叫皂角苷的物质，它不仅能预防动脉粥样硬化，还能促进人体内碘的排泄。长期过量食用豆腐容易引起碘缺乏。

④ 促使痛风发作

豆腐含嘌呤较多，嘌呤代谢失常的痛风病人和血尿酸浓度增高的患者多食豆腐易导致痛风发作，所以，痛风病患者要少食豆腐。

老年人和肾病、缺铁性贫血、痛风病、动脉硬化患者更要控制食用量。中医认为，豆腐性偏寒，胃寒者和易腹泻、腹胀、脾虚者以及常出现遗精的肾亏者不宜多食。

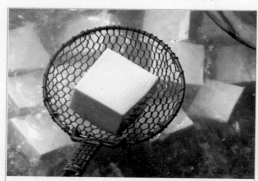

◎豆腐性偏寒，胃寒者和脾虚、肾虚等体质虚弱者不宜多食。

❤ 花生可养胃，但不是人人皆宜

吃生花生有一个突出的好处是能起到养胃的作用，因为花生富含不饱和脂肪酸，不含胆固醇，含有丰富的膳食纤维，是天然的低钠食物。每天吃适量生花生（不要超过50克），对养胃有一定好处。

吃生花生时要连着花生红衣一起吃，女性朋友，尤其是处于经期、孕期、产后和哺乳期的女性更应该常吃，对于养血、补血很有好处。同时，花生红衣还有生发、乌发的效果，常吃能使头发更加乌黑。

虽然吃花生有这么多好处，但是并不是每个人都适合吃花生，有些人最好别吃。

① 高脂血症患者

花生含有大量脂肪，高脂血症患者食用花生后，会使血液中的脂质水平升高，而血脂升高往往又是动脉硬化、高血压、冠心病等疾病的重要致病原因之一。

② 胆囊切除者

花生里含的脂肪需要胆汁去消化。胆囊切除后，储存胆汁的功能丧失。这类病人如果食用花生，没有大量的胆汁来帮助消化，常可引起消化不良。

③ 消化不良者

花生含有大量脂肪，肠炎、痢疾等脾胃功能不良者食用后，会加重病情。

④ 跌打瘀肿者

花生含有一种促凝血因子。跌打损伤、血脉瘀滞者食用花生后，可能会使血瘀不散，加重肿痛症状。

水果早上吃更营养

"早上吃水果是金，中午吃是银，晚上吃就变成铜了。"这个说法有没有道理？

水果是人们膳食生活中维生素A和维生素C的主要来源。水果中所含的果胶具有膳食纤维的作用，同时水果也是维持酸碱平衡、电解质平衡不可缺少的。"金银铜"换言之就是早上吃水果营养价值最高，晚上吃水果营养价值最低。其中的道理是，人在早起时供应大脑的肝糖耗尽，这时吃水果可以尽快补充糖分。而且，早上吃水果，各种维生素和养分易被吸收。

但是从消化方面来看，有胃病的人不宜早上空腹吃水果。选择吃水果的时间要有讲究，并不是说早上吃就特别好，晚上吃就特别不好。

在餐前食用水果有利于刺激食欲，在餐后食用水果有利于食物的消化和吸收。水果内含酵素，如想让酵素在身体中产生不同的作用，最好考虑食用的时间，要根据自身的情况而定。

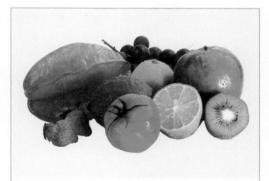

◎早上供应大脑的肝糖耗尽，这时吃水果可以尽快补充糖分，各种维生素和养分也易被吸收。

① 香蕉

香蕉含有很高的钾，对心脏和肌肉的功能有益，同时香蕉可以辅助治疗便秘、小儿腹泻等，适合餐前食用。

② 菠萝

新鲜菠萝含蛋白酶，如果空腹食用，菠萝的蛋白分解酶会伤害胃壁，少数人还会引起过敏反应，宜在餐后食用。

③ 柿子

柿子中含有大量的柿胶粉和红鞣质，早上空腹食用，胃酸会与之作用，形成凝块，即"胃柿石"，严重影响消化功能，宜饭后或晚上食用。

④ 山楂

山楂无论是鲜果还是其制品，均有散

瘀消积、化痰解毒、防暑降温、增进食欲等功效。但是空腹食用或者是脾胃虚弱者则不可以在清早进食，胃炎和胃酸过多者要少食。

⑤ 红枣

含有大量维生素C，故有"天然维生素C丸"之美称。但是胃痛腹胀、消化不良的人要忌食，建议餐前食用。

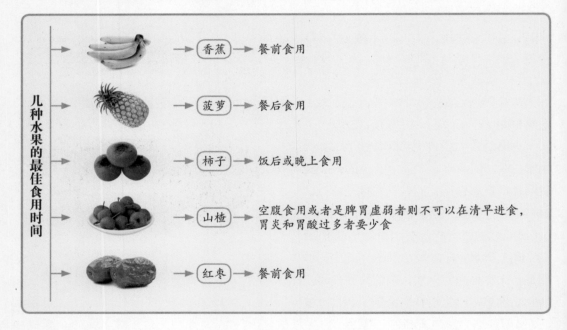

几种水果的最佳食用时间

香蕉 → 餐前食用

菠萝 → 餐后食用

柿子 → 饭后或晚上食用

山楂 → 空腹食用或者是脾胃虚弱者则不可以在清早进食，胃炎和胃酸过多者要少食

红枣 → 餐前食用

❤ 水果不可以取代青菜

有些人不爱吃蔬菜，以吃水果来代替。水果真的可以取代蔬菜吗？

专家并不赞成这种做法，原因如下。

其一，水果的热量比蔬菜高，糖分含量也高，有些慢性病人，如糖尿病、血脂异常者需要控制摄取量。有些人用喝果汁

代替吃水果，更加错误，因为少了重要的纤维素，更糟糕。

其二，蔬菜中的矿物质含量比较高，尤其是深绿色叶菜，含有丰富的维生素、矿物质及植物性化学物质，每天不能少，相较之下，水果里含量较高的是维生素。

其三，健康饮食的基础之一是"多元化"，也就是每天吃的食物种类愈多愈好。专家提醒，即使蔬菜本身，也不是只吃绿色叶菜就能满足，还要摄取红、黄、橙、紫等各种不同颜色的蔬菜；水果也是，每天2种，经常换，才能充分摄取不同水果中不同的营养素。

不过，水果最大的优势是能生吃，不经过高温烹调，比从蔬菜里容易多摄取到一些遇热容易遭破坏的维生素，例如维生素C、B族维生素。

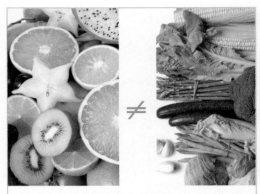

◎蔬菜中的矿物质含量比水果高，每天不能少，而且健康饮食的基础之一是"多元化"，所以不能用吃水果来代替蔬菜。

♥ 鳝、藕合吃更能滋养身体

鳝鱼身上有一种黏液。这种黏液是由黏蛋白和多糖类结合而成的。它不但能促进蛋白质的吸收和合成，还含有大量人体所需的氨基酸、维生素A、维生素B_1、维生素B_2和钙等。吃鳝鱼的时候，最好能同食些藕。这是因为藕的黏液也是由蛋白质组成的并含有维生素B_{12}、维生素C和酪氨酸等优质氨基酸，还含有大量食物纤维，是碱性食品，而鳝鱼则属酸性食品，两者合吃，保持酸碱平衡，对滋养身体有较高的功效。

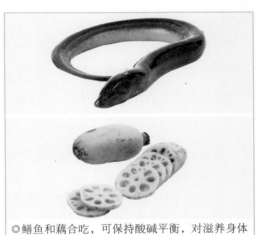

◎鳝鱼和藕合吃，可保持酸碱平衡，对滋养身体有较高的功效。

♥ 喝水多了也会中毒

喝水过多会引起水中毒，这是由于人体内盐分丢失的缘故。血液中的盐丢失过多，吸水能力就降低，水分就会通过细胞膜进入细胞内，使细胞水肿，人就会出现头晕、眼花等"水中毒"症状，严重者还会出现昏迷、抽搐甚至危及生命。

预防水中毒的发生，应该注意以下几点。

① 少量多饮

一般每天喝8杯水较为适合，且要分几次喝。一下子饮水过多，即使不发生水中毒，大量的水积聚在胃肠中，也会使人胸腹感到胀满，不利健康。

② 未渴先饮

如果感到口渴，实际上你的体内已出现脱水状况。

③ 喝水不要喝得太快太急

喝水太快太急，无形中会吞咽很多空气，容易引起打嗝或是腹部胀气。如果是肠胃虚弱的人，喝水更应该一口一口慢慢喝。

④ 水温30℃以下最好

一般建议喝30℃以下的温开水最好，比较符合胃肠道的生理功能，不会过于刺激胃肠道造成血管收缩或刺激蠕动。

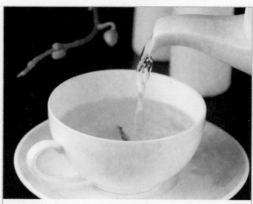

◎一般每天喝8杯水较为适合，且要分几次喝。一下子饮水过多，不利健康。

♥ 水果削了烂处也不能吃

一般来说，大部分水果采摘后鲜食的营养价值最高，卫生问题最少。但在采摘、贮藏、运输、销售以及选购的过程中，不可避免地会使果皮组织受到机械损伤，微生物就会从水果的伤口处侵入，从而产生食品卫生问题。

水果pH值一般在4.5以下，属酸性食品，适宜多种霉菌和酵母的生长。某些病原微生物和寄生虫卵会由破损的果皮侵入果质内部，对人体的健康造成危害。常见的致鲜果变质的霉菌有青霉、黑曲霉、灰葡萄孢霉、根霉等，在距离腐烂部分1厘米处的正常果肉中，仍可检查出毒素。所以，水果烂了，削去坏的部分后继续吃是不妥当的。

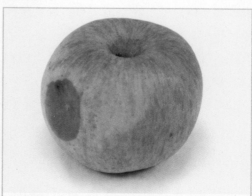

◎水果削了烂处也不能吃，因为微生物会从水果的伤口处侵入，即使削去坏的部分，仍会有毒素残留。

白开水过了三天不宜饮用

很多人认为白开水无论放多久都能饮用，其实，白开水超过三天之后就不宜饮用。

水储存过久，就会被细菌感染产生亚硝酸盐，装在保温瓶里的开水变温后，细菌繁殖得更快，还原的亚硝酸盐更多。亚硝酸盐一旦大量进入人体，能使组织低氧，出现恶心、呕吐、头痛、心慌等症状，严重的还能使人低氧致死。亚硝酸盐在人体内还能形成亚硝胺，促发肝癌、胃癌等。

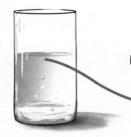

白开水放久了就会产生亚硝酸盐

亚硝酸盐中毒的主要特点是组织低氧引起的发绀现象，如口唇、舌尖、指尖青紫，重者眼结膜、面部及全身皮肤青紫

亚硝酸盐

蒸锅水含有致癌性物质，千万不能喝

蒸锅水是指家庭中蒸馒头或蒸小菜的水。这种蒸锅水是不能喝的，也不能煮饭或烧粥。我们知道，水里含有微量的硝酸盐，当水长时间加热，由于水分不断蒸发，硝酸盐的浓度相对地增加，而且它受热分解就变成了亚硝酸盐。亚硝酸盐对人们的健康是极为有害的。它能使人体血液里的血红蛋白变性，不能再与氧气结合，进而造成人体缺氧。亚硝酸盐还会导致人体血压下降，严重时可引起虚脱。现代医学已证明，亚硝酸盐还是一种强烈的致癌性物质。因此，蒸锅水是不能喝的。

饮用水并非越纯越好

随着生活水平的提高，纯净水成了很多人的饮水首选。但有关专家表示，水并非越"纯"越好，纯净水不应长期饮用。

采用蒸馏、反渗透、离子交换等方法制得的水被称为纯净水，含很少或不含矿物质。由于水中细菌、病毒微生物已被除去，纯净水可生饮，口感较好。

"但对饮水来说，水并非越纯越好。"水中的无机元素是以溶解的离子形式存在，易被人体吸收，所以水是人体摄

19

取矿物质必不可少的重要途径。而纯净水无法为人体提供矿物质。因此，喝纯净水时，要多补充矿物质，多吃富含钙、镁、钾的食物。

专家介绍，与纯净水相比，天然矿泉水是健康饮水之冠。天然矿泉水含有一定的矿物盐或微量元素，或二氧化碳气体，具有保健价值，是一种理想的人体微量元素补充剂。

❤ 全脂奶比脱脂奶更有益健康

全脂牛奶的脂肪含量是30%，半脱脂奶的脂肪含量大约是15%，全脱脂奶的脂肪含量低于0.5%，国外有一种"浓厚奶"，脂肪含量可高达40%以上。哪种奶更好呢？

① 牛奶中香气全部来自脂肪

专家指出，牛奶之所以有特殊的香气，全靠脂肪中的挥发性成分。如果没有了脂肪，香味就会不足，牛奶喝起来也会没有味道。

② 维生素A、维生素D、维生素E、维生素K藏在牛奶脂肪中

牛奶中含有多种维生素，其中脂溶性维生素A、维生素D、维生素E、维生素K都藏在牛奶的脂肪当中。如果把牛奶中的脂肪除去，这些维生素也就跟着失去，对孩子的生长发育不利。

③ 多喝全脂奶不易得癌症

牛奶脂肪中富含抗癌物质CLA，因此多喝全脂奶的人不容易得癌症。CLA能抑制多种癌细胞，还能阻碍致癌物在体内发挥作用，对预防乳腺癌特别有效。

这里建议：如果给老人选牛奶，不妨选半脱脂奶；如果给孩子选牛奶，就一定要选全脂奶。

瑞典科学家的最新研究表明，与脱脂奶制品相比，长期食用全脂奶制品不仅不会使人体重增加，反而有助于保持体形。所以，即使在减肥时期也要选择全脂奶制品，而不宜选择脱脂奶制品。

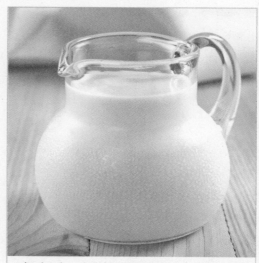

◎相对而言，全脂奶比脱脂奶营养更丰富，更有益身体健康。

啤酒温度过低易伤身

冰冻的啤酒温度应控制在5~10℃，因为啤酒中所含二氧化碳的溶解度是随温度高低而变化的，啤酒中所含的各种成分在这一温度区间协调平衡，才能形成最佳口味。

温度过低的啤酒不仅不好喝，而且会使酒中的蛋白质发生分解、游离，使营养成分遭到破坏。

纯生啤酒通过无菌膜滤除酵母和杂菌，最后经无菌灌装而成。

在5~10℃，纯生啤酒中的各种营养成分和风味也最稳定。

喝酒人士还需注意，喝了烈性白酒又喝啤酒，或者将啤酒与白酒掺在一起饮用，这样对消化道会产生联合刺激，容易导致消化功能紊乱。

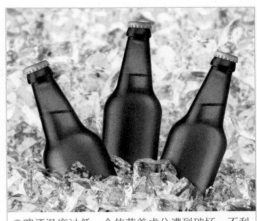

◎啤酒温度过低，会使营养成分遭到破坏，不利于身体健康。

多饮啤酒易致癌

啤酒具有健脾开胃、强肾利尿、软化血管等功效，所以不少人常用作日常软饮料，甚至誉之为"液体面包"。有的人还把啤酒当水喝、当饭吃，每顿饭都离不开啤酒。但美国癌症专家却发出了令人震惊的警告：啤酒中不同程度地存有致癌物质亚硝胺，大量饮用啤酒的人患口腔癌、食道癌和直肠癌的危险性要比喝烈性酒者高3倍。

科学研究发现，啤酒中的致癌物亚硝胺含量比其他饮料高。喝啤酒过多时，其中的酒精可直接损害口腔与消化道黏膜。

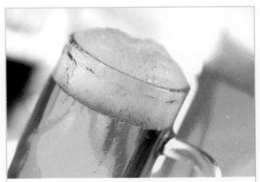

◎啤酒中不同程度地存有致癌物质亚硝胺，大量饮用啤酒易致癌。

如果酿制啤酒所产生的酒精不纯，喝啤酒时常用的佐菜，如咸鱼、腊肉、香肠、卤味等熏制品中所含色素和亚硝胺及其他化学物质，在与酒精的相互作用下，更易损伤口腔与消化道的黏膜，亚硝胺等化学成分会乘虚而入，进入肝脏，损害肝细胞。所以啤酒也勿多喝。

为了健康，喜欢喝酒的人应该控制啤酒的饮用量。一般每天不宜超过3杯，下酒菜应以新鲜蔬菜、鲜鱼及肉、蛋为佳，尽量少用卤腊熏制品。

如果喝酒时伴随吸烟，那么烟草中的有毒物质更易溶解于酒精中，产生较强的致癌作用。

♥ 喝汤应该在饭前

很多人习惯饭后喝一碗鲜汤，其实这样容易冲淡胃液，影响食物的吸收和消化，喝汤最好在饭前进行。

有人说"饭前先喝汤，胜过良药方"，这话是有科学道理的。这是因为，从口腔、咽喉、食道到胃，犹如一条通道，是食物必经之路。吃饭前，先喝几口汤，等于给这段消化道加点"润滑剂"，使食物能顺利下咽，防止干硬食物刺激消化道黏膜。

肉汤可以是鸡汤、牛筋汤、猪蹄汤、鱼汤、肉皮汤、羊蹄汤、牛肉汤、排骨汤等。肉汤是非常重要的，但由于效价不同，不同的汤可以起到不同的抗病防疾效果。

鸡汤抗感冒：鸡汤，特别是母鸡汤中的特殊养分，可加快咽喉部及支气管膜的血液循环，促进黏液分泌，及时清除呼吸道病毒，缓解咳嗽、咽干、喉痛等症状。煲制鸡汤时，可以放一些海带、香菇等。

排骨汤抗衰老：排骨汤中的特殊养分以及胶原蛋白可促进微循环，50～59岁这10年是人体微循环由盛到衰的转折期，骨骼老化速度快，多喝骨头汤可收到药物难以达到的功效。

鱼汤防哮喘：鱼汤中含有一种特殊的脂肪酸，它具有抗炎作用，可以治疗呼吸道炎症，预防哮喘发作，对儿童哮喘病最为有效。

另外，急性病人要喝鱼汤；慢性病人不仅要喝鱼汤，也要喝牛肉汤；癌症病人不仅要喝鱼汤和牛肉汤，而且要喝牛筋汤；糖尿病和血黏稠的病人不仅要喝鱼汤和牛肉汤，还要吃肉皮冻等。

要想健康，就一定要先喝肉汤后吃饭。但需要注意的一点是，饭前喝汤并不是说喝得多就好，要因人而异，一般中晚餐前以半碗汤为宜，而早餐前可适当多

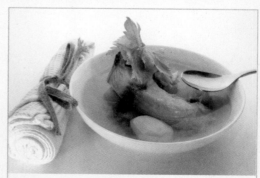

◎饭前喝汤使食物能顺利下咽，防止干硬食物刺激消化道黏膜。饭后喝汤会冲淡胃液，影响食物的吸收和消化。

些，因经过一夜睡眠后，人体水分损失较多。进汤时间以饭前20分钟左右为好，吃

饭时也可缓慢少量进汤。总之，进汤以胃部舒适为度，饭前饭后切忌"狂饮"。

♥ 喝汤不当易致病

喝汤对人体有很多好处，现代饮食似乎进入了一个"汤补"的阶段。但是，汤喝得不对路，也会导致疾病。

烫伤后，人体有自行修复的功能，但反复损伤极易导致上消化道黏膜恶变，甚至诱发食道癌。因此，喝50℃以下的汤为宜。

❶ 不要喝60℃以上的汤

喝温度太高的汤，百害无一利。人的口腔、食道、胃黏膜最高能忍受60℃的食品，超过此温度，会烫伤黏膜。虽然喝汤

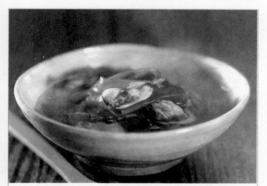

◎不要喝温度太高的汤，以免对口腔、食道、胃黏膜造成伤害。

❷ 汤不能与饭混在一起吃

很多人喜欢用汤泡饭一起吃，这种习惯非常不好。在吃饭咀嚼的时候，口腔会分泌大量的唾液，润滑食物，同时唾液有帮助肠胃消化食物的功能。如果长期泡汤吃饭，日久天长，会减退人体的消化功能，导致胃病。因此，汤不能与饭混在一起吃。

我们知道，每种食品所含的营养素都是不全面的，即便是鲜味极佳的含高氨基酸的"浓汤"，仍会缺少若干人体不能自行合成的"必需氨基酸"。因此提倡用几种动物与植物性食品混合煮汤，不但可使鲜味增加，也能使营养更全面。

♥ 有些人不宜喝鸡汤

鸡汤尤其是老母鸡汤作为"天下第一汤"，味道鲜美，是补虚益气的佳品，历来为人们所钟爱。

但是，在现实生活中，却有不少人不适宜喝鸡汤。

❶ 高胆固醇血症

血液中胆固醇升高的病人，多喝鸡汤，会促使血胆固醇的进一步升高。血胆固醇过高，会在血管内膜沉积，引起动脉

23

硬化、冠状动脉粥样硬化等疾病。

② 高血压

经常喝鸡汤，除引起动脉硬化外，还会使血压持续升高，难以下降。而长期高血压，又可引起心脏的继发性病变，如心肌肥厚、心脏增大等高血压性心脏病。

③ 肾脏功能较差

鸡汤内含有一些小分子蛋白质，患有急性肾炎、急慢性肾功能不全或尿毒症的患者，由于肾脏功能较差，肾脏对蛋白质

分解产物不能及时处理，如多喝鸡汤就会引起高氮质血症，从而进一步加重病情。

④ 胃酸过多者

鸡汤有较明显的刺激胃酸分泌的作用，患有胃溃疡、胃酸过多或近阶段有胃出血病史的人，一般也不宜多喝鸡汤。

⑤ 胆道疾病患者

胆囊炎或胆石症经常发作者不宜多喝。因为鸡汤内脂肪的消化需要胆汁参与，会刺激胆囊收缩，从而加重病情。

♥ 酸奶饮用过量伤身体

虽然饮用酸奶有很多好处，但在喝的时候仍要注意适可而止，否则很容易导致胃酸过多，影响胃黏膜及消化酶

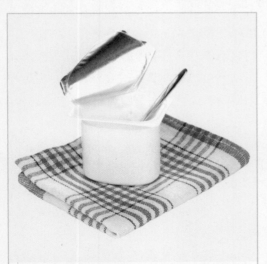

◎酸奶食用过量容易导致胃酸过多，影响胃黏膜及消化酶的分泌，降低食欲，破坏人体内的电解质平衡。

的分泌，降低食欲，破坏人体内的电解质平衡。尤其是平时就胃酸过多，常常觉得脾胃虚寒、腹胀者，更不宜多饮酸奶。对于健康的人来说，也不宜一次大量饮用，每天喝一两杯，每杯在125克左右比较合适。

喝酸奶的时间最好在饭后，因为这时人肠胃中的环境最适合酪氨酸生成，能让它发挥更多的健康功效。特别是饭后2小时内饮用酸奶，效果最佳，长期坚持，能起到改善体质的作用。

饮用酸奶要注意以下两点。

① 酸奶不能加热喝

酸奶中的活性乳酸菌，如经加热或开水稀释，会大量死亡，使营养成分损失殆尽。

② 酸奶不要空腹喝

空腹时饮用酸奶，乳酸菌易被杀死，保健作用会被减弱。饭后2小时左右饮用酸奶为宜。

喝酸奶时要记住，酸奶中的某些菌种及酸性物质对牙齿有一定的损害，喝完后应及时用白开水漱口或刷牙，以利于牙齿保健。

吃汤圆要记得"原汤化原食"

汤圆是很多人喜爱的传统食物。但是，汤圆大部分含有较多的糖分及油脂，所含热量很高，再加上皮用糯米做成，黏性较大，不利于消化，患有糖尿病、肾病、慢性胰腺炎、胆囊炎的病人不宜食用。想减肥的人也要尽量少吃。

吃汤圆时最好能搭配一些如山楂、大麦芽汁、陈皮、生萝卜等有助于消化的食物。其中生萝卜是最好的搭配食物，其含有芥子油和粗纤维，可以促进肠胃蠕动，能消积滞、下气宽中，有助于体内废物的排出。凉拌是最好的方式，因为其爽口的味道还能解除汤圆的甜腻感。

最重要的一点是，吃汤圆千万别忘了"原汤化原食"。糯米粉中含有较多对人体健康非常重要的水溶性维生素，如维生素B_1、维生素B_2、维生素C等。尤其是维生素B_1，能促进人体乙酰胆碱合成，从而保证正常的胃肠蠕动和消化腺的分泌功能。据测定，在汤圆的煮制过程中，有45%～50%的维生素B_1都溶解在汤中了。因此，吃汤圆一定要喝汤圆汤，不仅能促进营养的消化、吸收和利用，还能获得更多的营养成分。

豆浆饮用不当，也会诱发疾病

中医理论认为，豆浆性平味甘，滋阴润燥，"秋冬一碗热豆浆，驱寒暖胃保健康"，常饮豆浆，对身体大有裨益。但是饮用豆浆一定要注意，否则很容易诱发疾病。那么，饮用豆浆要注意什么呢？

① 忌喝未煮熟的豆浆

豆浆中含有两种有毒物质，会导致蛋白质代谢障碍，并对胃肠道产生刺激，引起中毒症状。预防豆浆中毒的办法就是将豆浆在100℃的高温下煮沸，就可安心饮用了。

② 忌在豆浆里打鸡蛋

这是因为，鸡蛋中的黏液性蛋白质和豆浆中的胰蛋白酶结合，会产生一种不能被人体吸收的物质，大大降低了人体对营养的吸收。

③ 忌冲红糖

豆浆中加红糖喝起来味道甜香，但红糖里的有机酸和豆浆中的蛋白质结合后，可产生变性沉淀物，大大破坏了营养成分。

④ 忌装保温瓶

豆浆中有能除掉保温瓶内水垢的物质，在温度适宜的条件下，以豆浆作为养料，瓶内细菌会大量繁殖，经过3～4小时就能使豆浆酸败变质。

⑤ 忌空腹饮豆浆

饮豆浆的同时吃些面包、糕点、馒头等淀粉类食品，可使豆浆中蛋白质等在淀粉的作用下，与胃液较充分地发生酶解，使营养物质被充分吸收。

⑥ 忌与药物同饮

有些药物会破坏豆浆里的营养成分，如红霉素等抗生素药物。

需要注意的是：当生豆浆加热到80～90℃的时候，会出现大量的泡沫，很多人误以为此时豆浆已经煮熟，但实际上这是一种"假沸"现象，此时的温度不能破坏豆浆中的皂苷物质。正确的煮豆浆方法应该是，在出现"假沸"现象后继续加热3～5分钟，使泡沫完全消失。

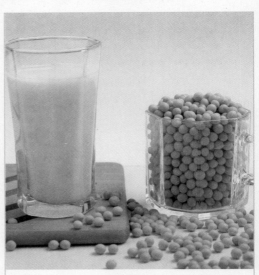

◎豆浆性平味甘，滋阴润燥，秋冬一碗热豆浆，驱寒暖胃保健康，常饮豆浆，对身体大有裨益。

咖啡对女性健康伤害多

健康专家认为，女性不宜多饮咖啡，咖啡对女性健康有许多伤害。

① 增加心梗危险

医学专家的研究表明，每日饮5杯或更多的咖啡，可使妇女患心肌梗死的危险增加70％，而且危险性随着饮咖啡的数量增加而增加。

② 易引起糖尿病

日本人的咖啡消费量在世界上是最少的，糖尿病患者也最少。研究者分析认为，咖啡饮料中含有的咖啡因可以透过胰脏而沉淀到胎儿组织中，尤其是胎儿的肝脏、大脑，使出生后的婴儿可能患糖尿病。

③ 易引起骨质疏松症

美国研究者发现，长期每天饮2杯以上咖啡而不饮牛奶的老年妇女，不管年龄、肥胖程度如何，其髋骨、脊椎的骨密度都会降低，且降低的程度与习惯延续的时间长短和饮用量的多少有关。

④ 孕妇饮咖啡对胎儿不利

科学家实验发现，每天给小白鼠饲喂相当于成人12~24杯浓咖啡的量后，妊娠鼠就会生育出畸形的小鼠。

⑤ 易引起妊娠高血压综合征

这是孕妇特有的一种疾病，患者表现为水肿、高血压和蛋白尿，如不及时防治，可危及母胎安全。

⑥ 其他危害

另外，不论男女，饮咖啡均可增加患心脏病、高血压的危险性，还会导致成瘾现象。

鉴于喝咖啡能够引起上述种种病症，健康专家建议，为了优生优育与防病保健，妇女不宜长期、过量饮用咖啡。

❤ 饮茶不当也会"醉人"

人们都知道，喝酒过量会使人酩酊大醉，而饮茶不当也会醉人。

茶叶中含有多种生物碱，其中的主要成分是咖啡因，它具有兴奋大脑神经和促进心脏功能亢进的作用，同时茶叶中还含有大量茶多酚，暴饮浓茶会妨碍胃液的正常分泌，影响食物消化。那些平时多以素食为主、少食脂肪的人如果大量饮用浓茶，就可能导致醉茶；空腹饮茶以及平时没有喝茶习惯，偶尔大量饮用浓茶的人，也可能引起醉茶。醉茶表现为心慌、头晕、四肢乏力等症状。发生醉茶时也不必紧张，立即吃些饭菜、甜点或糖果，都可起到缓解作用。

此外，由于新茶存放时间短，含有较多的未经氧化的多酚类、醛类及醇类等物质，对人的胃肠黏膜有较强的刺激作用，易引发胃病。所以新茶要少喝，存放不足半个月的新茶更应忌喝。

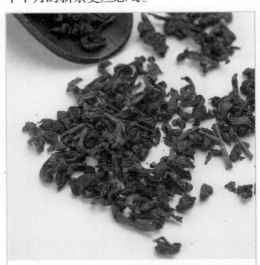

◎茶叶中含有咖啡因和茶多酚，饮用过多会导致醉茶，即表现为心慌、头晕、四肢乏力等症状。

吃完烧烤可用绿茶来解毒

很多人都喜欢吃烧烤，烤羊肉串、烤鱼片等烧烤食品以其鲜而不腻、嫩中带香、风味独特而深受人们的喜爱。

但是肉类食品在烧烤、烟熏和腌制过程中会产生一种致癌物质——苯并芘，经常食用这类烧烤食品会给健康带来损害。

著名的中医朱丹溪曾经说过："相火易起……变化莫测，无时不有，煎熬真阴，阴虚则病，阴绝则死。"人类的许多疾病是阴不足所致，而烧烤、油炸食品一般含热量都比较高，我们知道热量摄入过多可使相火妄动，火属阳，灭火就要动用人体的阴，难怪会阴虚而病了。

以我们爱吃的油炸食品为例，油炸就是脱水的过程，这类食品虽然吃起来口感不错，但是这些脱了水的食物一旦进入我们的身体就像吸血鬼一样吸收我们身体里的水分、津液，所以吃多了会口干舌燥、上火，久而久之就会导致疾病的入侵。

危害我们说完了，但要每个人都完全戒掉这类食品似乎不可能，那么该如何解决这两者之间的矛盾呢？可以吃完烧烤后喝绿茶。每次吃完烧烤后喝杯绿茶，便可以防止上火。

《本草纲目》中就记载了这样一个例子：有个人特别爱吃烧鹅，别人都怀疑他会生痈疽，他却始终未生，原来他每次吃完烧鹅后都喝绿茶，而绿茶能够除炙烤之毒。所以，如果你忍不住吃了烧烤、油炸食品，一定要记得喝上一杯绿茶。

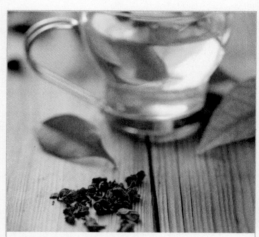

◎绿茶能够除炙烤之毒。

每顿少一口，能活九十九

现代社会物质文明中，饮食文化更为丰富，温饱已不再是奢求。但这个不愁吃不愁穿的年代，"富贵病"却日渐增多，高血脂、高血压、肥胖症、心脑血管硬化等皆呈上升趋势。医学家研究证实，这些疾病的根源之一就是饮食无节。

研究表明，以节制饮食的方法来减慢生理性衰老速度，是维护健康长寿的好方法。因为饱食易损伤细胞，使人早衰。科学研究证明，饱食后，大脑中有一种叫"纤维芽细胞"的生长因子会比不饱食时增长数万倍，而这种生长因子会使脂肪细胞和毛细血管内皮细胞增大，促使脑动脉硬化，脑皮质血氧供应不足，脑组织萎缩和脑功能退化，最终出现痴呆而缩短人的寿命。少吃点能减轻肠胃负担，而饱食则使大脑代谢紊乱。长期饱食会使人肥胖，引起动脉硬化、冠心病、糖尿病、癌症等一系列疾病。

♥ 饭后八不急，疾病不上门

饭后请记住以下禁忌，以确保你的健康和安全。

① 不急于散步

饭后"百步走"会因运动量增加，而影响对营养物质的消化吸收。特别是老年人，心功能减退、血管硬化及血压反射调节功能障碍，餐后多出现血压下降等现象。

② 不急于松裤带

饭后放松裤带，会使腹腔内压下降，这样对消化道的支持作用就会减弱，而消化器官的活动度和韧带的负荷量就要增加，容易引起胃下垂。

③ 不急于吸烟

饭后吸烟的危害比平时大10倍，这是由于进食后，消化道血液循环量增多，致使烟中有害成分被大量吸收而损害肝、脑、心脏及血管。

④ 不急于吃水果

因食物进入胃里需长达1~2小时的消化过程才被排入小肠，餐后立即吃水果，会被阻滞在胃中，长期可导致消化功能紊乱。

⑤ 不急于洗澡

饭后洗澡，体表血流量会增加，胃肠道的血流量便会相应减少，从而使肠胃的消化功能减弱。

⑥ 不急于上床

饭后立即上床容易发胖。医学专家告诫人们，饭后至少要休息20分钟再上床睡觉，即使是午睡时间也应如此。

⑦ 不急于开车

事实证明，司机饭后立即开车容易发生车祸。这是因为人在吃饭以后，胃肠对食物进行消化需要大量的血液，容易造成大脑器

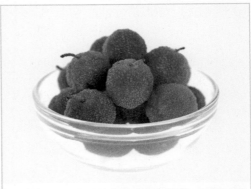

◎饭后立即吃水果，会被阻滞在胃里，长期可导致消化功能紊乱。

官暂时性缺血，从而导致操作失误。

⑧ 不急于饮茶

茶中大量鞣酸可与食物中的铁、锌等结合成难以溶解的物质，人体无法吸收，致使食物中的铁元素白白损失。如将饮茶安排在餐后1小时就无此弊端了。

♥ 不吃早餐加速衰老

现在的大都市生活节奏很快，很多白领因为早上贪睡而耽误了吃早餐。殊不知，不吃早餐对人的身体健康有很大的影响。不吃早餐容易使人变老，因为早餐提供的能量和营养素在全天能量和营养素的摄取中占有重要的地位，不吃早餐或早餐质量不好，人体只得动用体内贮存的糖原和蛋白质，久而久之，会导致皮肤干燥、起皱和贫血等，加速人体的衰老，严重时还会造成营养缺乏症。

不吃早餐不但能使人迅速变老，而且还有以下危害。

① 不吃早餐容易发胖

早餐不容易转变成脂肪，不吃早餐对脂肪的消耗没有帮助，人体一旦意识到营养匮乏，首先消耗的是糖类和蛋白质，最后才是脂肪。况且，不吃早餐还会使午饭吃得更多，造成身体消化吸收不及，反而容易造成皮下脂肪堆积，影响形体。

② 不吃早餐容易便秘

在三餐定时情况下，人体内会自然产生胃结肠反射现象，有利身体排毒；反之，若不吃早餐成习惯，就可能造成胃结肠反射作用失调，产生便秘。

③ 不吃早餐容易得病

不吃早餐，容易引发各种慢性疾病：胃长时间处于饥饿状态，容易造成胃炎、胃溃疡；不吃早餐会使血液中的血小板较容易黏聚在一起，从而增加心脏病发生的概率。

♥ 适当吃辣更有助于健康

虽然不是所有人都对辣的食物感兴趣，但科学研究发现，适当吃辣更有助于健康。

① 生姜排汗降温

生姜性温味辣，能增强血液循环、刺激胃液分泌、兴奋肠道、促进消化、健胃、增进食欲。此外，生姜还能杀灭口腔和肠道的病菌，达到清洁口腔的目的。在炎热的夏季，吃姜还可以起到排汗降温、提神的作用，并缓解疲劳、乏力、厌食、失眠、腹胀、腹痛等，所以在我国民间流传有"冬吃萝卜夏吃姜，不用医生开处方"的谚语。值得注意的是，生姜虽好，但阴虚内热以及痔疮患者要忌食。

② 大蒜能抗病毒

大蒜性温味辛，具有杀虫、解毒、消积、行气、温胃等功效，对饮食积滞、脘腹冷痛、痢疾、疟疾、百日咳、痈疽肿毒、水肿胀痛、虫蛇咬伤等有一定的治疗作用。此外，吃大蒜还可以防流感，治疗霉菌感染，并具有降血压、降血脂、降血糖和较强的抗癌作用。它是目前已经知道的效力最大的植物抗生素之一，有"地里生长的青霉素"的美称。但那些阴虚火旺、腹泻、痔疮、胃肠道出血以及眼病患者不宜食用。

③ 花椒缓解疼痛

花椒性温味辛，有温中健胃、散寒除湿、解毒杀虫、理气止痛的作用，对治疗积食、呃逆、嗳气、呕吐、风寒湿邪所引起的关节肌肉疼痛、痢疾等有一定作用。现代药理研究还发现，它有一定的局部麻醉和镇痛的功效，对各种杆菌和球菌也有明显的抑制作用。但是支气管哮喘、糖尿病、痛风、癌症患者和孕妇要慎用。

④ 胡椒祛风健胃

胡椒有黑、白两种，可以治疗消化不良、肠炎、支气管炎、感冒和风湿病等。现代药理研究还发现，胡椒所含的胡椒碱、胡椒脂碱、挥发油等有祛风健胃的功效。糖尿病、痛风、关节炎、痔疮、癌症、支气管哮喘等患者最好不要食用胡椒。

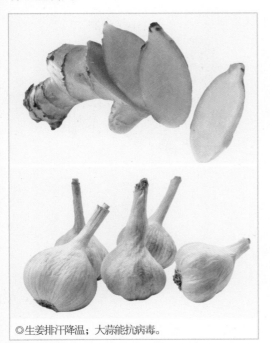

◎生姜排汗降温；大蒜能抗病毒。

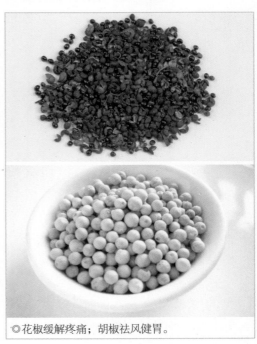

◎花椒缓解疼痛；胡椒祛风健胃。

四种食物不适合新鲜吃

我们通常认为吃东西要趁新鲜吃才好，但是有些食物是不适合新鲜吃的，下面我们就对几种常见食物做一下介绍。

① 鲜海蜇

新鲜的海蜇含水多，皮体较厚，还含有毒素。只有经过食盐加明矾清洗两次，使鲜海蜇脱水两次，才能让毒素随水排尽。人们到海蜇产地旅游，会遇到兜售不经处理或只经1～2次腌渍处理的海蜇，这样的海蜇千万不要去品尝或选购。

② 鲜黄花菜

又名金针菜，没有加工的鲜品含有秋水仙碱。秋水仙碱本身无毒，但吃后在体内会氧化成毒性很大的二秋水仙碱。实验表明，只要吃3毫克秋水仙碱就足以使人恶心、呕吐、头痛、腹痛。若吃的量多，可出现血尿或便血，20毫克可致人死亡。干品黄花菜是经蒸煮加工的，秋水仙碱会被溶出，无毒，可食用。

③ 鲜木耳

鲜木耳中含有一种叫卟啉的感光物质，食用后若被太阳照射可引起皮肤瘙痒、水肿，严重的可致皮肤坏死。若水肿出现在咽喉黏膜，会出现呼吸困难。干木耳是经暴晒处理的成品，在暴晒过程中会分解大部分卟啉，而在食用前又经水浸泡，其中含有的剩余毒素会溶于水，从而

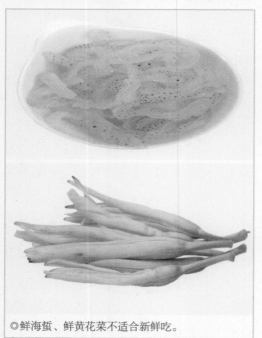

◎鲜海蜇、鲜黄花菜不适合新鲜吃。

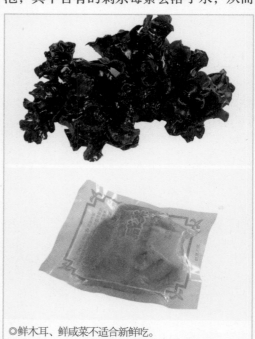

◎鲜木耳、鲜咸菜不适合新鲜吃。

使水发的木耳无毒。

④ 鲜咸菜

鲜咸菜都含有一定量的无毒硝酸盐，在腌渍过程中，它会还原成有毒亚硝酸盐。一般情况下，腌4小时后亚硝酸盐开始明显增加，14～20天达到高峰，此后又逐渐下降。因此，要么吃4小时内的暴腌咸菜，否则宜吃腌30天以上的。亚硝酸盐可引起面部青紫等缺氧症状，还会与食品中的仲胺结合形成致癌的亚硝胺。

♥ 哪些食物不能生吃

科学家统计，世界上可食植物中有70％是可以生食的。生食，能够提高人的免疫力，预防疾病，甚至能治疗某些疾病。但是，有些食物是不能生吃的。

① 活鱼活吃

无论从营养价值或口味上，烹鲜活鱼或刚死不久的鱼，均非最佳选择。一般来讲，夏天放置2～3小时，冬天放置4～5小时，即可烹煮食用。

② 七八分熟的涮羊肉

吃涮羊肉，不少人喜欢只涮到七八成熟，这很容易感染上旋毛虫病，引起恶心、呕吐、腹泻、高热、头痛、肌肉疼痛以及腿肚子剧痛、运动受限等。幼虫若进入脑和脊髓，还能引起脑膜炎症状。

③ 半生不熟的蔬菜

不少人还喜欢吃半生不熟的蔬菜，其实这样的蔬菜可能含有毒素。如未成熟的青西红柿中含有大量的生物碱，多食会出现恶心、呕吐等中毒症状。鲜芸豆中含皂苷和血球凝集素，食生或半生不熟者都易中毒。

④ 生吃鸡蛋

生鸡蛋内含有"抗生物素蛋白"和"抗胰蛋白酶"，前者能影响人体对蛋白质的吸收利用，后者能破坏人体的消化功能，所以鸡蛋应煮熟吃。

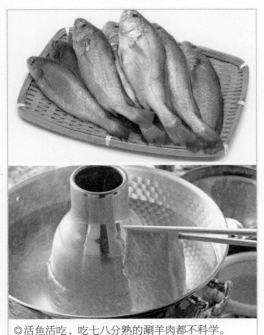

◎活鱼活吃、吃七八分熟的涮羊肉都不科学。

科学的生食，须把新鲜的蔬菜或瓜果反复洗净，再用冷开水冲淋。刀子、砧板、榨汁机等也应洗净。生吃必要时可加点米醋、大蒜等作料。

生食宜从少量开始，逐渐增多，让胃肠有个适应过程。如患有胃病、肠炎等，则宜慎用或暂停生食，以免诱发腹痛、腹泻等病。至于生鱼、醉蟹等动物性食物生食方式则不足取。

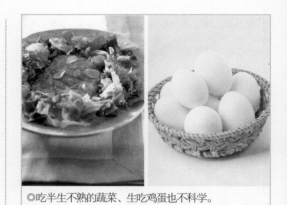

◎吃半生不熟的蔬菜、生吃鸡蛋也不科学。

吃过多蔬菜也有害

蔬菜里含有丰富的维生素、矿物质，食物纤维也很丰富。吃适量的蔬菜可以促进肠道蠕动，促进排便，提供机体所需的微量营养素，发挥抗氧化作用和保证人体各器官的正常功能。但是摄入过多的蔬菜也会有害，具体危害包括如下几点。

① 阻碍体内钙、锌的吸收

怀孕的妇女和生长发育期的儿童、青少年，大量摄入蔬菜会阻碍体内钙、锌吸收，影响孩子智力发育和骨骼生长。女性尤其要注意避免因为过度素食导致的缺铁性贫血和缺钙。

② 造成蛋白质营养不良

如果为"节食""饱腹"而大量食用蔬菜，减少或禁食肉类、鱼类，还会影响机体摄取和吸收必需脂肪酸、优质蛋白质，造成蛋白质营养不良。

③ 易形成结石

某些蔬菜含较多的草酸，易形成结石，如菠菜、芹菜、番茄等含有较多的草酸，与其他食物中的钙结合，容易形成草酸钙结石，这是很多喜欢吃素的女性易患结石病的原因之一。

④ 导致胃肠疾病

粗纤维含量高的蔬菜，如芹菜、春笋、西红柿等，大量进食后很难消化，胃肠疾病

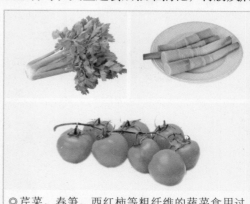

◎芹菜、春笋、西红柿等粗纤维的蔬菜食用过多，可能会引起胃肠疾病。

患者不宜多食。粗纤维还容易使肝硬化患者胃出血或食管静脉曲张出血等，加重病情。

生活中，我们不能为了单纯追求蔬菜的新鲜，而忽视了其中可能存在的有害物质。对于新鲜蔬菜，我们应适当存放一段时间，等残留的有害物质逐渐分解后再吃也不迟；而对于那些不宜存储的蔬菜，也应多次清洗之后再食用。

吃水果时间最好放在饭后两小时

当食物进入人们的胃以后，必须经过一到两个小时的消化过程，才能缓慢排出。如果人们在饭后立即吃水果，就会被先到达而又不易消化的脂肪、蛋白质"堵"在胃里，水果在胃里"驻扎"时间过长，就会影响消化功能。

所以，饭后立即吃水果是不明智的，要吃也要在两小时以后再吃，把水果作为两餐之间的零食才是最佳的做法。

此外，吃得过饱的时候，吃点菠萝能起到助消化的作用，还可以缓解便秘，所以饭后最好吃菠萝。

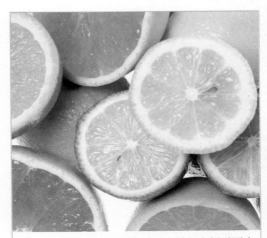

◎饭后立即吃水果会影响消化，最好在饭后两小时再吃水果。

吃过烫的食物隐患多

有的人喜欢吃很烫的食物，其实这种习惯很不好。过烫的食物易损伤口腔黏膜，引起溃疡，而且还会引起牙龈过敏及其他多种过敏性疾病。过烫的食物会刺激食管黏膜增生，留下瘢痕和炎症，长久下去可能会引起恶性病变。专家指出，食道癌的发生可能与吃过烫的食物有关。而且养成吃过烫食物的习惯还会破坏味觉，影响味觉神经，减退食欲。

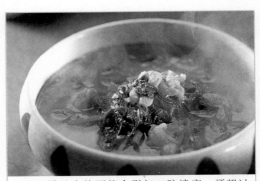

◎吃过烫的食物可能会引起口腔溃疡、牙龈过敏、食道炎、破坏味觉等问题。

过食瓜子会致病

不同的瓜子不仅具有不同的风味，还具有一定的保健功效。如葵花子含有的维生素E，有抗衰老作用；西瓜子具有利肺、润肠、止血功效；南瓜子具有驱虫作用等。但在连续过量嗑瓜子后，常会有舌头肿痛、腹部不适、消化不良等现象的产生，有人称之为"瓜子病"。

一次性嗑瓜子量太多，持续的时间又长，瓜子与舌尖部的摩擦加剧，易引起舌尖部疼痛、红肿、血泡等。

在正常情况下，舌尖部组织有一定的耐磨性，但如果超过了舌尖的承受能力，就会出现上述症状，少数严重者甚至说话、吃饭时都受影响。

时常听到一些人说：吃了一个上午瓜子，肚子都吃痛了。

其主要原因是，由于空气不断随着吞咽嚼碎的瓜子仁进入胃肠，导致胃肠道内胀气而引起嗳气、腹胀、腹痛等腹部不适症状。

诱人的瓜子香味，不停地刺激胆囊收缩，亦会引发腹痛。

此外，由于各种瓜子的吸引力极大，如一次性嗑瓜子量太多，必然会消耗掉大量唾液和胃液，影响正常食物的消化，导致节日期间消化不良等疾病的发生。所以一次不要吃太多的瓜子。

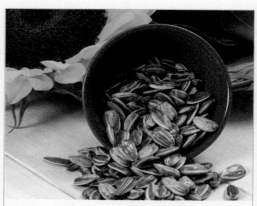

◎过食瓜子可能会导致舌尖部疼痛、红肿、血泡、腹痛以及消化不良等疾病。

哪些食物易致癌

俗话说"病从口入"，饮食和疾病的关系早已在医学研究中得到了证实，许多我们每天都吃的东西，恰恰是被忽视了的致癌物质，如果不多加小心，毒素日积月累，所造成的严重后果常常是难以预料的。

（1）茶垢。茶垢中含有镉、铅、汞、砷等多种有害金属和某些致癌物质，

如亚硝酸盐等，可导致肾脏、肝脏、胃肠等器官发生病变。

（2）水果中烂掉的部分。水果腐烂后，微生物在代谢过程中会产生各种有害物质，特别是真菌的繁殖加快。有些真菌具有致癌作用，可以从腐烂部分通过果汁向未腐烂部分扩散。所以，尽管去除了腐

烂部分，剩下的水果仍然不能吃。

（3）用报纸包的食品。油墨中含有一种叫作多氯联苯的有毒物质，如果用报纸包食品，这种有毒物质就会渗到食品上，然后随食物进入人体。

（4）霉变的大米、花生和玉米：其中含有黄曲霉素，是目前世界上公认的强致癌物质，容易引起肝癌和食道癌。

（5）碱性食品中的味精。味精遇碱性食品会变成谷氨酸二钠，使其失去鲜味；当它被加热到120℃时，会变成致癌物质焦谷氨酸钠。因此，在有苏打、碱的食物中不宜放味精；做汤、菜时，应在起锅前放味精，避免长时间煎煮。

（6）烧焦的鱼和肉。鱼和肉里的脂肪不完全燃烧，会产生一种强度超过了黄曲霉素的致癌物。因此，烹调鱼肉时应注意火候，一旦烧焦，千万别再吃。

（7）腐烂的白菜。腐烂和没腌透的白菜中，都含有致癌性亚硝酸盐。

（8）烧烤食品。所有的烧烤食品中，都容易出现一种致癌能力相当强的物质——苯并芘，这和油炸食品中的油反复使用所产生的是同一物质。

（9）用卫生纸或毛巾擦过的水果。许多卫生纸的消毒不彻底，携带大肠杆菌、致病性化脓菌、真菌、乙肝病毒等；其中的填料和粉屑残留在餐具、水果上，也会对健康造成影响。

（10）涂在筷子上的油漆。油漆筷子的使用现在仍然很普遍，但很多人都不知道，这些油漆中含有铅、苯等化学物质，常常随着油漆的剥落被我们吃进体内，对健康造成一定的危害。

营养打折的罐头要少吃

很多人，尤其是青少年，喜欢吃罐头食品，但多吃罐头食品对健康并无好处，所以专家提醒你，最好别常吃罐头食品。

无论是鱼、肉类罐头，还是水果、蔬菜等素罐头，为延长保存期，罐头食品在制作过程中要加入防腐剂（常用的如苯甲酸）。一般而言，罐头食品所加防腐剂经过检验对人体无毒害作用，少量短期食用是相对安全的，若经常食用则对肝、肾均有损害。

另外，罐头中还含有添加剂，是为了使食品味美。在加工过程中，罐头中加

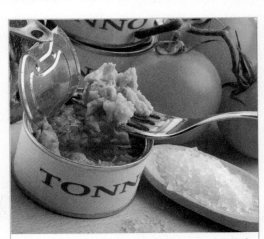

◎罐头食品中加入了防腐剂和添加剂等对身体有害的物质，而且罐头加工后损失大量的维生素，所以少吃为宜。

入的添加剂包括香料、色素、人工调味剂等，会影响身体的健康，甚至还可因某些化学物质的逐渐积累而引起慢性中毒。

再者，罐头加工后损失维生素C10%～60%，维生素B$_1$损失20%～80%，维生素B$_2$损失不到10%，泛酸损失20%～30%，维生素A损失15%～20%。据研究，罐头食品经过加热处理后，50%以上的维生素C被破坏掉。所以，吃罐头食品也不利于维生素C的补充。

油炸食品越薄越有害

调查发现，油炸食品越薄越有害。因为食物越薄，它在油炸时接受的温度就越高；温度越高，产生的有害物质如丙烯酰胺等就越多。薯片的丙烯酰胺含量就比薯条高10倍。长期食用含丙烯酰胺的食品后，人会出现嗜睡、情绪与记忆改变，产生幻觉和震颤等症状，并伴随周围神经病。

除了炸薯条、炸薯片是年轻人和儿童的"最爱"以外，有些年纪大的人也喜欢吃炸得又薄又脆的油饼。老年人新陈代谢缓慢，幼儿的身体尚在发育中，解毒能力较差，皆不宜长期吃含丙烯酰胺的油炸食品。油炸会破坏食物的蛋白质、维生素和矿物质等营养成分，而变成高热量、高脂肪食物，不仅易引发肥胖、高血压等疾病，对本身较胖的中老年人和患高血脂、高血压、心脑血管病及糖尿病等慢性病的人来说都不适宜。饼干和曲奇等小点心，

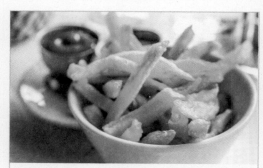

◎食物越薄，它在油炸时接受的温度就越高；温度越高，产生的有害物质如丙烯酰胺就越多。

也是易产生丙烯酰胺的食物，很多白领甚至把它们当成了办公室的必备小吃，长此以往，就有一定的危害性。

用水果和新鲜蔬菜来代替这些油炸食物，对健康更有好处。新鲜的蔬菜和水果还有一定的解毒作用。在家做饭时，也最好采用炒、炖、煮等烹调方式，尽量少用油炸。即使使用，也不要将要炸的食物切得过薄，或将油温烧得过高。

常吃酸菜会增加患癌的风险

酸菜是流行于我国民间的一种风味菜肴，但是长期贪吃会对身体产生不良影响。

常吃酸菜有可能引起泌尿系统结石。酸菜在腌制过程中酸度较高，所含的草酸

进入胃肠后，会与其中的钙质发生反应，在肾脏排泄时会产生不易溶解和吸收的草酸钙而形成结石。

再者，蔬菜在腌制过程中，由于腌制食物常被微生物污染，使其还原成亚硝酸盐。食用含亚硝酸盐过多的酸菜，会使血液中血红蛋白变成失去带氧功能的高铁血红蛋白，造成人体缺氧中毒。

除此之外，酸菜还是癌症的诱因。蔬菜在腌制过程中会产生致癌的亚硝酸化合物和它的前体物质。而霉变的酸菜，其致癌作用更为明显。我国医学工作者曾对国内某些长期食用腌制各种酸菜的地区流行病调查，结果表明，食管癌的发病率居高不下的一个主要致病因素便是长期大量进食酸菜，发病率与食用酸菜的量和持续的时间成正比。

清晨起来先饮一杯白开水

晨起先饮水，对机体既是一次及时的补偿，又是一种有效的净化。清晨，胃内食物已经排空，随着身体的运动，水在胃内如同清洁剂荡涤着胃壁的残渣，病原菌因此无处安身，难以形成致病的群体，失去了兴风作浪的机会。即使有炎症的胃壁，经过每日清晨的洗涤，也会减轻症状。水在胃内做短暂的停留，除少量被吸收外，80%以上在小肠内被吸收入血。新饮进的水约经过21秒钟就能到达身体的每一个角落，促进全身的吐故纳新。

但清晨这杯水喝起来也是有讲究的，那么这杯水该怎么喝才更健康呢？

① 要喝什么样的水

新鲜的白开水是清晨第一杯水的最佳选择。白开水是天然状态的水经过多层净化处理后煮沸而来，它里面所含的钙、镁元素对身体健康非常有益，有预防心血管疾病的作用。

② 喝多少水为宜

一个健康的人每天至少要喝7~8杯水（约2.5升），运动量大或天气炎热时，饮水量应相应增加。清晨起床时是一天身体补充水分的关键时刻，此时喝300毫升的水最佳。

③ 喝何种温度的水为宜

有的人喜欢早上起床以后喝冰箱里的冰水，觉得这样最提神，其实这是错误的。早晨，人的胃肠都已排空，过冷或过烫的水都会刺激肠胃，引起肠胃不适。早晨起床喝水，喝与室温相同的开水最佳，以尽量减少对胃肠的刺激。冬季以煮沸后冷却至20~25℃的白开水为宜，因为这种温度的水具有特异的生物活性，容易透过细胞膜，促进新陈代谢，增强人体免疫力。

嫩肤养颜饮食五注意

健康的肌肤才是好的肌肤，那么如何 | 通过饮食来保持健康的肌肤呢?

多吃含铁质的食物
要想皮肤光泽红润，需要供给充足的血液。铁是构成血液中血红素的主要成分之一，故应多吃富含铁质的食物。如动物肝脏、蛋黄、海带、紫菜等

 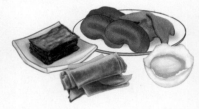

注意碱性食物的摄入
日常生活中所吃的鱼、肉、禽、蛋、粮谷等均呈生理酸性。生理酸性食物会使体液和血液中乳酸、尿酸含量增高。有机酸不能及时排出体外时，就会侵蚀敏感的表皮细胞，使皮肤失去细腻和弹性。为了中和体内酸性成分，应吃些生理碱性食物，如苹果、梨、柑橘和蔬菜等

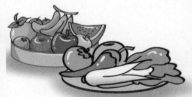

多吃富含胶原蛋白和弹性蛋白的食物
胶原蛋白能使细胞变得丰满，从而使肌肤充盈、皱纹减少; 弹性蛋白可使人的皮肤弹性增强，从而使皮肤光滑而富有弹性。富含胶原蛋白和弹性蛋白的食物有猪蹄、动物筋腱和猪皮等

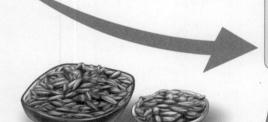

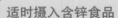

适时摄入含锌食品
葵花子和南瓜子富含锌，人体缺锌会导致皮肤迅速长皱纹。为此，人们每天吃少量葵花子或南瓜子，可使皮肤光洁，延缓皱纹的形成

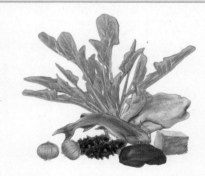

常吃富含维生素的食物
维生素对于防止皮肤衰老、保持皮肤细腻滋润起着重要的作用。含维生素 E 多的食物有卷心菜、葵花子油、菜籽油等。维生素 A、维生素 B_2 也是皮肤光滑细腻不可缺少的物质。当人体缺乏维生素 A 时，皮肤会变得干燥、粗糙有鳞屑; 缺乏维生素 B_2，会造成口角乳白，口唇皮肤开裂，脱屑及色素沉着。富含维生素 A 的食物有动物肝脏、鱼肝油、牛奶、奶油、禽蛋及橙红色的蔬菜和水果。富含维生素 B_2 的食物有肝、肾、心、蛋、奶等。每天早晚各吃一个猕猴桃，猕猴桃富含维生素 C，有助于血液循环，能更好地向皮肤输送营养物质

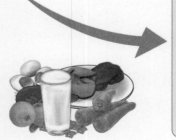

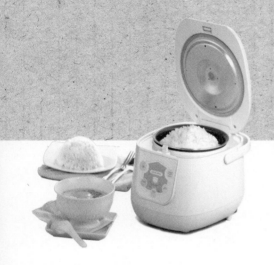

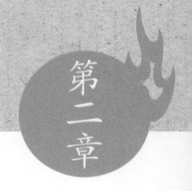

第二章

厨房细节

——健康美味源于完美厨房

●厨房总是给我们美味健康的感觉。但是，当心了，如果不注意细节，厨房很有可能就成为我们的健康杀手。本章为大家揪出常见的厨房健康杀手，一起来捍卫健康。

不宜一起存放的食物

为了方便起见，人们常把某些食物混放在一起。但是，有些食物是不可以放在一起的，如果放在一起，将会发生化学变化，产生毒素，从而危害人体的健康。

① 面包与饼干

饼干干燥且无水分，而面包的水分较多，两者放在一起，饼干会变软而失去香脆，面包则会变硬难吃。

② 红薯与马铃薯

红薯喜温，放在15℃的温度环境中为佳；马铃薯喜凉，存放在2～4℃的温度环境最好。两者放在一起，不是马铃薯发芽就是红薯硬心。

③ 鲜蛋与生姜、洋葱

蛋壳上有许多肉眼所看不到的小气孔，生姜、洋葱的强烈气味会钻入气孔内，使鲜蛋变质，时间稍长，蛋就会发臭。

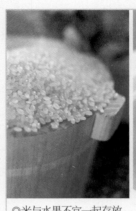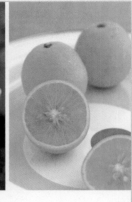

◎米与水果不宜一起存放

④ 米与水果

米是容易发热的食物，水果受热则容易蒸发水分而干枯，而米亦会吸收水分后发生霉变或生虫。

⑤ 黄瓜与西红柿

黄瓜忌乙烯，而西红柿含有乙烯，会使黄瓜迅速变质腐烂。

蔬菜保鲜离不开冰箱

在超市里选购蔬菜、水果时，人们常常因为价格优惠而买一大堆回家。冬季还能保存几天，要是在夏季，保鲜功课做不好，就必然导致食物中的营养流失，也蒙受了钱财损失。要想避免营养素的流失，人们可以买速冻的蔬菜。买

新鲜的蔬菜，若不能一次性全部吃掉，就需要放入冰箱中冷藏储存，减少食物中营养素，尤其是维生素的流失。

当然，冷冻也会导致维生素C、B族维生素等水溶性维生素流失。这种损失主要发生在解冻过程中，因为水溶性维

生素可溶解在冰晶融化后的水中，由此也会流失掉一部分。

比如，蔬菜经冷冻后，100克新鲜蔬菜会有22.1毫克维生素C，而冷冻蔬菜相应的含量是20.2毫克，肉类食品中泛酸的损失率为21%～70%。

不过，因为有些蔬菜还未完全成熟就被采摘回来，所以，有时候冷冻也会带"更多"的维生素。

一位美国食品学教授研究发现，经过冷藏保存的卷心菜比新鲜卷心菜含有更加丰富的维生素C。因为蔬菜还未完全成熟时就被采摘，在随后的冷藏条件下，蔬菜还会继续生长。而处于生长期的蔬菜，营养要更丰富一些，尤其是维生素的含量也会相对提高。经过研究，没有完全成熟的红薯、甜瓜、青椒和菠菜存放一周后，其维生素C的含量也不会下降。

因此，在选择蔬菜时，如果是现吃的，可以买一些成熟的，如果是冷藏，可以选择稍微生一点儿的，这样就可以减少维生素在储藏中的流失。

另外，刚摘下来的蔬菜常常带有对人体有害的物质，如农药、化肥等。经过冷藏，有毒物质会降解，此后再食用，就会更加健康。用弱碱性洗涤剂(淘米水)将蔬菜冲洗干净，再放入冰箱中，也更利于储藏。

除了蔬菜外，肉类买回来以后也要马上冷藏在冰箱中，这样可以防止其变质和滋生细菌。值得注意的是，冷冻蔬菜在烹调前才可解冻，反复解冻、冻结也会造成维生素的大量流失。

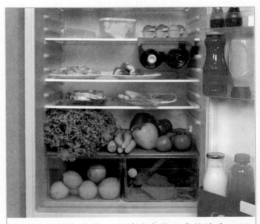

◎用冰箱储存蔬菜，可以减少维生素的流失，还可以降解有害物质。

大葱怕动不怕冻

大葱怕动不怕冻，大葱的耐寒能力很强，在-10℃的低温下不会被冻坏，在积雪保护的露地能耐-30℃的低温。大葱耐低温不怕冻，但不宜随意挪动。观察大葱的受冻过程，可在显微镜下看到：当气温降至0℃以下后，大葱细胞间隙的水分结

了冰，细胞壁却不受损伤而安然无恙，这时只要不触动它，待温度回升到0℃以上后，大葱细胞间隙的冰晶便可慢慢融化，恢复生机。反之，如果大葱在低温下随意挪动，由于受到人为的机械挤压，细胞间隙的冰晶就会使细胞壁损伤，待温度回升

后，细胞液就会渗溢出来，使大葱黏湿而腐烂。

大葱冬贮的方法有如下几种。

① 在园圃里就地过冬

把葱垅起沟、培土、覆盖，盖土以手捏成团，触碰即散为好，此时为田间持水量50%～60%，过湿则易使老叶腐烂，盖土要露出老叶叶尖，随用随刨。

② 收获冬贮

选晴暖无风天气起收，露天晾晒1～2天，然后每1～1.5千克捆扎成束；堆立在

能避风吹、防雨雪的庭院角落，7～10天再取出晾晒一次，并覆盖干松土、沙土或盖以草苫即可备用。

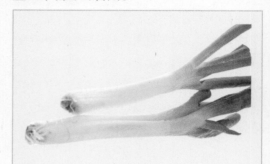

◎大葱耐低温不怕冻，但若在低温下随意挪动大葱，使它的细胞壁损伤，待温度回升后，细胞液就会渗溢出来，使大葱黏湿而腐烂。

♥ 大白菜这样过冬不会"老"

常见的大白菜品种主要有包头青、核桃和青麻叶等，其中包心大而足的白菜是不宜储存的。储存大白菜前要将外帮晾蔫萎，或者把大白菜菜根朝里、菜叶朝外码成双排，两三天翻一次。气温下降到零度以下后，夜间应稍加苫盖。

大白菜的外帮耐寒、耐碰，能起保护菜心的作用，所以对外帮要多加保护，以保证菜心安全。储存大白菜的地方要通风，储存大白菜的适合温度为1～2℃。储存初期，要勤翻动，常通风，防止受热。如在厨房、过道、屋檐下或楼房阳台上储存菜更要注意，菜堆面上的菜和迎风面的菜，以表层帮叶稍有冻僵为宜，但不能冻得起泡。

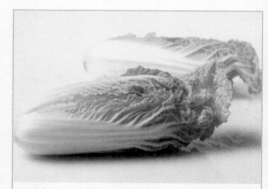

◎储存大白菜前要将外帮晾蔫萎，这样白菜可以更耐寒、耐存放。

有条件的还可以挖一个半地下的小菜窖。但窖存大白菜要注意通风换气，使窖内空气保持新鲜。储存大白菜的过程中，要将腐烂变质的菜及时挑出来，否则会感染其他的菜。

蔬菜垂直竖放，维生素损失小

买回蔬菜后不宜平放，更不能倒放，正确的方法是将其捆好，垂直竖放。

从外观上看，只要留心观察就会发现，垂直竖放的蔬菜显得葱绿鲜嫩而挺拔，而平放、倒放的蔬菜则萎黄打蔫，时间越长，差异越明显。

从营养价值看，垂直放的蔬菜叶绿素含水量比水平放置的蔬菜多，时间越长，差异越大。叶绿素中的造血成分对人体有很高的营养价值，垂直放的蔬菜生命力强，维持蔬菜生命力可使维生素损失小，对人体有益。因此，

买回蔬菜后应垂直竖放，不要随便一扔了事。

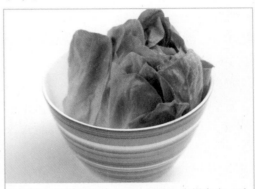

◎垂直放的蔬菜生命力强，使维生素损失小，对人体有益。

怎样储藏萝卜不会糠

城市里，人们储藏萝卜的方法比较简单，通常是将萝卜装在一个塑料袋中，白天扎上袋口，晚上打开，这样可以保存一段时间。

在农村，人们保存萝卜的方法就多种多样了。有的会挖一个1米深、1米见方的土坑，将新鲜的萝卜削顶去毛根，剔除虫咬、刀伤、裂口的部分和小萝卜，然后萝卜根朝上，头朝下，斜靠坑壁码好，码好一层后压上10厘米的净土。可码放四层，然后埋土封顶。这样，萝卜可存至第二年的三月上旬。

也有人会在室内放一装满水的水缸，然后把萝卜堆放在水缸外围，上面再培15

厘米厚的湿土。或者将削顶后的萝卜在泥浆中滚一圈，使萝卜外表结一层泥壳，然后堆放在阴凉处或者培上点湿土。这些方法都可以有效地防止萝卜糠化。

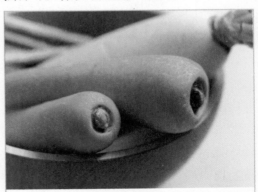

◎储存萝卜不会糠的方法有：塑料袋储存法、土坑储存法和水缸储存法。

❤ 玉米长时间保鲜妙法

　　玉米属于粗粮的一种，对于都市电脑族来说，经常吃玉米还可以起到保护眼睛的作用。但是，玉米对于保存条件的要求很严格，如不妥善处理，很快就会变馊了。所以，如果你喜食玉米，试试下面的办法使其保鲜吧。

　　玉米煮熟后不要马上捞出，而是先将冰块放入一个盛有冷水的盆中，再将玉米捞出放入冰水里浸泡约1分钟。这样可以使煮熟的玉米在1小时左右保持新鲜。如果你煮的玉米比较多，在用了冷水浸泡的方法后，应再用保鲜膜把玉米包起来，存放到冰箱的冷藏室里，这样可以使玉米保持一天的新鲜。如果你在冬天也想吃到鲜嫩的玉米，就可以在玉米应季时多买一些，剥皮后装入保鲜袋，再放入冰箱的冷冻室冷冻，冬天再取出来煮的时候会和应季时的一样好吃。

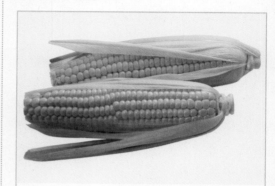

◎玉米在放入冰箱保鲜前，应先用保鲜膜包起来，这样保存时间可以更久。

❤ 巧克力的储存妙法

　　很多人喜欢吃口感细腻、爽滑的巧克力，也经常把巧克力放进冰箱储存。其实这种做法是不妥的。因为冰箱中的水分和潮湿环境会使巧克力表面的糖分溶解，出现糖霜。其次，巧克力中的可可油晶粒会溶解渗透到巧克力表面再次结晶，导致反霜现象。而且，冰箱内的温度通常在10℃以下，巧克力一旦从冰箱中取出被拿到常温环境中，湿气马上会聚积在表面，使出霜、反霜的现象更加严重。另外，表面结霜的巧克力不但会失去原来的风味和口感，还有利于细菌的繁殖生长，容易发霉变质，给健康带来不良影响。

　　所以，巧克力最好储存在5～18℃的

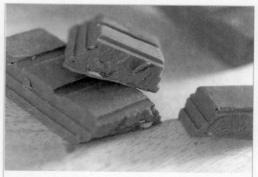

◎巧克力最好储存在5～18℃的环境中。如想在冰箱中储存，应先用塑料袋密封，然后放进冰箱冷藏室。

环境中。如想在冰箱中储存，应先用塑料袋密封，然后放进冰箱冷藏室。取出时，注意不要立即打开，而应让其恢复至接近室温时再打开食用。不过，巧克力最好是随吃随买，这样才能保证最佳风味和口感。

韭菜、蒜黄巧保鲜

韭菜和蒜黄如不妥善保存，一两天就会烂掉。如果把它们放在冰箱，其强烈的味道又会影响冰箱里别的食物。下面的两种方法可以帮助你将韭菜和蒜黄保鲜。

（1）清水浸泡法：将新鲜的韭菜（蒜黄）码放整齐，然后用绳子捆好，根部朝下放在清水中浸泡，这样可以使韭菜（蒜黄）保鲜3～5天。

（2）菜叶包裹法：同样将新鲜的韭菜（蒜黄）用绳子捆好，用白菜叶包裹后放在阴凉处，这个方法可以使新鲜的韭菜（蒜黄）存放3～5天。这两种方法的原理都是可以防止韭菜（蒜黄）的水分流失，补充蔬菜所需的水分，所以能够保鲜。

苹果保鲜有窍门

苹果保鲜其实很简单，只要照下面的方法做就可以保证苹果即使放几个月依然清脆可口。

（1）用柔软薄纸在清早温度较低时，将每个苹果单独包裹起来，以控制苹果的自然损耗。然后竖放在木箱里，贮藏在0～2℃的环境中。

（2）在缸底铺一层湿沙子，放一层苹果，再撒沙于其上，直到装满。最后在上面撒层湿沙，并定期撒些水。

（3）放入塑料袋密封起来，15天左右放开口袋，透透气再扎上。

（4）贮存苹果，要选择适宜贮存的品种，如青香蕉、国光、红富士等，不要买过于成熟的苹果。

（5）贮存苹果最适宜的温度在0～1℃。

（6）如果在缸内贮存容易失水的苹果，还应在苹果上放一盆水，以保持缸内的湿度。

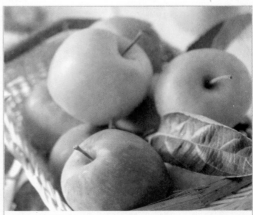

◎储存的苹果，宜选择青一点儿的，不要买过于成熟的苹果。

大米如何保存才不会被虫蛀

储存大米时常会遇到生虫的情况，下面就介绍几种方法防止大米生虫。

（1）将25～50克花椒，分成4～6份，分装于小纱布袋中，放在米桶或米缸中间和四个角上，米就不会生蛀虫了。另外也可将装大米的口袋用煮花椒的水浸透，晾干后将大米重新装入袋中，另用纱布包几包花椒，分放在米袋的上、中、底部，扎紧袋口，将米袋放在阴凉通风处，也可防止大米生虫。这两种方法的原理是一样的：花椒是一种自然抗氧化物，具有特殊的香味，可驱虫。

（2）在米缸底部放些生石灰或草木灰，上铺塑料布，再倒入大米。或者在大米里放进一些大蒜瓣，这样可有效防止生虫。

（3）将大米放入干净的容器内，用酒瓶装50～100毫升白酒，开口埋入米中，瓶口略高出米面，将容器密封，可防止大米生虫。注意大米的贮藏时间不能晚于春末夏初，容器口一定要封严。

（4）用细铁丝把甲鱼壳中的骨髓捅出，再用热水洗净，晒干后置于米缸中，可防蛀虫和飞蛾。

（5）将大米在阴凉通风处摊开晾吹干透，然后装入透气性较小的食品袋内，扎紧袋口，放在干燥处，注意避免阳光暴晒，这样大米可以保存较长时间。

（6）将大米和海带以100：1的比例混装，经10天左右取出海带晾干，然后再放回米中，这样反复几次后即可防止米霉变和生虫。因为干海带具有很强的吸湿能力，并具有杀虫和抑制霉菌的作用。

如何让绿豆远离小飞虫

绿豆如果保存不当，会生出很多小飞虫，而被虫蛀过的那些绿豆就成了一个个空壳，不能再食用了。

所以，你不要等绿豆中的小飞虫生出来之后再采取措施，而是在绿豆刚刚买来时就把它放到开水中浸泡十分钟；然后捞出放在通风的地方晒干；最后把已经晒干的绿豆全部装入干燥的空罐头瓶中，将瓶盖拧紧。这样保存的绿豆一两年都不会生虫。

另外一种办法：把新买来的绿豆以1千克

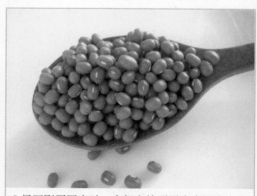

◎绿豆刚买回来时，应把它放到开水中浸泡十分钟，然后捞出晒干贮存。

为单位分别装入塑料袋中，将干辣椒剪碎同样装入袋中，然后把塑料袋密封放到干燥、通风的地方。这种方法能起到防潮、防霉、防虫的作用，可使绿豆保持1年不坏。

此外，将两三瓣大蒜放入装蚕豆或赤豆的容器或口袋中，可使其两到三年不被虫蛀。

豆腐怎样保存不易变质

豆腐很容易变质，即使是放在冰箱里，最多也只能存上两三天，而且已经不新鲜。要解决豆腐存放的问题，可以先把豆腐放在盐水中煮开，放凉后连水一起放在保鲜盒内再放进冰箱，这样至少可以存放一个星期。

另外，家里如果有泡菜，还可将豆腐放在泡菜水里，这样保存的豆腐四五个月都不会坏，而且还很新鲜。

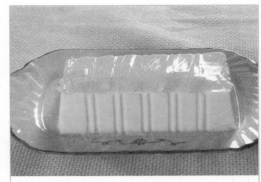

◎先把豆腐放在盐水中煮开，放凉后连水一起放在保鲜盒内再放进冰箱，至少可以存放一周。

如何让鱼存活得更长

买回来的活鱼如果不想及时烹调，怎样保存才能让鱼存活的时间更长呢？

（1）用浸湿的薄纸片蒙住鱼的眼睛，可使买回的活鱼多活三四个小时。因为，鱼的视神经里面有一条线状组织，一旦离水，该线状组织便会断裂，鱼即死亡。用湿纸蒙住鱼的双眼，可延缓这条线状组织的断裂时间，从而延长鱼的存活时间。这种办法适用于短期存放。

（2）如想将鱼存放的时间更长些，可往鱼嘴里灌3～4滴白酒，然后盛进透气的水缸里放在阴凉处，这样可提高鱼的防腐能力。而且每天要换水一次。这样保存的鱼至少可存活1个月左右。

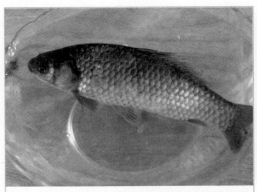

◎让鱼存活得更长的方法：①用浸湿的薄纸片蒙住鱼的眼睛；②往鱼嘴里灌3～4滴白酒。

如何延长螃蟹的"寿命"

你买回螃蟹的第一步应该是先将那些已经死掉的螃蟹择出来，这样才能进一步保存那些活的。用盐水浸泡可以让螃蟹比正常情况下多活两三天，还能让螃蟹把腹中的泥沙吐干净。另外，你还可以在冰箱冷藏室最下面一层的盒子底部均匀地撒上一层芝麻，然后把活着的螃蟹直接放进这个盒子里养。冰箱内部低温的环境比较适合螃蟹生存，所以这种方法可以让螃蟹存活较长时间。

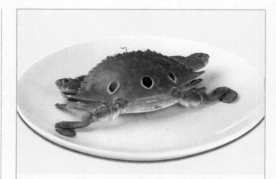

◎延长螃蟹的存活时间的方法：①用盐水浸泡；②在冰箱冷藏室最下面一层的盒子底部均匀地撒上一层芝麻，再把螃蟹直接放进盒子里养。

面包不宜放在冰箱里

新鲜的面包买回家后该放在哪儿？很多人的答案是冰箱里。但最近有研究表明，放在冰箱里的面包更容易变干、变硬、掉渣儿，不如常温下储存营养和口感更好。面包之所以会发干、发硬、掉渣儿，是因为里面的淀粉发生了老化。面包制作过程中，淀粉会吸水膨胀；焙烤时，淀粉会糊化，结构发生改变，从而使面包变得松软、有弹性；储藏时淀粉的体积不断缩小，里面的气体逸出，使面包变硬、变干，这就是通常所说的老化。

导致面包老化的因素很多，温度是其中一个重要因素，它会直接影响面包的硬化速度。研究表明，在较低温度下保存时，面包的硬化速度快；在较高温度下保存，面包的硬化速度慢；超过35℃，则会

影响面包的颜色及香味。所以，21～35℃是最适合面包的保存温度，而冰箱的冷藏室温度为2～6℃，会加速面包的老化。

一种面包到底适合在常温下还是低温下保存，应从以下几个方面来判断：一是

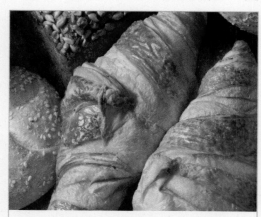

◎面包放在冰箱里会使淀粉老化，从而使面包发干、发硬、掉渣儿。

面包中是否添加了防霉剂，所使用的包装材料防水性好不好，如果这两点都符合，就可以放在常温下保存，不易变质；二是面包含糖和油脂多不多，如果是鲜奶面包或带有肉类、蛋类等馅料的面包，最好放在冰箱里保存，否则就容易变质。

新茶贮存有诀窍

温度、湿度、异味、光线、空气和微生物等都会造成茶叶色泽、香气的流失。所以，即使再好的茶叶如果保存不当也会变味，这里有一些贮存新茶的诀窍可供你参考。

（1）将干燥、封闭的陶瓷坛放置在阴凉处，把茶叶用薄牛皮纸包好，扎紧，分层环排于坛内，再把石灰袋放于茶包中间，最后密封坛口。石灰袋最好每隔1~2月换一次，这样可使茶叶久存而不变质。

（2）取1千克木炭装入小布袋内，放入瓦坛或小口铁箱的底部，然后将包好的茶叶分层排列其上，再密封坛口，装木炭的布袋应每月换一次。

（3）将茶叶装进干燥的暖水瓶中，将暖水瓶用白蜡封口并裹上胶布。

（4）将除氧剂固定在厚塑料袋的一个角上，然后将茶叶袋封好，效果也不错。

（5）将新茶装进铁或木制的茶罐中，用胶布密封罐口后放在冰箱内，温度保持在5℃长期冷藏。

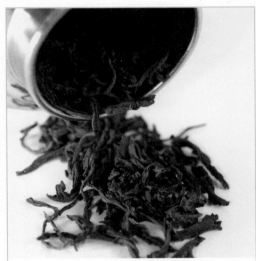

◎新茶贮存要掌握诀窍，因为温度、湿度、异味、光线、空气和微生物等都会造成茶叶色泽、香气的流失。

让葡萄酒更香醇的保存秘籍

葡萄酒保存取决于以下几个方面：温度、湿度、光线和振动。

葡萄酒的最佳保存温度应该在恒温13℃左右。如果温度不稳定会对酒的品质产生影响。温度过高会使酒的风味变得比较粗糙，还可能因过分氧化使酒变质。

保存葡萄酒的湿度应在60%~70%。湿度太低，软木塞会变得干燥，影响密封效果，使更多的空气与酒接触，加速酒的氧化，导致酒品质下降。而湿度过高会导致软木塞发霉，同样会破坏酒的品质。

保存葡萄酒一定要在避光的地方。因为光线中的紫外线对酒的损害很大，也会加速葡萄酒的氧化过程。

保存葡萄酒的过程中，还要注意不要经常搬动。因为葡萄酒的变化是一个缓慢的过程，振动会让葡萄酒失去了细腻的口感，变得粗糙。

另外，葡萄酒瓶的摆放也有讲究。对于需要储存较长时间的葡萄酒，不应采取瓶口向下的摆放方法。

因为葡萄酒存放时间长了会有沉淀，如果瓶口向下倾斜，沉淀就会聚集在瓶口处，时间长了会粘在那里，倒酒的时候，会连沉淀一起倒入酒杯，影响酒的口感。而平放或者瓶口向上15度，沉淀就会聚集在瓶子底部。

如果是已开瓶而未喝完的葡萄酒，应先将酒瓶中的空气抽光，再塞上瓶塞，这样可以保存一周。

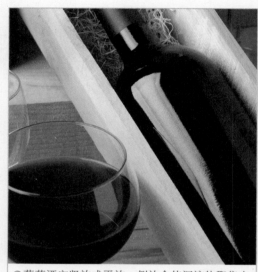

◎葡萄酒宜竖放或平放，倒放会使沉淀物聚集在瓶口，影响酒的口感。

❤ 啤酒存放要防冻

（1）夏天人们经常喜欢喝冰镇的啤酒，但是啤酒并不喜低温，啤酒过冬时也怕冻。所以，无论是瓶装、听装还是散装啤酒，在冬季的保存温度都不得低于零下1.5℃。因为一般啤酒的糖度在12度，酒精度只有3～4度，长时间保存在低温下的啤酒会结冰，影响酒的风味和质量，也会降低啤酒的营养价值。

（2）桶装鲜啤酒不宜超过5天，瓶装鲜啤酒不宜超过15天，熟啤酒不宜超过45天。

（3）啤酒对光敏感，不要日晒，以防啤酒中的酵母菌受热导致啤酒变混浊和有沉淀。

（4）油是啤酒的大敌，啤酒应保持清洁，勿沾染油迹，因为油迹可使啤酒花过快消失。

（5）饮剩的啤酒应密封，以防二氧化碳消失，影响啤酒中的酒精成分及浓度。

另外，开盖的啤酒如果一时喝不完，应在啤酒开盖后的几分钟内，及时用干净的医用葡萄糖瓶塞将啤酒瓶口盖好。这样啤酒内的二氧化碳才不会消失，再喝时仍能保持新鲜的口味。

食用油贮存不要超过一年

食用植物油，简称食用油。它包括菜籽油、花生油、芝麻油、豆油等。因在贮存过程中食用油容易发生酸化，其酸化程度与贮存时间有关，贮存时间越长，酸化就越严重。食用油在贮存时还可能产生对人体有害的物质，并逐渐失去食用油特有的香味而变得酸涩。人若食用了贮存过久的食用油，常会出现胃部不适、恶心、呕吐、腹痛、腹泻等症状。所以食用油不可贮存过久。

那么，食用油贮存多长时间比较合适呢？研究表明，贮存一年以内的食用植物油一般符合国家卫生标准，对人体无害，而超过一年者，则多不符合国家卫生标准。故食用油贮存期应以一年为限。

食用油贮存时间过长会出现异味，所以当你买回花生油或者大豆油以后，可将油入锅加热，然后放入少许花椒、茴香。待油冷却后，倒进搪瓷或陶瓷容器中存

放，不但久不变质，味道也特别香。如果是猪油，熬好后应加进一点儿白糖或食盐搅拌，然后密封。

保存香油时，可以将其倒入一小口玻璃瓶内，加入适量精盐，然后塞紧瓶口不断摇动，使食盐溶化。最后把香油放在暗处沉淀3日左右，装进棕色玻璃瓶中，拧紧瓶盖，置于避光处，随吃随取。为保证香油的风味，装油的瓶子切勿用橡皮塞。

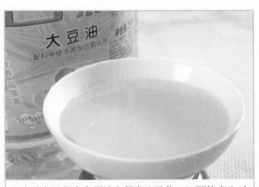

◎在贮存过程中食用油容易发生酸化，还可能产生对人体有害的物质，所以贮存时间不要超过一年。

好厨具帮你减少营养的流失

烹饪离不开厨具，而要在烹饪中减少营养的流失，离不开好厨具。

① 铁锅

铁锅是所有烹饪厨具中出现概率最高的。经常用铁锅炒菜，对人体摄取铁质、预防缺铁性贫血有益处。另外，用铁锅烹

饪蔬菜还可减少蔬菜中维生素C的损失。

② 铝锅

有一段时间，许多人都以铝锅烹饪，这也不是没有科学依据的，铝锅烹饪更能保留食物中的维生素。但铝锅也会溶出铝元素，对健康不利。

❸ 微波炉

微波炉的出现是生活节奏加快的产物，它凭借方便、快捷、卫生等特点，逐渐进入万千家庭。与传统烹调方法相比，微波烹饪所造成的B族维生素的损失小，如豌豆中维生素B_1损失为20.2%、维生素B_2损失为40.8%。此外，用微波炉煮蔬菜，对其中维生素C、β-胡萝卜素的影响较大，不过与传统烹调方法相比较，损失虽然较多，但不是很显著。而且，不同功率的微波强度对维生素的影响差异并不大。

❹ 铜锅

铜素有"维生素敌人"之称，这是因为用铜锅炒菜会使维生素C、维生素E、维生素B_1和叶酸分解，从而降低食物的营养。用铜锅烹调的食物，维生素损失在29%~81.1%。另外，用铜做炊具还有一个最大的缺点：它很容易产生有毒的锈——铜绿。

❺ 高压锅

在做炖菜时，许多人会用到高压锅，以为这样烹饪营养流失最少。其实不然，高压锅容易破坏食物中的维生素B_1、维生素B_6和维生素C，造成维生素的大量流失。选对烹饪的厨具，也能增加维生素的补充。几项比较，还是铁锅烹饪是最健康的烹饪厨具。

♥ 用塑料容器存放食用油的方法不可取

盛装食物的塑料容器一般都是用无毒塑料制成的。说它无毒是因为这些塑料中加入的添加剂种类较少，而这些添加剂比如增塑剂等或多或少都对人体健康不利。由于一些添加剂本身是低分子量的有机物，用塑料制品长期存放食用油，有可能使这些物质在塑料制品的表面与油类相互作用，产生有害物质，造成食用油的化学污染，给人体带来危害。所以，塑料等容器是不能长时间贮存食用油的。

贮存油脂最好使用密封而且不会与油脂起化学作用的容器，陶瓷容器符合这一要求；其次是搪瓷容器。玻璃容器虽然易

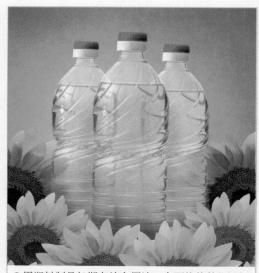

◎用塑料制品长期存放食用油，有可能使某些添加剂在塑料制品的表面与油类相互作用，产生有害物质，造成食用油的化学污染，给人体带来危害。

密封，而且不会与油脂发生化学反应，但它能透过一定数量的紫外线，油脂在紫外线的作用下，会加速氧化酸败，所以玻璃容器不是贮存食用油的理想容器。

油瓶别放在灶台上

为图方便，很多人都习惯把油瓶放在灶台边上，这样炒菜时顺手就能拿到。但这么做，却容易使食用油变质。

食用油在阳光、氧气、水分等的作用下会分解成二酰甘油、单酰甘油及相关的脂肪酸，这个过程也称为油脂的酸败。灶台旁的温度高，如果长期把油瓶放在那里，烟熏火燎的高温环境会加速食用油的酸败进程，使油脂的品质下降。

长期食用这样的油，人体需要的营养得不到补充，有害物质会大量蓄积，出现"蓄积中毒效应"。油脂酸败产物对人体多种酶有损害作用，会影响正常代谢，甚至可能导致肝脏肿大和生长发育障碍等。所以，最好把油瓶放在远离灶台的地方。同样的道理，油瓶长期受阳光直射也容易出问题。

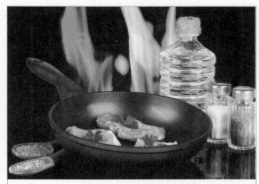

◎长期把油瓶放在灶台旁，会加速食用油的酸败进程，使油脂的品质下降，损害身体健康。

剩菜回锅小心中毒

在日常生活中，人们常把剩下的饭菜再加热食用，以为这样就可以防止饭菜腐败。其实这种观点并不完全正确。

在一般情况下，通过100℃的高温加热，几分钟即可杀灭某些细菌、病毒和寄生虫。但是对于食物中细菌释放的化学性毒素来说，加热也无能为力，有时反而还会使其浓度增大。在各种绿叶蔬菜中都含有不同量的硝酸盐。硝酸盐是无毒的，但蔬菜在采摘、运输、存放、烹饪过程中，硝酸盐会被细菌还原成有毒的亚硝酸盐。尤其是过夜的剩菜，经过一夜的盐渍，亚硝酸盐的含量会更高。而亚硝酸盐经加热后，毒性会增强，严重的还可导致食物中毒，甚至死亡。另外，像发芽的土豆中含有的龙葵素、霉变的花生中所含的黄曲霉素等，都是加热无法破坏掉的。因此，我们千万不要以为剩菜只要热热就行了，最好还是吃多少做多少。

酱油巧储存，营养不降低

　　酱油只要保存合理，不但营养价值不会降低，还能保障其使用时间，下面的方法不妨试试。

　　（1）要想使酱油的保质期长一点儿，可用纱布做成小袋，装一些芥子，浸入酱油中，这样就能延长酱油的保质期。

　　（2）先将酱油煮沸，冷却后装入容器内，再加一点儿盐，酱油就不容易发霉了。

　　（3）在酱油里放几枚尖辣椒，可以防止酱油发霉。

　　（4）在酱油里滴几滴麻油（菜籽油、花生油都可以），油浮在酱油上面，隔绝了空气，可以有效防止酱油发霉。

　　（5）在酱油里放两大段葱，也可以防止酱油发霉。

给剩菜覆上保鲜膜

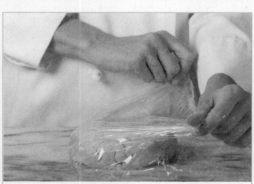

◎正确使用保鲜膜可以有效减缓食物中维生素的流失。

　　使维生素保鲜的除了冰箱这个大物件，还有保鲜膜这个小物件。小物件也有小物件的保鲜价值，能有效减缓食物中维生素的流失。但是，也要注意保鲜膜的保鲜技巧，若使用错误，不仅起不到保鲜的作用，反而会增加维生素的流失。那么，保鲜膜到底怎样使用才能发挥其保鲜功效呢？

❶ 食物冷却后再覆盖保鲜膜

　　用保鲜膜来给饭菜保鲜，不失为一个好办法，但这只适用于饭菜冷却之后。如果你急匆匆地给热菜覆盖保鲜膜，使得热量不易散发，反而会增加维生素C的流失，应等到饭菜完全冷却后再盖保鲜膜，这样才能起到保护维生素C的作用。

❷ 并非所有菜都能用保鲜膜保鲜

　　保鲜膜也会"挑菜"。比较而言，韭黄、莴苣叶较容易保质，而黄瓜、萝卜等则不宜久留。即使给黄瓜、萝卜覆盖上保鲜膜，也起不到保鲜功效。

❸ 不可过于依赖保鲜膜保鲜

　　别以为加了保鲜膜，菜中的维生素就

不会流失了。保鲜膜保住的只是部分维生素，还是尽快把这些饭菜中的维生素装进自己的肚子才可靠。

④ 保鲜膜尽量不与食物直接接触

别以为保鲜膜有保鲜的作用，就可以让它和食物亲密接触了。保鲜膜也是来自乙烯母料，若保鲜带来了毒素，还不如不用保鲜膜。尤其是用微波炉加热食物时，更不要使用保鲜膜直接接触食物，这样容易因高温使保鲜膜黏附在食物上。

当家里有了剩饭剩菜，别忘了给它们覆盖一层保鲜膜，降低饭菜中维生素的流失，但是千万不能带着保鲜膜加热食物。

💛 从营养的角度审视日常烹调方法

喜欢下厨房并没有错，可是如果不知道烹调中的禁忌，那可就赔上时间又折了营养。在炒、炖、煮、蒸、焖、炸中，到底哪一种方法能让你轻轻松松地吃出营养来？一起来学几招吧，让你操起锅碗瓢勺就能享受到做家庭营养师的成就感。

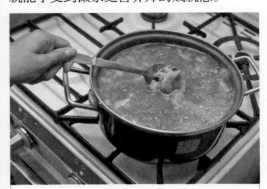

◎日常烹调方法有煮、蒸、炸、炒、炖、煎、焖、烤、爆、卤，需要掌握烹调技巧才能留住食物的营养成分。

① 煮

煮是将食物置于水或高汤中，锅加盖与否均可，温度至100℃。它对糖类及蛋白质起部分水解作用，对脂肪则无显著影响，对消化有帮助。但水煮往往会使水溶性维生素(B族维生素、维生素C等)及矿物质(钙、磷等)流失，一般来说，蔬菜如果用煮的方法会破坏掉其中的大量维生素。

② 蒸

蒸是将食物放进蒸锅内的箅子上(锅内加一些水)，在一定的温度下进行烹调。它对食物营养素的影响同煮相似，部分B族维生素、维生素C受破坏，但矿物质和无机盐等不因蒸汽而损失。

③ 炸

炸是将食物放进180～200℃的油锅中，至食物成熟所要达到的温度。炸使营养素均有不同程度的损失，如蛋白质可因高温炸焦而严重变性，营养价值下降；脂肪也因炸破坏其营养成分，甚至妨碍维生素A的吸收。因此可在食物表层加上保护层，如裹上面粉、蘸蛋液、拍面包糠等，这样可减少营养素的破坏。

❹ 炒

炒有多种方法，如在肉类中加上保护层，营养成分不会损失太多。但若在蔬菜类中用炒的方法，维生素C损失较大，蛋白质受热严重变性，影响消化吸收率。我国传统的旺火急炒可以减少营养素的损失。

❺ 炖

炖是食物在水或汤汁中进行一定时间的烹制，使食物变得质软、可口。在炖的过程中，可溶性维生素和矿物质能溶于汤内，仅有部分维生素受到破坏。

❻ 煎

用油量大，温度也高，对维生素不利，但其他营养素损失不大。要很好地掌握火候和时间，以免食物被煎煳而导致营养素流失。

❼ 焖

焖的时间长短与营养素损失之间有很大的关系。若时间长，则B族维生素、维生素C损失大；时间短，B族维生素损失较少。食物焖后消化吸收率有所提高。

❽ 烤

烤分明火、暗火。明火是用火直接烤原料，如烤鸭，它使维生素受到相当大的损失，脂肪也损失严重。

❾ 爆

在这个烹调方法中，动作快速，旺火热油，原料一般经鸡蛋液或淀粉上浆拌匀，下油锅划散成熟，然后沥去油再加调料，快速翻炒。因为有保护层，营养素不易损失。

❿ 卤

卤可使食物中的维生素C和矿物质部分溶于卤汁中，营养成分部分遭受损失，水溶性蛋白质也跑到卤汁中，脂肪也会减少一部分。

♥ 不锈钢餐具要慎用

现在，不锈钢餐具越来越多地进入寻常百姓家。不锈钢是由铁铬合金再掺入其他一些微量元素而制成的。由于其金属性能良好，并且比其他金属耐锈蚀，制成的器皿美观耐用，所以备受人们的喜爱和欢迎。

但是，如果使用者缺乏有关方面的使用知识，使用不当，不锈钢中的微量金属元素同样会在人体中慢慢累积，当达到某一限度时，就会危害人体健康。所以使用不锈钢厨具、餐具时必须注意以下几点：

（1）不能用不锈钢器皿煎熬中药，因为中药中含有很多生物碱、有机酸等成分，特别是在加热条件下，很难避免不与之发生化学反应，而使药物失效，甚至生成某些毒性更大的化合物。

（2）切勿用强碱性或强氧化性的化学药剂如苏打、漂白粉、次氯酸钠等进行洗涤。因为这些物质都是电解质，同样会与不锈钢起化学反应。

（3）不可长时间盛放盐、酱油、菜汤等，因为这些食品中含有许多电解质，如果长时间盛放，不锈钢同样会像其他金属一样，与这些电解质起电化学反应，使有毒金属元素被溶解出来。

（4）茶水不要长时间放在不锈钢的杯子里，因为碱性的茶遇到杯子里的铬往往会"一拍即合"，形成有毒的氧化物，会对人体产生不利影响。

减少主食类食品营养损失的烹调技巧

粮食类原料在蒸煮时，因烹调方法不同，营养素损失的多少也不一样。如捞饭就是一种很不科学的烹调方法，因为米汤中含有一定量的维生素、无机盐、蛋白质和糖类，捞饭会损失大量的维生素和烟酸，所以应该用焖或煮的方法做米饭。若吃捞饭，米汤不应弃掉；熬粥时要盖上锅盖，开锅后改用小火，以免水溶性维生素和其他营养素随水蒸气挥发。

面条、水饺的汤汁应设法利用，以减少营养素的损失。

发酵时，由于加碱而破坏了面团中的大量维生素，所以，要尽量使用优质鲜酵母发酵面团。微生物发酵面团使酵母菌大量繁殖，导致B族维生素的含量增加，同时可分解面团中所含的植酸盐络合物，有利于人体对无机盐如钙、铁的吸收。在以玉米为主食的地区，在食用前，如适量加些碱，可以提高维生素的利用率。

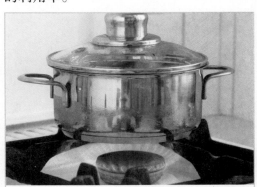

◎粮食类原料在蒸煮时，要掌握正确的烹调方法，减少营养素的损失。

尽量不使用铝或铝合金餐具

铝锅、铝制餐具是家庭中常见的厨房用具。但对于老年人来讲，不宜常用铝制品餐具。

铝可使脑内去甲肾上腺素、多巴胺和5-羟色胺的含量明显降低，并使神经递质传导阻滞，因而引起脑功能衰退，导致老年痴呆症。老年人肠壁屏障功能降低，吸收量大为增加；老年人的肾功能减退，排泄又大为减少；再加上老年人机体衰老后，大脑防御能力减退，尤其是人血脑屏障失调时，铝很容易进入脑神经细胞内，对脑神经造成伤害。

因此，老年人应尽量不使用铝或铝合金餐具，特别不要用铝制餐具长时间存放咸、酸、碱性食物及菜肴，以减少铝元素的摄入。

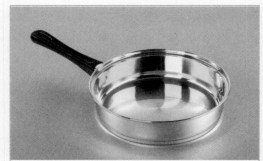

◎老年人不宜常用铝制品餐具，因为铝可使脑内去甲肾上腺素、多巴胺和5-羟色胺的含量明显降低，并使神经递质传导阻滞，因而引起脑功能衰退，导致老年痴呆症。

♥ 煮饭忌用生冷水

蒸饭、煮饭都是淘米后放冷水再烧开，这已是司空见惯的事了，但事实上，正确的做法应该是先将水烧开，用开水来煮饭。那么，这样做的好处是什么呢？

（1）开水煮饭可以缩短蒸煮时间，保护米中的维生素。由于淀粉颗粒不溶于冷水，只有水温在60℃以上，淀粉才会吸收水分膨胀、破裂，变成糊状。

大米含有大量淀粉，用开水煮饭时，温度约为100℃（水的沸点），这样的温度能使米饭快速熟透，缩短煮饭时间，防止米中的维生素因长时间高温加热而遭到破坏。

（2）将水烧开可使其中的氯气挥发，避免破坏维生素B_1。维生素B_1是大米中最重要的营养成分，其主要功能是调节体内糖类的代谢，如果缺乏它，神经系统会受到影响，容易产生疲劳、食欲不振、四肢乏力、肌肉酸痛、维生素B_1缺乏症

水肿、心律不齐、顽固性失眠等症状。而我们平时所用的自来水都是经过加氯消毒的，若直接用这种水来煮饭，水中的氯会大量破坏米中的维生素B_1。用烧开的水煮饭，氯已经随水蒸气挥发了，就大大减少了维生素B_1及其他B族维生素的损失。

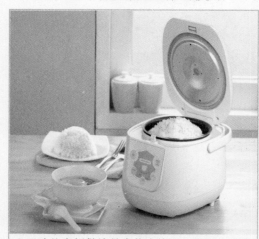

◎正确的煮饭做法是先将水烧开，用开水来煮饭。这样可以缩短蒸煮时间，保护米中的维生素；将水烧开可使其中的氯气挥发，避免破坏维生素B_1。

大米淘洗次数愈多，营养损失也愈多

一般做米饭或熬粥时须先淘米，以去除米中的泥沙、稗子、谷壳等杂质。但应注意淘米的方法，否则容易造成营养素的大量损失。因为大米中所含的蛋白质、糖类、无机盐和维生素B_1、维生素B_2、烟酸等营养物质大多易溶或可溶于水，通过淘、搓和浸泡，容易导致营养物质大量流失。淘、搓次数愈多，浸泡时间愈长，淘米水温愈高，营养物质的损失也愈多。据测定，经淘洗的米(2～3次)维生素B_1会损失29%～60%，维生素B_2和烟酸会损失23%～25%，无机盐约损失70%，蛋白质损失16%，脂肪损失43%，糖类损失2%。因此，淘米时应注意如下几点。

（1）用凉水淘洗，不要用热水淘洗。

（2）用水量和淘洗次数要尽量减少，以去除泥沙为度。

（3）不要用力搓洗和过度搅拌。

（4）淘米前后均不应浸泡，淘米后如果已经浸泡，应将泡米的水和米一同下锅煮饭。

煮粥放面碱应慎重

生活中常有些人在煮粥的时候，会抓些碱放在粥里，大食堂的厨师尤其喜欢这样做，一方面图熟得快，另一方面加碱后煮出来的粥更加黏稠好吃，口感又好。不过，有些粥可以放面碱，有些粥则是不可以放的，因为面碱可能会破坏粥中的维生素。

结合型烟酸变成游离烟酸释放出来，一般释放率可达37%～43%，还能保存维生素B_1和维生素B_2。但是也要把握好面碱的量。

① 煮玉米粥＋面碱(小苏打)＝更营养

玉米中含有大量蛋白质、膳食纤维、维生素、矿物质、不饱和脂肪酸、卵磷脂等，是一种很好的粗粮。但玉米会使人体缺乏烟酸，引起癞皮病，如果在玉米粥中加点面碱，可以使玉米中的

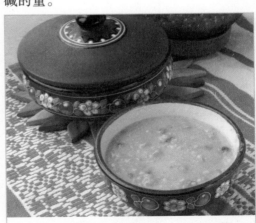

◎ 玉米粥＋面碱释放出游离烟酸，保存维生素B_1和维生素B_2。

② 大米粥、小米粥、豆粥+面碱=大错特错

如果你以此类推，在煮大米粥、小米粥和豆粥的时候加面碱，以为这样营养价

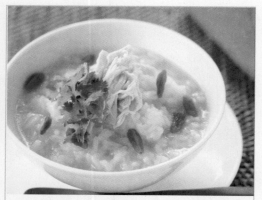

◎煮大米粥、小米粥和豆粥的时候加面碱，破坏维生素，特别是维生素B_1和维生素B_2。

值也更高，那就大错特错了。这样做会破坏粥中的许多维生素，首当其冲的就是维生素B_1和维生素B_2。在我们的饮食中，维生素B_1、维生素B_2是极易缺乏的，它们在中性和酸性环境中对热较稳定，而在碱性溶液中对热极不稳定，如碱性环境加热，大部分或全部B族维生素都会受到破坏，失去活性。

一般来说，米面和蔬菜里的许多维生素都有一个特点，就是喜酸怕碱，如维生素B_1、维生素B_2、维生素C。煮稀饭时加碱，会使米中75％的维生素B_1被破坏掉。维生素C又名抗坏血酸，蔬菜中的维生素C遇碱更是"大难临头"，因酸碱中和而损失掉了。此外，维生素K、泛酸和维生素B_{12}在碱性环境中也不稳定。

煲汤时间越长越没营养

很多人喜欢小火煲汤，而且一煲就是一整天，认为这样食物的营养才能充分地溶解到汤里。其实，这一做法并无科学依据。研究证明，煲汤时间适度加长确实有助于营养的释放，但时间过长就会对营养成分造成一定的破坏了。

一般来说，煲汤的材料以肉类等含蛋白质较高的食物为主。蛋白质的主要成分为氨基酸类，如果加热时间过长，氨基酸遭到破坏，营养反而降低，同时还会使菜肴失去应有的鲜味。另外，食物中的维生素如果加热时间过长，也会有不同程度的损失。尤其是维生素C，

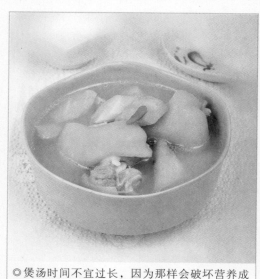

◎煲汤时间不宜过长，因为那样会破坏营养成分。只要食物熟了，汤就好了。

遇热极易被破坏，煮20分钟后几乎所剩无几。所以，长时间煲汤后，虽然看上去汤很浓，其实随着汤中水分蒸发，也带走了丰富的营养精华。

所以煲汤时间不宜过长，只要里面的食物熟了，汤也就好了。也有些食物，煲汤的时间需要更短。比如鱼汤，鱼肉比较细嫩，只要汤烧到发白就可以了，再继续

炖营养就会被破坏。

有些人喜欢在汤里放人参等滋补药材，由于参类含有人参皂苷，煮得过久就会分解，失去补益价值，所以这种情况下，煲汤的最佳时间是40分钟。如果汤里要放蔬菜，必须等汤煲好以后随放随吃，以减少维生素损失。

热水洗猪肉会洗掉营养成分

有些人常把买回来的新鲜猪肉放在热水中浸洗，认为这样能洗干净。其实这样做，会使猪肉失去不少营养成分。

猪肉的肌肉组织和脂肪组织内，含有大量的蛋白质。猪肉蛋白质，可分为肌溶蛋白和肌凝蛋白两种。肌溶蛋白的凝固点是15~60℃，极易溶于水。当猪肉置于热水中浸泡的时候，大量的肌溶蛋白就溶于水中而流失。同时，在肌溶蛋白里含有机酸、谷氨酸和谷氨酸钠盐等各种成分，这些物质被浸出后，会影响猪肉的味道。因此，猪肉不要用热水浸泡，而应用干净的布擦净，然后用凉水快速冲洗干净。

猪肉沾上脏物，用清水难以清洗，可用淘米水浸泡数分钟再洗，脏物即可洗净。

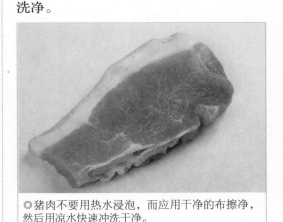

◎猪肉不要用热水浸泡，而应用干净的布擦净，然后用凉水快速冲洗干净。

怎么熬肉汤最科学合理

❶ 熬汤用陈年瓦罐效果最佳

熬汤时，瓦罐能均衡而持久地把外界热能传递给里面的原料，而相对平衡的环

境温度，又有利于水分子与食物的相互渗透，这种相互渗透的时间维持得越长，鲜香成分溢出得越多，熬出的汤的滋味就越鲜醇，原料的质地就越酥烂。

❷ 火候要适当

熬汤的要诀是：旺火烧沸，小火慢煨。这样才能让原料内的蛋白质浸出物等鲜香物质尽可能地溶解出来，使熬出的汤更加鲜醇味美。只有文火才能使营养物质溶出得更多，而且汤色清澈，味道浓醇。

❸ 配水要合理

水温的变化、用水量的多少，对汤的营养和风味有着直接的影响。用水量一般是熬汤的主要食品重量的3倍，而且要使

食品与冷水共同受热。熬汤不宜用热水，如果一开始就往锅里倒热水或者开水，肉的表面突然受到高温，外层蛋白质就会马上凝固，使里层蛋白质不能充分溶解到汤里。此外，如果熬汤的中途往锅里加凉水，蛋白质也不能充分溶解到汤里，汤的味道就不够鲜美，而且汤色也不够清澈。

❹ 熬汤时不宜先放盐

因为盐具有渗透作用，会使原料中的水分排出，蛋白质凝固，导致鲜味不足。

❤ 切菜应迅速且不宜过碎，减少维生素的损失

切菜时最好是用锋利的菜刀，因为切割时会损伤蔬菜的组织，维生素A和维生素C均会遭到破坏。蔬菜切得越碎，放置时间越长，维生素损失越多。马铃薯泥中只保留9%的维生素B_1，维生素C和叶酸的保留率低于50%；马铃薯片中维生素B_1的保留率为63%，维生素C和叶酸超过50%。加工之后，马铃薯丝炒6~8分钟，维生素C保存率为54%；马铃薯块煮20分

钟，维生素C保存率为71%。这是因为越碎的食物与空气接触或受光面积越大，维生素C和B族维生素的损失也就越多。

此外，许多人在做饺子或包子馅时，常把菜汁挤掉，这也挤掉了蔬菜中大部分的维生素。这些看似不起眼的小动作，却造成了营养的大量流失。我们在烹饪蔬菜时切不可因小失大，过度讲求复杂工艺而增加维生素的流失。

❤ 花生最好"煮"着吃

花生营养丰富，含有多种维生素、卵磷脂、氨基酸、胆碱及油酸、硬脂酸、棕榈酸等。花生的产热量大大高于肉类，比牛奶高1倍，比鸡蛋高4倍。

花生的吃法也是多种多样，可生食、可油炸、炒、煮，在诸多吃法中，以水煮为最佳。用油煎、炸或用火直接爆炒，对花生中富含的维生素以及其他营养成分破

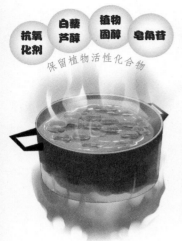

抗氧化剂 白藜芦醇 植物固醇 皂角苷

保留植物活性化合物

◎水煮花生保留了花生中原有的植物活性化合物，如植物固醇、皂角苷、白藜芦醇、抗氧化剂等，对防止营养不良，预防糖尿病、心血管病、肥胖具有显著作用。尤其是β－谷固醇有预防大肠癌、前列腺癌、乳腺癌及心血管病的作用。

燥热之性，多食、久食或体虚火旺者食之，极易上火。水煮花生保留了花生中原有的植物活性化合物，如植物固醇、皂角苷、白藜芦醇、抗氧化剂等，对防止营养不良，预防糖尿病、心血管病、肥胖具有显著作用。尤其是β－谷固醇有预防大肠癌、前列腺癌、乳腺癌及心血管病的作用。此外，其中的白藜芦醇具有很强的生物活性，不仅能抵御癌症，还能抑制血小板凝聚，防止心肌梗死与脑梗死。花生集营养、保健和防病功能于一身，对平衡膳食、改善中国居民的营养与健康状况具有重要的作用。

坏很大。另外，花生本身含有大量植物油，遇高热蒸制，会使花生甘平之性变为

炒豆芽加醋好处多

在有益寿延年功效的食品中，排第一位的就是豆芽。因为豆芽中含有大量的抗酸性物质，具有很好的抗老化功能，能起到有效的排毒作用。为了使豆芽在烹饪中营养不流失，最好放点醋。

（1）豆芽中富含蛋白质，炒豆芽放醋，能够使蛋白质更快、更容易溶解，使豆芽中的蛋白质更易被人体吸收。

（2）醋还能够很好地去除豆芽中的豆腥味和涩味，同时又能保持豆芽的爽脆和鲜嫩。

（3）避免维生素C的流失。因为豆芽里含有的水溶性维生素比较多，特别是维生素C，它一怕热，二怕碱，还容易被氧化。所以，在烹调过程中，如果放一些

醋，就可使维生素C在酸性环境中不易流失，而且还不易被氧化。

此外，豆芽在烹饪时，油盐不宜过多。要尽量保持其清淡的口味和爽口的特点，并且下锅后要急速快炒，才能保存水分及维生素B$_2$和维生素C，口感才好。

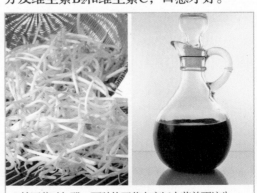

◎炒豆芽时加醋，可以使豆芽在烹饪中营养不流失。

绿叶蔬菜忌焖煮

绿叶蔬菜质地鲜嫩，含有丰富的营养成分。但在烹制时，如果不懂得烹调方法，随意加盖焖煮，不仅会使蔬菜的颜色由绿变黄，而且还会使蔬菜丧失许多养分，甚至使人在食用后引起中毒。

因为绿叶蔬菜都含有不同量的硝酸盐，烹调时如焖煮时间过长，硝酸盐就会还原为亚硝酸盐。亚硝酸盐一旦进入人的血液，就会与低铁血红蛋白发生化学反应，从而生成高铁血红蛋白，使血液失去运送氧气的能力。这时，人的皮肤、黏膜就会青紫，组织低氧，甚至"窒息"，严重者可能死亡。

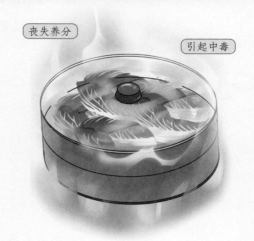

丧失养分

引起中毒

◎正确的做法：
旺火热油，急煸速炒。即先将炒锅烧热，放油烧至冒烟，迅速将切好的菜放入，旺火煸炒几分钟后，加盐、味精，炒透出锅，其色泽碧绿，脆嫩爽口。做汤菜时，可先将汤烧开，之后再放绿叶菜，切不可加盖，至汤重滚、菜转深绿色时即倒出。

茶水煮饭可防四种病

茶水煮饭有去腻、洁口、化食和防治疾病的好处。据营养学家研究，常吃茶水煮的米饭，可以防治四种疾病。

① 防治心血管疾病

科学实验证明，茶多酚可以增强微血管的韧性，防止微血管壁破裂出血。而且，茶多酚可降低血胆固醇，抑制动脉硬化。

② 预防中风

脑中风的原因之一，是人体内生成过氧化脂质，从而使血管壁失去了弹性，而茶水中的单宁酸，正好有抑制过氧化脂质生成的作用，能有效地预防中风。

③ 具有防癌作用

茶多酚可以抑制亚硝胺在人体内的合成，从而达到防治消化道肿瘤的目的。

④ 预防牙齿疾病

茶叶所含氟化物，是牙本质中不可缺少的重要物质。如能不断地有少量氟浸入牙组织，便能增强牙齿的坚韧性和抗酸能力，防止龋齿发生。

飞火炒菜有害健康

生活中，我们常常可以看到这样一种景象：厨师在用旺火爆炒一些菜肴时，原料刚放入锅内，锅的边沿立刻会蹿出许多火苗，或者在旺火中颠锅、翻炒时，锅沿也会冒出火苗。厨师把这种现象称为"飞火"。发生飞火时，厨师大多仍然烹调不止，许多人都把这种飞火烹调当作一种高超的技艺来欣赏。实际上，从营养学的角度来看，这种飞火烹调对人体健康是有害的。

由飞火烹制的菜肴常常有一些油脂燃烧后产生的焦味。这种燃烧后的残留物被人吃了以后，会对健康产生不利影响，还可能引起癌变等。飞火越严重，产生的残留物就越多，对人体健康的影响就越大。

故专家告诫：在日常烹调中，别用飞火烹调。正确的做法是勿将油脂过度加热，如果在烹饪中出现飞火现象，应立即将锅迅速撤离火源，盖上锅盖，使之与空气隔绝，将飞火熄灭，以防食物烧焦，危害健康。

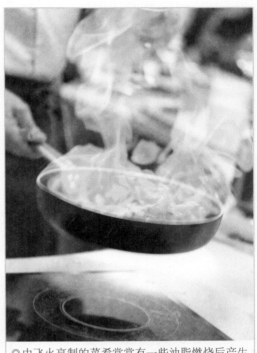

◎由飞火烹制的菜肴常常有一些油脂燃烧后产生的焦味。这种燃烧后的残留物会对健康产生不利影响，还可能引起癌变等。

飞火主要是由两个方面原因造成的（如右所示）。飞火越严重，产生的残留物就越多，对人体健康的影响就越大。然而厨师为了求火候和口味，常常顾不了许多

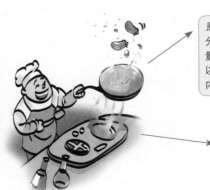

原料进入高温油锅后，原料外表所带的水分经高温油的作用迅速汽化，形成一定数量的水蒸气蒸发出来，这时有少量的油脂以微粒形式与水蒸气一同向外逸出，遇炉内明火产生飞火

当菜肴原料刚下锅或者是颠锅翻炒时，有少量的油脂沾在锅沿上，遇到炉内升腾的旺火被引燃

每炒一道菜，请刷一次锅

烹调菜肴后，在锅底上有一层黄棕色或黑褐色的黏滞物，如果不及时刷锅就炒第二道菜，那么不仅容易粘锅底，出现"焦味"，而且对人体健康有潜在的隐患。

菜肴大多是含碳有机物，其热解后会转化为强致癌物苯并芘。科学研究证实，包括脂肪、蛋白质在内的含碳有机物转化为苯并芘的最低生成温度为350~400℃，最佳生成温度600~900℃。据测定，搁在炉火上无菜肴的锅底温度能达400℃以上。这就是说，锅底上的残留物质很容易转化为苯并芘。锅底的黏滞物继续加热，其中的苯并芘的含量比任何烟火熏烤的食物都高。尤其是烹调鱼、肉之类的富含蛋白质、脂肪的菜肴时，锅底残留物中的苯并芘的浓度更高。如果不洗锅继续烹调菜肴，苯并芘就会混入食物中。不仅如此，鱼、肉等构成蛋白质的氨基酸如被烧焦，还会产生一种强度超过黄曲霉素的致癌物。

为了防止致癌物对人体的危害，应"炒一道菜，刷一次锅"，并彻底清除锅底的残留物。

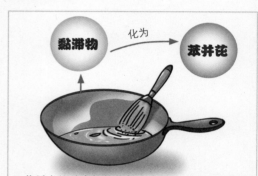

◎菜肴中的碳有机物热解后会转化为强致癌物苯并芘。为防止致癌物对人体的危害，应"炒一道菜，刷一次锅"，并彻底清除锅底的残留物。

蔬菜要先洗后切

据研究，蔬菜要先洗后切，这样维生素可保持90%以上；反之，则会流失20%以上。因为许多维生素都能溶解在水中，蔬菜切碎后与水的直接接触面积增大很多倍，会使蔬菜中的水溶性维生素(如B族维生素、维生素C和水溶性纤维素)溶解在水里而流失。而且，先切后洗也会使蔬菜表面附着的细菌、药物或者其他污染物，很容易从切菜的"伤口"进入菜内，反而更不卫生。也不可将菜长时间浸泡在水里。

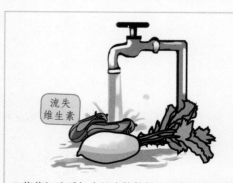

◎蔬菜切碎后与水的直接接触面积增大会使蔬菜中的B族维生素、维生素C和水溶性纤维素溶解在水里而流失。

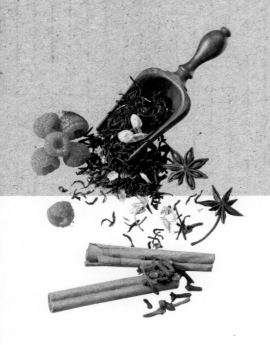

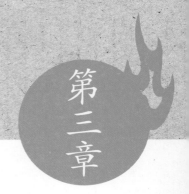

第三章

健康进补细节

——药膳补品中的细节之道

●药膳将药材与食材相配伍而做成美食，它"寓医于食"，既将药物作为食物，又将食物赋以药用，药借食力，食助药威，二者相辅相成，不仅可以养人，而且可以防病治病、保健强身、延年益寿。但是在使用药膳进补的时候，也要注意辨证施膳，否则一不注意也可能损伤您的健康。

进补不会补，等于吃毒药

进补可提高机体的抗病力，但进补要讲科学，否则很容易步入误区。生活中，有人滥用人参、西洋参、枫斗或冬虫夏草，只求价格昂贵，不讲究气血平衡。有的人盲目地把党参、黄芪、当归等中药同家禽、家畜肉一起煮了吃；也有的人以为吃人参、鹿茸等多多益善，结果吃了之后，口干舌燥、鼻孔出血，甚至送医院急诊抢救，得不偿失。可见，进补不但要辨清自己的体质，还要了解食物的寒凉温热属性，切不可乱来。

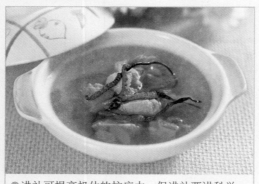

◎进补可提高机体的抗病力，但进补要讲科学，否则很容易步入误区。

以下是我们进补时需要避开的误区。

① 无病进补

无病进补，既增加开支，又会伤害身体，如服用鱼肝油过量可引起中毒，长期服用葡萄糖会引起发胖。

② 进补单一

长期单一进补会影响体内的营养平衡，对健康不利。尤其是老年人，不但各脏器功能有不同程度的减退，对保健药物和食物也有不同的需求。如牛羊狗肉、辛辣食物、酒等，都是偏温热的，会导致体内毒火盛，口干、口渴、嗓子疼，严重的还会引发结肠炎。

③ 以药代食

药补不如食补，重药物轻食物的做法是不科学的。许多食物也是好的滋补品，像萝卜、山药、胡桃、芝麻、花生、红枣、扁豆等，多吃萝卜可健胃消食，顺气宽胸，多吃山药能补脾胃。

④ 虚实不分

中医的治疗原则是"虚者补之"。虚则补，不虚则正常饮食就可以了，同时应分清补品的性能和适用范围是否适合自己。

⑤ 滋腻厚味

对于身体虚弱，脾胃消化不良，经常腹泻、腹胀者，首先要恢复脾胃的功能，只有脾胃消化功能良好，才能保障营养成分的吸收，否则再多的补品也是无用。因此，进补应以易于消化为准则。

⑥ 留邪为寇

在患有感冒、发热、咳嗽等外感病症时，不要进补，以免留邪为寇，后患无穷。

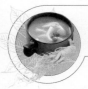

望闻问切断体质

中医认为："有诸于内必形诸于外。"人体内有些什么变化，必然通过各种途径向外表现出来，我国古代医师据此发明了望、闻、问、切四诊法。根据这四种方法，我们可以很方便地对自己的体质做出一个综合判断，只有清楚了解自己身体的体质类型才可有效进补。

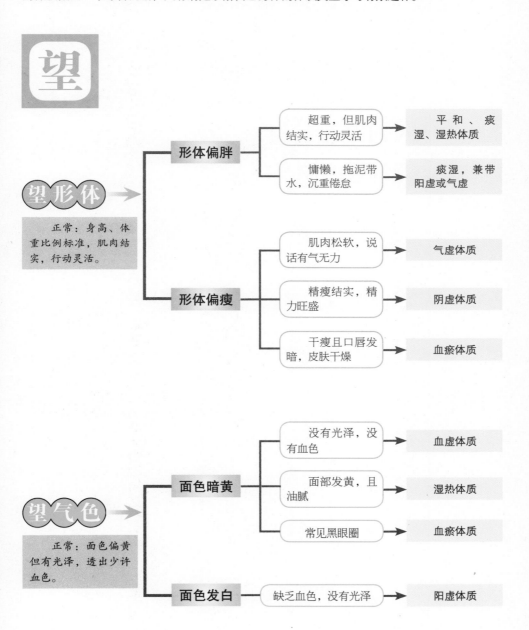

望

望形体 →

正常：身高、体重比例标准，肌肉结实，行动灵活。

- **形体偏胖**
  - 超重，但肌肉结实，行动灵活 → 平和、痰湿、湿热体质
  - 慵懒，拖泥带水，沉重倦怠 → 痰湿，兼带阳虚或气虚

- **形体偏瘦**
  - 肌肉松软，说话有气无力 → 气虚体质
  - 精瘦结实，精力旺盛 → 阴虚体质
  - 干瘦且口唇发暗，皮肤干燥 → 血瘀体质

望气色 →

正常：面色偏黄但有光泽，透出少许血色。

- **面色暗黄**
  - 没有光泽，没有血色 → 血虚体质
  - 面部发黄，且油腻 → 湿热体质
  - 常见黑眼圈 → 血瘀体质

- **面色发白**
  - 缺乏血色，没有光泽 → 阳虚体质

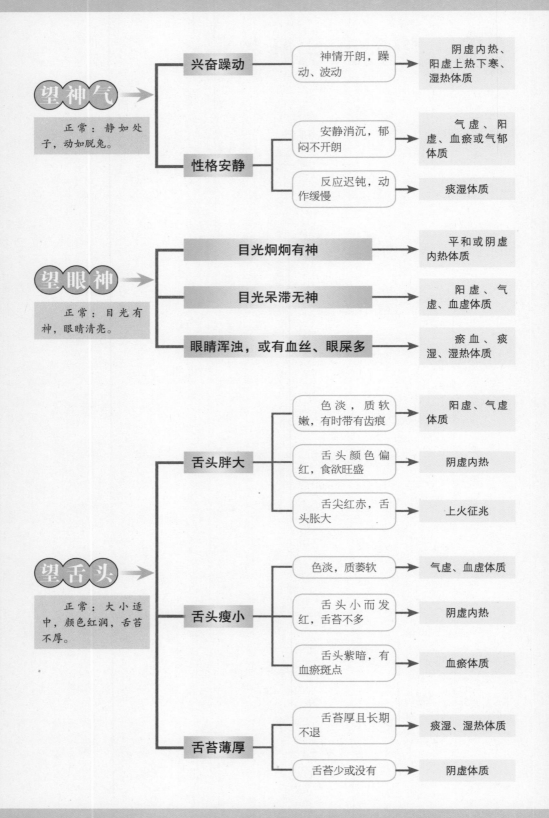

望神气
正常：静如处子，动如脱兔。

兴奋躁动 → 神情开朗，躁动、波动 → 阴虚内热、阳虚上热下寒、湿热体质

性格安静 → 安静消沉，郁闷不开朗 → 气虚、阳虚、血瘀或气郁体质
性格安静 → 反应迟钝，动作缓慢 → 痰湿体质

望眼神
正常：目光有神，眼睛清亮。

目光炯炯有神 → 平和或阴虚内热体质

目光呆滞无神 → 阳虚、气虚、血虚体质

眼睛浑浊，或有血丝、眼屎多 → 瘀血、痰湿、湿热体质

望舌头
正常：大小适中，颜色红润，舌苔不厚。

舌头胖大 → 色淡，质软嫩，有时带有齿痕 → 阳虚、气虚体质
舌头胖大 → 舌头颜色偏红，食欲旺盛 → 阴虚内热
舌头胖大 → 舌尖红赤，舌头胀大 → 上火征兆

舌头瘦小 → 色淡，质萎软 → 气虚、血虚体质
舌头瘦小 → 舌头小而发红，舌苔不多 → 阴虚内热
舌头瘦小 → 舌头紫暗，有血瘀斑点 → 血瘀体质

舌苔薄厚 → 舌苔厚且长期不退 → 痰湿、湿热体质
舌苔薄厚 → 舌苔少或没有 → 阴虚体质

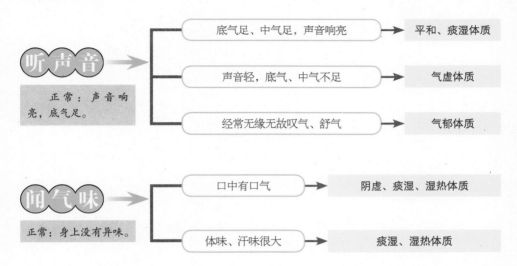

听声音

正常：声音响亮，底气足。

底气足、中气足，声音响亮 → 平和、痰湿体质

声音轻，底气、中气不足 → 气虚体质

经常无缘无故叹气、舒气 → 气郁体质

闻气味

正常：身上没有异味。

口中有口气 → 阴虚、痰湿、湿热体质

体味、汗味很大 → 痰湿、湿热体质

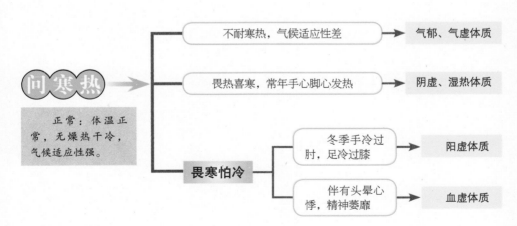

问寒热

正常：体温正常，无燥热干冷，气候适应性强。

不耐寒热，气候适应性差 → 气郁、气虚体质

畏热喜寒，常年手心脚心发热 → 阴虚、湿热体质

畏寒怕冷

冬季手冷过肘，足冷过膝 → 阳虚体质

伴有头晕心悸，精神萎靡 → 血虚体质

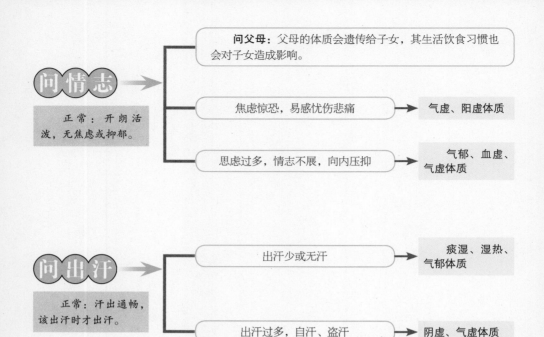

问情志

正常：开朗活泼，无焦虑或抑郁。

问父母： 父母的体质会遗传给子女，其生活饮食习惯也会对子女造成影响。

焦虑惊恐，易感忧伤悲痛 → 气虚、阳虚体质

思虑过多，情志不展，向内压抑 → 气郁、血虚、气虚体质

问出汗

正常：汗出通畅，该出汗时才出汗。

出汗少或无汗 → 痰湿、湿热、气郁体质

出汗过多，自汗、盗汗 → 阴虚、气虚体质

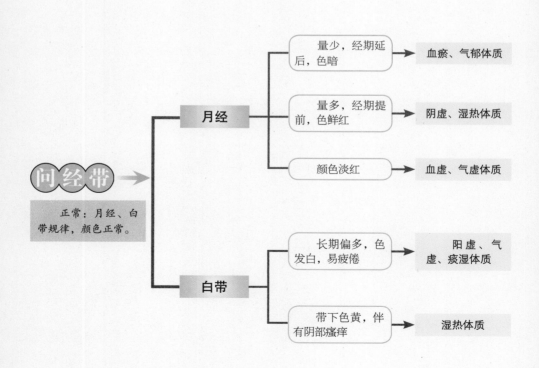

问经带

正常：月经、白带规律，颜色正常。

月经

量少，经期延后，色暗 → 血瘀、气郁体质

量多，经期提前，色鲜红 → 阴虚、湿热体质

颜色淡红 → 血虚、气虚体质

白带

长期偏多，色发白，易疲倦 → 阳虚、气虚、痰湿体质

带下色黄，伴有阴部瘙痒 → 湿热体质

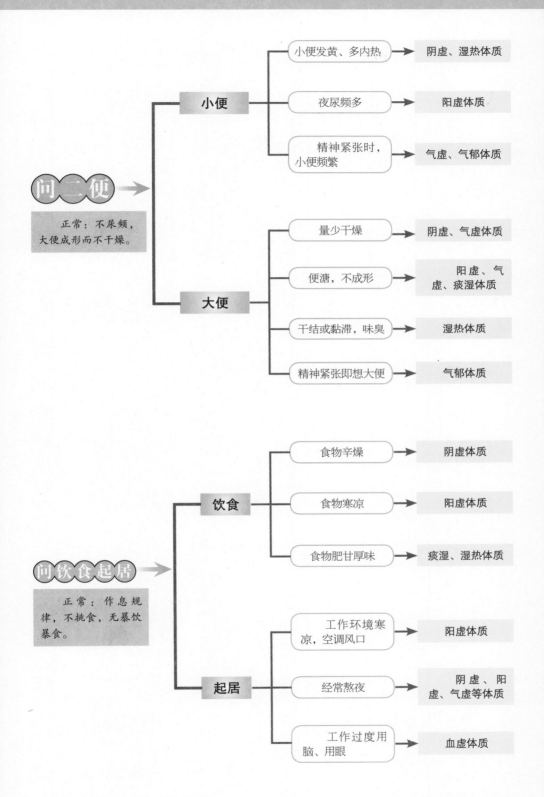

问二便 正常：不尿频，大便成形而不干燥。

小便
- 小便发黄、多内热 → 阴虚、湿热体质
- 夜尿频多 → 阳虚体质
- 精神紧张时，小便频繁 → 气虚、气郁体质

大便
- 量少干燥 → 阴虚、气虚体质
- 便溏，不成形 → 阳虚、气虚、痰湿体质
- 干结或黏滞，味臭 → 湿热体质
- 精神紧张即想大便 → 气郁体质

问饮食起居 正常：作息规律，不挑食，无暴饮暴食。

饮食
- 食物辛燥 → 阴虚体质
- 食物寒凉 → 阳虚体质
- 食物肥甘厚味 → 痰湿、湿热体质

起居
- 工作环境寒凉，空调风口 → 阳虚体质
- 经常熬夜 → 阴虚、阳虚、气虚等体质
- 工作过度用脑、用眼 → 血虚体质

切

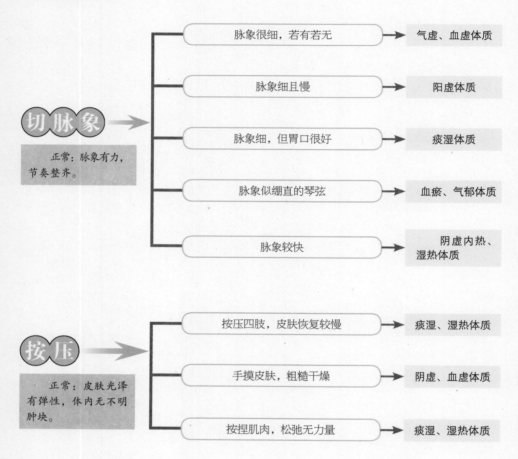

切脉象

正常：脉象有力，节奏整齐。

脉象很细，若有若无 → 气虚、血虚体质

脉象细且慢 → 阳虚体质

脉象细，但胃口很好 → 痰湿体质

脉象似绷直的琴弦 → 血瘀、气郁体质

脉象较快 → 阴虚内热、湿热体质

按压

正常：皮肤光泽有弹性，体内无不明肿块。

按压四肢，皮肤恢复较慢 → 痰湿、湿热体质

手摸皮肤，粗糙干燥 → 阴虚、血虚体质

按捏肌肉，松弛无力量 → 痰湿、湿热体质

  总 结

　　通过以上方法对症，自查，就可以大致确定自己属于什么体质。然后参照该种体质的养生之道进行实践，就可以将自己的亚健康状态扭转过来。

进补要因人而异

哪些人需要进补呢？专家认为，中老年人、都市白领、办公室工作者、脑力劳动者、身体较虚弱者或者平日感觉疲劳而力不从心者等宜进补。

形体偏瘦、性情急躁、易于激动者，应以"淡补"为主，采用滋阴增液、养血生津的饮食，禁用辛辣等食物；形体丰腴、肌肉松弛者，宜采用甘温食物，忌用寒湿、冷腻、辛凉的食物；以脑力工作为主者，宜多进食有益心、脾、肾三脏的食物，如富含蛋白质、维生素和微量元素的鸡蛋、牛奶、海产品、新鲜的蔬菜水果等，以使思维敏捷，精力充沛，减少因用脑过度引发的疲倦、失眠等各种症候。

便秘者不可吃补药，吃了之后便秘的情况会更加严重。口干舌燥者不适合吃补药，因为会越补越上火。

药无贵贱，对症即行

人们在选择补品的时候往往存在一个误区，那就是越贵重越好，其实不然，因为补品的价值和价格根本就不成比例。俗语说："药症相符，大黄亦补；药不对症，参茸亦毒。"因此，药无贵贱，对症即行。

对于一般无病而体弱者，进补还是以"食补"为主，兼有慢性病者，则需食补加药补。有许多食品，为"药食两兼"物品，因此食补和药补并无严格区别，关键在于合理调配，对症施补。下面介绍的这些药并不贵重，但只要合理搭配，对症进补，就能起到"贵重药"的效果。

（1）补气类。具有补益脾胃、益气强身的作用，适用于脾胃虚损、气短乏力者。如小米、糯米、莲心、山药、扁豆、鸡肉、大枣、鹌鹑、鲫鱼等。

（2）补血类。具补益气血、调节心肝之效。如龙眼、枸杞、葡萄、牛羊肝、猪心、带鱼等。

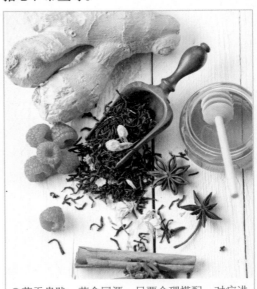

◎药无贵贱，药食同源，只要合理搭配，对症进补，就能起到治病疗效。

（3）补阴类。具滋阴润肺、补脾胃和益气之效。适于阴虚火旺、体弱内热者。如黑豆、百合、芝麻、豆腐、梨、甘蔗、兔肉、蜂蜜等。

（4）补阳类。具补肾填髓、壮阳强身之效。如核桃肉、狗肉、羊肉、薏苡仁、韭菜、虾类等。

秋冬进补最好先排毒

秋冬寒冷的空气作用于机体，会使人体血管中的血液流动不畅，甚至引起瘀血阻滞，加上人们的运动往往减少，血液黏稠度增高，血流速度缓慢，易引起血液瘀滞。据了解，各种毒素、废物存留在体内会造成代谢功能紊乱。在这种情况下进补，机体不但无法吸收补品中的营养物质，反而会引发多种疾病。所以，进补前最好先给身体排排毒。

此外，进补还需讲究正确的方法。如人参宜小剂量蒸服或嚼服；鹿茸宜研末吞服或入丸剂服；补肾药丸宜淡盐水送服等。要根据补药的特性而采用不同的服药方法，方能收到预期效果。

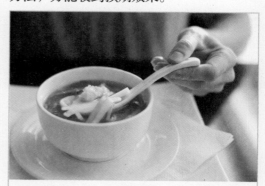

◎各种毒素、废物存留在体内会造成代谢功能紊乱。此时进补，机体不但无法吸收补品中的营养物质，反而会引发多种疾病。所以进补前最好先排毒。

麝香辟秽通络，活血散结就找它

麝香，别名元寸，是一种名贵的动物性药材，《神农本草经》列为上品，来源于哺乳动物麝。

麝，民间称香獐子，习惯在深山密林中生活。主要分布在我国东北、华北及陕、甘、青、新、川、藏、云、贵、湘、皖等地。雄麝上颌犬齿发达，露出唇外，向下微曲，俗称"獠牙"；脐部有香腺囊，囊内包含香。雌麝上颌犬齿小不外露，也无香腺囊。

麝香即为雄麝体下腹部腺香囊中的干燥分泌物，气香强烈而特异，成颗粒状者俗称"当门子"，多呈紫黑色，油润光亮，质量较优；成粉末状者称"元寸香"。麝香的主要成分为麝香酮，占麝香纯干品的0.5%～2%，此外尚含有多种雄（甾）烷衍生物以及麝吡啶等。

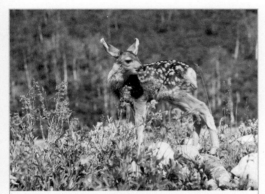

◎麝香味辛，性温，入心、脾、肝经，有开窍、辟秽、通络、散瘀的功能。主治中风、痰厥、惊痫、中恶烦闷、心腹暴痛、跌打损伤、痈疽肿毒。

中医认为，麝香味辛，性温，入心、脾、肝经，有开窍、辟秽、通络、散瘀的功能。主治中风、痰厥、惊痫、中恶烦闷、心腹暴痛、跌打损伤、痈疽肿毒。古书《医学入门》中谈"麝香，通关透窍，上达肌肉。内入骨髓"。《本草纲目》中记载："盖麝香走窜，能通诸窍之不利，开经络之壅遏。"其意是说麝香可很快进入肌肉及骨髓，能充分发挥药性。许多临床材料表明，冠心病患者心绞痛发作时，或处于昏厥休克时，服用以麝香为主要成分的苏合丸，病情可以得到缓解。

用于疮疡肿毒、咽喉肿痛时，有良好的活血散结、消肿止痛作用，内服、外用均有良效。用治疮疡肿毒，常与雄黄、乳香、没药同用，即醒消丸，或与牛黄、乳香、没药同用；用治咽喉肿痛，可与牛黄、蟾酥、珍珠等配伍，如六神丸。

另外，用麝香注射液皮下注射，治疗白癜风，均有显效；用麝香埋藏或麝香注射液治疗肝癌及食道、胃、直肠等消化道肿瘤，可改善症状、增进饮食；对小儿麻痹症的瘫痪，亦有一定疗效。

不过，值得注意的是，在应用麝香的过程中也应注意以下两点。

（1）麝香忌过量服用。若内服过量，一方面对消化道有刺激性，另一方面会抑制中枢神经系统，使呼吸麻痹、循环衰竭，并引起严重的凝血机制障碍，导致内脏广泛出血。剂量过大，甚至会导致呼吸、循环衰竭而死亡。

（2）孕妇禁用。麝香能促使各腺体的分泌，有发汗和利尿作用，其水溶性成分有兴奋子宫作用，可引起流产。《本草纲目》中记载："麝香开窍、活血散结、透肌骨、消食积、催生下胎。"所以麝香对孕妇应禁用。

生精补髓当属鹿茸

鹿茸是"关东三宝"之一，非常珍贵，因为它是大补之药。现代有些人要么天生就虚弱，动不动就感冒；要么就容易疲劳，动不动就疲惫；要么就是久病不愈，总是跟跟跄跄，这个时候鹿茸就可以大显身手，帮你渡过难关。

据《本草纲目》记载："鹿茸味甘，性温，主病下恶血，寒热惊悸，益气强志，生齿不老。"它主要用于治疗虚劳羸瘦、神经疲倦、眩晕、耳聋、目暗、腰膝酸痛、阳痿滑精、子宫虚冷、崩溃带下，还能壮元阳、补气血、益精髓、强筋骨等。目前鹿茸主要被用于全身衰弱、年老或病后体弱，或病后恢复期。

那么鹿茸怎么吃呢？最常见的就是煲汤，取鹿茸片5～10克，与鸡(鸭、鹅、鸽、猪、牛、羊)肉、大枣、枸杞、莲子、百合、当归、人参等随意搭配，放入电饭煲或砂锅内炖3～5小时，之后食用。另外，你还可以用鹿茸来泡茶、熬粥、泡酒，只要坚持食用一定会收到很好的效果。

但是要注意的是，也有不适合服用鹿茸的人群。

（1）外感风寒及外感风热等外感疾病者均不宜服用鹿茸。

（2）肾有虚火者不宜服用。

（3）内有实火者不宜服用。

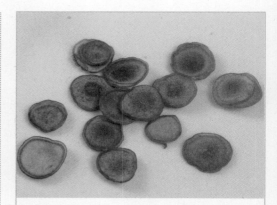

◎鹿茸味甘，性温，主要用于治疗虚劳羸瘦、神经疲倦、眩晕、耳聋、目暗、腰膝酸痛、阳痿滑精、子宫虚冷、崩溃带下，还能壮元阳、补气血、益精髓、强筋骨等。

（4）高血压、肝病患者慎服。

在这里要提醒你的是服用鹿茸时最好不要喝茶、吃萝卜，也不要服用含有谷芽、麦芽和山楂等的中药，这些食物都会不同程度地削弱鹿茸的药力。

珍珠，养颜防老之上品

珍珠，又名真朱、真珠、蚌珠、濂珠，产在珍珠贝类和珠母贝类软体动物体内，由于内分泌作用而生成的含碳酸钙的矿物（文石）珠粒，是由大量微小的文石晶体集合而成的，皆为妆饰、美容之上品。

珍珠可入药。《日华子本草》中记载，珍珠"安心、明目"。《本草汇言》曰："镇心、定志，安魂，解结毒，化恶疮，收内溃破烂。"明代《本草纲目》记载："珍珠涂面，令人润泽好颜色。安魂魄、止遗精、白浊、妇女难产、解豆疗

毒。"类似这样的记载，在古典医籍中还有很多。

中医认为，珍珠性味甘咸寒，无毒，入心、肝二经。具有安神定惊，清热滋阴，明目，解毒的功用，适用于热病惊痫、烦热不眠、咽喉肿痛腐烂、口疮、溃疡不收口、目赤翳障等症，并能润泽肌肤。经现代医学分析，珍珠质中含有十多种人体需要的氨基酸和多种微量元素，被人体吸收以后，能促进体内酶的活力，调节血液的酸碱度，使细胞的生命力增强，阻止或减慢衰老物质——脂褐质的产生，

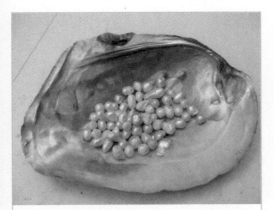

◎珍珠性味甘咸寒，无毒，入心、肝二经。具有安神定惊，清热滋阴，明目，解毒的功效。适用于热病惊痫、烦热不眠、咽喉肿痛腐烂、口疮、溃疡不收口、目赤翳障等症，并能润泽肌肤。

从而延缓细胞的衰老，延长其寿命，使皮肤皱纹减少，滋润秀丽，达到延年益寿和美容的目的。

珍珠除养生防衰、美容护肤、妆饰点缀外，还可用于优生优育、妇科疾病。中国古代胎养经书中曾介绍了一种"珍珠玉石类安胎养儿法"，即孕妇（怀孕三月后）佩戴珍珠项链（海水珍珠最好）或手链，每日玩弄、摩挲珍珠，可使孕妇安神定惊、心平气和、消除胎毒，还可使孩子日后相貌端正、肌肤细嫩、光滑柔润。此种方法是取其"外相而内感也"之理。现代医学研究证明，孕妇若经常处于良好的心态环境中，有益于胎儿的生长发育。不少妇女在经前、经期情绪不稳、烦躁易怒、胸胁胀闷、乳房疼痛，而珍珠有平肝潜阳、定惊安神、清肝解郁的作用，佩戴珍珠项链后良好的调节作用，可使情绪平稳，心境安泰。

珍珠美容大致有口服、外用两种。

（1）口服。把珍珠加工成珍珠粉，每隔10日服1次，每次7克左右，长期服用，可使皮肤白嫩、细腻。

（2）外搽。可用手指蘸上水或甘油与珍珠粉调匀，轻轻在脸上涂搽，有一定的美容效果，每日1～2次。或使用珍珠做成的化妆品如：珍珠霜、珍珠膏、珍珠粉等，可根据自己的情况选用。

钩藤平肝息风降血压

钩藤又名莺爪风，在叶腋处有弯钩，故名钩藤，以带钩茎枝入药，是中医临床常用的平肝解郁类中药。中医学认为，钩藤性味甘、微寒，入肝、心二经，有清热、平肝、止痉的功效。《本草纲目》记载："钩藤，手足厥阴药也，足厥阴主风，手厥阴主火，惊痫眩晕，皆肝风相火之病。钩藤通心包于肝木，风静火息，则诸证自除。"

钩藤入药最初的文字记载见于南北朝陶弘景的《名医别录》。但古代医家认为其气轻清，故多视为小儿的专用药，正如陶弘景指出："疗小儿，不入余方。"后世中医学家不断拓宽它的应用范围，现已成为内、儿、妇科的常用药。近代医家也多用钩藤治疗肝炎患者的心烦意乱、性情暴躁、左胁疼痛，同样取得良好疗效。

除此之外，现代医学研究还表明，钩

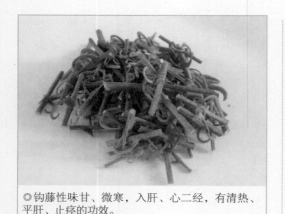

◎钩藤性味甘、微寒，入肝、心二经，有清热、平肝、止痉的功效。

感神经和神经节，扩张外周血管，使血压下降，心率减慢。由于外周阻力降低，从而血压下降，随着血压的下降，头晕、头痛、心慌、气促、失眠等症状亦相应减轻或消失。

中医认为，钩藤不宜久煎，否则影响药效，因此在煎剂时，必须"后下"，即在其他药物煎煮15～20分钟之后再下锅，复煎10分钟即可。若煎煮时间超过20分钟，那么降压的有效成分便被破坏。另外，关于用量，一天用9～15克，降压效果不满意；增加至60～75克，疗效较好。

藤还具有降压、镇静、抗癫痫和抑制腓肠肌痉挛的作用。用钩藤煎剂或钩藤碱等给动物灌服，能抑制血管运动中枢，阻滞交

♥ 枸杞有神力，滋肝又补肾

枸杞又名地骨子、杞子、甘杞子，营养成分十分丰富，并有很高的药用价值。中医学认为，枸杞味甘性平，具有滋补肝肾、益精明目的作用。

枸杞有润肺清肝、滋肾、益气、生精、助阳、祛风、明目、强筋骨的功能。可以嚼食，每天晚上取十几粒放入口中咀嚼，长期食用，可以养颜明目，延年益寿。枸杞还可以泡茶喝：取枸杞15粒，泡于茶中，碧茶红果，色香俱佳，清香醇和、生津止渴，坚持饮用，益肝补肾。另外，煮八宝粥放入适量枸杞，和胃补肾，滋肝活血，最适合老人食用。炖肉时，出锅前10分钟放入枸杞30粒，身瘦体弱，食之最宜。枸杞在做菜、煲汤时均可适量使用，有食补之功。

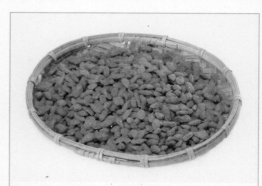

◎枸杞味甘性平，具有润肺清肝、滋肾、益气、生精、助阳、祛风、明目、强筋骨的功能。

枸杞因其性平，适合各类人群服用。但是，任何滋补品都不要过量食用，枸杞也不例外。一般来说，健康的成年人每天吃20克左右的枸杞比较合适，如果想起到治疗的效果，每天最好吃30克左右。

❤ 核桃仁：补脑抗衰，镇咳平喘

核桃营养丰富，是世界四大干果之一。素有"益智果""长寿果""养人之宝"的美称，具有卓越的保健效果和抗衰功能，已经为越来越多的人所推崇。

核桃是食疗佳果。现代医学研究认为，核桃中的磷脂对脑神经有良好保健作用。核桃油含有不饱和脂肪酸，有防治动脉硬化的功效。核桃仁中含有锌、锰、铬等人体不可缺少的微量元素。人体在衰老过程中锌、锰含量日渐降低，铬有促进葡萄糖利用、胆固醇代谢和保护心血管的功能。核桃仁的镇咳平喘作用也十分明显，冬季，对慢性气管炎和哮喘病患者疗效极佳。

核桃的食法很多，制药、生吃、炒

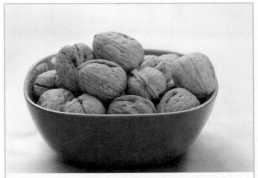

◎核桃是食疗佳果，它的营养丰富，含有对人体有益的磷脂、不饱和脂肪酸、微量元素等物质。

食、煮粥或做成各种菜肴均可。

核桃因含有较多脂肪，所以一次吃得太多，会影响消化。另外，有的人喜欢将核桃仁表面的褐色薄皮剥掉，这样会损失掉一部分营养，所以不要剥掉这层薄皮。

❤ 利水健脾薏米，药食兼可用

薏米性甘，微寒，无毒。具有利水渗湿、健脾止泻、除痹排脓等功效，常用于久病体虚及病后恢复期，是老人儿童较好的药用食物。

下面介绍三种常用的薏苡仁食用方法。

❶ 百合薏米粥

做法：将薏米50克，百合15克洗净，放入锅中，加水适量，煮至薏米热烂，加入蜂蜜调匀，出锅即成。

功效：此粥甜香热糯，略有清香味，

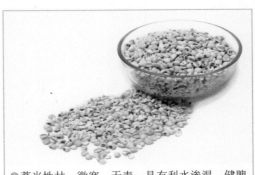

◎薏米性甘，微寒，无毒，具有利水渗湿、健脾止泻、除痹排脓等功效。

常吃可健脾益胃，泽肤祛斑，可用于治疗妇女面部雀斑、痤疮、湿疹等症，对青春期少女美容有益。

② 山药薏米粥

做法：取山药、薏米各30克，莲子肉15克，大枣10枚，小米50克，白糖少许。将山药切细，莲子去芯，红枣去核。淘洗干净后与小米共煮成粥，粥煮熟后加白糖调匀即成。空腹食用，每日2次。

功效：此粥健脾益气。适用于脾胃虚弱，食少纳差，腹胀便溏，肢体无力，老年水肿，妇女带下症。大便秘结者忌食。

③ 珠玉二宝粥

做法：先将山药、薏米捣成粗粒，放入砂锅，加水适量，置灶上，用火煮至烂熟，再将柿霜饼切碎，调入煮好的粥内，搅匀溶化即成。将柿霜饼碎加入已煮好的粥内，即可食用。

功效：此粥可滋养脾肺，止咳祛痰，适用于脾肺气虚，饮食懒进，虚劳咳嗽等症。

应注意的是，大便干燥者，滑精、精液不足、小便多者与孕妇等人群不宜服用。

❤ 柴胡疏肝解郁，阴虚火旺离不了

柴胡，又名北柴胡、南柴胡、软柴胡、醋柴胡，是伞形科植物北柴胡和狭叶柴胡的根。始载于《神农本草经》，列为上品。

中医认为，柴胡性凉味苦，微寒入肝、胆二经，具有和解退热、疏肝解郁、升举阳气的作用，常用以治疗肝经郁火、内伤胁痛、疟疾、寒热往来、口苦目眩、月经不调、子宫脱垂、脱肛等症。《本草纲目》记载其"治阳气下陷，平肝胆三焦包络相火"，《神农本草经》则说其"去肠胃结气，饮食积聚，寒热邪气，推陈致新"。

值得一提的是，柴胡对肝炎有特殊疗效。目前，中医治疗传染性肝炎的肝气郁滞型，就是用的柴胡疏肝散，其中主药就是柴胡。

另外，柴胡还组成许多复方，如小柴

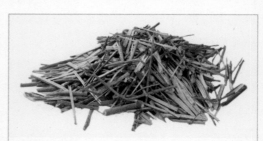

◎柴胡性凉味苦，微寒入肝、胆二经，具有和解退热、疏肝解郁、升举阳气的作用，常用以治疗肝经郁火、内伤胁痛、疟疾、寒热往来、口苦目眩、月经不调、子宫脱垂、脱肛等症。

胡汤为和解少阳之要药；逍遥散能治疗肝气郁结所致的胸胁胀痛、头晕目眩、耳鸣及月经不调；补中益气汤的主药有柴胡、升麻、党参、黄芪等，能治疗气虚下陷所致的气短、倦怠、脱肛等症；柴胡疏肝散还能治疗乳腺小叶增生症。但值得注意的是，肝阳上亢、肝风内动、阴虚火旺及气机上逆者忌用或慎用。

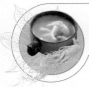

阴虚内热的症状

阴虚体质主要表现为阴少而阳多，通俗地说就是体内水少而火旺。

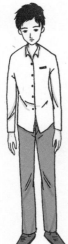

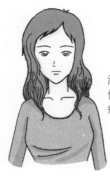

皮肤无华

阴虚者皮肤缺少滋润，干燥无华，面色不佳。还容易上火，常生口疮，舌头发红，常便秘。

形体消瘦

阴虚者胃火旺，能吃能喝，但代谢快，怎么吃也不胖，形体精悍，肌肉不松弛。

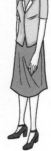

手脚发热

阴虚者体内火旺，导致"五心烦热"，体温正常，但手心、脚心发热，冬天也是如此。

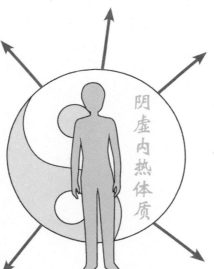

阴虚内热体质

心烦失眠

阴虚者内火攻心，常感觉胸口烦闷，情绪不稳定，注意力不集中，晚上容易惊悸失眠。

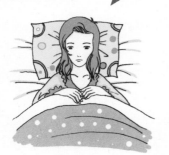

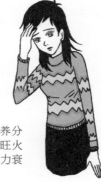

头晕易累

体内津液少则养分输送不畅，且皆为旺火消耗，从而导致体力衰弱、头晕易累等症。

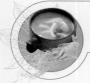

造成阴虚内热的原因分析

经常熬夜

　　熬夜导致体内津液消耗，从而损耗阴气，导致阴虚。女性经、带、产、乳等都会大量耗血，也更容易导致阴虚。

情绪压抑

　　情绪长期得不到舒展，会郁结化火，从而促生内热，损耗阴精。

先天禀赋

　　父母是阴虚体质，很容易遗传给下一代。

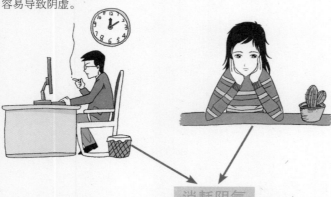

消耗阴气

先天因素

食用辛燥食物

　　长期食用辛燥食物，如辣椒、姜、蒜等，助生内火，易导致阳盛而阴衰。

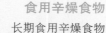

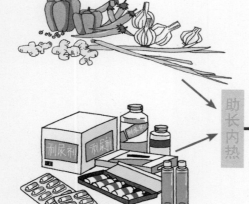

助长内热

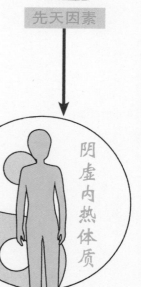

阴虚内热体质

长期服药

　　高血压、心脏病患者长期服用利尿药物，促进津液排出，从而促生或加重阴虚。

　　在这些不良习惯的长期作用之下，人体内的阴气衰退而阳气转旺，最终形成阴虚体质。

♥ 滋阴祛火非银耳莫属

不同的人火气在不同的地方，我们知道胃火大，上火就表现在口臭；肝火旺，人就会整天发脾气……

燥气和火气就像急性病和慢性病，火气来得急，但是火气太久未消就会转成燥气，容易耗损人体阴液，造成内脏缺水，尤其老年人由肠燥引起便秘，吃银耳最有效。

银耳为凉补，有润燥的作用，被称为"穷人的燕窝"，具有补脾开胃、益气清肠、安眠健胃、补脑、养阴清热、润燥之功，对阴虚火旺者而言是一种良好的补品。银耳富有天然特性胶质，加上它的滋阴作用，长期服用可以润肤，并有祛除脸部黄褐斑、雀斑的功效。如果和红枣一起熬成汤，食用起来效果更好。

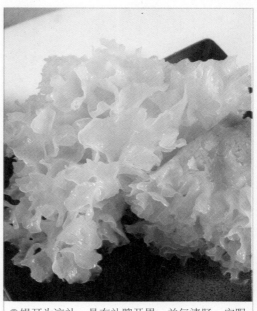

◎银耳为凉补，具有补脾开胃、益气清肠、安眠健胃、补脑、养阴清热、润燥之功。

银耳红枣汤的做法：

（1）银耳100克、红枣5～6粒、冰糖适量。

（2）银耳在冷水中浸泡6小时以上。

（3）将银耳尾端蒂摘去。

（4）摘好的银耳放入水中，小火炖4小时。

（5）红枣洗好，放入银耳汤中，加适量冰糖。

（6）中火煮滚3～5分钟冰糖化了即熄火。

♥ 灵芝：延年益寿，扶正固本

灵芝，自古以来就被认为是吉祥、富贵、美好、长寿的象征，素有"仙草"之誉。古今药理与临床研究均证明，灵芝确有防病治病、固本扶正、延年益寿之功效。

灵芝味甘，性平，无毒，归心、肺、肝、肾经。其药理成分非常丰富，其中有效成分可分为十几大类，包括灵芝多糖、灵芝多肽、三萜类、16种氨基酸(其中含有7种人体必需氨基酸)、蛋白质、甾类、甘露醇、香豆精苷、生物碱、有机酸（主含

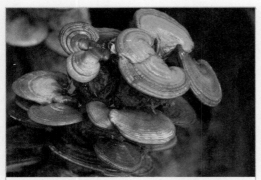

◎灵芝味甘，性平，无毒，归心、肺、肝、肾经。有防病治病、固本扶正、延年益寿之功效。

延胡索酸），以及微量元素锗、磷、铁、钙、锰、锌等。

灵芝对人体具有双向调节作用，能增强免疫功能，提高机体抵抗力，促使全部的内脏或器官功能正常化。所治病种，涉及心脑血管、消化、神经、内分泌、呼吸、运动等各个系统，尤其对肿瘤、肝脏病变、失眠以及衰老的防治作用十分显著。

灵芝用量一般是每天1.5~3克，研碎冲服、浸酒服或水煎服。

灵芝药性平和，补益作用和缓，长时间服用才起作用。另外，灵芝滋补作用很强，一般高血压患者不宜多服。

荷叶，当之无愧的养心佳品

中医认为，荷叶味苦，性平，归肝、脾、胃经，有清热解暑、生发清阳、凉血止血的功用，鲜品、干品均可入药，常用于治疗暑热烦渴、暑湿泄泻、脾虚泄泻以及血热引起的各种出血症。而荷叶的祛火功能更让它成为当之无愧的养心佳品。

荷叶入馔可制作出时令佳肴，如取鲜嫩碧绿的荷叶，用开水略烫后，用来包鸡、肉，蒸后食用，清香可口可增食欲。

荷叶常用来制作夏季解暑饮料，比如荷叶粥，取新鲜荷叶一张，洗净煎汤，再用荷叶汤与大米或绿豆共同煮成稀粥，可加少许冰糖、碧绿馨香、清爽可口、解暑生津。荷叶粥对暑热，头昏脑涨、胸闷烦渴、小便短赤等症有效。

荷叶具有降血压、降血脂、减肥的功效，因此，高血压、高血脂、肥胖症患

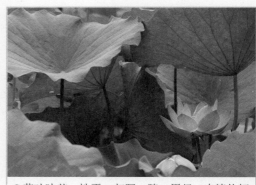

◎荷叶味苦，性平，归肝、脾、胃经，有清热解暑、生发清阳、凉血止血的功用。

者，除了经常喝点荷叶粥外，还可以每日单用荷叶9克或鲜荷叶30克左右，煎汤代茶饮，如果再放点山楂、决明子同饮，则有更好的减肥、降脂、降压之效。

取荷叶适量，洗净，加水煮半小时，冷却后用来洗澡，不仅可以防止起痱子，而且具有润肤美容的作用。

荷花可谓全身是宝。莲子有补脾益肾、养心安神的作用，可煮粥食用；藕具有清热生津、凉血散瘀的作用；藕粉是老人、幼儿、产妇的滋补食品，开胃健脾，容易消化；藕节具有止血消瘀的作用，常用于治疗吐血、咯血、血衄、崩漏等，可取鲜品30～60克，捣烂后用温开水或黄酒送服；莲蓬具有化瘀止血的作用，可用于治疗崩漏、尿血等出血症，取5～9克，煎服；莲须具有固肾涩精的作用，可用于治疗遗精、尿频等，取3～5克代茶饮或煎服；荷梗具有通气宽胸、和胃安胎、通乳的作用，常用于妊娠呕吐、胎动不安、乳汁不通等，取9～15克代茶饮或煎服。

❤ 人参：大补元气，固本培元

人参在人们心目中占有重要的地位，被人们称为"百草之王"，是闻名遐迩的"东北三宝"（人参、貂皮、鹿茸）之一，是驰名中外、老幼皆知的名贵药材。人们认为它能长精力，是大补元气的要药，更认为多年生的野山参药用价值最高。

《神农本草经》中认为，人参具有补五脏、安精神、定魂魄、止惊悸、除邪气、明目开心益智之功效，久服轻身延年。李时珍在《本草纲目》中说人参能"治男妇一切虚症"。中医认为，人参性平，味甘，微苦，归脾、肺、心经，具有大补元气，复脉固脱，补脾益肺，生津止渴，安神益智的功效。常用于治疗劳伤虚损、食少、倦怠、反胃吐食、大便滑泄、虚咳喘促、自汗暴脱、惊悸、健忘、眩晕头痛、阳痿、尿频、消渴、妇女崩漏、小儿慢惊及久虚不复，一切气血津液不足之症。几千年来，中草药中人参都被列为"上品"。

人参主要含10多种人参皂苷，以及

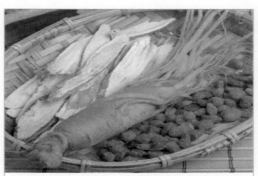

◎人参性平，味甘，微苦，归脾、肺、心经，具有大补元气，复脉固脱，补脾益肺，生津止渴，安神益智的功效。

β-0.5榄香烯、糖类、多种氨基酸和维生素等。其功重在大补正元之气，以壮生命之本，进而固脱、益损、止渴、安神。故男女一切虚证，阴阳气血诸不足均可应用，为虚劳内伤第一要药。①大补元气。用于气虚欲脱的重证。表现为气息微弱、呼吸短促、肢冷汗出、脉搏微弱等。②补肺益气。用于肺气不足，气短喘促，少气乏力，体质虚弱。③益阴生津。治疗津气两伤、热病汗后伤津耗气。

人参用量的多少与服用什么种类的人参、什么情况下服用等因素有关。红参性偏热，西洋参性偏凉，一次服用量不宜超过3克；生晒参性较平和，剂量可适当增大，一次可服用6克。如较长时间服用，量宜减半。如欲用于祛病补虚，或补虚救脱，量可增至2倍或3倍，甚至更多，但须在医生指导下服用。

切忌长时期连续服用人参。一些特殊情况需常服人参者，可以10日为一个周期，每日服用1～3克，在连续服用10日后停服一周，然后继续服用10日，如此反复进行。另外，服用人参要避"实"，即体质壮实者，无须服用人参。

♥ 莲子：补脾止泻，养心安神

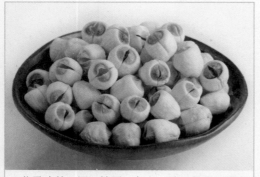

◎莲子味甘、涩，性平，归心、肺、肾经。具有补脾、益肺、养心、益肾和固肠之功效。

莲子是一味以补为主，以收为辅，兼有一定清热作用的药物和食品，物美价廉，集养生、抗病治病于一体，应用广泛，喜食者甚多。含有丰富的淀粉、蛋白质、脂肪、钙、磷、铁等营养物质。

李时珍在《本草纲目》中写道："莲之味甘，气温而性涩，清芳之气，得稼穑之味，乃脾之果也。"中医认为，莲子味甘、涩，性平，归心、肺、肾经。具有补脾、益肺、养心、益肾和固肠之功效。适用于心悸、失眠、体虚、遗精、白带过多、慢性腹症等症。

莲子善于补五脏不足，通利十二经脉

气血，使气血畅而不腐；莲子所含氧化黄心树宁碱对鼻咽癌有抑制作用；莲子所含非结晶形生物碱N－9有降血压作用；莲子芯味道极苦，却有显著的强心作用，能扩张外周血管，降低血压；莲芯有清热、固精、安神、强心、降压的功效，可治高热引起的烦躁不安、神志不清和梦遗滑精等症，它还有很好的祛心火的功效，可以治疗口舌生疮，并有助于睡眠。总之，莲子作为保健药膳食疗时，一般是不弃莲子芯的；莲子中所含的棉籽糖，是老少皆宜的滋补品，对于久病、产后或老年体虚者，更是常用营养佳品；莲子碱有平抑性欲的作用，青年人梦多、遗精频繁或滑精者，服食莲子有良好的止遗涩精作用。莲房，又叫莲蓬壳，即莲子居住的地方，能治产后胎衣不下、瘀血腹疼、崩漏带下、子宫出血等症。

莲子的服用方式，主要以煎汤内服为主，常规剂量为6～12克。另外，莲子还可煮成各种药粥，或制成多种营养丰富的佳肴和点心。

莲子以个大、饱满、无皱、整齐者为

佳；变黄发霉的莲子不要食用。

然而，莲子的药效虽然很好，但还是有一些需要提起注意的用药禁忌。

（1）中满痞胀及大便燥结者，忌服。

（2）生则胀人腹，中薏令人吐，食当去之。

（3）大便燥者勿服。

（4）凡外感前后，疟、痢、疳、痔，气郁痞胀，溺赤便秘，食不运化，及新产后皆忌之。

❤ 黑芝麻：滋养肝肾，抗衰美容

黑芝麻自古以来就被认为是强身益寿、滋养肝肾、保健美容的高级食品。

黑芝麻味甘，性平，入肝、肾、肺经。其含有大量的脂肪和蛋白质，还有糖类、维生素A、维生素E、卵磷脂、钙、铁、铬等营养成分。其铁含量之高，是许多食物无可比拟的。

黑芝麻作为食疗品，有益肝、补肾、养血、润燥、乌发、美容作用，是极佳的保健美容食品；黑芝麻的神奇功效，还在于它含有的维生素E居植物性食品之首。维生素E能促进细胞分裂，延缓细胞衰老，常食可防止细胞内"游离基"的积累，起到抗衰老和延年益寿的作用；黑芝麻富含生物素，对身体虚弱、早衰而导致的脱发效果最好，对药物性脱发、某些疾病引起的脱发也会有

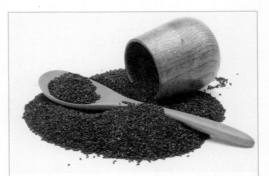
◎黑芝麻味甘，性平，入肝、肾、肺经，具有益肝、补肾、养血、润燥、乌发、美容作用，是极佳的保健美容食品。

一定疗效。

黑芝麻可榨制成香油（麻油），供食用或制糕点；种子去皮称麻仁，烹饪上多用作辅料。

芝麻是一种发物，凡患疮毒、湿疹、慢性肠炎、便溏腹泻者或皮肤病者，应忌食。

❤ 中医气血双补要方：十全大补汤

《本草纲目》中在提到瘰疬病的治疗时说："体虚者，可用夏枯草煎汁熬膏服，并以膏涂患处。兼服十全大补汤加香附、贝母、远志更好。"所谓瘰疬，就是现在的淋巴结结核病。我们都知道结核病是容易让人虚损的，所以结核病人一定要

注意补养身体。而十全大补汤具有气血双补的作用，适用于血气俱虚或久病体虚、面色萎黄、精神倦怠、腰膝乏力的人。

十全大补汤选鲜料加入十味中药，五味小料，五味调料，细火炖制而成，既是一道咸鲜味浓的汤菜，又是一款药膳，富有营养，滋补身体，长期食用对冠心病、高血压、糖尿病、贫血、气喘、面黄体弱者有一定的疗效。

下面就教你如何在家熬制十全大补汤。

材料：党参、炙黄芪、炒白术、酒白芍、茯苓各10克，肉桂3克，熟地、当归各15克，炒川芎、炙甘草各6克，墨鱼、猪肚各50克，猪肉500克，生姜30克，猪杂骨、葱、料酒、花椒、食盐、味精各适量。

制法：将以上中药装入洁净纱布袋内，扎紧备用。将猪肉、墨鱼、猪肚洗净；猪杂骨洗净，捶破；生姜拍破备用。将猪肉、墨鱼、猪肚、猪杂骨、药袋放入铝锅内，加水适量，放入葱、生姜、花椒、料酒、食盐，置武火上烧沸；后用文火煨炖，待猪肉、猪肚熟烂时，捞起切条，再放入汤中。捞出药袋不用。服用时将汤和肉装入碗内后，加少许味精，食肉喝汤。早晚各吃1碗，每天2次，全部服完后，隔5天再服。

值得注意的是，此菜用炖的方法制作，必须用砂锅炖，炖时注意火候并应加盖。主料要选用新鲜不经冷冻的精品，并要刮泡冲洗干净。此菜可一次多制作，出锅后分盛紫砂锅内，然后再随时蒸热走菜。

十全大补汤虽好，但体内有实热及阴虚火旺者，以及风寒感冒者不宜食用。另外，一定要注意时间间隔，不能频繁地使用十全大补汤，曾经有因为过度食用此汤而上火严重的病例。患者太心急，连着喝了好久的汤，结果发热、流鼻血。所以，汤水再好，也不能过量。

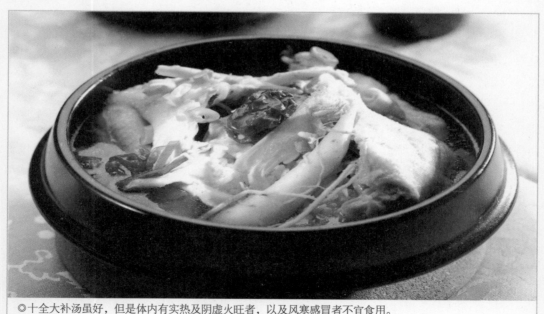

◎十全大补汤虽好，但是体内有实热及阴虚火旺者，以及风寒感冒者不宜食用。

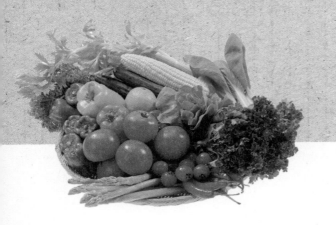

第四章

排毒细节

——排出体内毒素，感受久违的轻松

●毒素是一种可以干预正常生理活动并破坏机体功能的物质，体内毒素过多，可导致大肚腩、痘痘、体质变弱等问题。生活节奏快、没有规律的饮食，使得现代人的体内都藏了大量的"毒"，排毒，成为现代养生者的健康口号。

人体自身的七大毒素

❶ 自由基

这是造成人体衰老的最大因素。体内适量的自由基可保护身体免受化学物质的侵害，但是身体内过量的自由基，就会产生很强的氧化作用而侵害体内细胞，造成衰老、皮肤黑斑、过敏及心血管疾病。

❷ 胆固醇

人体内的胆固醇绝大部分由肝脏制造，它不仅作为身体的结构部分，还是合成许多重要物质的原料，是人体不可缺少的一种营养物质。但长期大量摄入胆固醇会使血清胆固醇升高，增加心血管疾病的危险性。

❸ 宿便

宿便是人体肠道内一切毒素的根源，人体吸收了宿便所产生的大量毒素后，免疫力就会降低，从而引发各种疾病。

❹ 脂质沉积

脂质沉积是由于经常摄入高营养食物，但水分不足，导致血液黏稠造成的，脂质沉积产生在血管内壁，容易引起各器官供氧不足、脑血栓等症。

❺ 尿酸

尿酸也是人体新陈代谢的一种产物，主要由肾脏排出。当尿酸在血液里的浓度超过正常值时易沉积在软组织或关节引发急性发炎。

❻ 水毒与瘀血

水毒的形成是因为人体食用了过多的冰冷食物或是体内的水代谢出现异常而导致的体液分布不均匀。瘀血是气、血、水不流畅的病态与末梢循环不畅的产物。水毒会引起发汗、排尿的异常与水肿，瘀血会引起细胞、肌肉的养分不足，造成肥胖等症状。

❼ 乳酸

乳酸是人体在长时间运动中产生的，它和焦化葡萄糖酸在体内不断积累，会导致血液呈酸性，导致人出现腰酸背痛、浑身乏力、运动迟钝、笨拙等症状。

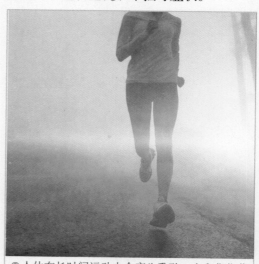

◎人体在长时间运动中会产生乳酸，它和焦化葡萄糖酸在体内不断积累，会导致血液呈酸性，导致人出现腰酸背痛、浑身乏力、运动迟钝、笨拙等症状。

毒素是致病和衰老的罪魁祸首

近年来，越来越多的医学家和营养学专家认为，人体内部淤积的各种垃圾，会造成人体慢性中毒。

例如，自由基对机体的损害，生存环境的恶化，不良的生活方式，人体垃圾造成的自身中毒等，这些"杀手"都在威胁和损害着人的健康和生命，其中人体内淤积的垃圾则是导致人类疾病暴发和早衰的首要因素。

那么，可怕的人体垃圾是什么？又是怎么形成的呢？原来，人从外界摄入食物、空气和水之后，在新陈代谢过程中及生命活动进程中会有一些未被排出体外的、残存并淤积在体内的废物，而这类废物长久堆积在体内，就会导致细菌滋生，进而导致人体慢性中毒，也称自体中毒。这些体内垃圾也就是我们通常说的毒素，分布在人的所有器官中，包括血液、淋巴、皮肤乃至在每个细胞中都存在不同的垃圾。

著名的人体清理专家根据多年对大量患者进行人体清理的实践，对人体各部位垃圾数量得出如下结论。

——从肠道中清除多年积存的陈腐粪便1～15千克(不包括正常粪便)。

——从肝脏、胆囊和胆管中清除腐败的胆汁、胆红素性结石及其他结石，胆固醇形成的栓塞物及丝状、片状物0.5～5千克。

——从各关节部位清除各种无机盐类可达3千克。

——清除若干人体的各类其他污染物(通过饮水、食品和吸入的氯、硝酸盐等)。

总之，通过对人体进行以上各种清理，在不同人身上可以清除3～25千克垃圾，与此同时人的体重也就相应的下降3～25千克。

想象一下，人体中寄存着如此之多的毒素垃圾，又怎么可能不得病、不衰老？虽然人类在不断研发使自身能够更加健康长寿的药品及保健品，但由于人体自身的大量垃圾毒素没有得到清理，饮食营养得不到吸收，任何保健品也都无法发挥疗效。

更加可悲的是，人类至今没有完全认识到这一点。

可见，要想远离疾病、延缓衰老，首先就要排毒。

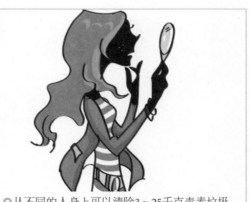

◎从不同的人身上可以清除3～25千克毒素垃圾，而这些毒素垃圾会使人衰老和致病，所以养身必须先排毒。

❤ 认识人体排毒系统

① 肝脏

肝脏是新陈代谢和排毒去渣的主要器官。肝脏会尽量吸收对人体有害的物质，包括酒精、药物、咖啡因等。若肝脏超负荷工作会引起黄疸性肝炎或胆结石。

② 肾脏

肾脏将血液中的毒素过滤掉，通过尿液排出。尿液中毒素很多，若不及时排出，会被重新吸收入血液中，危害健康。当血液中有过多的垃圾和毒素，肾工作负担加重，有可能变得迟缓，运转不灵。所以肾超负荷工作，会使人变得疲倦而懒散。

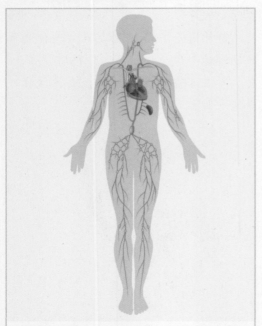

◎淋巴系统是人体内的清道夫，亦是收集人体各器官毒素的主要媒介。

③ 淋巴

淋巴系统善于处理人体垃圾。分散于人体各处的淋巴结会产生淋巴液，吸收死去的细胞、多余的体液和由食物产生的毒素，最后回收到淋巴结。淋巴结将毒素过滤出来，使之进入血液，再进入排泄系统排出体外。

④ 眼睛

眼泪中含有大量损害健康的有毒物质。

⑤ 肺

人每天将大量的氧气吸入肺中,空气中飘浮的细菌、病毒、粉尘等有害物质也吸入肺中,肺通过呼气排出入侵者和体内的二氧化碳等。

⑥ 胃

胃的主要功能是杀死食物中的病原体并消化食物,可通过呕吐排毒。

⑦ 大肠

食物残渣形成粪便的过程中会产生吲哚等有害物质,大肠将其排出体外。

⑧ 皮肤

健康的肌肤不需要借助外力来排毒,但来自内部和外界的有毒物质会攻击皮肤细胞,导致出现干燥、斑点、痤疮等问题。

毒素大部分是我们自己"吃"下去的

人体内藏有这么多的毒素，那这些毒素都是从哪来的呢？也许你想不到，这些毒素大部分都是我们平日自己"吃"下去的。这样说你可能不信，吃下去的食物怎么就变成毒素了呢？那就来看看毒素的来源吧。

所谓"民以食为天"，可见中国人对吃的重视，殊不知就是因为摄入太多酸性的食物，包括肉类，精制食物如白米、面包、白糖、甜点，油腻及油炸食物，过多的蛋白质等破坏了身体的酸碱平衡，使身体变得太酸而且装满了未消化、发酵、腐化以及非自然的食物。

由于不注意饮食卫生，我们还吃了大量含有防腐剂、色素、人工香料、残留农药等有害物质的食物，这些有毒物质在我们体内不断聚积，就形成了毒素，危害着我们的健康。

在人体细胞新陈代谢，更新血液及细胞的过程中，我们吃的食物通过食道，经由胃、小肠的消化、吸收后，将营养留在体内，其他残渣排出体外，那些无法通过胃壁或肠壁的残渣，就残留在了体内。

残留在体内的残渣如果长期没有排出体外就会形成宿便。

宿便在体内长时间滞留，会发生异常发酵，增加有害菌，有害菌排出的有毒物质，会阻碍肠内有益菌的活动，更进一步增加有害菌便，从而引发疾病。

另外，环境的污染也是毒素的一个来源，被污染的空气和水，工厂、汽车排放的废气等都使体内的毒素更多。再加上诸如吸烟喝酒、晚睡早起等不良的生活习惯，以及不良情绪，导致身体过分紧张，体内积累的毒素只能是越来越多。

当然这些毒素不会全部留在体内，它们其中的一些会经由肾脏、肠、子宫或皮肤排出体外，但是一部分毒素还是会紧附在细胞、器官、腺体、血脉上，不容易排出。

而这些积聚在体内的毒素就成为疾病的诱因，它们不仅破坏人体正常的消化吸收，还会随着血液循环到人体各器官，从而损坏人体的循环系统、过滤系统及消化系统，引发各种皮肤病、过敏症、口腔疾病、肝病、结石、心脏病、高血压、关节炎、肿瘤，等等，可以说是百病源于毒。

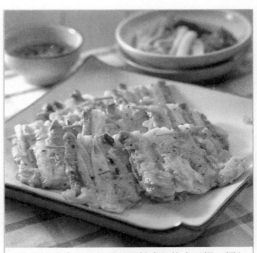

◎人体毒素产生的根源是不健康的饮食习惯，摄入太多酸性的食物和有毒物质会危害我们的健康。

眼睛同样需要排毒

你可以使用在温水和凉水中浸过的干净毛巾。将一块毛巾浸入温水中，然后敷在你的鼻梁上，盖上眼睛，持续5分钟。再取一块在冷水中浸过的干净毛巾并敷在同一个部位，再持续5分钟，最好使用两条毛巾。这将帮助你倾倒出你眼中所累积的有毒废物。用这种简单的疗法，你的视力将很快变好。

频繁地眨眼睛，这是一种使眼睛部位的热量均等的动作，它可以建立热量与冷度的一种平衡，并清除污染物，对消除眼疲劳、保护视力健康很重要。

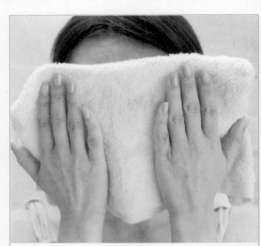

◎用热、冷毛巾交替敷在眼睛上，有助于排出眼中毒素，保护视力。

排毒误区有哪些

❶ 排毒也跟风

专家指出：排毒是一个代谢的过程、平衡的过程，是把过剩的东西排掉。饮酒过剩、滥用药物等不良生活习惯都会产生"毒素"，人体积聚了"毒素"以后，就会产生一些表征如长期咳嗽、便秘、皮肤病等。如果没有出现体内有毒素的表征，就不能随意盲目地"排毒"。

❷ 男人无须排毒

很多男人认为排毒是女人的专利，因为男人不用养颜，也就无须排毒。殊不知，男人，特别是过了30岁的男人，恰

恰是需要排毒的一族。高蛋白、高脂肪饮食、空气中飘散的有毒排放物……越来越多的毒素充斥着男性的生活，不良习惯(抽烟、饮酒、熬夜)又加重了这些毒素在他们体内的堆积。于是，衰老来了，疲倦来了，疾病也来了……大男人更需要排毒！

❸ 盲目排毒

不少人分不清药品、保健食品和普通食品之间的区别，在排毒时随意性很大，这对身体会造成较大损害。药品必须是在医生的指导下服用，疾病治愈就应停止用药，不应用来保健养生。保健食品安全无毒，可经常食用，就需慎重选择。

❹ "通便"并非"排毒"

人体的"毒素"主要通过大小便、皮肤、呼吸等排出体外，不少人把"排毒"简单地理解为"通便"。这种观念很危险，有的人甚至通过吃泻药来达到排毒的目的。肠道长期受到泻药刺激，严重损害肠胃功能，形成恶性循环，从而导致肠胃正常功能丧失，引发更严重的肠胃疾病。因此，日常排毒保健不宜随便采用通便法。

♥ 如何知道自己该排毒了

如果经常出现以下症状，则说明身体内的毒素积累过多，许多疾病产生的根源也是由于大量毒素的堆积。

（1）经常疲倦、精力差、感冒或身体过热，易出汗、手足潮湿。倘若人体内的毒素积聚到一定的程度，就会增加体内各个器官和系统的负担，从而出现疲劳等现象，免疫力也会随之下降。

（2）尿频、尿少、尿刺痛、四肢肿胀。出现下肢水肿，说明某些致病因素或毒素过多，影响了肾脏的正常功能，使得大量水分潴留在体内。尿液是人体的排泄物，尿液反映了体内毒素的多少。出现尿频、尿少都可能是毒素惹的祸。

（3）皮肤干燥或油腻，易起红疹、色斑、小疙瘩，易过敏。皮肤是排出体内毒素和垃圾的重要途径，是身体状况的大镜子。

（4）头脑混浊、记忆力下降、易怒。身体内的毒素积累过多，器官压力过大或者体内循环不畅都会导致供血、供氧不足，影响大脑的正常工作，引发情绪和精神问题。

（5）肥胖。细胞的超载、脂肪的堆积是肥胖的真正原因，而毒素过多影响正常的排泄功能也是肥胖的诱因之一。

这些是毒素过多的征兆，是身体发出的警号，如果仍不加以改善和排毒，便会引发心脏病、皮肤病、痴肥症、过敏、关节炎和癌症等严重疾病。所以，一旦你发现身体给你这些警示，请尽快排毒。

♥ 吃得不对，小心"中毒"

对于大多数普通人来说，造成体内毒素聚集的根本原因还是日常饮食习惯的不正确。一些生活中你不以为意地饮食习惯已经慢慢将毒素带入体内，仔细对照，是不是这些坏习惯你也有？

❶ 拒绝早餐

很多人因工作或其他问题，习惯不吃早饭，甚至有人认为不吃早饭可以减少热量摄入，利于减肥，空腹利于排毒。除非你实行禁食排毒计划，是应该不吃早餐的，但是在其他情况下，早餐是必不可少的一餐。

正所谓"早餐吃得像皇帝，午餐吃得像平民，晚餐吃得像乞丐"，足以见早餐的重要性。

② 饭后即睡

饭后困倦的现象常常在人们身上出现，主要是因为血液接到指令，流向身体的消化吸收系统，而大脑暂时出现血液骤降的情况。这种情况对于有心血管疾病的病人来说，饭后即睡可能会导致中风等情况发生；对于正常人来说，饭后即睡的习惯容易堆积腹部脂肪，消化不彻底，毒素滞留。宜在饭后行走或站立半个小时。

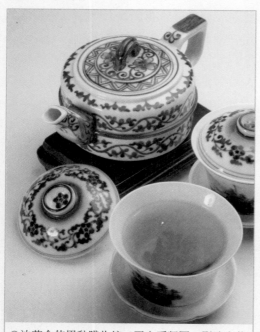

◎浓茶会使胃黏膜收缩、蛋白质凝固，影响人体对铁质的吸收，影响消化，引起腹胀、腹痛。

③ 喝浓茶

浓茶会使胃黏膜收缩、蛋白质凝固，影响人体对铁质的吸收，影响消化，引起腹胀、腹痛。喝茶时第一道茶不宜饮用，不仅因为太浓，也是因为第一道茶灰尘较多。

④ 变质食物再利用

许多人认为稍有变质的食物再经高温煮制可以杀毒，但是，细菌在进入人体之前产生的毒素是非常耐高温的，普通的烹调方法并不能彻底杀菌。比如，变坏的水果，一些人会削去变坏的部分，认为这样就可以安全食用了。其实，坏掉部分的细菌代谢物通过果汁已经开始传染。所以，一个水果坏掉，长时间会导致整箱的水果逐渐坏掉，相对安全的做法是坏掉1/6以下的水果可以削去其1/2后食用。

⑤ 盐能消毒

有些人认为用盐煮变质食物可以达到消毒的效果。其实，盐只能抑菌却不能灭菌。

⑥ 快速饮食

有些人饮食习惯快速度，咀嚼不彻底便吞咽下去，这无疑会加重肠胃的负担；另外，胃根据饮食速度会给大脑一个是否已饱的信息，这个过程需要一定的时间。进食过快就会容易在不知不觉中摄取过多的食物，接收到信息的时候为时过晚。

⑦ 饮用长期储存水

即所谓"死水"，长时间储存不动的

水。储存时间越长，水中积累的毒素越多，容易使体内的新陈代谢速度减慢。饮用长期储存水和食道癌、胃癌的发病率也有关系。

⑧ 长期食用添加剂食物

添加剂能提高食物质量的稳定性，防腐剂能防止食物变质腐败，杀死微生物或抑制繁殖，加入剂量过多，毒性就会随之增加，例如，亚硫酸盐是比较明显的致癌物质之一。添加剂中有奶牛黄、碱性槐黄、糖精和焦炭酸二乙酯等也是可以致癌的物质。但像山梨酸和山梨酸甲却是国际公认的安全的防腐剂。

以上的食法最容易导致"中毒"，如果经常这样吃，就要密切关注自己的健康，及时排出身体内的毒素。

"清腹"运动，让肠胃轻装上阵

如果你的肠胃已经被毒素包围，不要着急，让我们进行一场饮食"清腹"运动，让肠胃轻装上阵。

① 荤素搭配1∶3

多吃高纤维食物，如蔬菜、水果、粗粮等。当然，光吃素菜不吃荤菜也并非养生之道，荤菜和素菜的量基本是1∶3。女性宜食红肉，如牛肉，低脂肪高蛋白，不宜吃内脏，应少吃辛辣食物和调料。

② 要吃优质油

要吃优质油，不要完全不吃油，否则肠胃壁会得不到润滑。适当地吃一点儿油，但一定要保证优质，如茶树油、橄榄油，不要吃猪油，因为很容易转换成自身脂肪。

③ 水是涤清肠胃的好伙伴

水是最好的排毒品，早晨起床空腹时就喝下一大杯水，能够让干涩的肠胃得到滋润。每天除了喝大量开水，还不能忘了另外一种饮品——豆浆，因为豆类含有丰富蛋白质与纤维，具有良好的新陈代谢作用，又可养颜美白，所以每天应喝一杯豆浆。

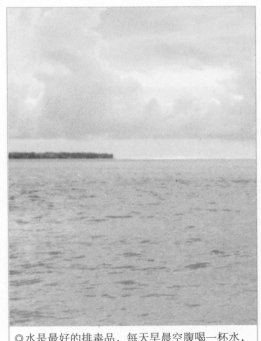

◎水是最好的排毒品，每天早晨空腹喝一杯水，可有效促进身体排毒。

♥ 自然排毒才是最好的

健康排毒不应依赖于各种保健品、排毒药物，而应着眼于健康的生活方式，用顺其自然的方法来排毒才是最好的。

① 强力按摩法

早晨用丝瓜筋手套对肌肤进行干按摩，被誉为促进身体排毒的真正妙方。按摩加速血液循环和淋巴液畅通，从而使体内有毒废物易于被冲洗出去。通常可采用圈状按摩手法，自下而上地对全身施加按摩力，注意按摩方向为肢体末端向心脏方向。

若想提升按摩的效果，在按摩结束后，再用一条预先在添加了苹果酸(比例为1汤匙苹果酸，3升水)的热水中浸泡过并拧掉水分的毛巾来搓擦肌肤。

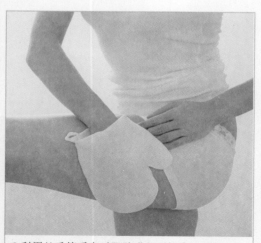

◎利用丝瓜筋手套对肌肤进行干按摩，可加速血液循环和淋巴液畅通，从而使体内有毒废物易于被冲洗出去。

② 印度排毒手指操

这套手指操通过刺激手指来清除体内酸性废物。先将两手放在身前，然后分别用大拇指各紧压在同一手上的无名指第3节的内关节上，保持此姿势5分钟。

两手的大拇指、中指和无名指分别相互对压住，而小指和食指则保持伸直状态。保持此姿势不超过3分钟。每天分配不同时间进行操练，共5次。这样就能经常不断地促进体内排毒。

③ 定期去除角质

现代人因受外在环境条件、生活作息不正常等因素影响，常会使得代谢速度减缓，使得角质细胞无法自然脱落，厚厚的堆积在表面。肌肤表面的老化角质会阻碍毛孔代谢毒素，定期去除角质，可帮助肌肤的代谢功能维持正常运作。

④ 蒸桑拿

每周进行一次蒸汽浴或桑拿也能帮助加快新陈代谢，排毒养颜。但是，蒸桑拿时要注意多饮水。

浴前喝一杯水可帮助加速排毒，浴后喝一杯水能补充水分，同时排出剩下的毒素。

另外，蒸桑拿时不要在皮肤上涂抹润肤油，免得阻塞好不容易张开的毛孔，影响排毒效果。

选择素食可有效排毒

环境污染越来越严重，这令许多敏感的人开始做出反应，排除社会意义之外，即便只从自身健康出发，素食也符合人们对自身健康越来越重视的潮流，它更能有效排出自身毒素。

素食更有利于身体健康，素食者如何做到营养均衡呢？

❶ 早餐

选择易消化、吸收，纤维质高的食物为主，最好能在主食的比例上占最高，如此将成为一天精力的主要来源。

早餐吃生的果菜汁或精力汤，可配上全麦面包或馒头、麦饼、五谷米饭、燕麦粥或各种早餐谷类。

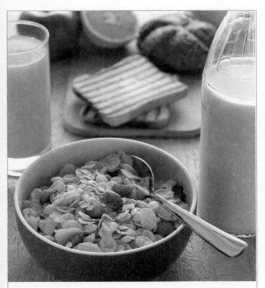

◎早餐最好以易消化、吸收，纤维质高的食物为主，且主食比例应该高一点儿，这样早餐才能为一天的精力提供营养支持。

在吃主食时，可配上亚麻油，这是当代人们最缺乏的必需脂肪酸，对各种慢性疾病预防极有功效。

❷ 午餐

午餐是三餐中补充食物最好的时候，应多摄取完整营养，尤其可强调蛋白质的补充。午餐前半小时，最好能喝一杯生蔬菜汁或是吃些水果。

五谷米饭是最好的主食，但若能将豆类加入，则营养更加完整，并配有一盘以生菜为主的沙拉菜，其中各式芽菜、生坚果都是很好的选择。

❸ 晚餐

晚餐接近睡眠时间，不宜吃得太饱，尤其不可吃夜宵。选择含纤维和糖类多的食物，仍与午餐相同的是：餐前半小时应有蔬菜汁或是水果的供应，有一道以上的生菜沙拉盘，内有各式芽菜，芽菜在吃时可用海苔卷包起，做些变化。主食与副食的量都可适量减少，保证睡觉时正好是空腹状态。

晚上大多数人的血液循环较差，所以可以选些天然的热性食物来补足此现象，例如，辣椒、咖喱、肉桂等皆可。

寒性蔬菜如小黄瓜、菜瓜、冬瓜等晚上用量少些。

晚餐尽量在八点以前完成，八点后吃的食物都是对人体不良的食物。

居家简易运动，轻松排出毒素

运动能够加速新陈代谢，可以说是排毒的最好方式。如果你没有太多的时间，或者懒得动，那就试试下面两个简易运动吧！

① 肠胃蠕动操

首先，将手掌根部搓热，再将右手置于胃部正中，顺时针按摩胃腹部区域。这是由于腹部右侧是升结肠，左边是降结肠，顺时针是依照排泄的流向，帮助肠胃蠕动。然后，右手置于上腹部的右侧，手掌自右向左推。这样可以加快中间横结肠的运动。最后，将右手置于上腹部，轻轻下压，并由上腹部慢慢推至小腹部。这是顺着乙状结肠的走势，让排泄物轻松排出。

② 舒畅通络操

第一节，身体坐直，叉开虎口插在腰间，虎口处用力，肌肉处于紧张状态，在腰间上上下下地按摩。这个动作可以帮助按摩腰部穴位和神经，起到辅助作用。

第二节，用大拇指指腹按住肋骨交汇的"心窝"处，顺着人体总心线从下往上推，一直推到锁骨的中心交汇处。这个动作有助于舒缓胸中、胃中聚集的郁结之气。

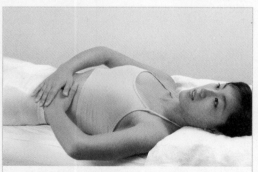

◎对肠胃进行按摩有助促进肠胃蠕动，排出体内毒素。

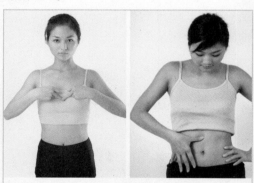

◎顺着经络进行按摩，可通畅经络，促进气血运行。

"断食"排毒并不可怕

"断食"并不如一般人所想象的那么可怕，断食并不是什么都不吃，而是禁食固态食物，另以饮食代之。断食也不可一下子就完全进入情况，它需要有断食前的"减食"以及断食后的"复食"，一切都要循序渐进，否则只有反效果。

下面我们来介绍两种断食法。

❶ 一日断食法

一日断食法就是每隔一段时间后，断绝进食一天。

实行一日断食法应逐渐缩短间隔时间，刚开始时可以一个月实行一次，两三个月后可以每周实行一次。

（1）米汤断食法。

米汤不仅味道可口，具有一定的营养，可以避免正规断食引起的全身乏力和精神不安，而且对胃黏膜有一定的保护作用。因此，米汤断食法非常适宜胃肠功能虚弱的人实行。

具体做法：先用糙米熬粥，然后将米渣去掉，即成米汤。或者直接使用糙米粉末，熬熟后，不去渣滓，即为米汤。

可以根据自己的爱好选择做法。每餐可用糙米25克，熬取米汤一碗。喜欢稍稠一点儿的话，可以用糙米30克。喝的时候可加入少量食盐或糖。每日三餐。

（2）清汤断食法。

清汤味道鲜美，具有较丰富的营养。在断食过程中，很少发生强烈的饥饿感，有的甚至照常坚持工作，好像没

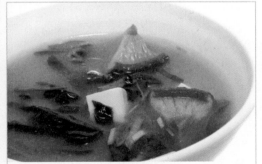

◎清汤味道鲜美，具有较多的营养，可用其进行断食疗法。

有断食一样。具体做法：首先将10克海带和10克干燥的香蕈放入550毫升水煎煮，待汁液充分煎出后，再把海带和香蕈捞出去，仅留清汤汁，再加入酱油20克，黑砂糖或蜂蜜30克，在冷却之前全部喝完。一日三餐。断食期间，每日应喝纯水或茶水1~2升，其他食物一概不吃。

（3）蜂蜜断食法。

此断食法简便易行，尤其是蜂蜜甘甜可口，备受欢迎。

具体做法：每次用30~40克蜂蜜，以350毫升水溶化冲淡后饮用。一日三餐。

提示：在每次断食后的第二天，不可突然恢复平常的饮食量，而应当将饮食量减为平常的70%左右，以免损伤胃肠功能。有可能的话，最好吃些容易消化的食物，如喝稀粥等。特别要注意的是，断食日前后，绝对不可过食。

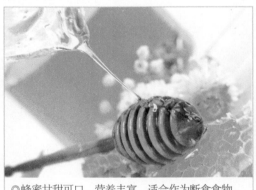

◎蜂蜜甘甜可口，营养丰富，适合作为断食食物。

❷ 月初两日断食法

如果认为实行一日断食法，每周一次，间隔时间太短，难以长期坚持。那么，可以把间隔时间适当延长，选择月

初两日断食法。也就是把每月的头两天作为断食日。如果能坚持实行这样的断食法一年左右，同样会收到明显的效果。

实行月初两日断食法，很难采用"正规断食法"，最好选用"改良断食法"。

与一日断食法不同，在实施月初两日断食法的时候，有必要在断食的前一天，将饮食量减为平常的50%，而在断食后的第一天，饮食量也应当为平常的50%，第二天上升为平常量的70%，第三天才可恢复平常的饮食量。如不这样做，就会损害胃肠功能。

♥ 也给自己的心灵排排毒

心理学家认为，心理病毒既包括外来之毒，如世俗的不良观念、他人的恶意嘲讽，又包括内在之毒，如错误的观念、思维方式和行为模式。前者往往是各种不良心理刺激源，后者则是前者堆积、滞留于心，内化而形成的一种心理反应机制。因此，及时清除体内毒素、保持内心环境的卫生，是非常重要的。

❶ 摆脱心理疲劳

心理疲劳是不知不觉中潜伏在人们身边的一个"隐形杀手"，它不会一朝一夕就置人于死地，而是像慢性中毒一样，到了一定的时间，到了一定的"疲劳量"，就会引发疾病，引起慢性疲劳综合征。

排毒攻略：

（1）劳逸结合，张弛有度。不能一直处于高强度、快节奏的生活中。

（2）不要害怕承认自己的能力有限，学会在适当的时候对一些人说"不"。

（3）做错了事不要自悔自责，错了就错了，继续正常生活和工作。

（4）找出自己精力变化的规律，合理安排每项活动。

（5）放慢节奏，留些时间给自己休闲娱乐。

（6）健康的开怀大笑是消除疲劳的最好的方法，也是一种愉快的发泄方式。

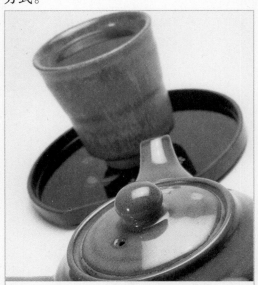

◎放慢节奏，留些时间给自己，清茶一杯，仔细品茗，给心灵排排毒。

② 赶走焦虑

焦虑已经成为现代人普遍的心病。人人都有焦虑情绪，不过通过自我调节大部分人都可以恢复正常。但如果焦虑心情持续三个月以上，并伴随着失眠、心慌、头痛、困倦、食欲不振、精神萎靡、坐立不安、记忆力减退等症状，就是焦虑症了，必须要找心理医生进行治疗。

③ 远离抑郁

抑郁症通常表现为长时间情绪低落、闷闷不乐或悲伤欲绝，对日常生活失去兴趣，精神萎靡不振，失去自信。患上抑郁症后，人体免疫功能下降，生理功能减退，社会交往、工作和生活能力也随之下降，也就是人们通常所说的"人体内在功力"缺乏，提不起精神。

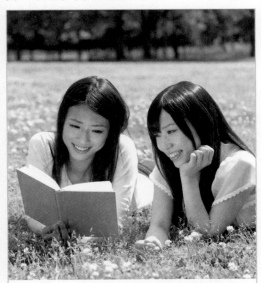

◎多与人交流，多结交一些乐观活泼的朋友，有助于远离抑郁，清除体内毒素，保持内心环境健康。

排毒攻略：

（1）通过心理调节维持心理平衡。

（2）不同的阶段找不同的事做，制订合适的短期目标，每做完一件事停下来充分享受完成任务的成就感。

（3）多与人交流，尤其应多交乐观活泼的朋友。

（4）晒太阳提神。在上午接受日照半小时，对经常处于萎靡状态、有忧郁倾向的人很有效。

④ 赶走压力

压力大或情绪急剧转变会刺激人体一种叫可的松的激素分泌，这种激素会压抑人体的免疫能力，降低体内垃圾和毒素的排出效率，癌细胞就容易产生了。

气多血之经，阳气最盛，用刮痧和刺络的方法，最能祛除体内热毒，如果平时进行敲打，就可以清洁血液通道，预防青春痘。还能对荨麻疹、神经性皮炎、日光性皮炎、银屑病、丹毒等有很多的缓解作用。

在五行里，肺与大肠同属于金，肺属阴在内，大肠为阳在外，二者是表里关系，我们知道肺是负责运化空气的，大肠负责传导糟粕，因此，大肠经的邪气容易进入肺经，当然肺经的邪气也可以表现在大肠经上。

大肠经出现问题，有的人会出现雀斑、酒糟鼻，有的人会腹泻、腹胀、便秘。如果这时候没有采取措施阻止外邪的进攻，外邪就会长驱直入进入人体的内部——肺经，这时就会出现较为严重的肺病。所以我们要是出现雀斑、酒糟鼻等问题时，要知道按摩大肠经以"治未病"，及时击退疾病的入侵。

那么什么时候按摩大肠经最好呢？大肠经当令的时间是下午5~7点，这时候按摩最好。大肠经很好找，你只要把左手自然下垂，右手过来敲左臂，一敲就是大肠经。敲时有酸胀的感觉。

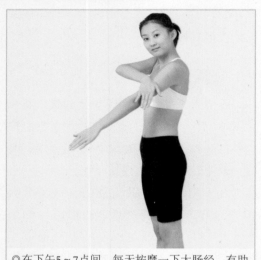

◎在下午5~7点间，每天按摩一下大肠经，有助赶走压力，清除体内毒素。

⑤ 当义工

当情绪低落时，访问孤儿院、养老院、医院，看看世界上除了自己的痛苦之外，还有多少不幸。如果情绪仍不能平静，就积极地去和这些人接触，把自己的情绪转移到帮助别人身上，从而重建自信。通常只要改变环境，就能改变自己的心态和情感。

⑥ 不苛求自己

有些人把自己的目标定得太高，于是

各种挫折和打击接踵而至，终日抑郁寡欢，这是自寻烦恼；请把目标和要求定在自己能力范围之内，懂得欣赏自己已取得的成就，心情就会自然舒畅。客观分析自己的现状，哪些是能改变的，哪些不能改变，以平和的心态决定自己的取舍。

⑦ 听听愉快的音乐

不要老盯着灾难事件的报道。看报纸翻翻头版就够了，不要浪费时间阅读悲惨的详细新闻。路上听听MP3。可能的话，和一位积极心态者共同进餐。晚上不要坐在电视机前，把时间用来和你所爱的人聊天。

⑧ 来点挫折教育

生活中绝对会不可避免地面对一些心理压力。面对这些应当及时寻找专业的帮助，例如和心理医生谈话，进行减压瑜伽训练，用"弛"而不是"张"的办法来提高心理承受力。在培养心理承受力方面，"挫折教育"和"耐挫教育"都很重要。

⑨ 找找自己的优缺点

找一张A4大小的白纸，找个安静的角落坐下，在A4纸上写出自己所有的缺点。通常心理有毒的人会写出很多的缺点，比如自己写了30个缺点出来。那么，再找一张A4白纸，对应的写出30条优点出来，然后，在第二天再写出30个优点出来。慢慢地，我们会发现自己能够学会使用积极的态度审视自己。

洗肠排毒易让肠管变粗

许多明星都坚持洗肠美容，目的是让自己的身体里没有宿便不蓄积毒素，不让身体产生不良气味，避免社交场合的尴尬，皮肤也会变得透明有光泽，比单纯外用化妆品效果好。

不习惯这种方法的人，会选择断食的方法排毒，即一周里有一天不吃饭，只吃水果或者喝蜂蜜水。

专家认为，洗肠容易让肠管变粗，长时间反复刺激还会使肠管麻痹，最终导致一些人为因素疾病。

断食排毒法也要因人而异。有的人脾胃虚寒，吃水果等凉的东西胃里会发生胀气。

如果你是超负荷工作者，到该吃饭的时候不吃，身体会出现乏力、眩晕、低血糖症状，对健康会有影响。

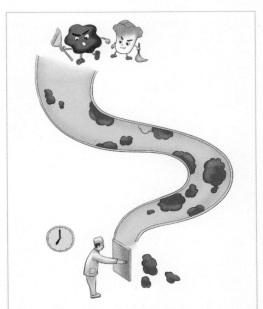

◎洗肠排毒、淋巴引流排毒等方法会对人体产生不良影响，应尽量避免使用。进行肠排毒可选择食物蔬菜。

排毒要保持好心情

快乐的时候，心情好的时候，充满爱心的时候，乐观积极的时候，意志力坚决的时候，免疫细胞的数目及活性都会增强；悲伤的时候，心情恶劣的时候，充满怨恨的时候，悲观消极的时候，颓丧萎靡的时候，免疫细胞的数目及活性都会大幅减少。

为了健康起见，我们应该尽量避免负面的情绪和悲观的想法。了解思想情绪影响身体的健康和免疫力的内在机制之后，我们甚至可以"用心"来创造自己的健康和免疫力。因为如果我们能够主动开创自己的喜悦，主动发出正面的思想和信念，就可以使能量提升，也可以刺激大脑分泌"良药"而提升健康和免疫力。

喜悦的秘诀有：

（1）随时向外发出感恩的心，我们在感恩的时候，内心一定会充满欢喜。

（2）主动帮助他人，因为帮助他人是世界上最快乐的事，助人是快乐之本。

（3）给别人快乐是让自己快乐的一大秘诀，因为快乐会立即反射及回馈。

（4）做利于他人的事，利人的行为必定利己。

排毒，别冷落了肝肾

肝脏位于腹部右上方，是人体内最大的内脏器官，承担着维持生命的重要功能。肝脏的主要功能是分泌胆汁、储藏动物淀粉，调节蛋白质、脂肪和糖类的新陈代谢等，此外还有解毒、造血和凝血作用。

肝解毒时由于血液在流动的关系，它不是把血液关起门来做这个工作的，而是肝脏边流动边解毒，解毒的同时身体的其他部位正常运转中还会继续产生代谢产物。所以血液里一直都会存在一些毒素，永远都解不完，只能保持我们身体的正常运转，但不能出意外和加重身体净化负担，如熬夜、酗酒、服药、感染等，否则不仅仅是肝脏解毒功能受损，别的脏器细胞也会加快老化，使体内毒素在血液中含量大大增加，这种大分子毒性物质会使血液黏稠，血流缓慢，最后停滞在人体的毛细血管中，成为"死血"。大家可能不知道毛细血管有多细，如果用显微镜看的话，可以看得见一个很小的血液细胞能刚好通过。如果堵塞一条也没关系，但如果堵塞多了，像堵车一样，时间久了，越堵越多，相互影响，交通就会瘫痪。古人认为："肾藏生殖之精和五脏六腑之精，为先天之根。"肾俗称"腰子"，左右各一个，形状如蚕豆，位于腹后壁腰椎两侧。

肾脏是排毒的重要器官，它过滤血液中的毒素和蛋白质分解后产生的废料，并通过尿液排出体外。如果肾有问题，就会使人的精神下降，体力衰弱，小便频频，视力下降，性欲冷淡，等等。所以肾很关键，不可轻视。

少饮酒可以保护肝脏。喝酒时，酒精从胃和小肠中吸收入血。所有胃和小肠的血液通过肝脏进入全身循环。因此，流过肝脏的血液酒精浓度最高。若长期大量饮酒，首先造成脂肪肝，最后可经酒精性肝炎导致肝硬化。

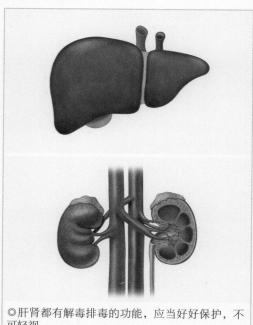

◎肝肾都有解毒排毒的功能，应当好好保护，不可轻视。

♥ 按摩大肠经，祛除体内毒素

大肠经为多气多血之经，阳气最盛，用刮痧和刺络的方法，最能祛除体内热毒，如果平时进行敲打，就可以清洁血液通道，预防青春痘，还能对荨麻疹、神经性皮炎、日光性皮炎、银屑病、丹毒等产生很好的缓解作用。

在五行里，肺与大肠同属于金，肺属阴在内，大肠为阳在外，二者是表里关系，我们知道肺是负责运化空气的，大肠负责传导糟粕，因此，大肠经的邪气容易进入肺经，当然肺经的邪气也可以表现在大肠经上。

什么时候按摩大肠经最好呢？大肠经当令的时间是下午5～7点，这时候按摩最好。大肠经很好找，你只要把左手自然下垂，右手过来敲左臂，一敲就是大肠经。敲时有酸胀的感觉。

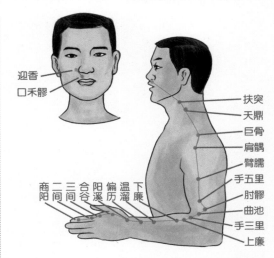

◎大肠经出现问题，有的人会出现雀斑、酒糟鼻，有的人会腹泻、腹胀、便秘。如果这时候没有采取措施阻止外邪的进攻，外邪就会长驱直入进入人体的内部——肺经，这时就会出现较为严重的肺病。所以，我们出现雀斑、酒糟鼻等问题时，要知道按摩大肠经以"治未病"，及时击退疾病的入侵。

♥ 制止毒魔侵袭，排毒菜单帮你忙

如果你已经持续几天没排便，如果你早晨发现眼睑水肿，如果你没怎么工作就浑身乏力……那么，你要注意了，因为你身体里积攒了大量的毒素，如果你再不加留心，那么疾病的恶魔将会纠缠你，如果你想制止毒魔的侵袭，那么以下为期两天的排毒菜单会助你一臂之力！

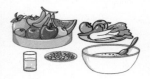

第一天
　　起床：喝一杯鲜榨的蔬果汁或者任何纯净水。早餐：一大碟水煮蔬菜和一大盘新鲜水果。上午小食：一小盘葵花子，十二片水果。午餐：大盘水煮蔬菜或者蔬菜沙拉。下午小食：少许干果、果仁、一杯果汁。晚餐：蔬菜沙拉，或大盘水煮蔬菜，一小盘水果。睡前：小杯脱脂奶或乳酪。

第二天
　　起床：一杯水或一杯鲜榨果汁。早餐：小碗米粥。上午小食：一大盘水果（各种水果）。午餐：小碗米饭，一大盘水煮青菜。下午小食：小碟干果、果仁，小碟水果。晚餐：小碗米饭，大盘水煮青菜，水果（如苹果、香蕉）。睡前：一小杯乳酪或脱脂奶。

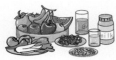

秋天是肌肤排毒的好时段

季节更替之时，很多人会感觉到肌肤的变化，紧绷、无光、缺水，甚至出现了斑块，这是肌肤因换季而产生的毒素。以下我们给大家提供一套全新的排毒方案。

洗脸排毒

先用温水洗脸，接下来用冷水冲30秒，再用温水洗，再用冷水冲，冷热交替的洗脸法，能够促进血液循环，也是促进排毒的小窍门

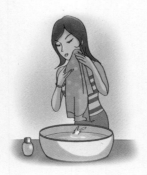

多做运动

经常进行一些大运动量的活动，会加速身体的新陈代谢，在不断喝水不断出汗的同时，身体的毒素会随着汗液排出。经常参加体育运动或是外出旅游，能达到大量出汗自然排毒的目的

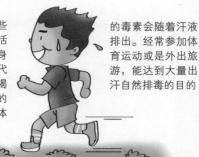

经常吃些排毒饮食

菌类植物。菌类植物特别是香菇和黑木耳，有清洁血液、解毒的功能

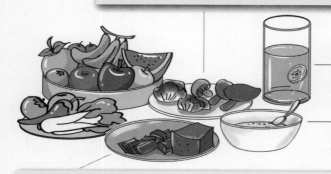

新鲜果汁、生鲜蔬菜。新鲜的水果和不经煮炒的鲜菜叶是人体内的"清洁剂"，能清除体内堆积的毒素和废物

豆类汤。豆类汤能帮助体内多种毒物排泄，促进新陈代谢

血豆腐。动物血中的血浆蛋白，经过人体胃酸和消化液中的酶分解后，能产生一种解毒和润滑肠道的物质，并且可与入侵肠道的粉尘和有害金属微粒发生化学反应，使它们不易为人体吸收而排出体外

沐浴滤杂质

现在越来越多的人对浴盐有兴趣。五颜六色的水晶颗粒，不仅有着华丽的"外表"，还有着与众不同、无法估量的"内涵"。不同的浴盐散发着不同的"味道"，不同的颜色具有不同的功能，舒缓疲劳、松弛神经、安抚情绪等。缺水紧绷的肌肤经过20分钟的浸泡会变得清澈透明

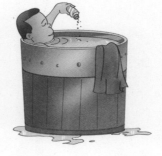

细节提醒

需要注意的是：排毒期间不可抽烟、喝酒，否则不仅前功尽弃，而且会毒上加毒，另外，病人和孕妇以及一切身体不适者在排毒前都要请教医生，不可随意尝试。

主动咳嗽有助排毒

主动咳嗽，多做深呼吸，呼出体内的废气，能帮助身体排毒。

方法：每天清晨、中午或睡前，到室外空气清新处做深呼吸运动。深吸气时缓缓抬起双臂，然后做主动咳嗽，使气流从口、鼻喷出，咳出痰液。每做完一遍后进行数次正常呼吸，以防过度换气。

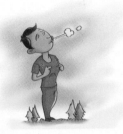

呼吸排毒
正确的深呼吸方法是：找一个空气清新的地方，首先放松肺部，用指尖轻轻触及肺部，接着用鼻子平稳地深深吸气，此时指尖可感觉到肺部鼓起，直到整个肺部充满了气体，让气体在肺部停顿4秒钟，再用嘴慢慢呼气

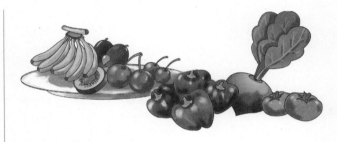

水果蔬菜排毒
新鲜水果和蔬菜中的维生素C、胡萝卜素，可增加肺通气量，每天食用至少含300mg维生素C的食品，可使支气管哮喘及支气管炎的患病率降低30%。很多食物诸如洋葱、大蒜、萝卜、银耳，尤其是梨，味甘性寒，有化痰止咳、清心润肺、解毒利尿及除风热、止烦渴和清热降火等多种功效，是治疗咳嗽痰喘、咽喉肿痛、热咳伤阴和因热所致的咯血等病症的上品

当你用正常的呼吸力量吸入污染物并在你的肺内沉积顽固的污垢时，你可以使用一个非常简单的行为——吹口哨，来帮你移走那些易产生过敏症的废物。

在任意一个玩具店为自己买上一个口哨，它耗费不多。无论何时，只要你用力地吹口哨，其有力的吹动将吸走你肺中的灰尘，有毒废物和灰尘将被有效地清除掉。

慎用保健品排毒

值得提及的是，要想排毒，首先应看"毒"在何处。比如误吃了某一毒物，就需用催吐或洗胃的方法排毒;得了外感热病，应采用发汗解表、清热祛毒之法;肾脏有病，甚至发生了尿毒症，就要给予利尿或透析以清除体内毒素;若是感染性疾病，

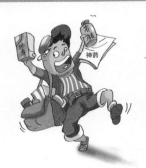

排毒类保健品主要成分大多是以大黄为主的通便药物，长期食用会伤害胃肠道

"毒"入侵到血液里发生毒血症或败血症，需用抗生素类药物来杀灭细菌减少毒素产生。可见，排毒途径不只是通便，该如何排毒，须听从医生指导，因病采用不同方法。

目前市场上排毒类保健品主要成分大多是以大黄为主的通便药物，对经常性便秘、胃肠有积滞、属热属实证者，泻下通便确有排毒作用。但人与人之间有个体差异，对通便药的耐受性必然不同，有的人吃10克大黄不会拉肚子，而有的人吃3克便泻得很

厉害，不少人还会出现腹痛、恶心、胃部不适等症状。大黄的泻下作用主要由醌类成分引起的，只能短期服用而不能长期靠它来排毒，否则会伤害胃肠道，影响对食物的消化吸收，造成营养不良等后果。因此，体弱虚寒者，不宜采用泻下法排毒。

中老年人排毒更应分清虚实寒热的体质类型，该补该泻应视体质状况来确定，不可人云亦云。不加考虑就选择保健品排毒，会步入排毒误区。

♥ 五种常见的蔬菜是天然的肠道清道夫

① 花菜

花菜又叫椰菜花，因为它不仅有高达90%的含水量，而且所含的热量较低，是一种让你填饱肚子而不会使你发胖的健康食物，所以是非常适合饮食排毒的一种蔬菜。另外，从中药角度看，花菜有健脾和胃，利尿通便的功效。

② 牛蒡

牛蒡不仅是营养丰富的蔬菜，更是一种对通便有良好功效的保健蔬菜。因为牛蒡内含有大量的膳食纤维，可以促进大肠的蠕动，帮助排出积存体内的废物。牛蒡更因其能清理血液垃圾，促使体内细胞的新陈代谢，被誉为大自然的最佳清血剂。

③ 牛油果

牛油果具有高蛋白、高能量和低糖份的特点，牛油果的美称有很多，如"森林黄油""粮食水果""贫者之奶油"等，可见牛油果的优点多多。此外，因为纤维含量极高，牛油果也是治疗便秘的良果。

④ 竹笋

竹笋所含的脂肪和淀粉都很低，属天然的低脂、低热量食物，民间有种说法："吃一餐笋要刮三天油。"这一方面说明竹笋具有很好的减肥作用。另外，竹笋具有低脂肪、低糖、多纤维的特点，所以食用竹笋能促进肠道蠕动，帮助去积食，通便秘。

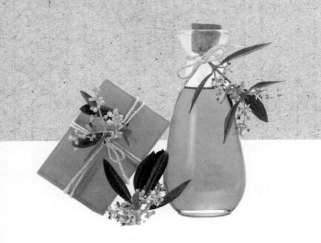
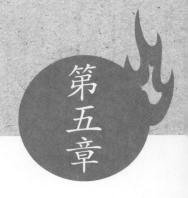

第五章

睡眠细节

——从小细节入手，提高睡眠质量

●睡眠作为生命所必需的过程，是机体复原、整合和巩固记忆的重要环节，是健康不可缺少的组成部分。人的一生中有三分之一的时间在睡眠中度过，如果人四天不睡觉就会死去，可见睡眠对人的重要性。

人一天睡多久最合适

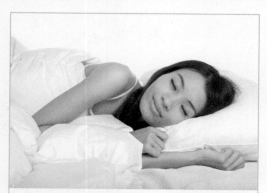

◎人需要睡眠的时间取决于身体素质以及每天的工作和某种天性。睡眠的质量，与睡觉时间长短关系不大，而是和睡眠深度有关。

人的一生中，睡眠占了近1/3的时间，它的质量好坏与人体健康与否有密切关系，由此可见睡眠对每一个人是多么重要。从某种意义上说，睡眠的质量决定着生活的质量。可是一个人为什么要睡眠？这个问题一直是科学家想要彻底解决的问题。最近，据英国《新科学家》杂志报道，科学家们针对睡眠的原因提出了几种说法，从养精蓄锐的浅显理论到涉及记忆处理的复杂理论，对人类的睡眠进行了全面的探讨。

睡觉同时是记忆细胞新陈代谢的过程，老化的细胞将每个记忆信息所使用的排列方式输入新细胞内，以备储存。

一个人每天睡几个小时最合适？答案因人而异。人需要睡眠的时间取决于身体素质以及每天的工作和某种天性。睡眠的质量，与睡觉时间长短关系不大，而是和睡眠深度有关。一般情况下，健康的人

入睡不久就可进入沉睡的阶段，但只持续1～2个小时，将近天亮时，睡眠就会变得越来越轻。儿童开始睡眠时也如此，但在睡眠完全变弱以后，也就是睡眠阶段快要结束时，又进入一个沉睡阶段。

神经衰弱、劳累过度和患有失眠症的人一般很难入睡，长时间处于轻睡状态，直到接近黎明睡眠快要结束时才进入沉睡状态。如果这些人因为某种原因在其沉睡结束之前就必须起床或者被叫起来，时间长了，就会出现精疲力竭的状况。

一般说来，成年人只要保证每天7～8小时的睡眠就够了，60岁以上的老年人应相应延长睡眠时间。

因体质差异，个体对睡眠时间的要求不同。生活中也是这样，胖人一般入睡快，睡眠时间比较长；瘦人一般入睡慢，睡眠时间较短。

有人或许会问，睡眠时间少了不好，

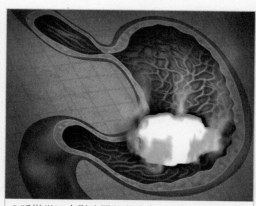

◎睡懒觉还会影响胃肠道功能，不按时进餐会使胃肠经常发生饥饿性蠕动，久而久之易得胃炎和胃溃疡。

那多了是否会对人体健康有利呢？答案是：睡得过多非但无益，反而有害。睡眠时间过长可使大脑的睡眠中枢负担过重。中医认为"久卧伤气"，是很有道理的，因为久卧可造成气血流通不畅，机体的新陈代谢水平低下，体内各个器官的生理功能得不到充分的发挥，最终可引发各种疾病。

总之，人体正常的睡眠时间为5～10小时，成年人每晚的睡眠时间为7～8小时。每100人中仅有1～2人每晚只睡5小时，需睡10小时的也是少数人。研究还发现，那些被允许想睡多久就睡多久的自愿者总是要花一个或几个小时才能入睡。

♥ 测试：你的睡眠充足吗

完成下面的测试，看看你的睡眠是否充足。

（1）餐后是否感到困倦？

A.很少（0分）

B.早餐或晚餐后（10分）

C.午餐后（20分）

点评：如果睡眠充足就不容易在餐后尤其是午餐后感到困倦。

（2）入睡需要多长时间？

A.10～15分钟（0分）

B.≥20分钟（10分）

C.≤5分钟（20分）

点评：头一碰到枕头就睡着可不是一个好信号，说明睡眠不足；超过20分钟无法入睡又有失眠的困扰；正常情况下应该在10～15分钟内睡着。

（3）你在周末睡多长时间？

A.和平时睡同样多时间（0分）

B.比平时睡得长（10分）

点评：周末比平时睡得多，说明可能存在"睡眠债务"，机体在周末设法补足。

（4）早晨起床，你需要闹钟吗？

A.不需要（0分）

B.需要（5分）

C.需要持续闹铃（10分）

点评：睡眠充足，无须闹钟就能起床。如果需要持续闹铃，说明睡眠不足。

（5）你打鼾吗？

A.从不（0分）

B.有时候（5分）

C.经常且声音响，以至同伴抱怨或离开（20分）

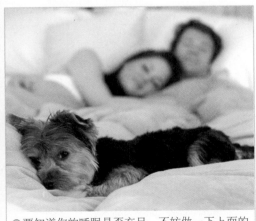

◎要知道你的睡眠是否充足，不妨做一下上面的测试。

点评：如果打鼾很严重，那么有睡眠障碍的可能性大。

（6）下列哪些情况你会觉得困倦？（多选）

A.只在睡眠时间（0分）

B.飞机上或车中（5分）

C.读书或看电视时（10分）

D.开会或看电影时（20分）

E.因交通堵塞而停车时（20分）

点评：旅途中感到困倦说明睡眠不足；在看电影等吸引人的情况下困倦，更是睡眠严重不足的警告。

测试结果：将你的得分相加，总分越高越说明睡眠不足。总分在45分以上者，建议立即调整睡眠习惯。

女性睡眠过多或不足易患心脏病

一项新的研究认为，与每天睡眠8小时的女性相比，睡眠过多或不足的女性更易患心脏病。

该研究报告称，睡眠过多为何会导致冠状动脉心脏病的原因尚不清楚。如果睡眠不足，此前的研究已经显示可能会导致高血压。1986年，研究人员对71000名美国女护士进行了问卷式调查，研究人员让她们回答了有关睡眠习惯的问题。当时，她们没有患心脏病。10年后，研究人员发现934人患了心脏病，其中有271人死亡。

除了打鼾、吸烟和体质指数等因素外，研究人员发现，与每天睡眠8小时的女性相比，每天睡眠时间5个小时以下的女性患心脏病的危险会增加45%，睡眠时间为6小时和7小时的女性患心脏病的危险分别增加18%和9%，而睡眠时间超过9个小时的女性患心脏病的危险会增加38%。

可见，女性睡眠过多或不足更易患心脏病，所以睡眠最好保持在8个小时左右，不要太长也不要太短。

定时觉醒是生物钟运转良好的表现

什么时候醒来是听其自然的，虽然有不少人醒来的时间比较固定，但却认为那是碰巧，也未拿它当回事，其实，人们应该把定时觉醒作为一件大事来对待，这里面有不少奥妙呢。

一个人能够定时醒来，是他的生物

钟运转良好的表现，具体地说，专司入睡和觉醒的生物钟称为"醒觉钟"，定时觉醒可保证它的正常运转。睡眠比吃饭更重要，不吃饭至少可活7天，若喝水可维持20多天，但不睡觉最多可维持5天。从养生保健的角度来看，定时觉醒比睡眠更重要。睡了一夜，到了清晨便会自然地醒来，由于司空见惯，"从来如此"，人们面对如此现象反而见怪不怪，觉得平淡了。

而生物钟学说发现，从睡着到醒来，人体内部有许多生物钟在急剧地变化，例如血压、体温、心跳、脉搏、肾上腺皮质激素的分泌都在此时加快和增强，有了这些才可导致觉醒。有的人"头部时钟"相当准，每天自动醒来的时间差不多，这是一个好习惯，应该坚持下去。

想睡的时候，不要拖延上床的时间，困倦是自然的睡眠提示。如果耽误了睡觉时间，身体里的秩序就会大乱。想睡就睡，健康自然就会来。

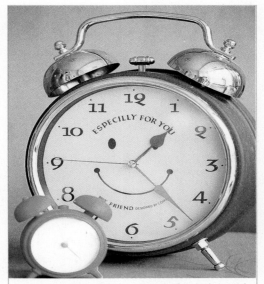

◎一个人能够定时醒来，是醒觉钟运转良好的表现。从养生保健的角度来看，定时觉醒比睡眠更重要。

睡得太晚有损健康

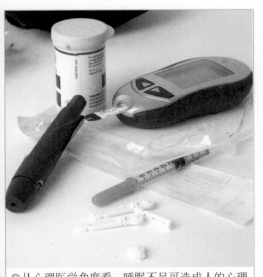

◎从心理医学角度看，睡眠不足可造成人的心理疲乏感，易引发或加重失眠症、神经官能症、高血压病、糖尿病等。

按人体生命节律来讲，白天造成的机体消耗，要靠晚上的睡眠来补充，尤其是内分泌激素的25%～35%是在睡眠时产生的。如果睡眠不足，必然破坏体内新陈代谢的节律，使身体消耗得不到补充，而且激素合成不足，会造成身体的内环境失调。长期下去，必定会影响健康。

从心理医学角度看，睡眠不足可造成人的心理疲乏感，致使情绪发生不良改变和行为异常，可引起焦虑、忧郁、急躁等情绪反应。也会直接产生生理上的损害，造成食欲不振、消化不良、免疫功能下降，易引发或加重失眠症、神经官能症、溃疡病、高血压病、糖尿病、脑血管病等。

夜生活过度、长期晚睡晚起的人，即使每天睡够了8小时，甚至睡更长时间，也难以弥补其夜间睡眠不足给身体所造成的损害。

最好在23:00前入睡。23:00至凌晨1:00一般被称为"美容时间"。因为23:00起经脉循环到肝胆部位，肝胆不健康会出现皮肤粗糙、暗淡偏黄、易生暗疮，肝脏得不到好的休息，黑斑、黑眼圈、眼袋等现象尤其明显。最好尽量在23:00前进入睡眠状态，以达到充分养肝美容之功效。

❤ 双休日"补"觉只会越"补"越累

当下，"负债睡眠"让补觉成为一些上班族假期和双休日的主要休闲娱乐项目。他们认为，补觉能让自己恢复生龙活虎的精神状态，睡的时间越长，精力恢复得越好。

双休日、长假恶补睡眠，结果会越"补"越累，越睡越没劲，甚至会影响上班时的精神。过度睡眠会打乱人体原有的生物钟，使新陈代谢紊乱，导致慢性失眠。闷睡数天还可能引发其他疾病，如情绪功能、循环功能紊乱等。高血压、高血糖、高血脂的"三高"患者，尤其不要蒙头大睡。

除节假日外，平时也一定要避免玩命工作后再狂睡的非正常生活方式。

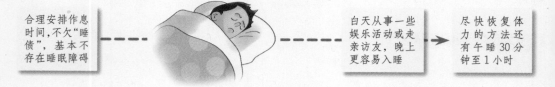

合理安排作息时间，不欠"睡债"，基本不存在睡眠障碍

白天从事一些娱乐活动或走亲访友，晚上更容易入睡

尽快恢复体力的方法还有午睡30分钟至1小时

◎不要追求过度睡眠，否则各种生理代谢活动会降到最低水平，且使人的各种感受功能减退，使骨骼肌紧张下降，扰乱睡眠规律，造成恶性循环，不利健康。

❤ 睡回笼觉不利于健康

老人早起锻炼的时间很早，不少人回家后喜欢再睡一个"回笼觉"。专家称，这样做既影响晨练效果，也不利于健康。

晨练时，人们的呼吸加快，心跳加速，心肺功能得到加强，这有利于延缓冠心病、高血压及肺气肿、肺心病等疾病的发生。若晨练后再补睡一觉，对心肺功能恢复不利。此外，晨练后，大多数人都会出汗。若重新钻入被窝，因汗渍未尽，反而容易受凉感冒。

另一方面，老人过早地起床未必是很好的习惯。清晨是人体血液黏稠度较高的时期，血压也不稳定，心脑血管很容易发生意外。同时，睡回笼觉必然要打乱作息规律，使大脑生物钟紊乱，会使老人"白天睡不好，晚上睡不着"。

医生建议：等到太阳升起一段时间，例如上午八九点时，晨雾已驱散，植物放出氧气，气温上升时老人再出门锻炼为宜。

♥ 开灯睡觉易患癌

有的人喜欢开灯睡觉，觉得心里有点安全感。而医学科研人员研究证实，人在睡觉时开灯，会抑制人体褪黑激素的分泌，使人体免疫功能降低。因此，医学专家警告，开灯睡觉不但影响人体免疫力，而且容易患癌症。

人的大脑中有个叫松果体的内分泌器官，夜间当人体进入睡眠状态时，松果体会分泌褪黑激素，这种激素在深夜23:00至次日凌晨分泌最旺盛，天亮之后便停止分泌。褪黑激素的分泌，可以抑制人体交感神经的兴奋性，使血压下降、心率减慢，心脏得以喘息，使机体的免疫功能得到加强，消除疲劳，甚至还有毒杀癌细胞的效果。

英国伯明翰妇女医院的一项最新研究显示，蓝色的灯光能让夜班人员在工作时保持清醒，所以晚上需要加班的人可以考虑使用蓝灯照明来抵御困倦。

♥ 睡觉最好右侧睡

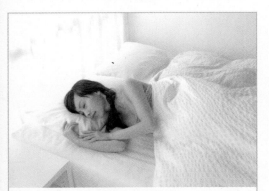

◎睡眠时俯卧、仰卧、左侧卧均不适宜。右侧卧最理想，因为右侧卧时，双腿微曲，全身自然放松，呼吸通畅，而且能使心脏、肺脏和胃肠的生理活动降到最低。

人的睡眠姿势可谓千姿百态，但基本姿势不外3种：仰卧、俯卧和侧卧。据统计，人类睡眠时仰卧的约占60%，侧卧的占35%，俯卧的只占5%。一般认为，睡眠时俯卧、仰卧、左侧卧均不适宜。因为俯卧时整个身体上半部的重量都压在胸部，以致不能自由呼吸；仰卧时手易放在胸前压住心窝部，往往导致梦魇；且仰卧时舌根往后缩，容易引起呼吸不畅而发出鼾声；左侧卧时心尖部易受压，如耳贴枕上会听到心跳声音，影响入睡。

相比之下，右侧卧最理想。右侧卧时，双腿微曲，全身自然放松，呼吸通畅，而且能使心脏、肺脏和胃肠的生理活动降到最低。心脏不受压迫，肺能自由呼吸，以确保全身在睡眠状态下所需要的氧气，大脑亦因此而得到充分的休息；肝脏处于右侧低位，可获得较多的供血，"人仰血归于肝"，有利于促进新陈代谢；胃通向十二指肠和小肠通向大肠的开口均朝右侧，在这种睡姿状态下，有利于食物的消化。在长寿调查中，许多长寿老人都讲究睡眠姿势，一般取侧卧，而以右侧弓形卧位最多。

事实证明，人的睡眠姿势并非固定不变，而是不断地改变。有人用慢速电影记录人在熟睡中的姿势，每隔10～15分钟睡眠姿势就要变动。在整个睡眠过程中，体位要变动20～60次。总之，睡眠姿势的选择，应以睡得自然舒适为佳。

♥ 早上醒来先赖床五分钟

清晨，是发生心脑血管病的"危险时刻"，而最危险的时刻是刚醒的一刹那。人在睡眠时，大脑皮质处于抑制状态，各项生理功能维持着"低速运转"，这时人体代谢降低，心跳减慢，血压下降，部分血液积于四肢。早晨一觉醒来，呼吸、心跳、血压、肌张力等在大脑由抑制转为兴奋的刹那间要迅速恢复"常速运转"，会导致交感神经与肾上腺兴奋，引起心跳加快、血管收缩、血压上升。经过一夜的体内代谢，尿液和不显性失水会丢失水分，以致血液变稠、血流缓慢、循环阻力加大、心脏供血不足。所以，醒后若立即下床，对本已负担过重的心脏来说，无疑是雪上加霜，最容易诱发心脑血管等疾病，甚至造成意外死亡。

为此，早晨一觉醒来的第一件事不是立即穿衣，而是赖床5～10分钟。采取仰卧姿势，进行心前区和脑部自我按摩，深呼吸，打哈欠，伸懒腰，活动四肢，然后慢慢坐起，稍过片刻，再缓缓地下床、穿衣，使刚从睡梦中醒来的身体功能逐步适应日常活动。

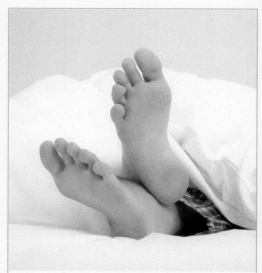

◎早晨一觉醒来的第一件事不是立即穿衣，而是赖床5～10分钟。

面对面睡觉不可取

有些家人之间面对面睡觉。比如恩爱夫妻之间、母子之间，往往是面对面睡，表现双方的恩爱和关心。其实，这种睡法是不卫生的，对双方身体健康都有害。

有研究表明，为了维持生命器官的代谢需求，人在睡眠时也需要不间断地进行气体交换，以便摄取氧气，排出二氧化碳，并保持体内环境的稳定。

在人体内以脑组织的耗氧量最大。一般情况下，成人的脑组织占全身耗氧量的1/6左右。两个人面对面地睡觉时，双方长时间吸收的气体大部分是对方呼出来的"废气"。这样由于氧气吸入不足，易使睡眠中枢的兴奋性受到抑制，出现疲劳，因而容易产生睡不深或多梦等现象。同时，因睡眠中枢兴奋性受到抑制而出现的疲劳，其恢复过程比较缓慢，使人醒后仍感到昏昏沉沉、萎靡不振。

据称，在睡眠中，人长时间不呼吸新鲜空气可引起低氧血症，并引发肺循环压力升高和心律失常等并发症。

两人经常面对面睡觉，还有可能引起大脑的睡眠中枢兴奋和抑制功能发生障碍，出现记忆力减退，思维分析能力下降，以致影响工作和学习。

此外，夫妻也不宜睡一个被窝，同睡一个被窝两个人挨得近，也有面对面睡觉的弊端，对健康不利。俗话说，小别胜新婚，暂时"分隔"也是一种小别，一旦小聚将更有滋味。所以，还是同床异被好。

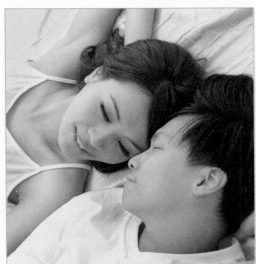

◎不宜面对面睡觉，因为双方长时间吸收的气体大部分是对方呼出来的"废气"，导致氧气吸入不足，易使睡眠中枢的兴奋性受到抑制，出现疲劳，因而容易产生睡不深或多梦等现象。

几种病人适宜的睡姿

高血压患者宜采用加枕平仰卧位的睡眠姿势，枕头一般高15厘米左右，过高或过低都会产生不适感。

心脏病或心脏代偿功能尚好者，可向右侧睡，以此来减轻躯体及血流对心脏的压迫；若已出现心衰，最好采用半卧位，以减轻呼吸困难，切忌左侧卧或仰卧。

脑血栓患者宜采取仰睡，因为侧睡会在动脉硬化的基础上加重血流障碍，尤其会使颈部血流速度减慢，容易在动脉内膜损伤处逐渐聚集形成血栓。

肺气肿患者宜仰卧，并抬高头部，同时双手向上微伸，以保持呼吸通畅。

裸睡能增强免疫力

裸睡有种无拘无束的自由快感，有利于增强皮腺和汗腺的分泌、皮肤的排泄和再生、神经的调节，增强适应和免疫能力。

裸睡对紧张性疾病的疗效极好，特别是腹部内脏、神经系统方面的紧张状态容易得到消除，还能促进血液循环，使慢性便秘、慢性腹泻以及腰痛、头痛等疾病得到较大程度的改善。同时，裸睡对失眠的人也会有一定的安抚作用。

裸睡不但使人感到温暖和舒适，连妇科常见的腰痛及生理性月经痛也得到了减轻，以往因手脚冰凉而久久不能入睡的妇女，采取裸睡方式后，很快就能入眠。

当然，裸睡也有一定的注意事项：不应在集体生活或小孩同床共室时裸睡；上床睡觉前应清洗外阴和肛门，并勤洗澡；被子、床单要勤换洗，千万不要把被子、床单当成不洗的贴身睡衣；裸睡时注意不要着凉。

睡觉时给自己松松绑

充足而合适的睡眠对健康大有裨益。为了提高睡眠质量，睡觉时必须给自己"松绑"。睡觉时如何给自己"松绑"呢？做到以下几点就可以了。

❶ 不要戴胸罩

戴胸罩睡觉容易致乳腺癌。其原因是长时间戴胸罩会影响乳房的血液循环和淋巴液的正常流通，不能及时排出体内的有害物质，久而久之就会使正常的乳腺细胞发生癌变。

❷ 不宜戴假牙睡觉

戴着假牙睡觉是非常危险的，极有可能在睡梦中将假牙吞入食道，使假牙的铁钩刺破食道旁的主动脉，引起大出血。因此，睡前取下假牙清洗干净，这样做既安全又有利于口腔卫生。

❸ 不宜戴隐形眼镜

夜间因睡眠时闭眼隔绝了空气，也不眨眼了，使泪液的分泌和循环功能相应减

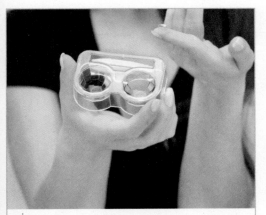

◎睡觉时，一定要将隐形眼镜取出来，因为隐形眼镜会隔绝空气，使眼睛长期处于缺水状态，导致角膜水肿或发炎。

低，结膜囊内的有形物质很容易沉积在隐形眼镜上。如长期使眼睛处于这种状态，轻者会代偿性使角膜周边产生新生血管，严重者则会发生角膜水肿、上皮细胞受损，甚至引起炎症。

❹ 不要戴表

睡眠时戴着手表不利于健康。因为入睡后血流速度减慢，戴表睡觉使腕部的血液循环不畅。如果戴的是夜光表，还有辐射的作用，辐射量虽微，但长时间的积累也可导致不良后果。

哪些不良睡眠习惯应避免

不良的睡眠习惯是影响你睡眠的主要因素，而习惯的养成，可能是工作压力或疾病留下的"后遗症"，但那些看起来"不怎么严重"的坏习惯，却默默地在黑夜里"作祟"。找出并改正这些坏习惯，也就是神经科专家们所谓的建立睡眠卫生，可以发挥令人惊叹的效果。

（1）吃得过饱。睡前吃得过饱，胃肠要加紧消化，装满食物的胃会不断刺激大脑。大脑有兴奋点，人便不会安然入睡，正如中医所说"胃不和，则卧不安"。

（2）剧烈运动。睡前剧烈活动，会使大脑控制肌肉活动的神经细胞呈现极强烈的兴奋状态，这种兴奋在短时间里不会平静下来，人便不能很快入睡。

（3）情绪激动。睡前生气发怒，会

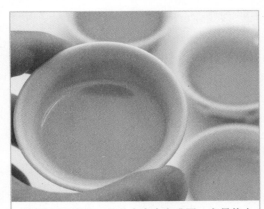

◎睡前不要喝茶，茶叶中含有咖啡因，容易使人兴奋，难以入睡。

使人心跳加快，呼吸急促，思绪万千，以致难以入睡。

（4）睡前饮茶。茶叶中含有咖啡因等物质，这些物质会刺激中枢神经，使人兴奋，若睡前喝茶，特别是浓茶，中枢神经会更加兴奋，使人不易入睡。

（5）对着风睡。人体睡眠时对环境变化的适应能力降低，易受凉生病。古人认为，风为百病之长，善行而数变；善调摄者，虽盛暑不当风及生卧露下。所以睡觉的地方应避开风口，床离窗、门有一定距离为宜。

（6）坐着睡。坐着睡会使心率减慢、血管扩张，流到各脏器的血液也就少了。再加上胃部消化需要血液供应，从而加重了脑缺氧，导致头晕、耳鸣的出现。

（7）枕着手睡。睡时两手枕于头下，除影响血液循环、引起上肢麻木酸痛外，还易使腹内压力升高，久而久之还会产生"反流性食道炎"。

（8）以被蒙头。以被蒙面易引起呼吸困难；同时，吸入自己呼出的二氧化碳，对身体健康极为不利。

（9）张口呼吸。张口呼吸会吸进灰尘，而且极易使气管、肺及胸部受到冷空气的刺激。最好用鼻子呼吸。

♥ 午睡也需讲究细节

睡觉补眠时，有一些问题必须要注意。爱睡午觉、天天睡，而且睡得很久的人，要注意心脏病发作的危险。与每周只睡一次午觉（少于60分钟）的人相比，喜欢睡午觉的人（每天睡上90分钟）心脏病发作比例整整高出50%。

睡午觉也是要讲究科学的，应该注意以下几方面。

（1）午睡时间并非越长越好。午睡时间以20～30分钟左右为宜，睡多了由于进入深睡眠，醒来后会感到很不舒服。如果遇到这种情况，起来后适当活动一下，或用冷水洗脸，再喝上一杯水，不适感很快就会消失。

佩戴隐形眼镜的人最好先把镜片摘下来，再开始睡午觉，这样眼睛才不会酸涩。

（2）不宜裸腹睡。天气再热，午睡时也要在腹部盖一点儿毛巾被或被子，以防凉气乘虚而入。

（3）午睡不宜断断续续。午睡习惯要持之以恒，因为午睡不规则也会搅乱生理时钟，影响睡觉的规律。

（4）不宜饭后立即入睡。一般人中午饭都吃得较多，而消化掉这些食物大约需要3个小时左右的时间。如果吃了午饭就立刻趴在桌上睡午觉，胃的消化功能很容易受到影响，造成胃胀、慢性胃炎。

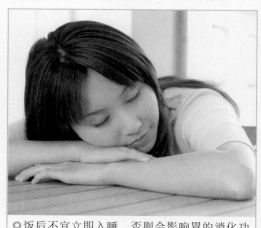

◎饭后不宜立即入睡，否则会影响胃的消化功能，造成胃胀、胃炎等问题。

哪些人不宜睡午觉

德国精神病学家舒莱通过大量的研究认为，至少有以下几种人不适宜午睡。

（1）年龄在64岁以上，且体重超过标准体重20%以上的人。

（2）血压过低的人。

（3）血液循环系统有严重障碍的人，特别是因脑血管变窄而常出现头痛、头晕的人。因为人在睡眠时，心率相对缓慢，脑血流量少。

上述几种人，在午睡时容易出现大脑暂时性供血不足，造成自主神经功能紊乱，这样午睡醒来就常会出现头晕、头痛、疲乏等现象，使人感到难受和不舒服。尤其是午睡时间过久，大脑中枢神经会加深抑制，促使脑细胞血管关闭时间过长，使脑的血流量更加减少，午睡后其症状会更加明显，甚至会加重病情。

常睡软床可致畸形

床的种类可谓是五花八门，有席梦思床、沙发床、弹簧床、木板床，还有水床、气床，等等。除了木板床，其他都是软床。人们觉得睡软床舒服，冬天还暖和。其实，长期睡软床会发生腰肌劳损等腰腿疼痛。特别是青少年，正值生长发育期，骨质尚未健全，很容易变形。

专家统计：青少年中长期睡软床的脊柱畸形率高达60%以上，而睡硬板床的仅为5%。因此，青少年不要图舒服睡软床，最好还是睡木板床。

人在睡硬板床时，身体上100个主要穴位约有1/6受到挤压，在不知不觉中还会调节人的微循环功能，起到了医疗作用，较好地缓解了身体的疲劳，一觉醒来便会有精力充沛之感。常睡硬板床还可防止脊

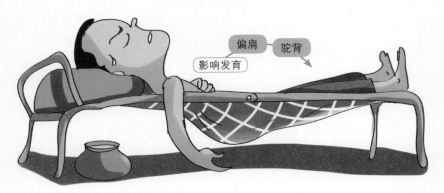

偏肩　驼背

影响发育

◎长时间睡软床，不管是仰卧还是侧卧，都会使脊柱出现不正常的弯曲状态，轻者使正常生理曲线发生变化，丧失自然体型健康美，严重时还可形成偏肩、驼背等畸形，甚至影响内脏器官发育

柱、颈椎、肩周、胯关节等处的肌腱韧带老化，尤其对含胸驼背的人有积极的康复作用。

当然，对于患有脉管炎、静脉曲张的人和身体过于消瘦的人来说，则宜睡软床不宜睡硬床。因为这类人皮肤下的肌肉薄弱，微血管过分暴露于皮肤表层，在睡眠过程中易导致压迫部位充血或瘀血，甚至醒后还会出现肢体酸痛麻木的感觉。

所以，睡硬床、软床要因人而异。

在沙发上睡觉易伤脊柱

很多人喜欢躺在沙发上小憩或看电视，这种习惯很容易伤害脊柱或引发颈椎病。

（1）沙发过于柔软，人躺在上面时，会使脊柱呈弯曲状态，让人感到腰酸背痛。长期这样会造成身体中段下陷，身体上部肌肉松弛，下部肌肉被拉紧，容易造成腰肌和骨质劳损，甚至影响颈椎的健康。

（2）人们睡觉时的姿势并非固定不变，而是翻来覆去地滚动，这种无意识的动作有助于矫正脊椎小关节轻度错位，减轻白天因活动而产生的对椎间盘的压缩。

但是，沙发一般较为狭小，睡在上边不能随意辗转反侧，不仅调整不了椎骨小关节的轻微错位，还会使四肢和腰背保持固定的僵硬体态，容易引起脊柱病变。

（3）有些人躺在沙发上喜欢将头枕于扶手上，这样轻则容易落枕，重则会得颈椎病。

（4）由于沙发比床接触细菌的机会更多、清洗的频率更低，沙发垫中的螨虫污染非常严重，人躺下时口鼻与细菌近距离接触，容易引发过敏性疾病或皮肤病。

选对枕头，保证睡眠

在睡眠过程中，保持脑部的血液供应和颈椎、肌肉的舒适，是保证睡眠质量的重要前提，所以枕头选用得科学与否，与睡眠的好坏关系非常密切。

枕头的主要作用是维持人体正常的生理曲线，保证人体在睡眠时颈部的生理弧度不变形。如果枕头太高，就会使颈部压力过大，还会造成颈椎前倾，颈椎的某部分受压过大，破坏颈椎正常的生理角度，

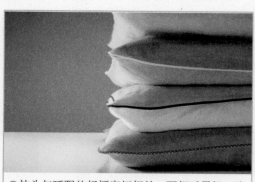

◎枕头与睡眠的好坏密切相关，要想睡得好，选择的枕头一定不要太高。

压迫颈神经及椎动脉，易引起颈部酸痛、头部缺氧、头痛、头晕、耳鸣及失眠等脑神经衰弱的症状，并容易发生骨质增生。如果枕头太低，颈部不但无法放松，反而会破坏颈椎正常的弧度。所以枕头太高或太低，都会对颈椎有所影响，造成各种颈部症状。

所以，我们在选枕头时应遵循以下几个原则。

（1）一般来说枕高以10～15厘米较为合适，具体尺寸还要因每个人的生理弧度而定。

（2）枕头的硬度要适中，一般荞麦皮、谷糠、蒲棒枕都是比较好的选择。

（3）枕头的长度正常情况下最好比肩膀要宽一些。不要睡太小的枕头，因为当你一翻身，枕头就无法支撑颈部，另外过小的枕头还会影响睡眠时的安全感。

（4）枕芯要有柔软感和较好的弹性、透气性、防潮性、吸湿性等。

睡前泡泡脚，胜过吃补药

古代医学典籍中有这样的记载："人之有脚，犹似树之有根，树枯根先竭，人老脚先衰。"这说明我们的祖先早已认识到脚的重要性。刘纯在其书《短命条辨》中说："临睡烫脚，温经络以升清气，清气升而不死。"中医强调睡前烫脚，能刺激足部的穴位，有效地促进局部血液循环，消除下肢的沉重感和全身疲劳。

人体的五脏六腑在脚上都有相应的穴位，脚底是各经络起止的汇聚处，脚掌上有神经末梢与大脑相连，是人体的保健"特区"，充分开发这个"特区"的保健潜能，对预防某些疾病有一定益处。

中医学认为，人体的三条阴经和三条阳经交汇于双脚，其中足少阴肾经位于足底。肾是人的根本，控制人的生长、发育、衰老，双脚离心脏远，血液供应少而慢，加上脚部脂肪层薄，保温能力差，所以脚最易受寒。双脚寒冷会反射性地引起上呼吸道功能异常，降低人体抵抗力。这时候病菌就会乘虚而入，使人患感冒、支气管炎等疾病。

热水洗脚时，不断用手按压脚心的涌泉穴，脚上经脉一通，能促进气血运行和新陈代谢，加快下肢血液循环，消除下肢沉重感和全身的疲劳，既能促进睡眠，又可以祛病强身。

热水泡脚还能达到防病治病的效果。

（1）头痛的人双脚在40℃左右的热

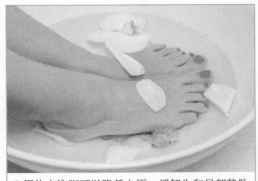

◎用热水洗脚可以降低血压，缓解失和足部静脉曲张，防治头痛、风湿病、脾胃病、失眠、感冒、冻疮等疾病。

水中泡15～20分钟，头痛会明显缓解。这是因为热水使双脚血管扩张，促进血液的全身流动。血液从头部流向脚部，可相对减少脑充血，从而缓解头痛。

（2）用热水洗脚能减轻感冒发热引起的头痛。

（3）用热水洗脚时，不断用手按压脚心的涌泉穴和大脚趾后方足背偏外侧的太冲穴，有助于降低血压。

（4）长期坚持热水泡脚，可以预防风湿病、脾胃病、失眠、头痛、感冒等疾病，还能促进截瘫、脑外伤、中风、腰椎间盘突出症、肾病、糖尿病等病的康复。

（5）在冬天，用热水洗脚，能加速双脚与身体其他部位间的血液交换，对冻疮有一定的预防作用。

（6）失眠症和足部静脉曲张患者每晚用热水洗脚，能减轻症状，易于入睡。

在泡脚水中加入鹅卵石有助于睡眠

我们都知道，睡前泡泡脚有许多好处。在泡脚的热水里加入鹅卵石，在泡脚的同时用鹅卵石摩脚，能起到针灸的效果，可以很好地促进睡眠。

用热水泡脚，就如同用艾条"温灸"脚上的穴位一样，而在泡脚盆里加入鹅卵石，高低不平的石头表面可以有效地刺激脚底的穴位或脚底反射区，能起到类似足底按摩和针刺穴位的效果，从而促进人体脉络贯通，达到交通心肾、疏肝理气、宁心安神的功效，可以更好地改善睡眠。从某种意思上来说，在泡脚盆里放入鹅卵石，就相当于起到"针"与"灸"双效合一的作用。

在选择泡脚用的鹅卵石时，应以圆滑、大小相近的为佳，泡脚水不能太热，以40℃左右为宜，泡脚时还应注意时间不宜过长，以15～30分钟为宜，水深至少要超过踝关节，脚在鹅卵石上均衡地踩踏。对于对患有心脑血管疾病的人来说，泡脚

时尤其要注意水温和时间的控制，这是因为如果水温太高或泡脚时间太长，双脚的血管容易过度扩张，人体内血液就会更多地流向下肢，容易引起心、脑、肾脏等重要器官供血不足，很容易出现意外。

脚部皮肤感觉下降的人，使用鹅卵石揉搓双脚时要注意力度和水温，以免擦破或烫伤皮肤。脚部有损伤（包括关节胀痛、拉伤、扭伤等）、炎症还未痊愈的人，不宜在泡脚时加入鹅卵石。

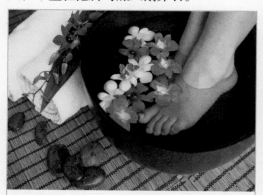

◎在用热水泡脚时，可以在脚盆里放几颗鹅卵石，有助刺激脚底穴位，疏通气血，改善睡眠。

舒缓音乐能改善睡眠

清代医学家吴尚先曾说："七情之病，看花解闷，听曲消愁，有胜于服药也。"的确，音乐是改善睡眠的一帖"良药"，是既赏心又悦耳的"催眠师"。音乐对人体生理功能有明显的影响，音乐的节奏和旋律可明显地影响人的心率、呼吸、血压。随着音乐的频率变化，作用于大脑皮层，会对丘脑下部、边缘系统产生效应，调节激素分泌，促进血液循环，调整胃肠蠕动，促进新陈代谢，改变人的情绪体验和身体功能状态，进而使人们的睡眠得以改善。

运用音乐疗法改善睡眠时，最好选择在晚上睡前2～3小时，采取舒服的卧位，根据个人爱好、文化水平、失眠类型等选择乐曲种类；音量以舒适为度，掌握在70分贝以下；时间不要过长，以30～60分钟为宜；曲子不宜单一，以免生厌；听音乐时应全身投入，从音乐中寻求感受，并且可以随乐曲哼唱。

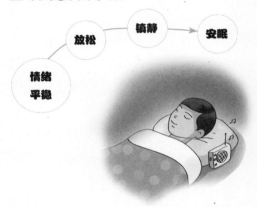

◎临床实践亦证明，让神经衰弱、失眠或患有其他睡眠障碍的人，常听一些舒缓的民乐、轻音乐，音乐的节奏、旋律、速度、力度，可使其情绪平稳、放松，起到镇静、安眠，改善睡眠质量的作用

电热毯不能整晚使用

冬季寒冷，有些人睡觉的时候就喜欢用电热毯保暖。电热毯保暖的确很有效果，不过一定要注意正确的电热毯使用方法，不能整晚使用。

因为电热毯持续散热，人躺在上面，体内的水分就会不断蒸发，时间长了，会刺激皮肤，造成过敏和瘙痒，或者产生大小不等的小丘疹，抓破后出血结痂，容易导致皮炎。因此，使用电热毯时，一定要防止时间过长或者温度过高。

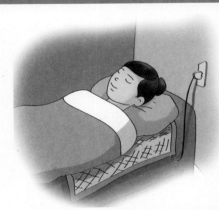

◎电热毯的正确使用方法是睡前通电加热，睡觉的时候把电源关掉

睡眠无梦要小心

　　现代心理学认为梦是人在睡眠时由体内外各种刺激引起大脑的各种影像活动，是人的正常生理和心理活动的结果。如果睡眠无梦，你可要多加小心，因为这可能是你患病的征兆。

　　无梦睡眠往往是大脑受损或患病的征兆。如痴呆儿童的有梦睡眠明显少于正常儿童，患慢性脑病综合征的老人有梦睡眠明显少于正常老人等。任何事情都有个度，过犹不及。持续不断及强烈而深度的梦境会侵占正常的睡眠时间，在大脑皮层留下深深的痕迹，使大脑得不到良好的休息而感到疲劳、头晕等。至于噩梦连连，则是一种睡眠障碍，或是患有某种疾病的预兆，必须及时就医。

怎样预防可怕的噩梦

　　生活中我们有时会做噩梦，比如梦见被野兽追赶却怎么也跑不动、被人追杀却没有力气还手、失足从高处坠落等，各种梦境千奇百怪、荒诞离奇。有的人还会在梦中惊醒，之后慢慢恢复平静，却再也无法睡着了。那么，做噩梦究竟是由什么原因引起的呢？

❶ 身体得了某些尚未被发现的疾病

　　我们身体的器官有某些疾病发生时，总会有特定的症状。但是，在疾病的发生之初，由于病症的刺激信息微弱会引起大脑皮质的兴奋，从而在梦中出现种种病态的恐怖感受。

❷ 白天受到强烈的情绪压抑

　　上海曾经有过这样的例子：一位家庭妇女总是梦见自己被巨浪推向大海，而其他人离她很远，她总是吓得目瞪口呆，连"救命"两字也无力喊出来。后来经调查得知：这位妇女总是受工作和家务所累，常有力不从心之感，又不愿向其他人寻求帮助。梦境中的险恶场面，正是她生活中困境的特殊描绘。心理学家告诉她，只要能摆脱生活中的紧张感和压抑感，噩梦将

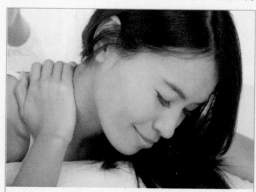

◎情绪过于紧张压抑可导致失眠、做噩梦，要预防噩梦，首先要舒缓情绪。

与之告别。

③ 与贫血有关

研究发现，经常做噩梦的人，他们的平均血红蛋白都低于正常值。这是因为贫血者本来心、脑就供血不足，加上入睡后血压下降，使心脑缺血、缺氧进一步加剧，形成大脑皮层的运动中枢比感觉中枢先进入抑制状态，或外周神经进入抑制状态，比中枢神经快，而出现神志清楚、运动瘫痪症状；在妇女月经来潮，尤其经量多时，则此特征更为明显。

那到底应该怎样去预防噩梦呢？

① 注意睡眠的姿势

因为心脏在胸腔左侧，所以平时采取右卧睡眠较好，不易压到心脏。仰睡的时候，双手双脚自然放下，枕头不要过高。尽量不要趴着睡。

② 减少不良刺激

平时多看一些轻松愉快的影视剧或文学作品，尽量不看易形成噩梦情景的东西，避免不良的刺激在记忆中储存。

③ 预防生理疾病

实验表明，人体内的生理性与病理性刺激可能被编入梦境。有些不太严重的疾病，在意识清醒的状态下，往往感受不到，但是这些炎症引起的轻微刺激在睡眠时就可能导致噩梦的产生。如梦见喉咙被人掐住，很可能是患咽炎的预兆。

♥ 被失眠折磨，不妨试试拔罐

拔罐疗法是传统中医常用的一种疗法，以罐为工具，利用燃烧、蒸气、抽气等方法，使罐子吸附于相应的部位，产生温热刺激，使局部发生充血或瘀血的现象，具有逐寒祛湿、疏通经络、祛除瘀滞、行气活血、消肿止痛、拔毒清热的功能，而且还可以调整人体的阴阳平衡、解除疲劳、增强体质等。下面就介绍几种治疗失眠的拔罐方法：

① 火罐法

取穴：心俞、膈俞、肾俞、胸至骶段脊柱两侧全程膀胱经内侧循行线及周荣穴。

用法：以拇指指腹在心俞、膈俞、肾俞

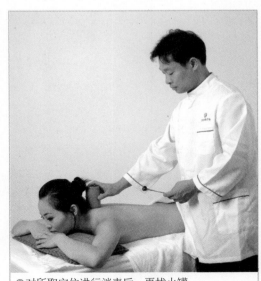

◎对所取穴位进行消毒后，再拔火罐。

上进行往复重力揉按5次左右，然后于两侧膀胱经上各拔罐4个（均匀分布），留罐30分钟，起罐后即在周荣穴的范围内又拔罐30分钟。每周治疗2次，6次为1疗程。

❷ 刺络拔罐法

疗法一

取穴：①大椎（第7颈椎棘突下，约与两肩峰相平。）、神道、心俞、肝俞。②身柱、灵台、脾俞、肾俞。③中脘（在胸骨下端与肚脐连线的中点处）、关元（脐下3寸）。

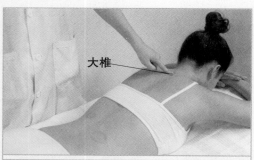

大椎

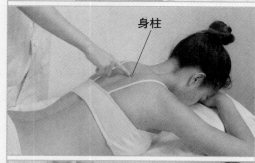

身柱

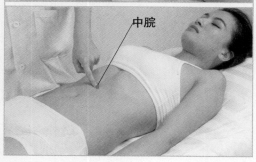

中脘

用法：局部常规消毒后，用三棱针点刺所选穴位后，立即加拔火罐，使之出血。留罐10～15分钟，去罐后揩净血迹。以上各组穴每次用1组，每日或隔日1次。

疗法二

取穴：肩胛间区到腰骶关节脊柱两侧距正中线0.5～3寸的区域。

用法：在以上区域内常规消毒后，用皮肤针或滚刺筒进行轻刺激，使局部皮肤潮红，然后在其上排列数个罐（排罐法）。留罐10～15分钟。每周治疗2～3次，待病情好转时，可减至每周1～2次。

❸ 针罐法

取穴：背部自风门到肺俞，每隔2横指取1处；内关、足三里、三阴交及其上下每隔2横指各取1处；外关、合谷、涌泉、太阳。

用法：将青霉素空瓶磨掉底部后制成小抽气罐，置于以上所选用的穴位处，紧贴皮肤上，用10或20毫升注射器将小罐中的空气抽出，罐即紧拔于皮肤上。然后再注入4～5毫升清水，保持罐内皮肤潮湿，避免因负压过高造成皮肤渗血。留置10～15分钟后，将罐取下，擦干局部。7次为1疗程，每次更换穴位。

注意事项

（1）高热、抽搐、痉挛等症，皮肤过敏或溃疡破损处，肌肉瘦削或骨骼凹凸不平及毛发多的部位不宜使用；孕妇腰骶部及腹部均须慎用。

（2）使用火罐法和水罐法时，要避免烫伤病人皮肤。

（3）针罐并用时，须防止肌肉收

缩，发生弯针，并避免将针按压入深处，造成损伤。胸背部腧穴均宜慎用。

（4）起罐时手法要轻缓、以一手抵住罐边皮肤，按压一下，使气漏入，罐子即能脱下，不可硬拉或旋动。

（5）拔罐后一般局部皮肤会呈现红晕或发绀色瘀血斑，此为正常现象，可自行消退，如局部瘀血严重者，不宜在原位再拔。由于留罐时间过长而引起的皮肤水泡，小水泡不需处理，但要防止擦破而发生感染；大水泡可用针刺破，放出泡内液体，并涂以甲紫药水，覆盖消毒敷料。

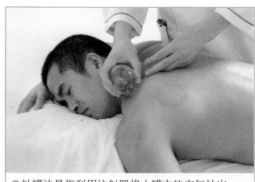
◎针罐法是指利用注射器将小罐中的空气抽出。

长期失眠，不妨做做催眠操

我们在此处介绍的这套催眠操和大家做的眼保健操相似，非常简单实用，长期被失眠困扰的朋友不妨学一学。

（1）浴面操。选择安静清洁的环境，平心静坐，闭目，双掌置于鼻两侧，从下巴颏向上搓面部至前发际，再自上而下搓面部50～60次。揉搓力度不宜过大。

（2）眼操。保持静坐姿势，身心放松，闭目，用中指轻按右眼，先按顺时针方向揉按30次，再按逆时针方向揉按30次，然后以相同方法按左眼。手法宜轻柔。

（3）躯干摆动。做这个动作之前，要使身心放松，否则很容易受伤。两脚分开站立，稍宽于肩，双手叉腰，上身向左右各摆动30次。

（4）肩臂绕环。身心放松，保持站立姿势，双手放于肩上，两肘由前向上、向后、向下绕环30次，再反方向绕环30次。动作幅度、速度宜适当，不能太快，以免引起神经紧张和兴奋；也不能太慢，达

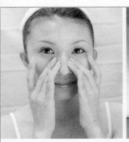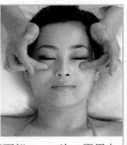
◎先用手掌由上而下搓摸面部50～60次；再用中指依次沿顺时针、逆时针方向按摩双眼。

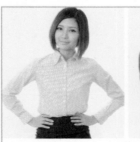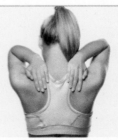
◎双手叉腰，上身向左向右各摆动30次，以活动躯干；双手放于肩上，两肘向下、向后、向下环绕肩臂。

不到治疗的效果。

（5）深呼吸下蹲。身心放松，双脚稍微分开站立，吸足气后，屈膝下蹲，同时慢慢呼气，头随下蹲而垂于两膝间，双手放于两腿外侧，然后逐渐站起并吸气，还原为站立姿势。反复做12次，动作要缓慢，呼吸要深长。

（6）拍打身体。身体保持站立的姿势，双脚稍微分开，然后再用双掌轻轻拍打全身肌肉，顺序是胸—背—腹—腰—臀—上肢—下肢，要求是从上向下拍打全身。动作力度宜适中，切忌用力过猛，每个部位拍打12次。

睡前催眠操每晚练习1次，10次为1个疗程。一般情况下，1～2个疗程即可发挥疗效。

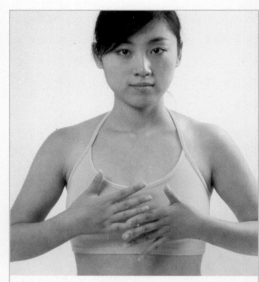

◎练习完成后，应用双掌由上向下轻轻拍打全身，以使肌肉得到放松，促进睡眠。

勤练"45°倒立"，让失眠退避三舍

"45°倒立"的具体方法是：仰卧，头部、双肩及上臂着地，双手支撑起臀部和躯干，伸展双腿，使躯干和双腿在一条线上，和地面呈45°角。还有一种简便方法，现在小区都设有健身器材，其中有种专门用于仰卧起坐的，可以头向下躺在上面。地球引力会使人体骨骼、内脏和血液循环系统的负担加重，导致脑供血不足等。而变换体位，头向下脚向上，呈45°角倒立时，人体关节、脏器所承受的压力减小，肌肉和骨骼得到松弛，就能缓解腰背酸痛和关节疾病。同时，这种姿势增加了大脑血液供应，可有效消除用脑过度引起的疲劳和头晕、头痛。

当然，"45°倒立"因人而异，以从少到多，感觉舒适为原则。从每天倒立两次，每次不超过半分钟为基础，如果第二

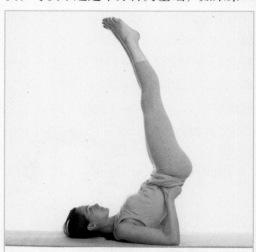

◎45°倒立可以缓解腰背酸痛和关节疾病，增加大脑血液供应，可有效消除用脑过度引起的疲劳和头晕、头痛。

天没有不适，可适当延长时间。也不必拘泥于角度，45°、60°、70° 均可，不过90° 难度比较大，体弱者别尝试。

另外，除了"倒立"，也可以站着弯腰低头，双手尽量向下触地，时间和频率也是从少到多，以感觉舒适为度。患有高血压、血管硬化和心脏病的人要慎做此类动作。

美满性爱，治疗失眠的一剂良药

有句俗语说得好："丈夫会做爱，妻子睡得快。"需要说明的是，和谐的性爱的确可以使夫妻双方得到高质量的睡眠。治疗失眠的"做爱"，要让妻子达到性高潮，只有这样，才能为睡眠创造良好的条件。否则，半途而废的做爱，只能加重妻子的失眠。

我们都知道，男女性欲产生、性高潮和性欲消退在时间上都有较大差距。男性的性欲能很快激发，并可以在整个性交过程中很快地达到性高潮，性高潮过后性欲又可以很快消退。因此，男性一旦达到了性高潮，很快就可以安然入睡。女性则不同。女性的性欲要有一个较长的发动过程，"平台"期也较长，即使达到了性高潮，性欲的消退也是缓慢的，所以女性在性交过程中比男子更难达到完美和谐的程度，这样，女性就容易失眠。

那么，如何运用性爱治疗失眠呢？

首先就是要保持一个度。如果没有适度的活动，则会产生反效果。每周3～5次，就有点过于频繁，这样不利于睡眠。总之，做爱以后，双方都感到疲倦万分，结果会得到高质量睡眠，所以，和谐的性

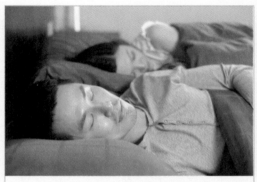

◎和谐的性爱的确可以使夫妻双方得到高质量的睡眠。

爱是最管用的安眠药。

其次，做爱后不要倒头就睡。做爱结束时，全身处于松弛的状态，所以许多人完事后倒头就睡，这样一来，他们在睡眠中变得更加松弛，第二天起床后，人会感觉四肢无力，没精打采。

为了使这种暂时性的神经迟缓早点恢复过来，男性最好在事后半小时做点轻松的活动，如散步、聊天等，使神经系统恢复平衡。有些人就懂得一面享受做爱后的快乐，一面调情，这种做法也不错。在这种情况下，神经系统的迟缓自然可以恢复过来，做爱后的疲劳也可以得到一定的调节，然后再睡觉，这对身体的保养很有好处。

💗 常做安心宁神操，将睡眠一"手"掌握

中医经络学称，人体最重要的十二条正经中，与手相关的有6条，手部与此相关的穴位有23个。此外，手上还分布着许多经外奇穴、全息穴。也就是说，仅仅在手部就有近百个穴位，按摩或敲击这些穴位，几乎可以治疗全身疾病。下面这套宁心安神操就是通过敲击手部与大脑相关的穴位，有通经活络、宁心安神、健脑益智的作用。此操无须任何器具，适合所有失眠症患者。具体操作如下。

敲大陵穴
大陵穴位于两手腕关节横纹的正中两筋之间。两手握空拳，拳心相对，对敲大陵穴32次

敲后溪穴
肘屈，两手握空拳，拳心向里，第五掌骨小头后方的掌横纹头为后溪穴，双手对敲32次

敲合谷穴
双手握空拳，拳心向下，手臂向前平伸，用右手拇指关节的高处，敲左手合谷穴(拇、示两指张开，以另一手的拇指关节横纹放在虎口边缘上，拇指尖屈曲按下，到达之处就是合谷穴)16次；换左手，用同样的方法敲右手合谷穴16次

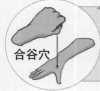

敲腕骨
两手握空拳，放松，右拳在上，拳心向上，左拳在下，拳心向下，腕骨对腕骨交叉放置，用力敲打16次。换左拳在上，用同样的方法，再敲16次

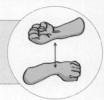

打劳宫穴
右手握拳，用拳背高凸处敲左手劳宫穴16次；再左手握拳，敲右手劳宫穴16次。屈指握拳时，中指与无名指之间，即劳宫穴

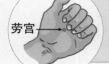

插虎口
双掌摊平，两手拇指、食指分开，掌心向下，对插虎口，插32次

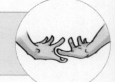

❤ 呼吸疗法，让你尽享舒眠之乐

① 自然呼吸疗法

　　首先我们躺在床上要先放松头部，从头发开始，放松头发，然后放松眼眉。眼眉放松之后做深呼吸，慢慢地深呼吸。吸气时让腹部自然鼓起，呼气时让腹部徐徐松下去；吸气时间较短，呼气时间较长，两者时间比例约为1：2。进行呼吸运动时还要有一种意念，即吸气时好像一股气从脚跟往上升，一直到头枕部，呼气时好像一股气从头部慢慢向下推移，最后从足趾排出。这样循环往复地一呼一吸，人就会不知不觉地进入梦乡。

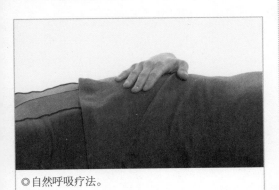

◎自然呼吸疗法。

② 胸腹式呼吸疗法

　　相对于紧张时以胸式呼吸为主，腹式呼吸是与放松有关。学习腹式呼吸可以让身体放松，在不知不觉中，进入睡眠状态。而这样的入睡，由浅入深，醒后神清气爽，精神饱满。具体方法如下。

　　（1）仰卧在被窝中，双手自然放在

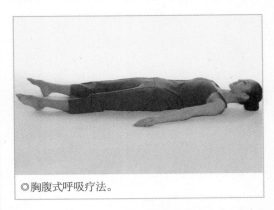

◎胸腹式呼吸疗法。

身体两侧，闭目，用鼻慢慢吸气，将吸入的气运入腹部中央，充满肺下部。将双胁向两侧扩张，以便吸入的气体能渗透到肺部的各个部位。

　　（2）接下来，徐徐呼气。先轻轻收缩下腹，待下肺部的气体全部呼出后，屏息一两秒钟，再开始下一次吸气动作。

　　（3）吸气时，慢慢举起双手至头上，手臂举到头顶部位；呼气时，慢慢将手臂沿弧线转回到身体两侧。无论是吸气动作，还是呼气动作，均要缓慢进行。

③ 深呼吸催眠法

　　"深呼吸，闭好你的眼睛，全世界有最清新氧气"听着羽泉的这首《深呼吸》，你练习深呼吸催眠法的时候可能更有感觉。深呼吸催眠法，就是通过深呼吸来达到催眠效果的一种方法。这种催眠法延长了呼吸的时间，可使人的身心得到彻底的放松，同时，还可调节中枢神经系统，使心率减慢，烦躁、焦虑或忧愁的心

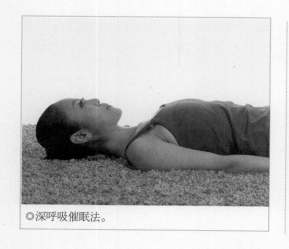
◎深呼吸催眠法。

情逐渐趋于平静，因而能使人尽快安然入睡。

不管采用哪种呼吸疗法，都应注意以下几点：保持卧室清新的空气，睡前要开窗换气10分钟左右，否则污浊的空气侵入人体，不但起不到催眠作用，反而对人体造成伤害；有严重呼吸疾病患者或身体虚弱者不宜用此方法；要注意卧室四周环境，以防光线、噪声影响疗效，使人难以入睡。

♥ 助眠饮食大盘点：这样吃不失眠

药王孙思邈在《千金要方》中指出"为医者，当晓病源，知其所犯，以食治治之，食疗不愈，然后命药"，体现了"药治不如食治"的原则。在人们越来越崇尚自然疗法的今天，治疗失眠也要从食疗着手。这种方法成本低、没有副作用，人们在享受美食的过程中就可以祛除失眠，何乐而不为呢？那么，失眠患者应该吃哪些食物呢？

（1）小麦，性凉，味甘。具有清热除烦、养心安神、益肾、止渴、补虚损、厚肠胃、强气力等功效，适用于失眠、躁动、骨蒸潮热、盗汗、咽干舌燥、小便不利等症。应用时，宜用整粒小麦煮食，不应去皮。

（2）小米，味咸，性微寒，无毒。含有丰富的色氨酸，能使大脑思维活动受到暂时抑制，使人产生困倦感。具有消胃火、安心神、养肾气、益丹田、补虚损、开肠胃的功效，可治失眠、反胃、热痢、小便不利等症。煮粥食用。

（3）高粱米，性微寒，味甘。营养丰富，其色氨酸含量为谷类之首。具有益脾和胃、安神等功效，适用于胃气不和所导致的失眠等症。

（4）鸽蛋，性平，味甘、咸。具有补肾益气、解毒等功效，适用于失眠、肾虚、气虚、疲乏无力、心悸、头晕、腰膝酸软等症，可煮食或加冰糖炖熟服用。

（5）牛奶，性平，味甘。含有镇静作用的色氨酸、吗啡样活性肽和钙，具有补虚赢、益肺气、润皮肤、解毒热、润肠通便等功效。睡觉前饮用加入适量白糖的牛奶，催眠效果极佳。

（6）蜂蜜，具有补中益气、安五脏、解百毒等功效，对失眠者疗效显著，宜在每晚临睡前将蜂蜜用温开水冲调饮用。

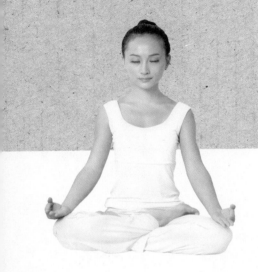

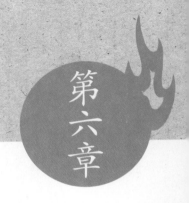

第六章

运动细节

——别让细节给运动减分

●生命在于运动，然而在大都市，生活节奏紧张，竞争激烈，人们整天忙碌，很多人就忽略了运动对保持和促进健康的重要性。由于缺少运动所导致的非健康因素、亚健康状态、各种疾病日益显现出来。因此，为了身体健康，我们不但要坚持运动，还不要忘记进行科学适宜的运动，从而让我们更健康、美丽、幸福、长寿，并且远离疾病。

劳动不能取代运动

体力劳动者往往认为"整天干活就是在运动，因而无须专门进行体育锻炼"。他们确实是"动"了，但从医疗保健的角度看，劳动和运动不是一回事。体育锻炼是运动，不是简单的"动"；体力劳动多是局部运动，是身体某部分连续不断地进行某种重复运动，通过这种运动，人体往往得不到充分的全方位的锻炼，达不到强身健体的目的。体力劳动者进行适当的体育锻炼，不但不会增加疲劳感，反而有助于消除疲劳、增强体能、振奋精神。

运动强度并非越大越好

"生命在于运动"，运动更有益于健康，但这种运动的强度并非越大越好，应讲究一个度，这就要求我们做有氧运动，而不是无氧运动。

有氧运动即有氧代谢运动，是通过一定量的全身运动，增加氧的吸入量，全面提高人体的功能，进而改善人的身体素质。有氧运动必须具备3个条件：①运动所需的能量主要通过氧化体内的脂肪或糖等物质来提供。②运动时全身大多数的肌肉群(2/3以上)都参与。③运动强度在低、中等之间，持续时间为15～40分钟或更长。有氧运动的形式很多，如快走、慢跑、做健身操、游泳、骑自行车等。有氧运动可使人体吸入比平常多十几倍的氧气，多吸入氧可使体内血红蛋白数量增多，机体营养物质充足，机体免疫细胞防御病原体能力明显增强；有氧运动能明显提高大脑皮层和心肺系统的功能，促进中枢神经系统保持充沛的活力，并且使体内

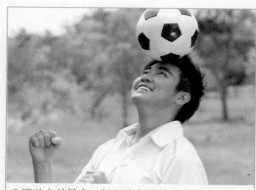

◎运动有益健康，但要注意保持一个合适的度，最好多做有氧运动，而不是无氧运动。

一些具有抗衰老作用的物质(如超氧化物歧化酶SOD)的数量增多，有助于延缓机体组织衰退和老化的进程。

实践证明，长期从事有氧运动的人，其体内血清甘油三酯含量下降45％左右，运动时射血量是安静时的3倍以上，机体的脂肪含量明显减少。这是由于有氧代谢运动，不仅能明显改善心脏的营养和脂质代谢，使动脉壁保持一定的弹性，而且能使体内血液产生较多的具有抗动脉硬化的

物质——高密度脂蛋白(HDL)。该物质可有效防止脉管壁上粥样硬化斑块的形成，从而降低心血管疾病的发病率。有氧运动还能加快体液循环，促进组织新陈代谢，并将体内的铅、铝、苯、酚等致癌物质和其他有害毒素排出，从而大大地减少体内的致癌、致病因子。在进行有氧运动时，心率和呼吸频率增加，心肺功能活动增强，把更多的氧气送到肌肉细胞。因此有氧运动不但能改善心血管系统的健康，骨骼肌肉系统也受益匪浅。

有氧运动需持续，如散步、快走、骑自行车、游泳、跳舞、划船或爬楼梯。通过有氧运动使心率和呼吸频率超过平时，对心肺极有益处。上班族很少有时间进行锻炼，如果每天抽半个小时至1个小时跑跑步或练练健身操，基本上就能达到健身的要求了。据医生长期观察发现，减肥者如果在合理安排饮食的同时，结合有氧运动，不仅减肥能成功，并且减肥后的体重也会得到巩固。

采用有氧运动健身，要达到最佳的运动效果，应该每周5天，每天至少30分钟。可以因地制宜，量力而行。20～30岁的，运动时心率维持在每分钟140次左右，40～50岁的，心率每分钟120～135次，60岁的人心率以每分钟100～120次为宜。

而无氧运动所需的能量由糖酵解系统提供，供能过程中不需要氧的参加，强度大，持续时间短，运动时心率一般在每分钟170～180次以上。如100米短跑、跳高、跳远等较剧烈的运动。这种运动适合于儿童、青少年和适于这些运动的健康人，不能有效地改善人体心血管系统的功能。根据上面所述可知有氧运动的好处，所以我们在参加体育锻炼时，要做有氧运动而非无氧运动。

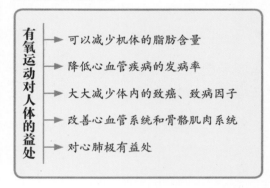

很多人都会有这样的认识误区，认为清晨的空气最新鲜，其实不然。由于昼夜的温差导致清晨的空气中的灰尘比例大大提高，而空气中灰尘量最小的时候便是在黄昏时段，具体时间根据季节的不同有所改变。

科学家发现，下午3～6点是人体生理周期最适宜运动的黄金时间，因为受脑部生理周期节律的指挥，此时的人体体温处于最高点，肌肉最暖和且最有弹性，人的反应快、力气大、不易受伤，而脉搏跳动与血压则最低。一般人下午2～4点体温最高，之后就开始下降，反之，体温在早晨起床前3小时之内是最低的。如果运动，达不到最佳效果。

所以最佳运动时间段不是清晨而是黄

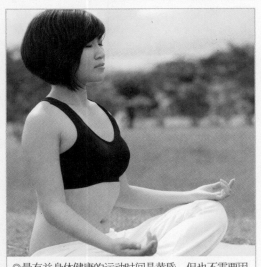

◎最有益身体健康的运动时间是黄昏，但也不需要因此而特意更改自己的运动时间，坚持运动最重要。

昏。不过健康专家们认为，用不着斤斤计较体温的差别，更重要的是抓紧你能调配的时间去运动。美国运动协会对运动一族提出如下建议：

晨练族如果喜欢早上运动，最好继续坚持下去，而不是改成下班后，因为很显然你是个会被工作拖得找不到时间运动的人。你需要注意，运动前应做足伸展与热身运动，因为早上体温还在低点，易受伤且不利心脏血管；下午锻炼族从生理科学角度而言，无疑时机最佳，身体反应最好，肌肉最柔软；放松族如果运动是为了舒缓压力，那么任何时间做舒缓运动都适宜；夜猫族尽量在睡前3小时之前运动，太靠近睡觉时间运动，可能对心脏不利，也可能因兴奋反而不易入睡。

❤ 运动时，别忘了带上好心情

运动心理学研究表明，运动的效果与情绪关系密切。带着愉快的心情去运动，可有效地激活机体内的免疫功能；带着不良的情绪去运动，免疫系统的功能则会受到抑制，长此以往，人就会生病。

专家告诫人们，在进行运动时要讲究心理卫生。

（1）要有明确的运动目的。运动前要有一种跃跃欲试的情绪，要有参加运动的积极性。

（2）要尽力使运动轻松化。可在运动前听听音乐，也可以找志同道合的亲人和朋友一起参加运动，在运动中相互鼓

励，共同创造欢乐的气氛。

（3）最好掌握一些心理调节的方法。心理调节并不神秘，人人都可以控制自己的情绪和心境。例如，跑步前照照镜子，整理一

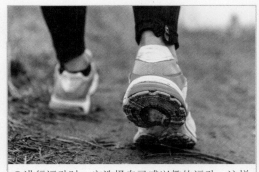

◎进行运动时，宜选择自己感兴趣的运动，这样有助于激活体内的免疫功能，效果更佳。

下头发、衣领，看看自己的面容，让精神振奋起来，这就是一种积极的自我心理调节。

（4）注意选择那些自己感兴趣的运动，并尽量使运动与娱乐相结合。

运动时四种 "不适" 忽略不得

健身专家提醒人们，运动时出现的许多身体不适症状，应当引起高度重视。

运动时心率不增

人在运动时心跳会加快，运动量越大，心跳越快。如果运动时心率增加不明显，则可能是心脏病的早期信号，预示着今后有心绞痛、心肌梗死和猝死的危险

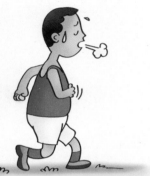

运动中出现心绞痛

运动时，心肌负荷会增加，使心肌耗氧量增多。特别是一些伴有不同程度血管硬化的中老年人，在运动时心脏会相对供血不足，从而导致冠状动脉痉挛而产生心绞痛。遇到这种情况时要及时中止运动，经舌下含服硝酸甘油片后，心绞痛一般即可消失

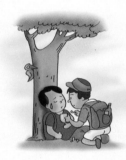

运动中出现头痛

少数心脏病患者在发病时不感到胸部有异常，但在运动时会头痛。多数人只以为自己没有休息好或得了感冒。因此，提醒那些参加运动的朋友，如果在运动中感到头痛，应尽早去医院做检查

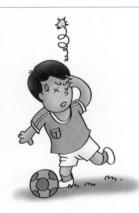

运动中出现腹胀痛

在运动过程中，突然出现腹部胀痛，多因大量出汗丢失水分和盐分所致腹直肌痉挛。发生腹痛时，平卧休息做腹式呼吸20～30次，同时轻轻按摩腹直肌5分钟左右，即可止痛。在运动中出汗过多时，及时补充盐水200～300毫升是预防的关键

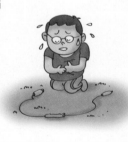

运动后不宜大量饮水和吃冷饮

如果运动后一停下来便大量饮水，势必造成肠胃血管急剧收缩，使吸收功能减退，过多的水分积聚在胃肠里，导致胃部沉重胀闷。这不仅加重胃肠负担，直接妨碍膈肌的活动，影响人体正常呼吸，而且还会使更多的水进入血液增加身体疲劳感。

大量饮水还会造成人体大量出汗，排汗量增加还会带走很多盐分，从而使体内水盐平衡被破坏，造成血液内盐浓度降低，引起头晕、疲劳、食欲下降甚至肌肉痉挛等现象。

运动后人体血管舒张扩大，血液循环加强，若大量吃冷饮，会使胃肠血管急剧收缩，引起胃肠功能紊乱，使食物不能很好地消化，导致腹痛、腹泻等现象。同时，冷饮还会使运动后充血的咽喉部受到突然过冷刺激，引起咽喉炎、声嘶等。

因此，体育运动后不要大量饮水和吃冷饮，而应先用温水漱口，待身体平静后慢慢饮白开水或淡盐开水，以补充失去的水分和盐分。

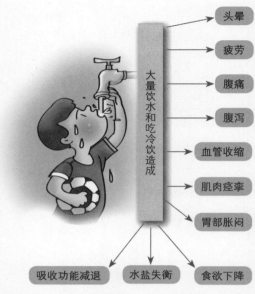

大量饮水和吃冷饮造成
- 头晕
- 疲劳
- 腹痛
- 腹泻
- 血管收缩
- 肌肉痉挛
- 胃部胀闷
- 吸收功能减退
- 水盐失衡
- 食欲下降

◎运动后人体血管舒张扩大，血液循环加强，若大量饮水或吃冷饮，会使胃肠血管急剧收缩，引起胃肠功能紊乱。

运动后不宜吃鸡鸭鱼肉

许多人认为在运动后体力消耗过大，常常喜欢选择鸡、鸭、鱼、肉大吃一顿，以此进补，恢复体力。然而，正好相反，有些人非但没有收到消除疲劳的效果，反而感觉肌肉发胀、关节酸痛、精神疲乏加重。

体力劳动或大运动量后，身体会觉得很疲惫、酸痛，在肌肉酸痛的情况下，体内的酸性本来就大，如果继续食用酸性食物，比如含有丰富蛋白质和脂肪的鱼类、肉类、蛋类、海产类、糖类、花生等食物，就会增加血液酸化，减缓酸性代谢产物的分解，从而加重疲劳的程度。

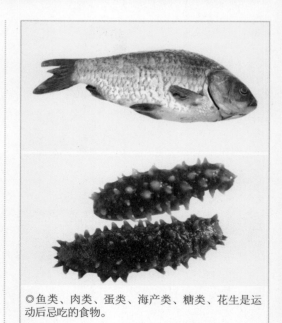

◎鱼类、肉类、蛋类、海产类、糖类、花生是运动后忌吃的食物。

其实，这时应该食用碱性食物，比如豆类及豆制品；菠菜、莴笋、萝卜、土豆、藕、洋葱、海带、苹果等瓜果蔬菜海菜类；牛奶及奶制品类等。这些物质在体内代谢后生成碱性物质，能阻止血液向酸性方面转化，加快疲劳的消除，保持人体健康。

青少年人群在运动后，身体的生长发育需要足够的蛋白质和糖类食物补充，另外有些运动素质的提高，比如力量、速度、爆发力、耐力素质等，也需要酸性食物。对于这些人，运动后不是不能吃鸡、鸭、鱼、肉等酸性食物，而是要少吃，多吃碱性食物。

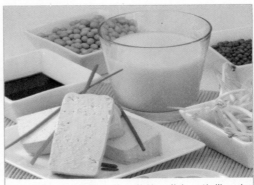

◎豆类及豆制品、菠菜、莴笋、萝卜、海带、牛奶及奶制品类是运动后宜吃的食物。

运动计划要根据自身年龄来制订

每个人的身体在不同的年龄阶段会有很大的差别，所以具体采取什么样的运动计划，你还应该考虑到你的年龄因素。

① 20岁左右的青少年

这个阶段，人们身体功能正处于鼎盛时期，心律、肺活量、骨骼的灵敏度、稳定性及弹性等各方面均达到最佳点。从运动医学的角度上讲，这个时期运动量不足比运动量偏高更对身体不利，所以，20岁左右的青少年可以根据自身情况自由选择任何强度的运动进行锻炼。

锻炼时可以选择一些负重项目、器械项目，可以每日练习，也可以隔天一次，每次坚持半个小时左右，以感到疲劳为

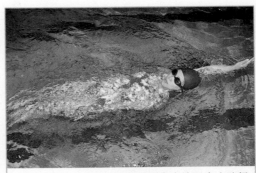

◎20岁左右的青少年可以根据自身情况自由选择任何强度的运动进行锻炼，方法是慢跑、游泳和骑自行车等。

限，然后做20分钟的心血管系统锻炼，方法是慢跑、游泳和骑自行车等。

② 30岁左右的青壮年

这个阶段，人们的身体功能已超越了顶峰，此时如忽视身体锻炼，对耐力非常重要的摄氧量就会逐渐下降。

锻炼最好隔天一次进行，每次进行5～30分钟的心血管系统锻炼，如慢跑或游泳，强度不要过大。然后做20分钟增强体力的锻炼，如负重，机械锻炼等，但是在这个阶段试举的重量要轻一些，但做的次数可多一些。

最后做5～10分钟的伸展运动，重点是背部和腿部肌肉，方法是仰卧，尽量将两膝提拉到胸部，还可以试着将两腿分别上举，尽量举高，保持30秒钟，反复数次，久坐办公室的人群更应该多做伸展运动的练习。

❸ 已过不惑之年的中年

超过40岁的中年在运动计划的选择上要考虑到既有利于保持良好的体形，又能预防常见的老年性疾病，如高血压、心血管病等。

这个阶段锻炼的强度不要过大，时间应保持在半个小时左右，之后进行5～10分钟的伸展运动推荐运动项目：太极拳、打网球、游泳、慢跑、跳舞、散步、打高尔夫球等。

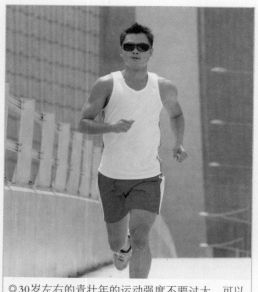

◎30岁左右的青壮年的运动强度不要过大，可以进行慢跑或游泳等运动。

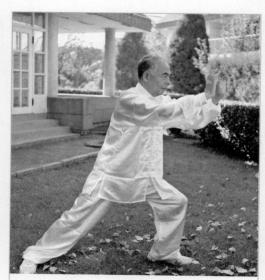

◎已过不惑之年的人锻炼强度不要过大，推荐运动项目：太极拳、打网球、游泳、慢跑、跳舞、散步、打高尔夫球等。

♥ 吃饭前后不宜剧烈运动

有的人，由于做了很长时间的剧烈运动，会觉得很饥饿，于是，见了饭菜就狼吞虎咽地吃起来，其实这样是很不好的。

因为食物的消化是靠胃肠的蠕动进行的，而胃肠的蠕动需要很大的能量，所以，只有在血液充足、供氧量充足的条件下，才能更好地消化食物，当人体刚做完剧烈运动的时候，血糖浓度相对降低，不能供给胃肠足够的能量，所以，胃肠蠕动比较缓慢，不利于食物的消化和吸收。而且饭前运动还容易发生头晕，甚至发生低血糖性休克。而刚吃完饭的时候，做剧烈运动也是不好的，这是因为，刚吃完饭，要消化食物，就需要血液供给糖类物质，如果再去做剧烈运动，同样会使供给胃部的能量降低，这样也不利于营养物质的消化和吸收。

饭后不宜做剧烈运动，一般应在饭后1~1.5小时后再进行运动为宜。

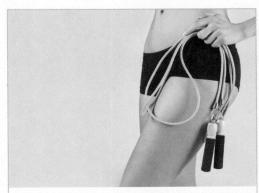

◎吃饭前后人体的血糖浓度都较低，不宜运动，否则会影响食物的消化和吸收。

偶尔运动会致使寿命缩短

生活、工作节奏的加快，使很多人埋头于工作，很少参加体育锻炼，这使得他们每天都在透支着自己的健康和生命。有些人意识到了体育运动的重要性，于是利用双休日或节假日进行集中式运动健身以弥补日常锻炼的不足。健身专家指出，懒得运动会伤身害体，而偶尔运动更会害体伤身，无异于"暴饮暴食"。

现代医学研究发现，喜欢参加体育运动的人的死亡率为偶尔参加体力活动者的一半。对于那些不能长期坚持运动的人们来说，偶尔运动一下，将会加重生命器官的磨损、组织功能的丧失，而致使寿命缩短。30岁后，人的各项生理功能以每年0.75%~1%的速率下降，而偶尔运动的人和坐着工作的人，生理功能退化的速率是经常锻炼者的两倍。运动和不运动者，同

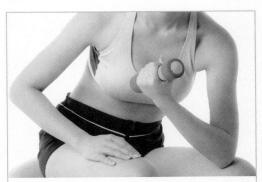

◎若身体已经适应了不运动的状态，偶尔运动的话会打破已经形成的生理和机体平衡，其后果比不运动更差。

是35岁，其衰老程度可相差8年；到45岁彼此可相差20年，以后每过10年，差距递增两年。

周末集中健身者大多是一星期前5天在办公室里坐着，基本没有运动，身体实际上已经适应了这种状态。周末突然拿出许多时间集中锻炼，反而打破已经形成的

生理和机体平衡，其后果比不运动更差。

专家认为，健身效果主要是锻炼痕迹不断积累的结果。所谓锻炼痕迹，即运动后留在健身者机体上的良性刺激。若健身时间间隔过长，在锻炼痕迹消失后才又进行锻炼，每一次锻炼都等于从头开始。

因此，科学有效的做法是每周锻炼3～5次。周末健身族由于时间限制，平时虽不能像周末有充裕的时间，但完全可以选择适宜的项目，茶余饭后就地、就近进行适度的运动，就能使锻炼痕迹像链条一样连接起来。这样，锻炼才能真正获得提高体能、增进健康的效果。

♥ 走出误区，让运动变得更科学

日常锻炼中，有许多看似无伤大雅的习惯、误区，都可能妨碍健身运动的进行，并且减缓进步的速度。让我们一起来改变它们，让运动变得更科学，并从中获取最大的效益。

① 肌肉疼痛说明锻炼不当

肌肉疼痛只能说明你锻炼过度或锻炼不当。由于肌肉运动过快，肌肉组织中的乳酸浓度增加，产生堆积，从而引起肌肉的神经末梢受到刺激而发生疼痛。当停止运动后，疼痛自然逐渐消失。

② 大运动量有助于迅速减肥

只有坚持长期训练，消耗大量的热量，对肌肉产生很强的作用，才能达到减肥的目的。

③ 只有出汗才算运动有效

出汗不出汗，不能用来衡量运动是否有效。人的汗腺各不相同，分活跃型和保守型两种，有人属前者，而有人属后者——与遗传有关。

④ 每天20分钟锻炼绝对必要

不一定。一般说来每周3次，每次15分钟就够了。请记住四个字：坚持、经常。

⑤ 经过一段时间运动后肌肉就不会萎缩

运动停止后几个月，就会长出脂肪。所以，运动不是一劳永逸的事情，运动的间隔时间不宜过长。

⑥ 没有充分的睡眠作保证

研究显示，如果连续好几天每天少睡一个小时，你的体力、耐力与注意力都会减退。此外，剥夺睡眠也可能影响你的反应力及降低新陈代谢功能，导致脂肪无法正常燃烧。此时做运动效果会受影响。应调整好睡眠质量，保证每晚睡7～8小时。

⑦ 运动前饮咖啡上瘾

过量的咖啡因会损害手、眼的协调能

力，让你在打球时乱了手脚，而且咖啡因利尿，多饮可能导致脱水现象。平常要多以水、苏打水、果汁代替含有咖啡因的饮料。许多运动饮料含有咖啡因，喝饮料之前务必仔细看清标签说明。

❽ 只用口或鼻呼吸

在剧烈运动时，人体对氧的需求较安静时增长了几倍甚至几十倍，口鼻同时呼吸，机体就容易从外界摄取更多的氧气，又能减少呼吸肌的负担，保证运动的完成。因此，在剧烈运动中特别是在较长时间的紧张运动时，要强调口鼻同时参与呼吸。

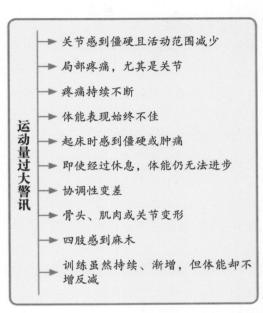

运动量过大警讯

➤ 关节感到僵硬且活动范围减少
➤ 局部疼痛，尤其是关节
➤ 疼痛持续不断
➤ 体能表现始终不佳
➤ 起床时感到僵硬或肿痛
➤ 即使经过休息，体能仍无法进步
➤ 协调性变差
➤ 骨头、肌肉或关节变形
➤ 四肢感到麻木
➤ 训练虽然持续、渐增，但体能却不增反减

💚 跑步能让身体各器官"动"起来

跑步是我们常用的一种锻炼方法，它能让身体各器官"动"起来，对健康有很多好处，经常进行跑步锻炼，能促进血液循环，增强心脏的工作能力；增强呼吸肌，提高肺活量；改善神经系统功能，提高对各器官的协调能力；提高肌肉工作耐力；促进骨骼的生长发育，推迟衰老。长期坚持跑步还有治疗慢性支气管炎、便秘、神经衰弱、颈椎病，预防动脉硬化，降脂减肥等功能。同时跑步还能缓解工作中的压力，排遣紧张、抑郁、苦恼、忧愁等消极情绪。

在进行锻炼前，我们要先做一些准备活动，如摆臂、摆腿、弯腰、转体、下蹲等，特别要注意活动髋、膝、踝关节，等全身发热，身体感觉轻快时再开始跑步。跑步可维持在每周4～5次，每次20～25分钟，距离3000米左右，也可根据自己的身体状况，时间稍有增减。

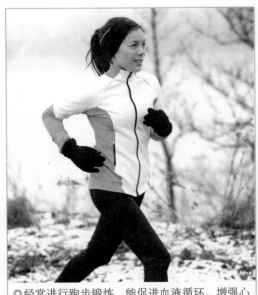

◎经常进行跑步锻炼，能促进血液循环，增强心脏的工作能力，对健康有益。

跑步一定要穿跑步鞋

"跑步一定要穿跑步鞋，否则会给脚部带来伤害，引发脚部疾病。"健康专家给以特别提示。

站立时双足承受我们的体重，而每跑一步，单足更承受2～3倍的体重。一个50千克重的人，每跑一步，每个脚掌起码承受100千克的重量。足部的劳累程度还不止如此。

这样说来，更应挑一双合适的运动鞋保护"劳苦功高"的双足。专家研究发现，不少脚部出现病症的人都有跑步的时候不穿跑步鞋的经历。不少人为款式而购买运动鞋，但是穿运动鞋同样要讲究针对性，因为每款运动鞋都是为个别运动而设计的。跑步不宜穿篮球鞋，也不适合穿鞋底几乎没有纹理及减震保护的休闲鞋。

穿运动鞋旅游的同时也会使鞋内温度和湿度增高，如果久穿，就容易使脚掌皮肤患脚癣病等，还会使脚底韧带变松拉长，脚掌容易变宽，长期发展下去可导致平足。所以，不宜长穿运动鞋和旅游鞋。

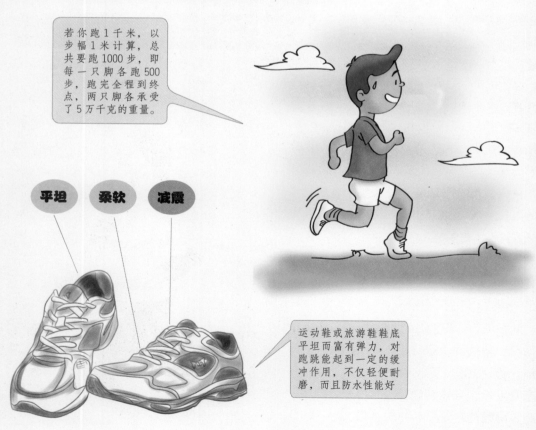

若你跑1千米，以步幅1米计算，总共要跑1000步，即每一只脚各跑500步，跑完全程到终点，两只脚各承受了5万千克的重量。

平坦　柔软　减震

运动鞋或旅游鞋鞋底平坦而富有弹力，对跑跳能起到一定的缓冲作用，不仅轻便耐磨，而且防水性能好

久坐不动，易诱发哪些疾病

近代研究表明，久坐不动容易诱发多种疾病。

① 导致心肺功能降低

惯于久坐的人，如果突然用力劳动和活动，引起心肌梗死的危险性会大大增加，尤其是不经常运动的人和心血管病患者，发生心肌梗死的危险性会更大。久坐不活动的人，难以适应突然用力，从而引起机体强烈的应激反应，肾上腺素和去甲肾上腺素大量分泌，导致冠状动脉痉挛、心肌急性缺血，出现心绞痛和心肌梗死。那些原来就有动脉粥样硬化和狭窄的人，最易在突然用力时引起心肌梗死。据研究发现，久坐者心肺的储备能力低，代偿能力差，所能承受的最大负荷也小，容易发展成低氧血症，并增加呼吸时的功耗，也就减少了抗病防病的能力。

② 引发肌肉萎缩

久坐不动、气血不畅、缺少运动会使肌肉松弛，弹性降低，出现下肢水肿，倦怠乏力，重则会使肌肉僵硬，感到疼痛麻木，引发肌肉萎缩。

③ 能伤筋动骨

久坐使颈肩腰背持续保持固定姿势，椎间盘和棘间韧带长时间处于一种紧张僵持状态，就会导致颈肩腰背僵硬酸胀疼痛，或俯仰转身困难。特别是坐姿不当(如

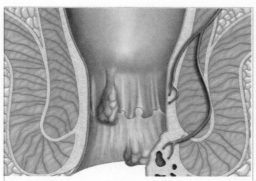

◎久坐会使骨盆和骶髂关节长时间负重，影响腹部和下肢血液循环，从而诱发便秘、痔疮。

脊柱持续向前弯曲)，还易引发驼背和骨质增生。久坐还会使骨盆和骶髂关节长时间负重，影响腹部和下肢血液循环，从而诱发便秘、痔疮，出现下肢麻木，引发下肢静脉曲张等症。

④ 久坐伤胃

久坐缺乏全身运动，会使胃肠蠕动减弱，消化液分泌减少，日久就会出现食欲不振、消化不良以及脘腹饱胀等症状。

⑤ 伤神又损脑

久坐不动，血液循环减缓，则会导致大脑供血不足，伤神损脑，产生精神压抑，表现为体倦神疲，精神萎靡，哈欠连天。久坐不动会导致大脑供血不足，人突然站起来，就会感到头晕眼花，甚至恶心欲吐等。久坐思虑耗血伤阴，老年人则会导致记忆力下降，注意力不集中。若阴虚心火内生，还会引发五心烦热，以及牙

痛、咽干、耳鸣、便秘等症。

⑥ 导致肥胖和糖尿病

哈佛大学的研究人员以问卷调查的形式分析了近38000名40~75岁的人，无糖尿病、心血管病、癌症病史的男性的锻炼情况以及他们每周看电视累计的小时数。研究结果表明，看电视时间的长短(总计时间量)与2型糖尿病危险性相关。可以肯定，患2型糖尿病的危险性与看电视时间太长、久坐缺乏锻炼导致肥胖有关。

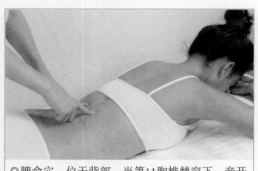

◎脾俞穴，位于背部，当第11胸椎棘突下，旁开1.5寸，艾灸脾俞穴可以防治糖尿病。

⑦ 使肠癌的发病率上升

以往人们只知道结肠癌与摄入脂肪过多、纤维素和维生素过少的食物有关，近年来科学家发现，结肠癌与久坐少运动也有密切关系。

因久坐胃肠蠕动迟缓，易产生便秘，粪便在结肠内停留时间过长，增加了有害物质与肠黏膜接触时间，导致结肠癌的发生。

⑧ 对生殖系统的健康造成不良影响

坐办公桌的上班族女性，由于久坐，加上缺乏正常运动，以致气血循环障碍，月经前及月经期会出现痛经；久坐亦会使循环不良，导致慢性盆腔充血，抵抗力变差，而造成盆腔炎、附件炎等妇科疾病。此外，气滞血瘀也易导致淋巴或血液栓塞，使输卵管不通。这些都是比较明显的引起不孕的原因。

对于男性来说，久坐不动、工作节奏紧张、疲惫过劳等可以造成对前列腺的直接压迫而使得前列腺充血、瘀血，导致慢性前列腺炎的发生，而且往往发病隐匿、临床症状不明显，导致误诊漏诊。

♥ 跑步不妨来点新花样

① 水跑可以减肥

水的阻力是空气阻力的12倍，在水中跑45分钟即相当于在陆地上跑两小时。因此，在水中慢跑是一项更有效的健身法。想减肥的人在水中慢跑不仅可以减去腹部多余的脂肪，而且能够使双腿变得修长。水中慢跑要循序渐进，在水中慢跑5分钟后，心跳速度不应超过每分钟110~130次，并以休息和运动两种状态交替进行为宜。

做水中慢跑运动时，身体应垂直悬浮

于深水中，鼻孔比水面稍高一些，四肢猛划，最好能像水中扑腾的鸭子一样。

❷ 雨跑健脑强体

研究认为，细雨中慢跑有许多晴天慢跑无法比拟的保健作用。一场毛毛细雨，能消除尘埃，让空气更干净、更清新。另外，细雨滴洒时产生的大量负离子，有"空气维生素"之誉，能松弛神经，降低血压，加强新陈代谢。

运动专家指出，雨中慢跑不仅能健身强体，还是一种很好的健脑活动，有利于大脑由紧张趋于平静。接受雨水淋浴按摩，更令人身心皆振，耳目一新，疲劳及郁闷顿消，促进机体对外界环境变化的适应，对于预防感冒、增强自身抵抗力等，都是大有裨益的。

❤ 快步走比跑步更能健身

有关研究还表明，跑步并不比快走效果更好。因为快走容易控制速度，对心肺的刺激小，不会给心脏等器官造成超荷负担，而且能增加肺活量，加大心脏收缩力，促进血液循环，使大脑获得充足的供氧，从而起到有效预防大脑老化的作用。

美国有位医学博士发现，每天10分钟快步行走，不但对身体健康极有裨益，还能使消沉的意志一扫而光，保持精神愉快。

快步走路比慢步走路更能锻炼身体，因为它能促进血液循环，有利于提高氧气的消耗，增加心脏的收缩力。

人在行走时，肌肉系统犹如转动的泵，能把血液推送回心脏，而下肢是肌肉最多的部位，其作用最为重要。如果下肢行动过分软弱无力，就不能产生足够的推动力使心脏输送血液。

大多数人一定有过这样的体验，在街上或商场闲逛时，虽步伐缓慢，但回家后却感到十分疲劳。当人们情绪欠佳时，就想出

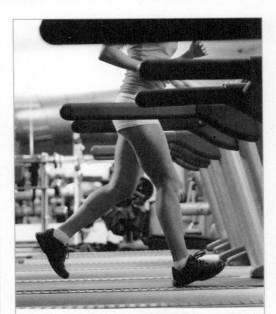

◎快步走路比慢步走路更能锻炼身体，它对心肺的刺激小，运动效果更佳。

去活动一下，此时若能采取快步走，烦恼就会很快消失。睡前如能进行一次快步走，有利于很快入睡，其效果不亚于口服镇静剂。每天快步走3次，每次15分钟，不仅可以健身，而且可以有效防治肥胖症、糖尿病、下

肢静脉曲张等疾病，对身体也不会有损害。

走多快才算是"快走"呢？研究报告指出，如果在12分钟内走完1公里的距离，这样的速度可以称之为"快走"了，因为这个速度可以让心肺功能产生有效的运动。

男性健身这样更科学

① 跳操不只是女人的事

健身房里通常会出现两个"井水不犯河水"的区域：器械训练区里都是男性，而健美操则成了女性的专利。很多男性总认为，"跳健美操是女人的事，有点娘娘腔，练器械才是男人的事"。

其实不然。健身教练指出：男性偏爱器械训练，主要是因为他们觉得这样能够增加力量、改善体形，然而器械训练并不能达到提高心肺功能、增强身体柔韧性和协调性的作用，所以建议男性应该将器械训练和有氧操结合起来，从而起到互补的作用。

② 肌肉不必天天练

时下，一些年轻人对健美运动十分狂热。为了练出一身漂亮的肌肉，他们整天在健身房练习。其实，长肌肉的要诀应是"张弛有度"。

肌肉锻炼会消耗大量的营养物质，运动结束后，经过适当的休息，肌肉中的营养物质才会得到补充，而且补充的量会比所消耗的还要多，这种现象在生理学上叫作"超量恢复"。"超量恢复"使肌肉获得更多的营养物质，越练越发达。有研究认为，休息时间以肌肉再次具备上次运动能力为标准计算，一般需要2～3天。

③ 多元的训练有好处，它可以使你的身体功能均衡地发展

有氧运动虽对增强耐力和心血管系统有好处，但对增长力量、强壮身体作用较小，只有将有氧运动和力量训练结合起来，才能全面地提高身体素质。

④ 训练之前要做伸展运动，但在伸展之前要热身

首先，做10分钟低强度蹬车训练。这不仅可以减少受伤，而且能在做大强度运动之前提高身体温度。当身体组织变暖以后，你可以再做5～10分钟伸展运动，尤其是要伸展那些可能用到的肌肉群和身体部位。

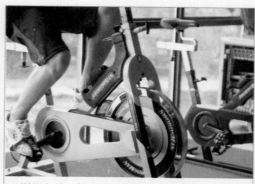

◎训练之前，做10分钟低强度蹬车训练，可减少运动伤害。

健身房里，女性运动要合理

健康的女性最美丽。随着越来越多的女性走进健身房，健身专家提醒你：除了有热情和毅力外，合理、科学的健身才是最重要的。

不合理、不科学的健身运动，常会出现以下副作用。

❶ 男性化

不少爱运动的女性趋于男性化，长出胡须甚至胸毛。究其根底在于过度进行举重锻炼等力量性练习项目，导致了雌性激素大量丧失。

❷ 听力减退

高强度的健美操加上较大音量的音乐，可能损害女性的内耳功能，引起眩晕、耳鸣、耳内胀痛以及对高频率声音的听力丧失等恶果。据专家介绍，重复的刺激运动会使内耳中一些被称作耳石的结构松脱；一旦耳石脱落离开原来的位置，便不会重新返回，因而继续将错误的信息传给大脑。加上伴奏音量过大，更加促成了这一恶果的产生。

❸ 健身后遗症

常去健身馆做器械操的女性，诸如举重等负重运动，对骨盆产生巨大压力，可造成会阴部肌肉松弛和脆弱，严重者引起子宫下垂或脱出、大小便失禁等，谓之健身后遗症。后遗症会使人很长一段时间都

不舒服。

那么，怎样的运动才是合理、科学的运动呢？

（1）选好锻炼项目。女性的着重点应放在塑造形体上，因此以平衡操、健美操、仰卧起坐等项目为首选。此外，还应考虑现在的体型，如瘦高者多做投掷、器械操、篮球操等；矮胖者多练练跳远、短跑、单杠、引体向上。至于游泳、跳水、跳绳等，无论哪种体型皆宜。

（2）掌握好运动强度和时间。一般根据自身体质和特点选项，不要盲目效法别人，举重等高负荷运动应尽量少参与，伴奏的音量也不要过强。

（3）多做平衡操。方法是：面墙站立，双脚并拢，挺腰直背，两眼平视前方，

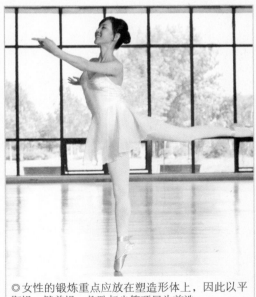

◎女性的锻炼重点应放在塑造形体上，因此以平衡操、健美操、仰卧起坐等项目为首选。

双手前伸，手掌紧贴墙壁，弯曲两肘，全身做一前一后的运动，每天做8~10次。

专家认为，那些"运动前、运动中喝水会得肠胃病"的说法并不科学。就算不渴，在健身前20分钟也应喝一大杯水，然后在健身中降低强度的时候再补充2~3次水，一次一小口，出汗多的时候可以在水里放些盐。做好热身活动，多吃一些蔬菜和豆制品也会在一定程度上缓解肌肉酸痛。

女性如何制订健身计划

① 女人30

50%的有氧运动，35%的力量练习，15%的柔韧训练。

30岁的女性适合于坚持一套固定的动作，做一些高强度的有氧活动以预防肥胖，增强耐力。

项目：每星期4~5次，每次30~40分钟慢跑、快走或交替训练（短时间强烈的爆发训练和长时间轻微的慢速训练交替）。

② 女人40

35%的有氧运动，45%的力量练习，20%的柔韧性训练。

当你进入40岁时，通过把活动重心转移到力量练习上，不仅能保持骨质的密度，增强肌肉组织，而且还可以提高新陈代谢，消耗脂肪，给你的身体增添活力。

项目：每星期3次，每次至少30分钟快步走，同时增加15分钟的力量练习，加上一些"30岁女性健身法"的运动。注意：每次活动之前，要多花点时间抻拉四肢，保持身体的柔韧性。

③ 女人50

30%的有氧运动，30%的力量练习，40%的柔韧性训练。

50岁和50岁以上女性最关键的是平衡和柔韧。随着年龄的老化，身体的平衡也跟着退化，关节组织的变化限制了身体的柔韧性。此外，更年期雌激素的丧失也可能增加你遭受心脏病、中风和骨质疏松的危险。

项目：每星期至少3次散步和力量练习有助于维持骨质密度和心脏健康。

女性的科学健身计划

年龄（岁）	有氧运动（%）	力量练习（%）	柔韧性训练（%）
30	50	35	15
40	35	45	20
50	30	30	40

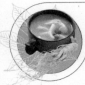

白领简易健身操

每天清晨起床时重复做几次这套简易健身操，对女性阳虚者养生非常有好处。

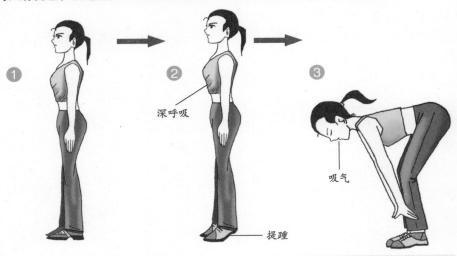

①

② 深呼吸 提踵

③ 吸气

⚠ 两足平行，足距与肩同宽。目视正前方，双臂自然下垂，两掌贴于裤缝，手指自然伸开。

⚠ 提起脚跟，连续深呼吸9次。

⚠ 脚跟落地，吸气，并缓慢下蹲，同时两手背前转，使虎口对着脚踝。

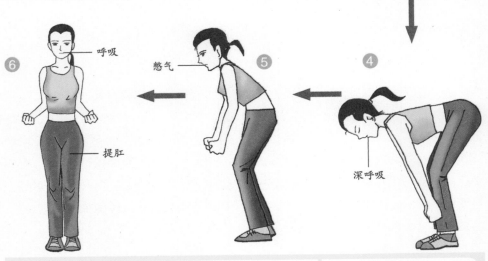

⑥ 呼吸 提肛

⑤ 憋气

④ 深呼吸

⚠ 呼气，保持身体立正，双臂外拧，拳心向前，两肘从两侧挤压软肋，同时身体和脚跟部用力上提，并提肛，呼吸。

⚠ 憋气，身体逐渐起立，两手逐渐握紧拳头。

⚠ 手将要接近地面时，稍微用力抓成拳状，深吸气。

雾天锻炼身体有损健康

无可否认，锻炼身体需要坚持和毅力，但是如果不管天气怎样都坚持，那就可能得不偿失，比如雾天就不适合锻炼身体。

雾天，污染物与空气中的水汽相结合，将变得不易扩散与沉降，这使得污染物大部分聚集在人们经常活动的高度。而且，一些有害物质与水汽结合，会使毒性更大，如二氧化硫变成硫酸或亚硫化物，氯气水解为氯化氢或次氯酸，氟化物水解为氟化氢。因此，雾天空气的污染比平时要严重得多。

此外，组成雾核的颗粒很容易被人吸入，并容易在人体内滞留，而锻炼身体时吸入空气的量比平时多很多，这更加剧了有害物质对人体的损害程度。

总之，雾天锻炼身体，对身体造成的损伤远比锻炼的好处大。因此，雾天不宜锻炼身体。

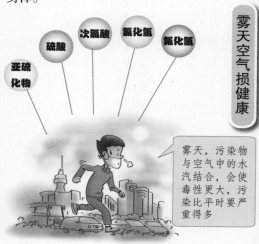

雾天空气损健康

亚硫化物　硫酸　次氯酸　氯化氢　氟化氢

雾天，污染物与空气中的水汽结合，会使毒性更大，污染比平时要严重得多

"饭后百步走"未必适合你

俗话说"饭后百步走，能活九十九"，其实，这种说法并不科学。从消化生理功能来说，饭后胃正处于充盈状态，这时必须保证胃肠道有充足的血液供应，以进行初步消化。饭后适当休息一下，可保证胃肠道得到更多的血液供应。

如果餐后马上散步，血液需运送到身体其他部位，胃肠的血液供应就相应减少，食物得不到充分消化。再说，胃里的消化液是由吃进食物的条件反射而产生的，胃部饱满，胃液才能分泌旺盛。如餐后散步，胃部在活动中快速蠕动，

把未经充分消化的食物过早地推入小肠，使食物的营养得不到充分的消化与吸收。有些人的"吃饱"，不过是胃感觉到了胀满，而营养却没有吸收进体内，身体仍然处于"饥饿"状态。这个时候匆忙起身而走，势必会有一部分血液集中到运动系统中去，这样就延缓了消化液的分泌，破坏了胃的正常消化，容易诱发功能性消化不良。

因此，"饭后百步走"只适合于平时活动较少，尤其是长时间伏案工作的人，也适合于形体较胖或胃酸过多的人。但至

少应在饭后20分钟再开始百步走。

　　体质较差，尤其是患有胃下垂等病的人，饭后不宜散步，就连一般的走动也应减少，可以选择在饭后平卧10分钟。因为饭后胃内食物充盈，此时再进行直立性活动，就会增加胃的振动，加重胃的负担，引起或加重胃下垂。患有高血压、动脉硬化等心脑血管病的患者最忌饭后运动。

　　另外，冬季气温低，就餐环境室内外温差较大，进餐的时候吃得红光满面、大汗淋漓，要是匆忙离开餐厅，在冷风刺激下行走，汗腺及皮下组织中的毛细血管骤然收缩，容易引起风寒头痛，还加大了心脏的供血负担。因此，饭后适当静坐，闭目养神30分钟，然后再活动比较合适。

　　需要注意的是：餐后散步对患有冠心病、高血压、脑动脉硬化症、糖尿病、慢性食道病以及进行过胃部手术的病人很不利。它有可能导致心绞痛，加重头晕，使上腹饱胀不适，引发体位性低血压、期前收缩、心动过速以及阵发性房颤等。

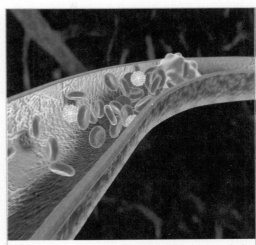

◎患有高血压、动脉硬化等心脑血管病的患者最忌饭后运动。

溜达也要定时、定量、定强度

　　吃完晚饭出门溜达几圈，这是很多人的锻炼习惯。但是不按科学方法溜达，即使每天晚上溜达两小时，也是疗效甚微。要真正达到锻炼的效果，必须抬起腿大步走，要记住三个"量"。

　　（1）第一个是"定时"。很多人的锻炼是随机的，早晨有时间了就去走一走，晚上没事儿就去散散步。这种没有规律的不定时锻炼，身体很难对其产生记忆。科学论证，最佳的锻炼时间应该是在黄昏。所以锻炼最好在这期间选一个固定的时间进行，并到时间就去做。

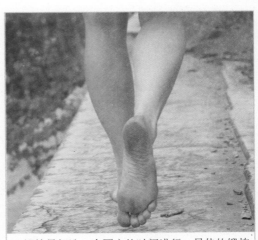

◎锻炼最好选一个固定的时间进行，最佳的锻炼时间是在黄昏。

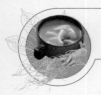

益于健康的步行方法

★ 找寻一种令身心愉悦的速度
略微快地，有节奏地行走

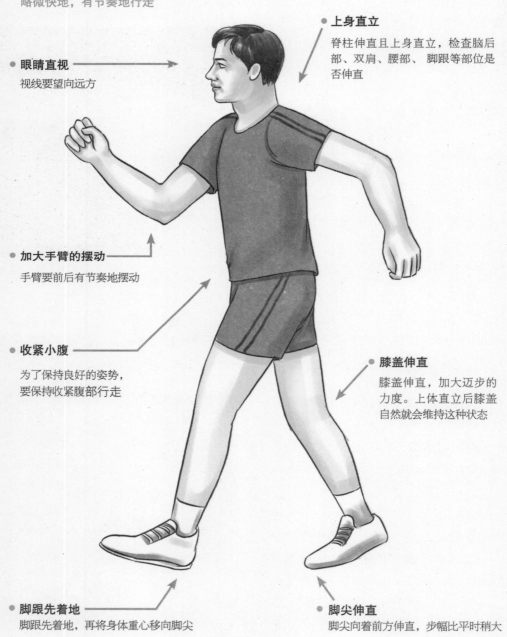

● 上身直立
脊柱伸直且上身直立，检查脑后部、双肩、腰部、脚跟等部位是否伸直

● 眼睛直视
视线要望向远方

● 加大手臂的摆动
手臂要前后有节奏地摆动

● 收紧小腹
为了保持良好的姿势，要保持收紧腹部行走

● 膝盖伸直
膝盖伸直，加大迈步的力度。上体直立后膝盖自然就会维持这种状态

● 脚跟先着地
脚跟先着地，再将身体重心移向脚尖

● 脚尖伸直
脚尖向着前方伸直，步幅比平时稍大

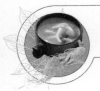

在脉搏的跳动中读懂运动强度

运动时的心跳数

50岁以下的中年人
1分钟内100~120下

50岁以上的中老年人
1分钟内100下

脉搏的测量方法
用食指、中指、无名指放在其中一只手的动脉上。

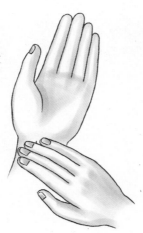

运动目标以"略微有些疲惫"为佳

如果累得连一句话都说不完整了，则代表运动强度过大。

① 运动刚刚结束的10秒钟内，按左侧所画图的方法进行测量。

② 用10秒钟的脉搏跳动次数乘以6，估算出1分钟内的脉搏情况。

运动中出现不适应立即停止

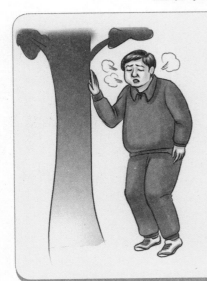

- ◀ 突然间心跳加快，脉搏跳动加剧

- ◀ 胸口有"锥子"刺般的疼痛

- ◀ 头晕眼花

- ◀ 疲劳感难以忍受

- ◀ 有很强的饥饿感，头顶冒冷汗，浑身打哆嗦

- ◀ 关节和肌肉有明显的疼痛

（2）第二个是"定量"。所谓定量就是说不能今天走三公里，明天走一公里，这样没有规律地走，也不会让锻炼发挥最大的效能。所以在溜达时最好要确定一个运动量，每天用固定的距离或时间去走，给身体带来准确的锻炼刺激。

（3）第三个是"定强度"。也就是说，不能今天溜达，明天散步，后天有劲儿了就去快走，这样锻炼的效果非常不好。正确的方法应该是每天用相对固定的强度去进行大步走。如何才算"大步"走？专家给出的标准是：100米的距离，男士用90～100步走完，女士用110～120步走完，每天坚持走500～1000步。

♥ 游泳健康须知

❶ 入水前准备

游泳前进行温水沐浴后再入水，就不会感觉很冷。因为温水沐浴（在30～40℃之间）能够带走身上的部分热量，这样会使你的体温接近水温。

❷ 饭前、饭后、酒后不宜立即游泳

空腹游泳影响食欲和消化功能，也会在游泳中发生头昏乏力等意外情况；饱腹游泳亦会影响消化功能，还会产生胃痉挛，甚至呕吐、腹痛现象。饭后40分钟方可游泳。

❸ 忌剧烈运动后游泳

剧烈运动后马上游泳，会使心脏负担加重；体温的急剧下降，会导致抵抗力减弱，引起感冒、咽喉炎等。

❹ 忌月经期游泳

月经期间女性生殖系统抵抗力弱，游泳易使病菌进入子宫、输卵管等处，引起感染。

❺ 不宜游泳的人群

患心脏病、高血压、肺结核等严重疾病，难以承受大运动量的人；沙眼、中耳炎、皮肤病等传染性疾病患者；有上呼吸道感染、急性鼻炎、外伤性鼓膜穿孔、急性鼻窦炎的人。

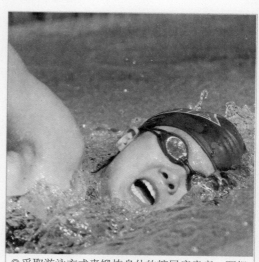

◎采取游泳方式来锻炼身体的糖尿病患者，要根据年龄、体质来控制运动量。

游泳疾病要小心

① 红眼病

医学上称为"急性结膜炎"的红眼病，和游泳池有"不解之缘"。每年6~8月份的感染率是1月份的两倍，究其原因，没有经过充分消毒的游泳池充当了重要的"帮凶"角色。红眼病可以通过接触传播，传染性强、传播迅速，沾染病毒的手、毛巾、水等都可以成为媒介。

当眼部有痒感、异物感或灼热感，特别怕光，结膜充血，有脓性或黏液性分泌物时，应当马上就医，在医生指导下选用眼药；同时自觉地和他人保持距离，不要去公共游泳池游泳，以免感染了他人又加重病情。而健康人到了公共泳池，应注意不要和他人共用浴品，游泳时不要用手揉眼睛。

② 妇科疾病

除了泳池，洗澡间也可能是一个污染源。几乎每个游过泳的人都会在里面冲澡，有时因为卫生条件与设备并不完善，毛巾等洗浴用品常常胡乱搭在栏杆、水龙头上。这样很容易传染疾病，特别是抵抗力较弱的人更是如此。同时也带来了传染妇科病的隐患，不洁的纸巾、洗浴用品、洁具等都可能传染妇科疾病。

换衣服时，女性尽量不要让皮肤直接接触凳子，换下来的衣服也要用干净的袋子装好，尤其是内衣。人们脚上的霉菌常粘在池边的地面上，如果随意坐在上面，很容易引起霉菌性阴道炎。所以，不妨先垫上浴巾再坐。要注意水域是否卫生，游泳后要尽快用清洁水彻底冲洗并擦干身体，回家后如发现不适，千万不要擅自用药，一定要及时到正规医院进行检查治疗。

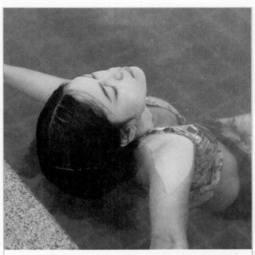

◎游泳要注意水域是否卫生，游完后要尽快用干净水彻底冲洗并擦干身体，以免感染疾病。

③ 中耳炎

在充满含氯的消毒剂的泳池里游泳，对人的眼、耳、皮肤具有一定程度的刺激。游泳后，若出现耳朵疼痛，流水样的黄色分泌物，可能是急性外耳道炎。更加严重的情况是得了急性化脓性中耳炎，会出现耳痛、听力下降。

游泳时当池水入耳后，可将头歪向进水的一侧，拉拉耳朵或辅以单脚跳动，让水自然流出，切忌用手或他物去抠挖。为防止池水进耳，最好是戴耳塞。游泳后一旦耳痛，可用复方氯霉素滴耳液或浓度3%的氧氟沙星滴耳液滴耳。

❹ 抽筋

连续游两个小时抽筋的主要原因：一是事先准备活动不够，游泳时忽然进入剧烈运动状态，导致肌肉过度痉挛、收缩；二是游的时间太长，肌肉疲劳，乳酸聚集过多，导致抽筋。游泳持续时间一般不应超过1.5～2小时。

下水前必须做热身运动。热身主要以伸展四肢的运动为主，如弯腰、压腿、摆手等。也可先用冷水淋浴或用冷水拍打身体及四肢，使身体对低温有所适应。

若游泳时发生小腿抽筋，务必保持镇静，千万不要惊恐慌乱以致呛水致使抽筋加剧。若在浅水区可马上站立并用力伸蹬，或用手把足拇趾往上掰，并按摩小腿可缓解；如在深水区，可采取仰泳姿势，把抽筋的腿伸直不动，待稍有缓解时，用手和另一条腿游向岸边，再按上述方法处理。

脚跟走路，补肾又延寿

中医认为，人衰老的主要原因之一是肾气虚衰，走路时用脚后跟，就会刺激脚后跟的肾经穴位，达到肾气盛而延寿的效果。

具体方法如下。

（1）前进和倒走法。身体自然直立，头端正，下颏内收，目平视，上体稍前倾，臀部微翘，两肢成平夹角90°外展，两脚脚尖翘起，直膝，依次左右脚向前迈进，或依次左右脚向后倒走，两臂自由随之摆动，呼吸自然。

（2）前进后退法，即进三退二。向前走三步，后退二步，也可左右走，或前后左右走。

经常练"腿劲"，老来也健康

乾隆皇帝年过古稀依然身体健康，其保健的秘密就在于经常练"腿劲"，下面就介绍几种常用的能增强"腿劲"的方法。

（1）高抬脚。每天将双脚跷起2～3次，高于手或心脏，因为这样可使脚、腿部血液循环旺盛。下肢血液流回肺和

心脏的速度加快，得到充分循环，头就得到充足而新鲜的血液和氧，同时对脚部穴位、反射区也是一个良性刺激。

（2）搓揉腿肚。以双手掌紧夹一侧小腿肚，边转动边搓揉，每侧揉动20次左右，然后以同样的方法揉动另一条腿。此方法能增强腿力。

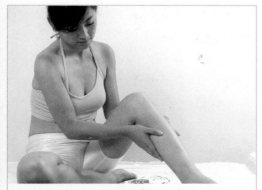

◎经常搓揉腿肚，可增强腿部肌肉力量。

（3）扳足。取坐位，两腿伸直，低头，身体向前弯，以两手扳足趾和足踝关节各20～30次。能起到锻炼脚力的作用，防止腿足软弱无力。

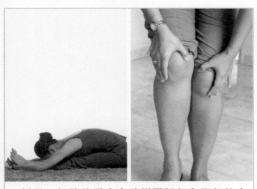

◎扳足、扭膝练习也有助增强腿部和脚部的力量，减轻下肢乏力、酸痛等病症。

（4）扭膝。两足平行靠拢，屈膝微向下蹲，双手放在膝盖上，膝部前后左右呈圆圈转动，先向左转，后向右转，各20次左右，可治下肢乏力、膝关节疼痛等病症。

（5）甩腿。一手扶桌椅或墙，先向前甩动小腿，使脚尖向上跷起，然后向后甩动，使脚尖用力向后，脚面绷直，腿亦尽量伸直。在甩腿时，上身正直，两腿交换各甩数十次。这种方法可预防半身不遂、下肢萎缩无力及麻木、小腿抽筋等病症。

（6）击下肢。两手掌根轻轻叩击两下肢外侧、前侧、内侧及后侧，反复做3遍可以起到活血、通经络的效果。

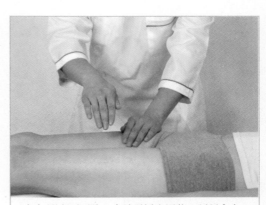

◎轻轻叩击两下肢，有助于活血通络，延缓衰老。

跳绳能延缓衰老

跳绳是一项大众化，普及面广且受群众喜爱的健身运动。它简便易行，既可娱乐，又可健身。跳绳有利于增强人体心血管、呼吸和神经系统的功能。在做跳绳运动时手、足、脑并用，能加强身体四肢的运动量及灵敏程度，增强肌肉耐力和心肺功能；跳绳是全身运动，可加速人体新陈代谢，增强血液运行，强化血管功能；每天坚持有助保持均匀体态，促进身心健康，增加骨质密度。在做跳绳运动时我们应该穿质地软、重量轻的高帮鞋，避免脚踝受伤；绳子软硬、粗细要适中；场地以户外平坦地为最好，切莫在硬性水泥地上跳绳，以免损伤关节，并易引起头昏；跳绳时须放松肌肉和关节，脚尖和脚跟须用力协调，防止扭伤；胖人和中年妇女宜采用双脚同时起落的方式，也不要跳得太高，以免关节因过于负重而受伤；跳绳前先活动一下足部、腿部、腕部、踝部，跳绳后可做放松活动。

♥ 打乒乓球可防近视眼

长期近距离看事物，晶状体总是处在高度调节状态，同时，看近处物体时，两眼球会聚向鼻根方向，使眼外肌肉压迫眼球，天长日久就造成近视。打球时，双眼以球为目标，不停地上下调节运动，可以改善睫状肌的紧张状态，使其放松和收缩；眼外肌也可以不断活动，促进眼球组织的血液循环，提高眼睛视敏度，消除眼睛疲劳，从而起到预防近视的作用。

近年来，青少年近视发病率一直居高不下，有些学校的学生近视患者占到80%。研究证实，单纯性近视多发生在10岁左右，孩子正常视力应在1.2以上，若视力低于1.0，应马上采取综合措施调整或治疗，因为这是预防和治疗近视眼的最佳时间。

运动专家和医生都建议，让患近视的孩子经常打乒乓球，每天练习1~2小时，坚持2~3个月，就会收到明显的效果。

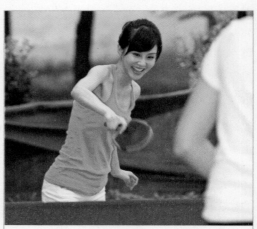

◎打乒乓球，可以调节晶状体，消除眼睛疲劳，改善视力，预防近视。

♥ 常练太极拳能治疗消化系统疾病

太极拳是一种非常柔和的运动，有强身健体的效果，对于消化系统的各种慢性病有良好的辅助治疗及康复作用。太极拳对消化系统疾病的影响在于。

（1）习练太极拳顺应四季的阴阳消长润养五脏，春季养肝，夏季养心，秋季养肺，冬季养肾，四脏阴阳调和滋润脾胃，促进六腑代谢，治疗胃肠、肝胆方面的慢性疾病效果非常明显。

（2）由于打太极拳使血液流畅、

循环加强，各脏器的供血增加，同时由于腹式呼吸可使腹腔内各脏器受柔和、持久而有节律的按摩，促进消化液的分泌，加强胃肠的蠕动，使局部供血得到改善，因而对消化系统，特别是胃肠的组织和功能都有良好影响，胃炎或慢性溃疡症状会得到改善修复；肠管的蠕动亦因腹压改变的按摩作用和局部微循环增加而加强，吸收与输传功能也会大大改善。吸收得好，同化与异化作用正常，相应也加强了各脏器的活动功能和机体的生命力，促进新陈代谢过程，形成了一个良性循环。

（3）习练太极拳带动胃、肠、肝、胆、胰做大幅度转动，同时，深、长、细、匀的呼吸，横膈肌活动范围的扩大，腹内压所致的按摩作用，能使肝、胆血行流畅，可以消除肝脏瘀血，改善肝功能。肝组织在经

常保持活血通瘀的情况下生机旺盛，功能改善，使得慢性、迁延性肝炎得以康复。

通过长期习练太极拳可以增强消化系统慢性病患者身体体质，提高机体抗病能力，同时可以预防疾病的复发，起到延年益寿的效果。

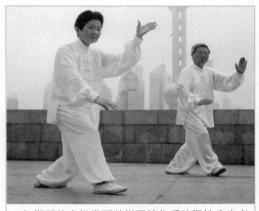

◎长期习练太极拳可以增强消化系统慢性病患者身体体质，提高机体抗病能力，同时可以预防疾病的复发，起到延年益寿的效果。

❤ 赤足行，激活你的"第二心脏"

根据生物全身理论，足底是很多内脏器官的反射区，被称为人的"第二心脏"。

赤足行健身法在中国香港、中国台湾、日本、西欧等世界许多地区流行。有关专家认为：人体各器官在脚部均有特定反射区，摩擦刺激这些相应的反射区，便能激发潜能，调整人体失衡状态，达到防治疾病、延年益寿的目的。比如它对神经衰弱、近视眼、遗尿、前列腺肥大、急性扭伤、高血压、胃肠病、糖尿病、偏头痛、肾炎、关节炎等疾病都有较好的疗效。

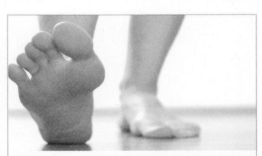

◎赤脚走路时，地面和物体对足底的刺激有类似按摩、推拿的作用，可以有效地强健身体，帮助抗病与防病。

赤脚走路时，地面和物体对足底的刺激有类似按摩、推拿的作用，能增强神经末

梢的敏感度，脚底敏感的部位受到刺激后会把信号迅速传入内脏器官和大脑皮层，调节自主神经系统和内分泌系统，因而可以有效地强健身体，帮助抗病与防病。

另外，经常使双脚裸露在新鲜空气和阳光中，还有利于足部汗液的分泌和蒸发，促进末梢血液循环，提高抵抗力和耐寒能力，预防感冒和腹泻等症。赤足走的另一种功效是释放人体内积存过多的静电。对于幼儿来说，足底皮肤与地面的摩擦还可增强足底肌肉和韧带的力量，有利于足弓的形成，避免扁平足。

♥ 拍打，让身体更放松

拍打运动是一种很好的肌肉按摩的方法，它可以疏通经络，调和气血，促进血液循环，提高新陈代谢，解除局部肌肉的紧张，使局部关节，特别是肩、颈、肘、腕、指等关节得到适度的活动，有利于防治肌肉劳损、颈椎病、肩周炎以及心血管病的发生。拍打运动可使手部得到活动，局部血液循环加快，末梢血液供应得以改善，有助于防治肢体畏寒症、末梢神经炎等。拍打运动还可以调节大脑神经系统，使神经系统兴奋与抑制趋于平衡，消除不良情绪。

拍打运动易学易懂，简便可行。但是，应根据不同部位施以不同拍打方法。如拍打头部，应用左手拍打头部左侧，用右手拍打头部右侧，从头部前拍打至头部后，然后左右掌分别拍打头部两侧。拍打上肢，应用右手掌或右拳从上而下拍打左上肢的前后左右四个面，然后用左手掌或左拳采用同样方法拍打右上肢。拍打两肩，宜先用右手掌拍打左肩，再用左手掌拍打右肩。拍打背部，宜先用右手握拳拍打左侧背部，再用左手握拳拍打右侧背部。拍打胸部，采用两手掌或握拳交叉拍打，先用右手掌或握拳拍打左侧胸部，再用左手掌或握拳拍打右侧胸部，由上往下拍打，再由下往上拍打。拍打腰腹部，采用两手掌或握拳，以腰为轴，转动腰部带动两手，右手拍打左腹部，左手拍打右腰部；右手拍打左腰部，左手拍打右腹部。

拍打运动的正确拍法

位置	拍法
头部	用左手拍打头部左侧，用右手拍打头部右侧，从头部前拍打至头部后，然后左右掌分别拍打头部两侧
上肢	用右手掌或右拳从上而下拍打左上肢的前后左右四个面，然后用左手掌或左拳采用同样方法拍打右上肢
两肩	先用右手掌拍打左肩，再用左手掌拍打右肩
背部	先用右手握拳拍打左侧背部，再用左手握拳拍打右侧背部
胸部	采用两手掌或握拳交叉拍打，先用右手掌或握拳拍打左侧胸部，再用左手掌或握拳拍打右侧胸部，由上往下拍打，再由下往上拍打
腰腹部	采用两手掌或握拳，以腰为轴，转动腰部带动两手，右手拍打左腹部，左手拍打右腰部；右手拍打左腰部，左手拍打右腹部

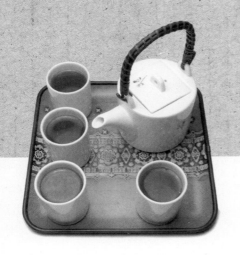

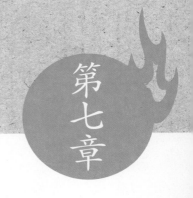

第七章

心理细节
——健康生活从"心"开始

●人的情绪、情感、思维等心理活动会影响人的身体健康，心理健康是身体健康的必要条件。因为只有人的心理健康才能保证对生命、对身体的尊重。因此，要想保证身体健康，应先从保护心理健康开始。

现代心理健康的10条标准

人的心理健康是战胜疾患的康复剂，也是机体健康、延年益寿的要素。那么怎样才能算是心理健康呢？所谓心理健康，其实是一种持续的心理状态，在这种状态下，当事人能够有良好的适应能力，具有生命的活力，并能发挥本身的能力和潜力。心理学家将心理健康的标准描述为以下几点。

（1）充分的安全感。安全感是人的基本需要之一，如果惶惶不可终日，人便会很快衰老。抑郁、焦虑等心理，会引起消化系统功能的失调，甚至会导致病变。

（2）充分了解自己，对自己的能力做出恰如其分的判断。如果勉强去做超越自己能力的工作，就会显得力不从心，于身心大为不利。超负荷工作甚至会给健康带来麻烦。

（3）生活目标切合实际。由于社会生产发展水平与物质生活条件有一定限度，如果生活目标定得太高，必然会产生挫折感，不利于身心健康。

（4）与外界环境保持接触。因为人的精神需要是多层次的，与外界接触，一方面可以丰富精神生活，另一方面可以及时调整自己的行为，以便更好地适应环境。

（5）保持个性的完整和和谐。个性中的能力、兴趣、性格与气质等各种心理特征必须和谐而统一，方能得到最大的施展。

（6）具有一定的学习能力。现代社会知识更新很快，为了适应新的形势，就必须不断学习新的东西，使生活和工作能得心应手，少走弯路，以取得更多的成功。

（7）保持良好的人际关系。人际关系中，有正向积极的关系，也有负向消极的关系，而人际关系的协调与否，对人的心理健康有很大的影响。

（8）能适度地表达和控制自己的情绪。人有喜怒哀乐不同的情绪体验。不愉快的情绪必须释放，以求得心理上的平衡。但不能发泄过分，否则，既影响自己的生活，又加剧了人际矛盾，于身心健康无益。

（9）有限度地发挥自己的才能与兴趣爱好。人的才能和兴趣爱好应该充分发挥出来，但不能妨碍他人利益，不能损害团体利益，否则，会引起人际纠纷，徒增

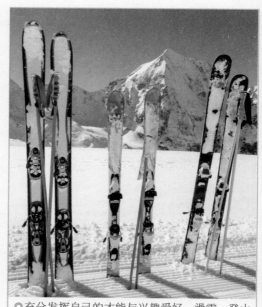

◎充分发挥自己的才能与兴趣爱好，滑雪、登山等是促进身心健康最好的运动之一。

烦恼，无益于身心健康。

（10）在不违背社会道德规范的前提下，个人的基本需要应得到一定程度的满足。当然，必须合法，否则将受到良心的谴责、舆论的压力乃至法律的制裁，自然毫无心理健康可言。

最损身体健康的是心理上的痛苦

聊天时，经常会听到有人说："心真累!""心累"其实就是心里感到疲惫不堪，即心理疲劳。

心理疲劳其实是人体的一种自我保护机制，它迫使人进入休息及放松状态，以避免受到更大伤害。但由于许多人缺乏这种认识，在感到心理疲劳时，并不像身体疲劳那样去主动寻求休息，而是抱怨或置之不理，这样就会难以解脱痛苦。当心理疲劳持续发展时，会导致心血管和呼吸系统功能紊乱、消化不良、失眠、内分泌紊乱等一系列病症。因此，一旦你感到"心累"时，一定要予以重视。

消除心理疲劳的七种方法

- 减少情绪激动的高谈阔论。它会使血压升高，而沉默有助于降压，在没必要说话时最好保持沉默，听别人说话同样是一件惬意的事情
- 放慢生活节奏。回家后多听听音乐、种种花、练练绘画、书法，陶冶情操
- 沉着冷静地处理各种复杂问题。这有助于舒缓紧张压力
- 做错了事，或工作失误，认真吸取教训，不再耿耿于怀，继续正常地工作
- 不要害怕承认自己的能力有限，学会在适当的时候说"不"
- 夜深人静时，悄悄地讲一些只给自己听的话，然后酣然入梦
- 心情愉快、开朗，双休日及节假日多外出旅游，既饱览大好河山，也调节了疲劳心理

心情不好是致病的罪魁祸首

你是否遇到过这种情况：当你感到身体不适的时候，跑了很多医院去检查，通通证明你健康得很！可你还是觉得这里疼、那里痛，到底是怎么回事呢？其实有时候，心情不好也是致病的罪魁祸首。

（1）头疼——观念出了问题。一般情况下觉得头疼的时候，有可能是观念出了问题。易患偏头疼的人总是希望自己能做得十全十美，一边给自己施加压力，一边压抑自己不发泄。

（2）掉头发——太紧张了。人在紧

张的时候，毛孔收缩，头发容易脱落，搞不好还会秃头。注意数数你掉的头发有多少，它在提醒你，该出去旅游玩乐，释放压力了。

（3）耳痛或听不到——心中的愤怒被压抑。小孩子常常耳痛，也许是因为大人太爱说话教训，又被迫要听，心中的愤怒被压抑，就变成了耳朵痛。被老板训得可怜的员工、被老婆扯着耳朵抱怨的男人，都可能会感到很压抑，产生耳痛。

（4）眼睛看不清——因为心中想逃避。凡是你不想看见的人，像是上门讨债的人、老找你麻烦的亲戚，你一概不愿意看。还有那些你不想面对、不敢面对的事，也全部装作看不见，当它不存在。

（5）脖子僵——爱钻牛角尖。当你不想改变看法的时候，你甚至也不想扭动自己的脖子。试试开放点，灵活点，脖子会自然放松下来。

（6）手指受伤——是要拿自己出气。切菜时把手割破，只是因为坏情绪找不到对象发泄，只好拿自己出气。说明你有些事情不如意，既无奈，又很执着，对其他事情也就精神不集中了。

（7）背部痛——因为心情不好或忧虑。背的上半部分不舒服，是因为缺少人际支持，老是弯着，血液不畅通。背的下半部分出问题，是因为太忧虑，尤其是缺钱的时候。

（8）胸部有问题——因为胸怀仇恨。胸怀象征爱恨与关怀，但我们对人、对事，爱得过了火，患得患失，就会影响胸部健康。

（9）心脏疾病——因为不开心。不愉快，没有爱，心脏就老是紧缩着，从而失去弹性，血液也不流畅，贫血、心脏病就会冒出来了。要问问自己：为什么活得不快乐？是不是该学会"放下"？

（10）胃痛——源于害怕学习新东西。好胃口的人，擅长消化食物，也容易消化新的经验。害怕学习新东西的人，胃口总是不好，胃功能不能够正常运行，就容易出现其他毛病。

（11）腿痛——因为拒绝前进。想想，男人们万分痛苦地陪女人逛街的时候，腿简直疼得要死。但一说要回家，马上不疼了，健步如飞。腿疼，就是说你痛恨去什么地方，对做什么事情特别厌恶。

（12）膝盖痛——因为对新环境不适应。害怕改变，反感新花样，新的改变让你无所适从。换工作时、搬新居时，膝盖常有疼痛感。

（13）脚板不舒服——因为没信心。当你失去信心，觉得干什么都没指望、没意思的时候，并且有一种人生走到尽头的感觉，那你走路时，脚板就会感觉难受或疼痛。

以上由于心情不好而造成的身体疾病，可以给你的日常生活以很好的参照。当身体不舒服时，首先看看是不是因为心情不好，或者遇到了什么事情让你心烦。一旦找到症结，身体的疼痛感很快就会消失。而在日常生活中，调节好心情，对身体疾病有很好的预防作用。

精神刺激易得病

人体生病的外部原因，主要来自外来因素的干扰。而"精神刺激"是外来因素中比较强烈的一种干扰。

（1）不良情绪的刺激可以干扰人的免疫系统，减少抗体的产生，使人容易受感染，促发免疫性疾病。

（2）有些慢性病是因精神刺激诱发而致病的。

（3）神经系统的一些疾病和精神刺激有千丝万缕的联系。恶性的精神刺激能够引起神经衰弱、神经官能症等。癌症的发病，也多半是因受精神刺激所致。

（4）一些消化系统疾病，会因精神受到刺激而发生病变或者病情加剧。

（5）不良的精神刺激能引起脑功能的紊乱，使大脑不能有效地调节人体与自然环境的平衡关系，进而导致内脏器官的功能发生紊乱，由此而引发出很多疾病。

对引起精神刺激的突发事件，做出与现实不符，但易于为自己所接受的评价，这有利于缓解精神刺激对自己的伤害。

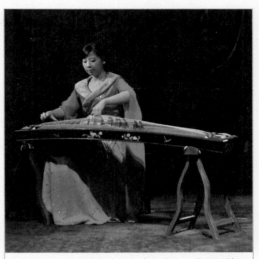

◎琴棋书画是我国传统文化中的瑰宝，能陶冶情操、修身养性，是促进心理健康的重要手段。

过度紧张是健康的杀手

过度精神紧张容易造成情绪消沉、悲观厌世、自我封闭。一个人如果长时间处于这种心理状态之下，发展下去就会导致一系列心理疾病，严重的可导致性格变态，少数人还会自杀。

过度精神紧张给人身心健康带来的威胁是明显的、严重的，那么应怎样做才能解除人的过度精神紧张而达到心理平衡呢？

（1）学会做时间的主人。要合理安排每天的工作、学习和生活，尽量避免由于时间安排与实际活动的冲突而造成的手忙脚乱。

（2）学会妥善安排家务。现代家庭中家务事最为烦心，因此要学会合理安排时间。例如，早晨起床后，可先熬上米粥或牛奶，然后打开收音机，边听广播边刷牙、洗脸等。

（3）学会正确估计自己。坚持合适标准，在合理收入的范围内安排好自己的生活。这样你就会常常感到心安理得，从容自在。

（4）学会适当留有余地。应在每天工作、生活的时间安排上计算提前量，养成遇事提前行动的好习惯。

（5）学会忙里偷闲。无论工作、学习多么繁忙，都应忙里偷闲，每天留出一定的休息和"喘气"的时间，散散步，听听音乐或进行一些力所能及的体育活动。

没事瞎生气，最伤免疫力

没事瞎生气最伤免疫力。《黄帝内经》中有云："夫百病之所始生者，必起于燥湿寒暑风雨，阴阳喜怒，饮食起居。"人在生气、动怒时，呼吸加快，肺泡扩张，耗氧量加大，肝糖原大量损失，血流加快，血压升高，心跳加速，周身都会处于正常生理功能的失控状态。很早之前人们就明白了生气是最原始的疾病根源之一。

不单是人会生气，多数的动物也会生气。动物生气之后接下来就是打斗，因此生气是打斗之前身体的准备动作。

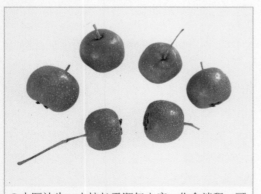

◎中医认为，山楂长于顺气止痛、化食消积，可以缓解气后造成的胸腹胀满和疼痛，对于生气导致的心动过速、心律不齐也有一定疗效。

身体将许多资源进行调整，让身体的配置进入战斗的预备状态，一旦状况消失，这些调整的资源就成了废物，必须排出体外。因此，生气就像国家的战争一样，会大量消耗资源，非常浪费身体的血气能量。

人在发脾气时，肝气会往上冲，直冲头顶，所以会造成头顶发热，久而久之，就会形成秃头。严重的暴怒，有时会造成肝内出血，严重的还有可能会吐血，程度轻一点儿的，则血留在肝内，一段时间后可能形成血瘤。

有些闷在心里的气也会对人体造成伤害，生闷气会使气在胸腹腔中形成"横逆"的气滞。

还有一种情形是有气无处发的窝囊气，这种人外表看起来很有修养，好像从来不发脾气，其实心理经常处于生气或着急的状态，这种人很容易形成"横逆"的气滞，造成十二指肠溃疡或胃溃疡，严重的会造成胃出血。

既然生气这么危害人体的健康，那么，怎样才能做到不生气呢？

事实上，遇事不生气的人少之又少，做到不生气需要日常保养，需要修养身心，开阔心胸，或者寻找一种宗教信仰。当面对人生不如意时，能有更宽广的心胸包容他人的过错，把生气的念头消灭掉，如果生活或工作的环境经常会使自己生气，那就换一个环境。

♥ 忧愁过度催人老

俗话说，人生不如意事十之八九，人时常会面临不利的环境和条件致使自己产生担忧和焦虑。但是，如果在生活中经常忧心忡忡，愁容不展，对身体健康是极为不利的。

传统医学认为，忧伤肺，悲忧过度或太久，会导致肺气抑郁，甚至耗气伤阴，导致人形瘁气乏、面色惨淡、气少不足以息等症状；忧伤过度，会导致失眠、神志恍惚；忧伤的情绪还会抑制肠胃的蠕动，影响胃液分泌，导致食欲减退、消化吸收功能不良。

长期处于忧虑状态，会造成体力过分消耗，致使身体抵抗力下降，免疫功能失调，大脑功能紊乱，甚至有可能引发精神病、高血压、心脏病、肿瘤等。

忧虑催人易老，催生脸上的皱纹、斑点、粉刺，重者则出现溃烂现象。

所以说，忧虑是健康和美丽的最大敌人。

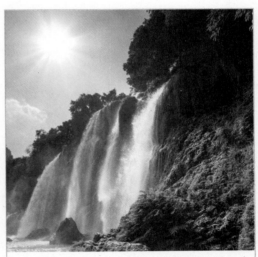

◎长期处于忧虑状态，会使身体抵抗力下降。有空多去感受一下大自然，这样可以使人心平气和。

摆脱忧愁的方法	▶ 心情要愉快。早晨起床后，发誓要度过愉快的一天，不为琐事烦心
	▶ 心胸要宽阔。要去除孤立的心态，多和外界接触，这样就会看到充满幸福和希望的美好事物
	▶ 不要随意责难别人。不要故意给人难堪，也不可对人吹毛求疵，而应处处与人为善，去发现别人的优点
	▶ 感受大自然。有空去感受一下大自然，因为大自然充满了一种使人心平气和的力量

过于敏感妨害健康

　　心理学家通过研究发现，敏感多疑的人常常使自己处于忧心、焦虑的心理状态之中，总担心自己会遭到别人的伤害，并不断给自己的心理加压，以至于终日处于紧张、焦虑的心理状态之中，最终导致心理崩溃，自信心丧失，出现种种"心衰"症状。

　　这种"心衰"并非生理上所说的心力衰竭，而是一种心理衰老的象征。养成敏感多疑的性格常常是由于个性好强、固执刻板、因循守旧、性格内向、心胸不够宽广、看问题缺乏灵活变通的思路和方法，而且往往是以想当然的态度去观察周围的人和事。

　　过于敏感的人总是在不良的心理暗示作用下，怀疑自己疾病缠身，或处于一种惊恐不安和消极的状态中。如果不能及时地调整心态，长期处于这种"心衰"状态中，将会降低人体的免疫力，影响人体健康。

　　因此，过于敏感是一种非常不好的心理习惯，如果不能改掉这种习惯，不仅会对工作和学习造成不良影响，造成人际关系紧张，还会对身心健康产生危害。

　　在日常生活中，要用平常的心态和信任的眼光看待周围的人和事，不要总觉得时时处处都有人在注意你，认为别人在与你作对，把小事看得过大或把自己幻想出来的感觉当成真事，免得给自己找麻烦，为自己增添不必要的心理压力。

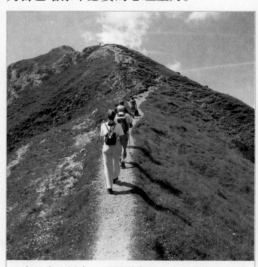

◎在日常生活中，要用平常的心态和信任的眼光看待周围的人和事，多接触大自然，这样有利于开阔胸怀。

"网络病"也是一种心理疾病

　　随着互联网的迅猛发展与网民的日益增多，一种新的疾病——"网络病"正悄然滋生。其临床表现为眼痛、脑涨、记忆力衰退，每天都必须有较长的固定时间在网上度过，否则会茶饭不思，睡不好。其病因是由于长时间沉湎于上网，精神极度兴奋而造成。

　　如今，到心理科咨询和就诊的患者以

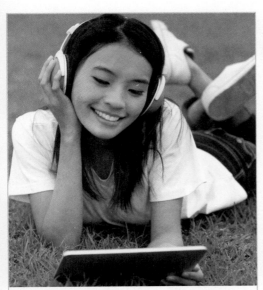

◎长时间沉湎于网络，会造成精神极度兴奋，引发心理疾病。

20岁左右的高中生和大学生居多，不少人的疾病已相当严重，需住院治疗。"网络病"同时还是一种心理疾病。

网络病通常会出现以下心理。

① 依赖心理和网络成瘾症

青少年是当前"网络一族"的主力军，他们的自控能力、辨别能力较差，看到网络上形形色色的虚拟社会，很容易被深深地吸引进去。

② 孤独心理和社交恐惧症

如若终日与电脑终端打交道，缺乏活生生的、有感情的、身体的联系，就容易造成交往能力的下降，产生紧张、孤僻和冷漠等健康问题。

③ 矛盾心理和网络焦虑症

网络无边无际，瞬息万变，青少年希望能掌握它、运用它，却又容易感觉到自身的渺小和无能，无法适应时会出现焦虑、苦闷和压抑的情绪。

④ 失范心理和网络散漫症

网络采用的是分散结构体系，具有不可控制性。青少年容易形成脱离社会规范的失范心理，甚至引起网络出轨行为。

据介绍，国外"网络病"的患者中，已有相当数量的人精神失常，不少还发生了自杀悲剧。而目前尚无特效药物治疗，关键是预防。

预防网络病的方法	
	→ 利用业余时间上网，上网时间每天控制在两个小时以内，千万别打乱正常的饮食与生活习惯
	→ 上网要有明确的目的，有选择地浏览自己所需要的内容，不要漫无目的
	→ 上网过程中应保持平稳的心态，消除猎奇心理，不宜过分投入
	→ 千万别深更半夜上网，不要为了省几个钱而搅乱自己的生物钟
	→ 别迷信网络爱情，要知道爱情是在现实中的
	→ 如果当你发觉自己已经对除了网络外的一切事情都没有兴趣时，或是一上网便死活下不来时，建议你去和心理医生聊聊

消极情绪宜疏不宜堵

良好的情绪可以成为事业和生活的动力，而恶劣的情绪危机对身心健康产生极大的破坏作用。据医学界研究，对健康损害最大的情绪依次是抑郁、焦虑、急躁、孤立、压力等。长期持有这些消极情绪，很容易引起各种疾病，或使病情加重。

保持心理健康首先就得排解消极情绪，把心中的不平、不满、不快、烦恼、恐惧和愤恨统统及时倾泻出去。请记住，哪怕是一点小小的烦恼也不要放在心里。如果不把它发泄出来，它就会越积越多，乃至引起最后的总爆发，导致一些疾病的产生。

那么，怎样才能最有效地排解消极情绪呢？手段之一是发泄，即在不危害社会和他人，不影响家庭的情况下，发泄一下自己的情绪。可采用以下方法。

❶ 一分为二法

困境和挫折，绝非人们所希望的，因为它们会给人带来心理上的压抑和焦虑。善于心理自救者，能把这种情绪升华为一种力量，引至对己、对人、对社会都有利的方向，在获得成功的满足时，清除心理压抑和焦虑，达到积极的心理。

❷ 补偿法

人无完人，一个人在生活或心理上难免有某些缺陷，因而影响某一目标的实现。人会采取种种方法弥补这一不足，以减轻、消除心理上的困扰。这在心理学上称为补偿作用。

一种补偿是以另一个目标来代替原来尝试失败的目标。如日本著名指挥家小泽征尔，原是专攻钢琴的。他手指摔伤后十指的灵敏度受到影响，曾一度十分苦恼。后来，他毫不犹豫改学指挥而一举成名，从而摆脱心理困扰。

另一种补偿是凭借新的努力，转弱为强，达到原来的目标。希腊政治家狄塞西尼斯因发音微弱和轻度口吃，使他不能演讲，他下决心练习口才，把小卵石放在嘴里练习讲话，并面对着大海高声呼喊。最终，他成为世界闻名的大演说家。

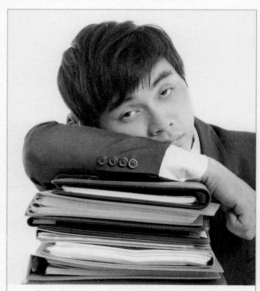

◎一个人在生活或心理上难免有某些缺陷，可以通过努力消除这种缺陷，以减轻、消除心理上的困扰。

③ 回避法

当人们陷入心理困境时，最先也是最容易采取的便是回避法，躲开、不接触导致心理困扰的外部刺激。在心理困境中，人大脑里往往形成一个较强的兴奋中心，回避了相关的外部刺激，可以使这个兴奋中心让位给其他刺激以引起新的兴奋中心。兴奋中心转移了，也就摆脱了心理困境。

④ 语言调节法

语言对情绪有重要的影响，当你焦虑不安之时，可以朗读幽默的诗句，或颇有哲理性的格言，如"留得青山在，不怕没柴烧""比上不足，比下有余""难得糊涂"，或用"制怒""忍""冷静"等字句来自我提醒、自我安慰、自我解脱，以调节自己的情绪。

♥ 乐观的人活得久

精神乐观何以长寿呢？近代养生家丁福禄的见解颇为精妙："欢笑能补脑髓，活筋络，舒血气，消食滞，胜于服食药耳，每日须得片刻闲暇，逢场作戏，口资笑乐，而益身体也。"他十分具体地指出了欢乐的情绪可以调节中枢神经，使经络通畅，血气舒展。

而悲观会破坏免疫功能。情绪不仅是一种心理体验，也是一种物化过程。悲观不仅会造成代谢功能的失调，如心率、血压、消化功能的紊乱，而且会使内分泌破坏或降低免疫功能。而乐观会使生病的人忘记痛苦，甚至会使生病的人也能比常人活得久。

预防网络病的方法	体会成功的喜悦。成功是培养乐观情绪非常有效的手段
	要有一个心理安全带。凡事都应设想一下可能出现的最糟糕的结果并制订出应变计划，以便到时从容不迫地应对
	多与有成就者和乐观者交往
	利用镜子技巧，使你脸上露出一个很开心的笑脸来，挺起胸膛，深吸一口气，然后唱一小段歌，如果不能唱，就吹口哨，若是你不会吹口哨，就哼哼歌，记住自己快乐的表情
	坚持微笑待人
	学习运用幽默。幽默是能在生活中发现快乐的特殊的情绪表现，可以从容应付许多令人不快、烦恼，甚至痛苦、悲哀的事情
	正确对待消极念头。出现消极念头时不要急于摆脱，要接受它，并用下一项工作来取代它
	保持良好的身体状态，多进行体育锻炼
	注意修饰外表
	多参加有益的社交活动

遗忘烦事是不可少的养生良药

现代医学研究表明，遗忘可以减轻大脑的负担，降低细胞的消耗。在正常的情况下，人的脑细胞每天大约死亡10万个。但是如果受到外界的强烈刺激，大脑每天死亡的细胞就要增加几十倍。长此下去，大脑是难以承受的。一个人如果把什么都记得很清楚，大脑里充满了各种各样的记忆，各种信息使人窒息，那么多的强烈刺激大量消耗脑细胞，就会致使思维混乱，神经衰弱，于身心非常有害。相反，只记住应该记住的，把该遗忘的东西遗忘，就能减少脑细胞的死亡，减轻大脑的负担，这自然有益于大脑和身体的健康。

遗忘，对痛苦是解脱，对疲惫是宽慰，对自我是一种升华。在人生旅途中，如果把成败得失、功名利禄、恩恩怨怨、是是非非等都牢记在心中，让那些伤心事、烦恼事、无聊事永远萦绕于脑际，在心中烙下永不褪色的印记，那就等于背上了沉重的包袱，无形的枷锁，就会活得很苦很累，以至于精神萎靡，心力交瘁。

学会遗忘，换一个角度看问题，失望就会变成乐趣，抑郁就会升华为欢跃。学会遗忘应该是生活中必不可少的养生良药。

如烟往事俱忘却，心底无私天地宽。要学会遗忘，就要胸怀大志，宽容处世，从追求名利得失、个人利益中解脱出来，把任何事情都看轻一点儿、看淡一点儿，把一些不该记住的东西及时遗忘，多留下温馨和美好，才能把愉快的心境、充沛的精力和长久的健康留给自己，使生命之树常青。

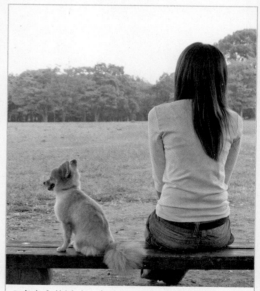

◎多去户外活动，有益于大脑和身体的健康。

情志生克法让不良情绪难以任意泛滥

情志失调会对身体造成很大的伤害，所以在日常生活中我们一定要控制自己的情绪，不能让它任意泛滥。其实，我们现代人也可以用情志生克法来治愈情志病，情志生克原理实际上还是五行相克，这也是《黄帝内经》中特别提到的方法。

（1）喜胜悲，快乐就能战胜悲伤。喜是火，悲是金。用五行的说法就是火克金，火是可以把金属熔化开的。火又是散，气又是气结、凝聚，因此悲要用散法，在什么情况下会喜胜悲呢？比如说我们白天工作非常疲惫，又受到领导的批评，心里很憋闷。有的人就会去喝酒，认为一醉解千愁，其实不然，喝酒只是让你暂时把烦恼忘记，解决不了你的郁闷，但你可以去听听相声，看看搞笑的电视剧或东北二人转，都可以让你开怀一笑，从而调节悲伤的心情，这就是喜胜悲。

（2）悲胜怒，就是用悲伤来战胜大怒，也就是金克木，肝主怒，大怒则肝火不能收敛，因此用肺金收敛的方法来降肝火。在一个人大怒的时候，告诉他一个很坏的消息，让他突然悲伤，这样就可以把他的怒火熄灭。

（3）恐胜喜，就是恐惧可以战胜因为过喜而涣散的心，范进中举就是一个很好的例子，范进好多年都没有考上，一天终于考上了，就高兴地满街跑，心神全散了，他惧怕的岳父过来一巴掌就把他扇清醒了，这就是"恐胜喜"。

（4）怒胜思，就是愤怒可以战胜思虑。《华佗传》里记载着这样的一个病例：有一个郡守因为思虑过度，造成身体里有瘀血。华佗收了这个郡守很多礼，但不是给他治病，而是写了一封信来骂他，说他不仁不义，华佗的信一下子把他激怒

了，怒则气上，这样就把他胃中的瘀血一下子全倒了出来，他吐了几口血，病反而痊愈了，其实，这是华佗的治疗方法，那个郡守是因为思虑太多而得的病，这就是"怒胜思"。

（5）思胜恐，思虑是可以战胜恐惧的，也就是说你把问题想清楚了，也就不害怕了，这就是土克木，因为恐属水，土是脾，而脾主思。古代有一个人整日害怕死亡，常感死期将近，后来他的家人找到了当时的名医卢不远为他诊治。卢不远便留他住在自己家里，病人觉得医生在身旁，便放心了许多。后来卢不远又介绍他去找和尚练习坐禅，经过一百余日的闭目沉思之后，病人的恐死心理终于消除。

所以，现代的人完全可以通过情志生克法来治情志病，当你产生某种不良情绪时，试着用上面的方法来调整自己，相信一定会收到良好的效果的。

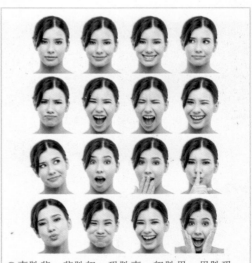

◎喜胜悲，悲胜怒，恐胜喜，怒胜思，思胜恐，针对情志病,中医基本上采用了情志生克法。

调摄七情，益寿延年

七情可以损害人体的健康，在某种情况下比六欲还严重。

而精神治疗的作用在许多内伤疾病中都远甚于药物。即使是六欲所伤，病者的精神状态正常与否，对于药物的治疗作用也大有影响。中医学强调人的精神因素与身体健康的关系，提出了"神形相因"之说。

认为人的形体与精神活动密切相关，即良好的精神状态可以增进人体健康与益寿延年，而不良的精神刺激可使人致病。

所谓调神养生，即精神养生，就是在"天人相应"整体观念的指导下，通过对心神的怡养、情志的调摄等方法，增强人的心理健康，达到形神的高度统一，以延年益寿。

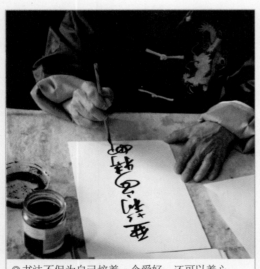
◎书法不但为自己培养一个爱好，还可以养心。

① 注重养神

注重调养精神，是养生的重要方面，这是因为神是生命活动的主宰，对生命的存亡有着十分重要的影响。关于养神的方法主要有：

（1）虚静养神。调神摄生，静养为首。经常保持思想清静，调摄精神，多练气功，可有效地增强机体的抗病能力，有益身心健康。

（2）安心养神。人生不会没有忧患，对于日常生活中所遇到的种种复杂问题及任何重大变故，都要保持稳定的心理状态和达观的处世态度，要养成理智与冷静的品性，凡事从容以对，冷静思考，正确处理各种难题。

② 清心寡欲

清心寡欲是指减少私心杂念，降低对名利和物质的嗜欲。我国历代养生学家非常重视清心寡欲，认为这是调摄精神、益寿延年的重要方法。

③ 省思少虑

思虑过多会使机体气血失调，耗伤心神而损寿命。省思少虑、养心敛思这种自我调节方法，能使机体生理功能处于最佳状态。只有精神静谧，从容温和，排除杂念，省思少虑，专心致志，才能做到安静调和、心胸豁达、神清气和，使机体功能协调，生活规律，有利于养生，促进健康长寿。

④ 舒畅情志

舒畅情志是指舒调七情六欲，使其畅达，以利心神和调，五脏安定。每个人都有七情六欲，但七情过极对机体健康危害极大。舒畅情志的具体方法多种多样，古人论述颇多，可根据每个人的具体情况自行选择。如诗词歌赋、琴棋书画、花木鸟鱼、艺术欣赏、古物收藏、旅游垂钓等。这样，精神有所寄托，去除烦恼，陶冶性情，抒情畅志，保持健康的心理状态，促进养生长寿。

❤ 吃和喝是这样使你心情愉快的

人都是有七情六欲的，都会悲伤，难过，恐惧……当我们有这些负面情绪的时候该如何尽快走出情感的沼泽？

① 孤单抑郁时

孤单了，抑郁了，想家了，就多吃些鱼吧，特别是鲑鱼、沙丁鱼和鲭鱼。鱼肉中的脂肪酸和维生素B_{12}会帮你赶走消极的情绪。

② 悲伤委屈时

人生不如意十之八九，总有悲伤委屈时。这时，吃些香蕉吧。香蕉含有一种称为生物碱的物质，可以振奋精神和提高信心，而且香蕉是色氨酸和维生素B_6的一大来源，这些都可以帮助大脑制造对人体有益的血清素，能使自尊心受挫、意志力消沉、抑郁不振时，开怀大笑。

③ 茫然无绪时

这个时候试一试葡萄柚吧。葡萄柚有强烈的香味，可以净化繁杂的思绪，也可以提神。此外，葡萄柚里高含量的维生素C，不仅可以维持红细胞的浓度，使身体具有抵抗力，而且还可以抗压。

④ 压抑时

心情压抑的时候吃点菠菜。菠菜含有丰富的镁，镁是一种能使人头脑和身体放松的矿物质。菠菜和一些墨绿色、多叶的蔬菜都是镁的主要来源，例如羽衣甘蓝。菠菜还富含另一种降压营养物质：维生素C。

⑤ 昏昏欲睡时

眼睛实在睁不开了，真的想睡觉。这时试试吃几个鸡蛋吧。鸡蛋富含胆碱，胆碱是维生素B复合体的一种，有助于提高记忆力，使注意力更加集中。

⑥ 愤怒时

有时候情感会失控。那不妨吃点瓜子吧，瓜子或许会让你口干舌燥，却不会让你火冒三丈。因为瓜子富含可以消除火气的维生素B和镁，还能够令你血糖平稳，有助于你心情平静。

片粥还能缓慢释放能量。不会出现血糖忽然升高的情况。

❼ 焦虑时

生活节奏快，有很多事情令人焦虑。你可以在早上喝上一碗麦片粥。燕麦富含维生素B，而维生素B有助于平衡中枢神经系统，使你慢慢平静下来。麦

❽ 麻木时

时常觉得什么都无所谓，没感觉了，麻木了。那就吃点豆腐吧。豆腐里面丰富的蛋白质会增加人的警觉水平，并增强行事的动机，使人处于比较主动的情绪之中。

不同情绪的饮食调养方法

不良情绪	调养食物	原理
孤单	鲑鱼、沙丁鱼和鲭鱼	鱼肉中的脂肪酸和维生素B₁₂会帮你赶走消极的情绪
悲伤	香蕉	香蕉含有一种称为生物碱的物质，可以振奋精神和提高信心
茫然无绪	葡萄柚	葡萄柚有强烈的香味，可以净化繁杂的思绪，也可以提神
压抑	菠菜	菠菜含有丰富的镁，能使人头脑和身体放松，有助缓解压抑的心情
昏昏欲睡	鸡蛋	鸡蛋富含胆碱，胆碱是维生素B复合体的一种，有助于提高记忆力，使注意力更加集中
愤怒	瓜子	瓜子富含可以消除火气的维生素B和镁，还能够令你血糖平稳，有助于你心情平静
焦虑	麦片粥	燕麦富含维生素B，而维生素B有助于平衡中枢神经系统，使你慢慢平静下来
麻木	豆腐	豆腐里面丰富的蛋白质会增加人的警觉水平，并增强行事的动机，使人处于比较主动的情绪之中

♥ 健康人生，"棋"乐融融

下棋不仅仅是一种需要集中精力的智力竞赛，而且是一种有利于身心健康，延年益寿的文体娱乐活动。下棋对人的好处

主要体现在以下几个方面。

（1）养身颐性。

不少人患有慢性病，如高血压、心脏

病等，不宜进行激烈的体育活动，需要安心静养，或动静结合。而下棋只需一桌数凳，闲时开合，气平心静，谋定而动，成竹在胸，谈笑之间分出高下，性情从中得以陶冶。

（2）健脑防衰。

对弈是一种充满乐趣的有意义的脑力游戏。棋盘之上，虽然只有寥寥数子，却是韵味无穷。两军对垒，是智力的角逐，行兵布阵，是思维的较量。经常下棋，能锻炼思维、保持智力、防止脑细胞的衰老。

（3）身心愉快。

退休后的老人，也难免会感到孤独寂寞。外出走走，会会棋友，也是一种有益的社交活动。可增进友谊、加强往来、消除孤寂感，使身心舒畅。

（4）精神寄托。

老年人，尤其是离退休后的老人，时间大多充裕，下棋则可成为一种有益的娱乐项目。邀上几位志气相投的棋友，饮茶品茗，横车跃马，或黑白互围，杀他个天翻地覆，是何等有趣。

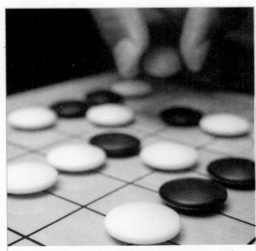

◎下棋不仅仅是一种需要集中精力的智力竞赛，而且是一种有利于身心健康，延年益寿的文体娱乐活动。

九个减压小妙方

只要适时运用自己的减压妙招，我们完全可以有条不紊地面对"压力大敌"。

① 制订一个计划

压力往往来自比较难达到的目标，因此，不妨制订一个具体的计划，按计划逐步实施，一步一步地接近自己的目标。在不断完成计划的同时，自己也会不断增强信心。制订计划的好处，是把目标化整为零逐步实现，其实也就是把压力化整为零逐步减轻。

② 把完成的工作——"勾"去

如果你每天有一大堆事情要处理，那么，好记性不如烂笔头，不妨把这些事情——记下来，按轻重缓急——解决，把完成的事情——"勾"去，会增加成就感。

③ 不要追求完美

许多人做事的标准是完美无缺。事实上，并非所有的工作都要尽善尽美。当有

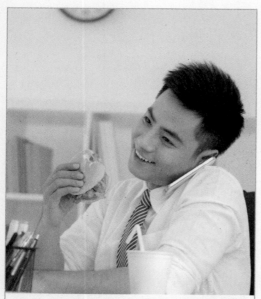

◎不要过分追求完美，并非所有的工作都要尽善尽美，要求太完美最后苦的只有自己。

数不清的工作涌来时，有些工作做到80分就足够了，保证最重要的事得100分才是最要紧的。不过分追求完美，就不会因为对自己各方面都要求太高而感到压力重重了。同样，要学会说"不"，对那些让自己感到为难的、有压力的事情，如果不是自己职责范围里的，要理直气壮地拒绝。

④ 放弃无意义的固执

有些人总想能得到一切，不愿做出任何放弃，这种心理常会使你患得患失，背着沉重的包袱熬过每一天，往往会放大这些困难形成压力。关键是放弃无意义的固执追求，抓住主业大事不放。

⑤ 勇于挑战

有时压力的产生很大程度上来自于你对某些事情的逃避。但当你挑战了自己的

极限，或者哪怕是走出小小的一步而获得成功，你都会信心倍增。不妨每天尝试新的工作方法，甚至尝试一些极限运动等，都能帮你减轻压力。

⑥ 去卫生间用凉水冲洗额头

当你在办公室面对上司严肃的面孔或者一大堆文件的时候，卫生间也许是你暂时躲避重压的一个好地方。去卫生间用凉水冲洗额头，能够让你感觉头脑清醒，好理顺工作的思路。

⑦ 爬楼梯

在疲劳紧张时，在大楼里爬几趟楼梯，会使你受益匪浅。如果你不好意思无事乱跑，就拿一本公文夹爬楼梯。人们看到你匆匆上下的身影，会赞美你的敬业精神。而且你还会有更大的惊喜——健美身材渐渐显出，真是一举两得！

⑧ 放慢说话的速度

也许你每天的桌上摆满了要看的文件，你的右手在接听电话，左手还要翻看资料。你要应付形形色色的人，说各种各样的话。那么你一定要记住，尽量保持乐观的态度，放慢你的速度。

⑨ 通过沟通释放压力

敞开心扉，多与亲朋好友聊天，必要时还可以与上司谈心。当你将工作中的压力抒发出来的时候，必然得到了对方的关爱、回应和鼓励，甚至会给你提出很好的建议，这样压力自然就被化解了。

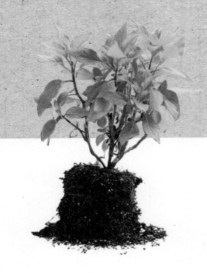

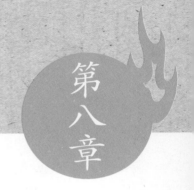

第八章

居家细节
——在细节中营造健康居家生活

● 我们在装扮新家时，除了要注意时尚外，一定不要忽视健康细节，否则可能变成"看上去很美了"。下面我们一起来了解更多关于家居的健康信息，从而从家居入手保护自身健康。

新房不要急于入住

一些人在购买了新房之后，便急于入住，这样做对身体是很不利的。盖房所用的建房材料，都含有害物质，刚盖好的房子内，有大量挥发性有害气体，人若马上住进去，很容易因为吸入这些有害物质而患病。另外，家庭装修过程中需要使用各类装饰材料，特别是化学合成材料，其中所含有害物质在室内挥发后会形成刺鼻气味，对人的身心非常有害。刚装修好的居室应尽量通风散味，做好空气净化工作，一般需要5～10天，也可根据室内空气质量情况适当延长。室内使用含有苯、甲醛及酚等物质的涂料时，通风晾置时间需要1个月左右，才能搬进去居住。在通风晾置期间可以买些洋葱切碎放在盆里，然后放在新房的角落里，过一个星期便可以除去装修时的异味。

新居有刺鼻味道，想要快速除去它，可让灯光照射植物。植物在光的照射下，生命力旺盛，光合作用加强，放出的氧气更多，比起无光照射时放出的氧气要多几倍。

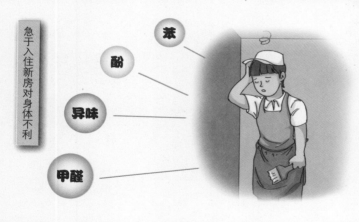

急于入住新房对身体不利

苯

酚

异味

甲醛

刚盖好的房子，室内使用含有苯、甲醛及酚等物质的涂料，会有大量挥发性有害气体，人若马上住进去，很容易因为吸入这些有害物质而患病

早晚开窗通风只会适得其反

很多人习惯于早晚开窗通风，其实，在这种时间开窗会适得其反。

专家说，清晨不宜开窗的原因是，天没亮之前，空气中的氧气并不多，因为晚上树木产生的二氧化碳排放到空气中，只有经太阳的光合作用后才能变成氧气。其次，清晨是空气污染的高峰期，此时空气中的有害气体聚集在离地面较近的大气层，当太阳升起、温度升高后，有害气体才会慢慢散去。

天黑前后，随着气温的降低，灰尘及各种有害气体又开始向地面沉积，也不宜开窗换气。

充满阳光的居室更健康

灿烂的阳光能让人心情愉快，阴晦的天气使人情绪低落。日照与健康有着密切的关系，所以我们一定要让居室充满阳光。

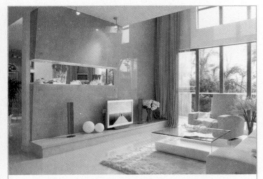

◎太阳光可杀灭空气中的致病微生物，提高机体的免疫力，所以我们一定要让居室充满阳光。

（1）日照。这是指阳光照在居室内的时间和强度。太阳光中含有紫外线，人的皮肤经过阳光照射后能产生维生素D，能预防小儿佝偻病；太阳光可杀灭空气中的致病微生物，提高机体的免疫力。人们经过研究发现，居室内每天光照两小时是维护人体健康和发育的最低需要，所以我们应把居室内在冬至日中午前后连续照射两小时作为居室日照的标准。在选择住房时，光照应该作为一个主要的参考因素。

（2）采光。这指的是住宅内可得到的光线。决定采光多少常和住宅的进深、窗户、地面面积比值有关。采光好的房间对身体的健康更有利。

（3）层高。指的是地面到天花板或房檐的高度。人们在室内生活，呼吸会造成一定高度范围内的空气成分的改变，医学上称为呼吸带；经测定，在呼吸带内二氧化碳和其他有害气体的含量大大高于其他地方，因此南方住宅的层高不应低于2.8米，北方以2.6～3米最为适宜。

住宅空气质量决定人体健康

生命源于呼吸，空气质量的好坏决定人体的健康，因此我们要保证住宅有良好的空气质量。

可选择一些能除异味的植物摆在家中，还能美化居室。

（1）吊兰。吊兰能有效地吸附有毒气体，1盆吊兰等于1个空气净化器，就算没装修的房间，放盆吊兰也有利于人体健康。

（2）芦荟。芦荟有吸收异味的作用，且能美化居室，作用时间长久。

（3）仙人掌。一般植物在白天，都是吸收二氧化碳，释放氧气，到了晚上则相反。但是芦荟、虎皮兰、景天、仙人掌、吊兰等植物则不同，它们整天都吸收二氧化碳，释放氧气，且成活率高。

（4）平安树。平安树，又称"肉桂"，它能放出清新气体，使人精神愉悦。在购买时，要注意盆土，如果土和根是紧凑结合的，那就是盆栽的，相反，就是地栽的。要选盆栽的购买，因其已被本地化，成活率高。

新居有刺鼻味道，想要快速除去它，可让灯光照射植物。植物在光的照射下，生命力旺盛，光合作用加强，放出的氧气更多，比起无光照射时放出的氧气要多几倍。

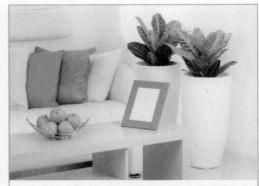

◎为了保证住宅有良好的空气质量，可选择一些能除异味的植物摆在家中。

硬木家具有益健康

什么样的木料有益于我们的健康呢？下面就选购家具介绍几点健康常识。

专家认为，用檀香木、紫檀、黄花梨等名贵材料制成的传统硬木家具不仅从审美、文化等诸多方面给人们以艺术的享受，更重要的是它具有一定的环保性能，这一点是现代家具所不能达到的。不仅如此，传统的硬木家具还具有独特的药理作用，长期生活其间，有益身体健康。

人们对樟木的认识比较普遍，日常用于防虫的樟脑就取自于樟木，用樟木制作的家具自然也有防虫的作用。而紫檀不同于樟木，香气比较淡，但好闻、优雅、沁人肺腑，衣服纳于其间，日久生香。另外，酸枝木与香枝木类也都有一些淡淡的清香，弥漫在空气中对人的身心都有益。

当然，在众多的硬木材料中，对身心最有益的首推海南降香黄檀，俗称黄花梨，亦称"降压木"，原产于海南岛罗山

尖峰岭低海拔的平原与丘陵地区，《本草纲目》中称为降香，即有降血压、血脂及舒筋活血的作用。

海南降香黄檀入药一般情况下是用其木屑泡水，可以降血压、血脂；用木屑填充做枕头更有舒筋活血之功效，尤其适合于老年人使用。用海南降香黄檀制成的家具，如床榻与椅凳之类，对睡眠与养神是最为有益的，悠悠降香吸入体内直达肺腑，长久使用会舒骨舒筋、气血充沛。

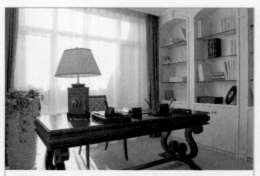

◎传统的檀香木、紫檀、黄花梨等硬木家具具有独特的药理作用，长期生活其间，有益身体健康。

❤ 如何进行家庭消毒

日常生活中，家庭成员不可避免地要与外界环境接触频繁，常易将呼吸道传染病病菌带入家庭。家庭中消毒方法有以下几种。

❶ 空气消毒

可采用最简便易行的开窗通风换气方法，每日上午10:00空气最好，在此时开窗10~30分钟，使空气流通，让病菌排出室外。

❷ 餐具消毒

可连同剩余食物一起煮沸10~20分钟或可用500毫克/升的有效氯，或用浓度0.5%的过氧乙酸浸泡消毒半小时到1小时。餐具消毒时要全部浸入水中，消毒时间从煮沸时算起。

❸ 手消毒

要经常用流动水和肥皂洗手，在饭前、便后、接触污染物品后最好用含250~1000毫克/升的1210消毒剂或250~1000毫克/升有效碘的碘伏或用经批准的市售手消毒剂消毒。

❹ 衣被、毛巾等消毒

将棉布类与尿布等煮沸消毒10~20分钟，或用0.5%过氧乙酸浸泡消毒0.5~1小时，对于一些化纤织物、绸缎等只能采用化学浸泡消毒方法。

要使家庭中消毒达到理想的效果，还需注意掌握消毒药剂的浓度与时间要求，这是因为各种病原体对消毒方法抵抗力不同所致。

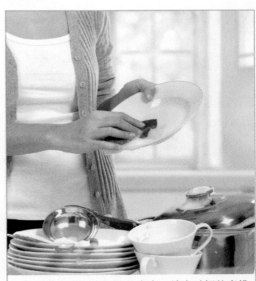

◎餐具消毒时要全部浸入水中，消毒时间从煮沸时算起。

❤ 室温20℃左右最合适

严冬季节，室内温度到底多高合适？根据人体的生理状况和对外界的反应，18~22℃最为适宜。如果室温过高，室内空气就会变得干燥，人们的鼻腔和咽喉容易发干、充血、疼痛，有时还会流鼻血。如果室内外温差过大，人在骤冷骤热的环境下，容易伤风感冒。对于老人和患高血压的人而言，室内外温差更不能过大。因为室内温度过高，人体血管舒张，这时要是突然到了室外，血管猛然收缩，会使老人和高血压病人的大脑血液循环发生障碍，极易诱发中风。

此外，室内温度过高，家具、石材及室内装饰物中有毒气体释放量也随之增加，而冬季大多数房间都门窗紧闭，有害物质更容易在室内聚积，影响人体健康。

另一方面，如果室温过低，人久留其中自然容易受凉感冒。而且由于寒冷对机体的刺激，交感神经系统兴奋性增高，体内儿茶酚胺分泌增多，会使人的肢体血管收缩，心率加快，心脏工作负荷增大，耗氧量增多，严重时心肌就会缺血缺氧，引起心绞痛。

在"桑拿天"中，务必要保证室内通风。不过，由于户外风力较小，不利于有害物质的扩散，最好采用强制排风设备，如换气扇、抽油烟机等；开启空调的除湿功能可以降低室内相对湿度，对减少污染有一定作用；在夜间或户外温度较低时，可以开窗通风；进入房间和车内打开空调后，不要急于关闭门窗，最好过一刻钟以后再关，这样有利于降低室内有害物质的浓度，减少其对健康的危害。

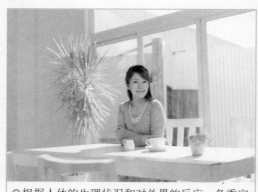

◎根据人体的生理状况和对外界的反应，冬季室内温度以18～22℃最为适宜。

夏天不宜在室内泼水降温

盛夏时节，室内温度高。为了解暑，有些人便在室内地板上泼水，以此达到降低室温、提高室内空气清洁度的目的。其实，用这种方法降温效果并不理想。

一般来说，水汽的蒸发可带走一些热量，从而起到降低室温的作用。但室内水汽的散发，有赖于空气的流通，而在室外温度高、风力小的情况下，室内空气流通较为困难，常常处于相对静止的状态。此时，在室内泼水，水汽难以向外散发而滞留在空气中，使室内湿度不断增大。室温高加上空气湿度大，就会使人感到比平时更加闷热难耐。与此同时，由于温度高，水分蒸发快，室内的细菌和尘埃能随着水汽进入空气中，造成空气比泼水前更混浊。因此，夏天不宜在室内泼水降温。

不要在室内摆放太多家具

现在有些人喜欢在室内摆很多家具，留给人活动的空间就很有限，这对居住者的身心健康很不利。

如果屋子内的空间被各种家具、物品所侵占，等于大大减少了人的居住面积，使人吸收不到充足的新鲜空气，也照射不到充足的阳光，居室空间越小，空气对流、交换速度越慢，纯净程度也就越低。人常年大多数时间活动在阳光不充足、空气不够新鲜的房间里，对健康的影响就可想而知了。

所以，为了保持室内良好的空气，一定不要在居室内摆放太多的物品和家具，在并不宽敞的房间里，摆上必用的物品就可以了，这样可以使居住者的生活变得轻松、舒适些，有利于身心健康。

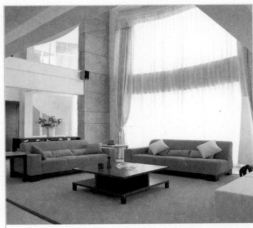

◎为了保持室内良好的空气，一定不要在居室内摆放太多的物品和家具。

临街窗台上最好养植物

对于临街居住的人，如果觉得吵闹或者灰尘大，不妨在阳台或窗台上摆放一些阔叶植物，叶面错落交叠的植物效果最佳，可以使户外嘈杂的声音在传入室内的过程中受到茎叶阻隔。

此外，由于临街居室很容易受到粉尘污染，在窗台上养些阔叶植物，还可以形成一道天然屏障。大多花卉通过光合作用，可吸收多种有害气体，吸附粉尘，净化空气，对大气中的一氧化碳、二氧化硫等污染物质起到很好的抑制效果。

经常养花赏花，可使大脑处于舒展、

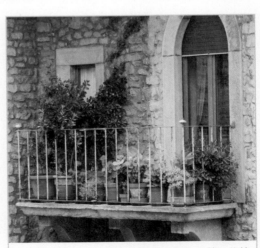

◎ 临街居住的人，最好在阳台或窗台上养一些植物，可以给居室提供一道天然屏障。

活跃、兴奋状态，所有这些，对保护人的身心健康，增强人的免疫功能都能起到很重要的作用。

此类植物有龟背竹、金绿萝、常青藤、文竹、吊兰、秋海棠、菊花等。但高层居民应该注意安全，避免花盆掉落伤人。

大多数花卉白天在光照下主要是进行光合作用，吸收二氧化碳，放出新鲜氧气，而在夜间则主要进行呼吸作用，吸收氧气，放出二氧化碳。花卉夜间在室内是与人争氧的，因此，卧室内最好不要过多放置花卉。

● 净化空气宜选哪些植物

新装修的房子可养1～2盆吊兰，以吸收空气中的甲醛、一氧化碳、过氧化氮等有毒化学物质，起到净化室内空气的作用。芦荟可减少苯、甲醛的污染，增加负氧离子的浓度。万年青可有效地清除三氯乙烯的污染。

茶花、仙客来、紫罗兰、晚香玉、凤仙花、牵牛花、石竹、唐菖蒲等可通过叶片吸收二氧化硫。

龟背竹夜间有很强的吸收二氧化碳能力，卧室里可放一盆。夜间能吸收二氧化碳的植物还有仙人掌、蟹爪兰、绯牡丹、仙人柱、紫花凤梨、酒瓶兰等。

能净化空气的植物还有石榴、石竹、蔷薇、雏菊、一叶兰、莎草等。

此外，多数仙人掌和多肉植物都有减少电磁辐射的作用，适合放置在书房或客厅内。如菊花、蔷薇、百合、香豌豆花等花香，具有松弛神经、缓解精神紧张、解除身心疲劳等治疗神经系统疾病的功效；郁金香既可解除眼睛疲劳，还可以消除烦躁；丁香的气味使人沉静、轻松；紫罗兰和玫瑰花香使人心情愉快、舒畅。另外，花的各种色调，从视觉上给人以纯洁、高雅、愉悦的感觉。

● 居室里放花，视房间而定

在居室内合理地放些花，不仅能美化环境、增添雅致的兴趣，还可以调节空气，放松心情，可以说是一种一举两得的做法。

客厅是我们主要的活动场所，也是污染最严重的地方，所以应该放常春藤和吊兰。常春藤能有效抑制烟草中所含尼古丁中的致癌物质，而吊兰则被称为"绿色净化器"，能在新陈代谢中将甲醛转化为糖或氨基酸等物质，净化室内空气。

卧室是我们每晚睡觉的地方，空气质量的好坏尤为重要，因此应该放芦荟或者虎皮兰，它们可以在夜间吸收二氧化碳，释放出氧气，对人的健康有益，但卧室内不宜摆放过多的植物，所以芦荟和虎皮兰任选其一即可。

厨房和卫生间也是我们不能忽视的地方，厨房中常会被清洁剂和油烟所包围，绿萝可以清除70％的有害气体，因此被称为"异味吸收器"，所以厨房里应摆放一盆，绿萝在室内向阳处可四季摆放，在光线较暗的室内，应每半个月移至光线强的环境中恢复一段时间。卫生间常常温暖潮湿，这正符合了白掌的习性，它是抑制人体呼出的废气如氨气和丙酮的"专家"，

同时可以过滤空气中的苯、三氯乙烯和甲醛，使卫生间的空气焕然一新，所以卫生间里应摆放一盆白掌。

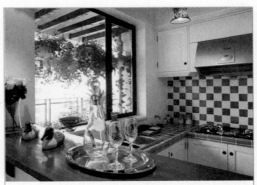

◎ 厨房和卫生间内有害气体多，适合摆放一些绿色植物，净化空气。

不要长期使用室内照明

生活中，我们选择灯具大多习惯注意外形是否漂亮，却忽略了灯具最基础的照明寿命和健康照明的问题。

室内照明缺乏阳光中的紫外线，会使人对钙的吸收量大大减少。长期使用室内照明，将扰乱人体的"生物钟"，使生理节奏失调，造成心慌胸闷，精神萎靡。

调查表明，我国城市居民因为照明问题而引起的眼睛干涩、酸痛、头晕、头痛、紧张、疲劳等症状明显增多。尤其是儿童群体，近年的近视率也逐年上升。

为营造"光与空间"的和谐与健康，有关专家提出以下照明建议。

① 客厅照明

一般客厅的照明需要多样化，有基本

的照明，还要有重点的照明和比较有情趣的照明，方便营造气氛。餐厅的照明应将人们的注意力集中到餐桌，光源宜采用向下直接照射配光的暖色调吊线灯。

② 书房照明

书房的基础照明部分一般选用的是吸顶灯，安置在书房中央。光源推荐使用显色性强，且让人长时间工作也不容易使眼睛疲劳的三基色灯管系列。在书房的重点照明部分，建议使用护眼以及节能型台灯系列，在硬件上充分保障眼睛的健康。

③ 厨房照明

首先要有足够的亮度，尤其是在操作区不能有阴影和眩光，这关系到你在发挥刀

功的同时，不会伤害到手指。其次，厨房里经常需要煎炸烹煮，油烟等物自然是少不了的，所以在选择灯具的时候，也要选择密封性好、易于清洁且耐腐蚀的产品。

④ 卧室照明

专家建议用一盏吸顶灯作为主光源，设置壁灯、小型射灯或者发光灯槽、筒灯等作为装饰性或重点性照明，以降低室内光线的明暗反差。如果有在床上看书的习惯，建议在床头直接安放一个可调光型的台灯，灯具内安装节能灯或冷光卤素灯，可避免眼睛疲劳。另外，照明产品的光线不能太暗，也不是越亮越好。

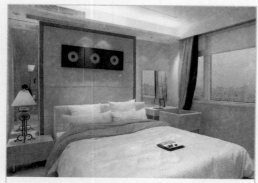

◎如果有在床上看书的习惯，建议在床头直接安放一个可调光型的台灯，可避免眼睛疲劳。

营造环保、健康、节能和精美舒适的"绿色光环境"，除了美观、安全、经济的原则，还要考虑以下原则：

① 功能要求

根据不同的空间、不同的场合、不同的对象选择不同的照明方式和灯具，并保证恰当的照度和亮度。例如：卧室要温馨，书房和厨房要明亮实用，卫生间要温暖、柔和。光线不要时明时暗或闪烁。

② 协调要求

在选择和设计灯光和灯具时，一是要考虑灯饰与家具的搭配协调。选购灯饰，需考虑与室内装修风格和家具格调的和谐配套。灯具的色彩、造型、式样，必须与室内装修和家具的风格相称，彼此呼应。

二是注意灯具与居室空间大小、总的面积、室内高度等条件相协调，选择灯具的尺寸、类型和多少。

三是要注意色彩的协调，即冷色、暖色视用途而定。

③ 科学合理

要避免炫光，以保护视力、提高工作和学习效率；要合理分布光源，光线照射方向和强弱要合适，避免直射人的眼睛；保持稳定的照明，光线不要时暗时明或闪烁。

留意家中七大卫生死角

出于对自己的健康负责，我们必须留意家里的几大卫生死角，这几大死角包括。

① 牙刷

牙刷用上个把月，就会有大量的细菌

生长繁殖其上。其中有许多致病菌，如白色念珠菌、溶血性链球菌、肺炎球菌等。这些细菌通过口腔直接侵入人体消化道和呼吸道，引起肠炎和肺部感染等症，同时还可通过口腔黏膜破损处而进入人体血液，引起败血症及组织脓肿等。因此应将牙刷放在阳光下曝晒，最好每月更换一把牙刷。

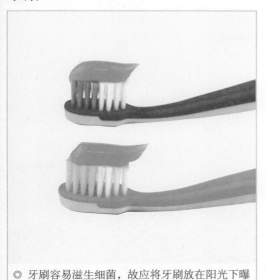

◎ 牙刷容易滋生细菌，故应将牙刷放在阳光下曝晒，或每月更换一把牙刷。

② 毛巾

一般家庭使用的毛巾都是放在室内甚至卫生间里，由于空气不够流通，毛巾每天要用几次，难有干的时候，极容易滋生、繁殖病菌，对人体健康不利，可导致皮肤病等。毛巾洗干净后要经常拿到室外进行"日光浴"消毒或高温消毒。

③ 笤帚

笤帚所到之处表面上显得干干净净，却会扬起无数细菌。所以，家庭最好多备

几把笤帚，厨房、寝室等分别用不同的笤帚。用后要及时洗净、晒干。

④ 盆、桶

家庭使用的脸盆和脚盆，有的是分人使用，有的是众人共用，用久了以后都会积累污垢，滋生病菌，影响人体健康。盆、桶应经常洗净并晒干，以保众人平安。

⑤ 地毯

有一种叫蜱螨的生物大量繁殖在地毯上，专靠吃人皮肤上掉落的微型鳞状物维持生命，一旦接触人体，会乘机侵入肺腑和支气管，小孩更容易因此患病。所以地毯要经常吸尘、清洗、消毒。

⑥ 拖鞋

尤其是供客人使用的拖鞋，极易由有脚病的客人留下病菌，家人或其他客人再使用后就会被传染上脚病，于己于人均极

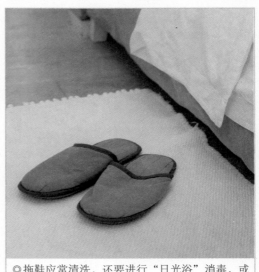

◎拖鞋应常清洗，还要进行"日光浴"消毒，或用消毒液消毒。

为不利。因此拖鞋应常清洗，还要进行"日光浴"消毒，或用消毒液消毒。

❼ 菜篮子

有人买蔬菜时将生、熟食物放在一个菜篮子里。殊不知，蔬菜、鱼、肉上面的细菌和寄生虫卵很多，会造成生、熟食物的交叉污染。因此，生、熟食物应分开放置，菜篮子要勤清洗、曝晒。

♥ 让细菌无处藏身的居家好习惯

日常居家中，养成一些好习惯，并不会让生活发生翻天覆地的改变，但它们确实多多少少为我们的身心健康做着贡献。

❶ 给新餐具消毒

碗、碟、筷等餐具，一般都是经过多次加工、装运、出售，会有不少细菌。所以，餐具买回家后，不能简单洗刷，应放入锅内用盐水煮沸消毒后方可使用。

❷ 切菜板常清洗消毒

据有关部门检验，每平方厘米的切菜板上有葡萄球菌200多万个、大肠杆菌400多万个，还有其他的细菌。生、熟食物交叉污染是发生食物中毒的主要原因之一。因此，切菜板应该经常刷洗消毒，必要时将表面刨去一层。

❸ 筷子适时烫洗、更换

在一日三餐中，筷子很容易受到细菌的污染，尤其是长年不换的筷子，更容易让感冒、胃病等疾病在家人中循环传染。因此，筷子应每日烫洗，定期更换。另外，存放筷子的笼子或盒子也要注意清洁。

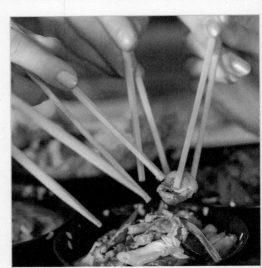

◎餐具中，筷子很容易受到细菌的污染，故筷子应每日烫洗，定期更换。

❹ 有抽油烟机也开窗

抽油烟机虽然能抽走油烟，但并不能抽走燃气燃烧时产生的废气，这种气体对人体的危害更大。

❺ 出汗多，用竹炭床垫

竹炭的多孔结构，使床垫可以吸附皮肤排出的二氧化碳、氨及高湿的汗气，保持睡眠时身体舒爽。

学会正确使用洗涤剂

我们要学会正确使用洗涤剂，这样才能保证身体的健康。

❶ 厨房用的各类洗涤剂

厨房里使用的洗涤剂通常有两大类，一类是用于清洗食具的洗涤剂（如洗洁精），因其重要成分是化学合成的烷基类活性剂，所以不仅对皮肤有刺激性，而且用于洗涤蔬菜、水果和餐具时，残留的烷基苯磺酸盐对人体也有一定的危害，必须用大量的水进行冲洗才能去除有害物质。

洗涤后的水果、蔬菜应反复擦洗彻底去除残留物，以免影响健康。另一类是用于清洗灶具、排气扇油垢的清洗剂。

它渗透能力、脱脂能力均很强，碱性也强，使用时需将清洗剂直接喷洒到油垢表面，人手不宜接触，否则对皮肤有损伤。

❷ 卫生间用的洁厕剂

洁厕剂按其配方组成不同大致可分为三大类：酸性产品、中性产品、碱性产品。

目前市场上以酸性产品为主，清洗效果最佳。当次氯酸钠遇到酸时会释放出有毒的氯气，而影响人体的健康。一般洁厕剂的生产厂家在洁厕剂的使用注意事项中常会注明：勿与漂白类化学品混用。

洁厕灵是人们常用的一种洁厕剂，其主要成分是：各种无机酸和有机酸、缓蚀剂、增稠剂、表面活性剂、香精等。一般除酸对皮肤有一定刺激和腐蚀外，其他物质对人体是安全的。

因此，使用时勿与皮肤、衣物接触，一旦接触应立即用大量清水冲洗。

❸ 消毒液

消毒液中起消毒作用的主要成分是氯系、氧系或者阳离子表面活性剂，根据不同的消毒物如水果、蔬菜、内衣、餐具等，有不同的使用方法。

一般是先将消毒液按规定比例稀释，将消毒物放于消毒液中浸泡、擦洗，然后漂洗。消毒液可以与洗衣粉同时使用，但用量一定要控制。

❹ 洗浴用的各类日化产品

洗发液、浴液等是人们常用的日化产

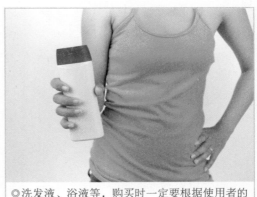

◎洗发液、浴液等，购买时一定要根据使用者的情况进行选择。

品，种类较多，有适合中性油脂发质、皮肤的，也有适合干性发质、皮肤的；有适合老年人用的，也有适合儿童用的。购买时应该根据不同情况进行选择。洗衣粉是常用家庭洗涤剂，一般是碱性的，不宜用来洗羊绒制品。因为羊绒表面有一层弱酸性保护层，羊绒组织结构中含有蛋白质，使用碱性较强的洗衣粉会使其受到破坏。

❤ 如何保持卧室的卫生

人的大部分时间是在室内度过的，因此，讲究卧室卫生，对保护家庭成员的健康有着非常重要的作用。促进和保持卧室的卫生是人们健康的保证，而如何保持卧室的卫生是讲究科学和方法的。

❶ 注意空气卫生

卧室内存在多种污染物，它们有的来自室外大气污染，有的来自厨房的燃料燃烧和烹调油烟，有的来自人体呼吸时排出的污染物；有室内产生的，也有由室外带进的灰尘、细菌、病毒、寄生虫卵等。如果通风不良，卧室中的污染物可长时间停留在室内。

要改善卧室空气卫生质量，需注意增加通风换气时间。早晨起床后和晚上睡觉前，应开窗通风或用排气扇换气，自然通风需30分钟，机械通风需15分钟。安装空调的家庭还应每星期清洗一次空调器的过滤网。清洁卧室家具和清扫地面垃圾，宜经常用湿抹布或拖把进行"湿式"清洁。

❷ 不要在卧室内吸烟

吸烟可释放大量的污染物，据估计有几千种之多，均是对人体有害的物质。室内香烟烟雾中的这些污染物，大部分可被吸附、降落在衣物、床上用品和家具上，或散落在陈列品和装饰品上，影响室内空气的卫生质量，威胁人体健康。为此，在增加卧室内通风换气时间的同时，不要在卧室内吸烟。

❸ 关注家具材料

卧室空气污染的另一个来源，是合成建筑材料、装饰材料的使用，以及选用仿木的合成家具。这类建筑材料、装饰材料和家具，含有对人体有毒、有害的化学物质，如甲醛、甲醇、酚、苯、铅、镉等，可引起呼吸道刺激症状、过敏反应、中毒等。如果卧室从地面、墙壁、天花板到放置的家具，都采用此类物质，这就把卧室变成一个化学匣，家庭成员长期在这个"匣子"里休息、睡眠，是很可怕的。

❹ 定期清洗床上用品

床上用品直接与人体接触，而人体脱落的皮屑和死亡的上皮细胞、空气中的灰尘均会落在床上用品上。因此，床上用品应定期清洗和晾晒，每星期至少在室外晾晒1次，每2～3星期清洗更换1次。

⑤ 不要随便在床上坐卧

外出归来，身上沾有大量的灰尘。这些灰尘成分十分复杂，有皮屑、毛发等碎屑，有动植物成分如各种花粉、绒毛，有燃料及香烟燃烧的烟尘和烟雾，有人体呼吸、咳嗽、打喷嚏时形成的飞沫，有建筑材料和地面摩擦产生的扬尘，有衣物、被褥、纸张等脱落的毛絮等。所以，从外面回到家后，不要和衣在床上坐，更不要就这样睡在床上，以免身上和衣物上的灰尘污染床上用品，影响人体健康。

相信，只要你能坚持上面的方法和原则，你的卧室就一定是既健康又舒适的。

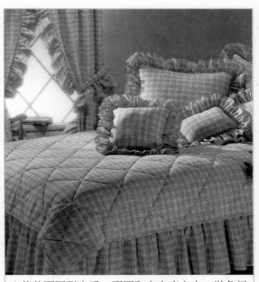

◎从外面回到家后，不要和衣在床上坐，以免污染床上用品。

♥ 床的摆放有哪些不宜

从科学角度来看，床的摆放有以下不宜。

① 床头不应放在窗下

主要因为床头在窗下，人睡眠时有不安全感。如果遇大风、雷雨天，这种感觉更是强烈。再说，窗子是通风的地方，人们在睡眠时稍有不慎就会感冒。

② 床头不宜设在卧室门或窗的通风处

客厅里的人一眼就能看见卧室的床，会使卧室缺乏宁静感，影响睡眠，人们在卧室里穿着睡衣来回走动，看上去也不雅观。

③ 床的摆放不宜正对梳妆镜

这主要是因夜晚人起来时，特别是睡眠中的人朦胧醒来时或噩梦惊醒时，在光线较暗的地方，容易受惊吓。

④ 床上方不能放置吊灯

由于吊灯的造型和重量都容易给人带来不安全感，因此，床的正上方最好安装轻型灯具。

⑤ 床下不要堆放杂物

床下清理不便且通风不畅，杂物容易在此滋生细菌，卧室卫生死角会直接影响健康。

⑥ 床不宜摆放在高低不平的地方

这主要与床的质量有关，如果床高低不平，不但会影响睡眠的质量，而且还会对人体的脊椎骨骼造成不利影响，时间久了甚至可能造成畸形。

⑦ 床不宜东西方向放置

这与地球磁场有关，因为地磁的方向是南北向的，而且对人体内的金属元素会有影响。东西向睡觉，可能会因为地磁的影响改变人体血液的分布，影响睡眠质量。

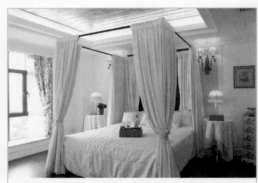

◎为了避免地球磁场对身体的影响，床应顺着地磁的方向南北向摆放。

🍎 选择床垫床罩有学问

不少人在购买床垫时，都愿意选择席梦思床垫，觉得睡着舒服。但过了几年后，有些人会感觉越睡越累，往往是一觉醒来腰酸背痛，全身不舒服。一检查床垫才发现，上面已被睡出了"坑"。所以，为了保证自己睡个好觉和不影响骨骼的健康，一般都选择了让它"退休"。

其实，如果使用方法得当，完全可以延长床垫的使用寿命。根据弹簧床垫的特点，新床垫在使用的第一年，可以每2～3个月调换一下正反面或摆放方向，使床垫的弹簧受力平均，之后约每半年翻转一次即可。

另外，为了防止灰尘和皮屑等脏物污染肌肤，大多数家庭会在床垫上铺设褥子，却忽略了床垫本身也会藏污纳垢。时间长了，细菌、尘螨等就会进入床垫底层。最好的办法是，在换洗床罩和床单的时候，用吸尘器或微湿的抹布，将床垫上残留的皮屑、毛发等清理干净。如果床垫有污渍的话，还可用肥皂涂抹脏处，再用布擦干净，使床垫很快变干，这样床垫才不会发霉、产生异味。

床罩的颜色最好与房间家具的色彩协调，如奶黄色墙面应该配浅棕色有花纹图案

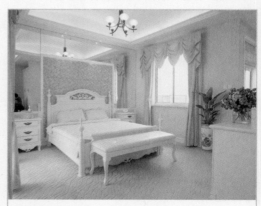

◎床罩的颜色最好与房间家具的色彩协调。

的床罩，棕色的家具可配淡红色等暖色调的床罩，这样会使人产生美观活泼的感觉。

空间较大的卧室选用浅咖啡色大花型图案的床罩，可以减轻空旷之感。老年人的居室用浅橘黄色的床罩，能使人精神振奋，心情愉快。

各种颜色的特性构成了每种颜色的基本治疗趋向，新婚者的居室宜选用鲜艳浓烈色彩的床罩，为房间增添喜庆气氛。

倘若居室主人患有高血压或心脏病，最好铺上淡蓝色的床罩，以利于血压下降、脉搏恢复正常。情绪不稳容易急躁的人，居室宜用嫩绿色床罩，以便使精神松弛，舒缓紧张情绪。一般而言，床罩的颜色以淡雅的色彩居多。

春夏两季，气温相对高些，床罩的颜色应选择清新淡雅的冷色，质地应选择较薄一些的面料；而秋冬两季气温下降，天气寒冷，床罩的颜色应趋向暖色，在质地上应该选择较厚的面料。

♥ 被子晒后别拍打

晒被子的时间以11:00～14:00时为佳，不能晒得太久。棉被在阳光下晒3个小时，棉纤维就会达到一定的膨胀程度，如果继续晒下去，棉纤维就会紧缩、容易脱落；若是合成棉的被子，只要稍晒一下，除去里层的潮气就行；对于羽绒或羊毛被，由于高温会使羽毛及羊毛中的油分起变化，产生腐臭味，不需频繁晾晒，更不可暴晒，在通风处晾晒1小时就行了；以化纤面料为被面的棉被，同样不宜在阳光下暴晒，以防温度过高破坏化学纤维，晒被时，可在上面覆盖一层薄布进行保护。

大家都习惯于晒完被子后，用手反复拍打，以去掉灰尘，使被子蓬松。实际上，这样的做法并不科学。晒好的被子，只要用软毛的刷子轻轻刷一遍表面，去掉浮尘就可以了。

棉被的纤维粗短易碎，用力拍打会使棉纤维断裂变成粉尘从棉层跑出来；合成棉被的合成纤维细而长，容易变形，一经拍打，纤维紧缩了就不再复原，成为板结的一块；羽绒被拍打后，羽绒会断裂成细小的"羽尘"，影响保暖效果。被子经拍打后，表面的粉尘及螨虫的排泄物会飞扬起来，易引起过敏反应。

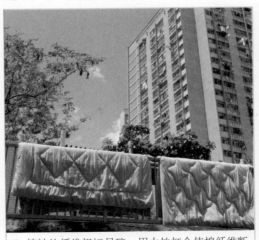

◎ 棉被的纤维粗短易碎，用力拍打会使棉纤维断裂，因此被子晒后不能拍打。

如何打造健康的床

打造健康之床要遵循三原则

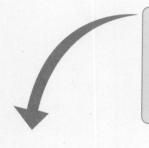

床头以舒适为主
在床上，我们总是喜欢半倚半靠，当我们不得不用脑袋靠在床头板上支撑起半个身体时，脊椎的疾病也许就离我们不远了，是软、是硬、是直、是斜，床头的设计决定了我们日常使用中背颈的舒适度

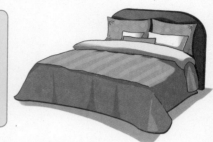

床垫使用别超过20年
以下这些情况，都说明你该更换床垫了：晚上常睡不好，一觉醒来浑身乏力，如果睡姿正确，很可能是床垫出了问题；减肥成功或发福了，最好换个适合你身体状态的床垫；出现凹陷，说明内部结构已有所损害，赶快换个床垫；床面有很多污渍清洗不净，当心滋生细菌

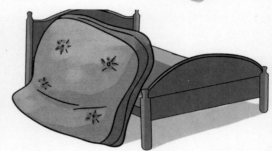

硬床、厚床并不理想
专家提醒：床垫太硬，虽不致严重影响脊骨健康，但肩膀和臀部受力，会让人感觉不舒服。某些人腰脊痛的话，更不宜睡硬木板床，以免病情恶化，睡床垫比不睡床垫要健康多了

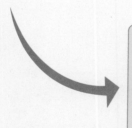

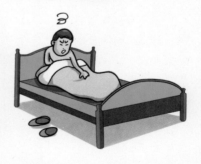

　　相信，只要你能坚持上面的方法和原则，你的卧室就一定是既健康又舒适的。

　　此外，打造健康之床还应注意以下细节：

　　在换洗床罩和床单的同时，不妨顺便用吸尘器或微湿的抹布，将床垫上残留的皮屑、毛发等清理干净。

　　如果床垫有污渍，可用肥皂涂抹脏处，再用布擦干净，或用吹风机把湿渍吹干，这样就不会发霉、产生异味。

　　有条件的话，可以在床垫和床单之间加一层保洁垫。保洁垫内置特殊的棉层，可防止潮气进入床垫，以保持床垫的清洁干燥，并具保暖和吸汗的功能，而且易于清洗。

警惕厨房里的"烹调综合征"

每个人都希望在清洁的厨房里为家人准备健康美食，越来越多的人已开始重视厨房的健康。但总是事与愿违，厨房往往会成为健康的无形杀手。人们在厨房里待久了会感到头痛、胸闷、眼痒、鼻塞、耳鸣，甚至患支气管炎、肺炎等呼吸道疾病。这种由厨房空气污染而引起的病症，被称为"烹调综合征"。

就总体的有害因素而言，厨房完全可以称为有害物质生产"基地"。很大程度上深受其害的是要在里面经常忙碌的女主人。

首先，厨房属于家中辐射危险最集中的环境之一。氡从土壤、水进到厨房里，也与天然气一同进来。氡对人体的辐射伤害，占人一生中所受到的全部辐射伤害的75%。专家认为，氡是引起肺癌的第二大因素，仅次于抽烟。

厨房的第二大危害因素是，烹调时产生的油烟，也含多种有害物质，它会刺激呼吸道，引起呛咳、咽痒发痛，还可刺激眼结膜、鼻黏膜，引起流泪、流涕、喷嚏，并影响消化道系统与神经系统，引起食欲减退、困顿、精神萎靡。在炒菜时多在油沸时下料，猛火急炒，以便达到脆、嫩、香、鲜的要求，尤其在爆炒、爆炸食物时，需要更高的油温，散发的油烟更多。据测定，当锅里的油热到150℃时，一部分油被分解成丙烯醛。丙烯醛是一种刺激性毒物，烹调者吸入了较多的丙烯醛，就容易引起咽喉刺痒、胸闷咳嗽、头晕恶心、四肢酸软、食欲不振等

现象，影响身体健康。

其次，液化气还容易发生泄漏，使用液化气的厨房里，仅二氧化氮浓度就比室外高5倍。二氧化氮是一种对呼吸道有害的气体，可以降低免疫功能，增加呼吸感染机会。煤球与煤燃烧时产生的污染最严重，可产生二氧化硫、二氧化氮及粉尘。

另外，厨房里几乎什么时候都湿度偏高：水烧开了，水龙头的水溅出来以及煤气灶的燃烧……空气最理想的湿度应该在40%～60%之间，多余的水分会使人疲倦、犯困。过多的水分加上偏高的温度，是滋生微生物的理想场所。所以，偏高的湿度往往是上呼吸道疾病的诱因。

最后，厨房里的空气从地板到天花板的温度递升率还特别大。如果说一个人的脑袋比较暖和，可两腿冰凉，热平衡就会遭到破坏，势必会导致新陈代谢功能失调。

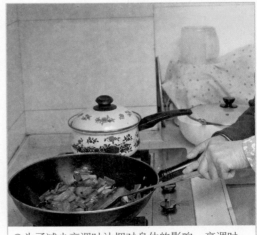
◎为了减少烹调时油烟对身体的影响，烹调时一定要打开油烟机。

厨房里的保健小常识

（1）厨房要有良好的通风换气措施，如在炉灶上安装抽油烟机和排风扇，经常开窗通风换气，以便将炒菜时产生的油烟及时排走。

在使用厨房抽油烟机时不宜紧闭窗门，因为抽油烟机在向外排油烟时，需要补充足够的新鲜空气，否则会造成室内负压，使排烟效果差。

为了保证厨房空气的清新，在每次做饭、炒菜后，不要马上关掉抽油烟机，而应该让它继续运转，从而将残留在空气中的油烟和水汽及没有完全燃烧的一氧化碳抽走，减少室内厨具沾染油污的机会。

（2）炒菜时油温不要太高。食用花生油、豆油的发烟温度分别是150℃和160℃，精制菜油为200℃。为了减少厨房空气污染，降低住宅空气中苯并芘等致癌物质的浓度，除了要选用含杂质较少的精制烹饪油外，炒菜时应使油温控制在200℃以下。

（3）厨房里的灶具、餐饮具、台面等，经常受到煤气、油烟的污染和侵蚀，容易发生油垢积聚、铁制器皿生锈，这些物品必须勤擦、勤洗、勤消毒。

（4）不宜在厨房里就餐。厨房是住宅中主要污染源之一。不论使用燃煤灶、煤气灶、石油液化气灶，天然气灶，还是电磁灶都会产生空气污染物，包括一氧化碳、二氧化硫、氮氧化物、可吸入尘粒、苯并芘等。这些污染物，停火后还不能马上排净，此时在厨房吃饭，肯定会受到侵害。

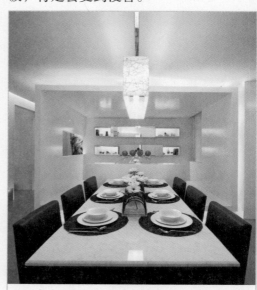

◎厨房内空气污染物多，因此就餐宜选在餐厅内，而不宜在厨房内。

（5）厨房垃圾不宜过夜。厨房垃圾一般包括菜叶、菜根、剩饭、剩菜等。这些物质，在适宜的温度、湿度条件下，很容易腐烂变质。特别是夏天，一个细菌在8小时内就会繁殖成成千上万个，进而加速了有机垃圾的腐烂变质变臭。垃圾中的细菌不仅污染厨房空气，还会随气流流入主室使室内细菌含量增加。所以，厨房垃圾应该当日清除不过夜。

（6）不宜在厨房腌菜。雪里蕻、白菜、萝卜叶、韭菜等叶菜，在腌渍过程中会生成较多的亚硝酸盐，其生成量与室内温度及食盐浓度关系很大。一般在20℃的温度、4%的食盐浓度的条件下腌的菜，亚硝酸盐生成最多。

为了预防腌渍菜中毒，不要在热天腌渍菜，腌渍时要把菜洗干净，放盐要适量，吃时用水冲洗干净，把含亚硝酸盐的咸汁洗掉。

（7）不宜用钢丝球擦拭铝锅。铝锅、铝盆、铝饭盒等，在使用一段时间后，表面变暗发黑，表面会生成一层氧化铝的保护膜。这个保护膜可防止和降低酸、碱溶液对铝制品的侵蚀，同时还增加了铝制品的硬度。如果用钢丝球把这层保护膜擦掉，铝锅在烧煮过程中，就会有较多的铝溶于汤汁中；特别是烹饪酸性食物时，如烧鱼等，会有较多铝进入食物中。人体摄入过多的铝，可引起消化功能紊乱。铝的摄入量如果超过允许值时，还可引起脑组织和智力损害。因此，用钢丝球擦拭铝制餐具是不可取的。

♥ 卫生间其实不卫生

家庭生活中不能少了卫生间，它是人们排泄大小便和清洁洗浴的地方。但卫生间很容易产生污染，人的排泄物、洗涤的脏水、清洁消毒的化学品、热水器的气体燃烧，再加上较密闭的环境、较大的湿度、较小的空间，等等，往往使卫生间的空气更容易污浊而成为家庭中的一个污染源。

❶ 卫生间的异味

卫生间中常有异味，许多人对这种异味只是出于嗅觉上的不适而不喜欢，实际上这种异味是一种有毒气体。卫生间的异味是由多种物质和因素共同形成的，其中含有较高浓度的氨气、硫化氢、甲烷、二氧化碳和各种化学品中散发出来的混合有害气体。

❷ 氨气给你带来的健康危害

氨气是卫生间空气中的主要污染物，有强烈的刺激性气味。

在冬季的建筑施工中，会使用含氨的尿素来作为水泥的防冻剂，因此在一些建筑物中可释放出高浓度的氨，成为室内空气污染的有毒成分。氨具有很强的刺激

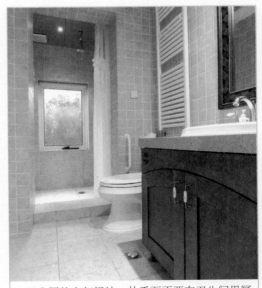

◎卫生间的空气污浊，故千万不要在卫生间里冥想和看报纸、看小说。

性，可对皮肤、呼吸道和眼睛造成刺激，严重时可出现支气管痉挛及肺气肿。长期受到过多氨气污染，会使人出现胸闷、咽痛、头痛、头晕、厌食、疲劳、味觉和嗅觉减退等症状。

❸ 卫生间是最容易让人患癌症的地方

卫生间的环境密闭、湿度大、空间小，也为致病细菌、霉菌、螨虫等有害生物创造了良好的滋生条件，导致产生大量室内致病源和过敏源，使得卫生间成为最容易让人生病的地方。国外有的医学专家甚至认为，卫生间是最容易让人患癌症的地方。因为，卫生间的化学物品实在是太多了，而有的人又喜欢在卫生间里冥想和看报纸、看小说，这等于增加了自己患癌的机会。

💗 健康，从厨房布置开始

一间布置得合理舒适的厨房，不但会增进家庭成员的健康，而且会使女主人在斗室之中别添一番情趣。厨房如何布置呢？

厨房的环境要净化、白化。墙裙最好用白瓷砖铺贴，地面可用白色马赛克或防滑地砖。这些光滑不吸油污的铺面材料，可以随时擦洗干净，而且美观。

厨房家具造型要简洁，家具表面宜贴耐水、耐油、耐烫的硬质装饰板。各橱柜可漆成各种颜色，但台面一般以白色为主。要将工作台，洗涤盆，煤气炊具，排烟机等综合设计成一体既方便实用，又卫生安全。

如果厨房兼做餐室，墙面可刷成米黄色，以增进食欲；壁上挂一幅"蔬菜瓜果"的油画，更添雅趣。如果在厨房的柜橱上添加一些加画红色线条，则更可丰富厨房的气氛。

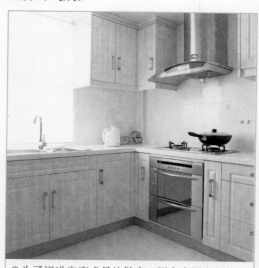

◎为了增进家庭成员的健康，厨房布置应保持干净美观。

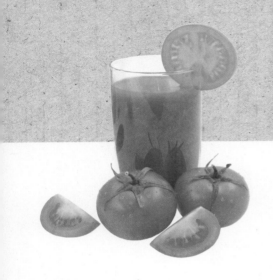

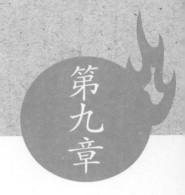

第九章

家电细节

——别让高科技毁了自己的健康

●随着科技的发展，电视机、冰箱、电脑等越来越多的家电进入我们的生活，从而它们对人类生活的影响也越来越大。事实上，家电在给生活带来快捷便利的同时，因为一些错误的观念和习惯而存在不少健康隐患。因此，消费者除了在购买家电时关注家电产品的健康性能外，使用时也应把握定期清洗保养、正确使用等小细节，以确保生活的安全与健康。

家电勤"洗澡"可除尘降辐射

电视机、电脑上蒙了灰尘，很多人以为，这只是个卫生问题。事实并不这么简单。研究证明，灰尘是电磁辐射的重要载体。如果你的家电不经常擦拭，那么，即使它们关掉了，电磁辐射仍然留在灰尘里，继续对你全家人的健康造成不良影响。因此，经常擦拭、清除电器上的灰尘可以有效地减少辐射危害，健康全家。

我们每天都要面对各种各样的辐射，家用微波炉、电脑、电视、空调、电褥子等都会放出电磁波。电磁辐射会对人的身体产生不同程度的危害，如头痛、失眠、心律不齐、视力下降、皮肤病等。

防范电磁辐射，除了避免和电磁波的"亲密接触"外，在饮食上也能对抗电磁辐射对机体的危害。下面列举一些抗电磁辐射的健康食物。

① 蔬菜、水果

多吃新鲜的水果、蔬菜，能摄取大量的维生素A、B族维生素、维生素C、维生素E及矿物质。这些富含维生素的食物能减轻电磁辐射对人体产生的细微影响，避免神经系统发生紊乱。

② 绿茶

绿茶中的茶多酚是抗辐射物质，可减轻各种辐射对人体的不良影响。茶叶中还含有脂多糖，能改善机体造血功能，升高

血小板和白细胞等。如果不习惯喝绿茶，菊花茶同样也能起着抵抗电脑辐射和调节身体功能的作用。

③ 猪血

猪血的血浆蛋白丰富，血浆蛋白经消化酶分解后，可与进入人体的粉尘、有害金属微粒发生反应，变成难以分解的新物质沉淀下来，然后排出体外。

④ 黑木耳

黑木耳的最大优势在于可以帮助排出粉尘、纤维素物质，使有害物在体内难以立足。

⑤ 海带

海带是放射性物质的"克星"，含有一种称作海带胶质的物质，可促使侵入人体的放射性物质从肠道排出。

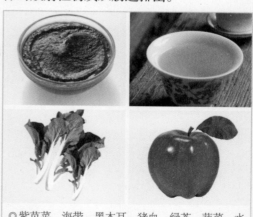

◎紫苋菜，海带，黑木耳，猪血，绿茶，蔬菜、水果，多食抗电磁辐射的健康食物，减少辐射危害。

❻ 紫苋菜

紫苋菜能抗辐射、抗突变、抗氧化，与其含硒有关。硒是一种重要的微量元素，能增强机体免疫功能，保护人体健康。常吃含硒丰富的紫苋菜，可提高人体对抗辐射的能力。

♥ 如何防范电磁炉的辐射

无烟、无废气、无明火的电磁炉虽然简单实用，但其本身存在的辐射却让人们在使用的时候怀有几分畏惧。

防止电磁炉辐射首先要从选锅入手。理想的电磁炉专用锅具，应该是以铁和钢制品为主。因为这一类铁磁性材料会使加热过程中加热负载与感应涡流相匹配，能量转换率高，相对来说磁场外泄较少。而陶瓷锅、铝锅等则达不到这样的效果，对健康的威胁也更大一些。

我们发现，电磁炉在加热食物的过程中不可避免地会产生电磁辐射。虽然生活中所有电器都有辐射，但当电磁辐射超过人体正常负荷量时，必然会对人体造成伤害。

使用电磁炉时，在直径3米范围内最好不要开收音机和电视机，以免电磁波干扰。另外，不要靠近其他热源和潮湿的地方，以免影响其绝缘性和正常工作。

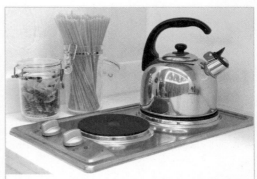

◎要防止电磁炉辐射，其专用锅具应以铁和钢制品为主。

使用电磁炉时的注意事项

➤ 在使用时尽量和电磁炉保持距离，不要靠得过近。有调查显示，保持40厘米以上的距离较为安全。

➤ 尽量减少使用时间。即使电磁炉本身辐射较小，如果长时间处于这种辐射之下，也可能会对身体造成伤害。所以大家应尽量减少与使用中的电磁炉接触的时间。

➤ 如果要较长时间地使用电磁炉(如在吃火锅时)，应尽可能选择有金属隔板遮蔽的电磁炉。电磁炉若放在金属隔板下方，测得的电磁辐射明显较低；隔离设计不佳或直接把电磁炉放在桌面上，测得的辐射量则较大。因此，有金属隔板的电磁炉会相对安全一些。

➤ 在条件允许的情况下，可以使用防电磁辐射围裙等，这类设备可以有效地阻挡辐射的侵害。

电脑族：靠垫一定要放在腰部

靠垫的确可以对腰肌劳损的人起到缓解的作用，但是也不能随便拿过来就用，其中需要讲究科学。

首先，靠垫一定要放在腰部，放到背部是无效的。这是因为正常人体的脊柱共有三个生理弯曲，因生理的需求它们并不生长在一条直线上，胸椎向后凸，颈椎和腰椎向前凸，从侧面看，脊椎犹如两个S的连接。由于这个生理特点，腰、背不能置于同一平面。因此，坐电脑椅时，如果在腰部放上一个靠垫，可以使腰部得到有效的承托，维持腰椎的前屈生理，均衡腰椎、腰部肌肉的压力，减轻劳损，增加舒适度，预防和改善腰椎不适，对稳定脊柱有好处。

其次，靠垫的厚度要合适。不能太薄太软，这样起不到托起腰部的作用，也不要太厚太硬，太厚可能会造成腰椎的过度前屈，而太硬则会硌得人难受。在挑选时可把靠垫试放在腰后，如果垫10分钟后仍然感觉很舒适，则这个厚度是适合的，如果感觉到腰背疲劳甚至疼痛，则说明这个靠垫不合适。再有，本身已患有腰椎间盘突出及腰椎管狭窄的人，更要注意靠垫的舒适性。

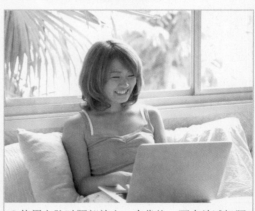

◎使用电脑时腰部放上一个靠垫，可有效减轻腰椎劳损。

液晶显示屏更容易让眼睛疲倦

液晶电视、液晶电脑是高科技的结晶，是现在最流行的产品，很多人认为液晶显示屏可以保护眼睛，其实这是个错误的认识。

德国权威计算机杂志《Macwelt》最近一项调查显示，虽然液晶显示屏比普通显示屏的辐射小得多，但因为它的亮度过高，反而更容易使我们的眼睛变得疲倦，甚至可能导致头痛等症状。

主持这项调查的德国电脑专家威海恩博士表示，液晶屏幕的闪烁、眩光，可能比老式电脑好，但还是会对视力有一定影响。液晶显示屏为了增加清晰度，普遍使用了"擦亮技术"，使显示屏表面看起来像装了块玻璃一样，显得很有质感，而且还提高了屏幕的色彩对比度及饱和度。不过，它也会像玻璃一样反射光线，使用这种显示屏的人，很容易被光线"刺伤"，并产生眼睛疲倦的症状，慢慢地还会引起视力下降和头痛的健康问题。

液晶电脑会导致眼睛不断进行调节，电脑上拥挤的图像和文字也会让人的眼睛光像离焦，引起近视。所以用液晶电视或电脑时，也要注意保护自己的眼睛。

一般的液晶显示屏都有亮度调校的功能设计，在使用时，可以尽量把光亮度调低。

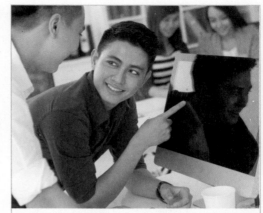

◎ 液晶显示屏清晰度高，亮度也过高，使用液晶显示屏时，要注意眼睛的防护。

键盘污染是健康的潜在杀手

与我们亲密接触的电脑键盘已成为细菌滋生的温床和疾病传播的中转站。某种程度上，经多人长期使用后未经清洁处理的键盘，比餐厅中未经消毒的碗筷还要脏，已成为威胁使用者健康的一个潜在杀手。这个键盘如果没有经过特殊处理，下一个人再去进行操作的时候，那么，这种污染就有可能威胁到下一个人。

预防键盘污染，应分两类情况：

一方面是相对有一些疾病的人，要尽量减少你可能对公共设施造成的污染的机会，给别人一个比较清洁的环境。

另一方面是加强自身对疾病的预防措施。以下是人们在操作中易出现的不良卫生习惯。

❶ 使用键盘后不洗手

有人观察到，1小时内，共有8人使用了1台公共电脑，只一人在使用后洗了手，另一人未洗手就用手拿取了食物。如果说这个键盘被肠道传染病病原体感染了，你操作键盘以后，手又被感染了，那么你去拿食品吃的时候，那自然就会把细菌带到嘴里去。

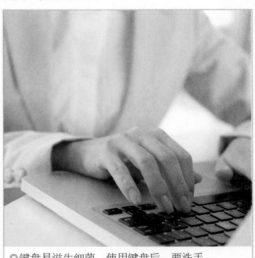

◎键盘易滋生细菌，使用键盘后，要洗手。

❷ 操作键盘时进食、吸烟

在电脑前喝饮料、吃零食或抽烟，都是很惬意的事。但要注意此时细菌正随着手与食物的接触，进入到身体内部。因此要有一个良好的卫生习惯，电脑操作，包括接触这些公共设施物品时，不要直接拿食物吃。

❸ 操作键盘时双手与皮肤亲密接触

注意，你在思考时会不会左手托在脸颊上，感觉眼睛干涩时是否用手揉眼睛，面部有疼痒时是否用手指抠皮肤，这些不良习惯都为皮肤疾病传播提供了前提条件。比如皮肤表面有一些疮疖，如果细菌接触伤口后就会发生感染。

操作健康时还应注意以下几点。

（1）使用键盘前、后一定要洗手。

（2）操作键盘中不要吃东西。

（3）操作中避免手与眼睛、面部皮肤以及鼻孔、耳孔等部位直接接触。

（4）定期清洁键盘，并保持键盘通风干燥，避免细菌滋生。

❤ 别让电脑伤害了你的脸

电脑时代，我们为工作和生活的高效、便捷而高兴。然而，在人们还没有充分的防范意识时，电脑已经悄悄地伤害了我们的脸—皮肤干枯、毛孔变粗、小痘痘外冒、眼睛干涩、黑眼圈形成并不断加重……这种病态皮肤，专家冠以它一个新名称——"计算机皮肤"。

防治"电脑皮肤"7招。

❶ 保证荧光屏清洁

每天开机前，用干净的细绒布把荧光屏擦一遍，减少上面的灰尘。

❷ 隔离最重要

要学会使用隔离霜，薄薄的一层，就能够让肌肤与灰尘隔离。比如使用美白保湿隔离霜、防护乳。另外，用点具有透气功能的粉底，也能在肌肤与外界灰尘间筑起一道屏障，但不要用油性粉底。

❸ 彻底洁肤

上网结束后，第一项任务就是洁肤，用温水加上洁面液彻底清洗面庞，将静电吸附的尘垢通通洗掉，涂上温和的护肤品。

❹ 经常补水

电脑辐射会导致皮肤发干。身边放一瓶水剂产品，如滋养液、柔(爽)肤水、精华素等，经常给脸补补水。在自己的护肤用品中添加一些水分高的护肤霜和抗皱霜。

❺ 每星期做一次深层清洁面膜和保湿面膜

对皮肤进行深层清洁和保湿，这有助

于收缩变得越来越粗大的毛孔。最好按肤质使用个人专业护理品，同时注意配以正常的作息和饮食。

❻ 经常喝绿茶

绿茶中的茶多酚具有很强的抗氧化作用。

❼ 经常喝新鲜果汁和生菜汁

不经煮炒的鲜果汁和生菜汁是人体的"清洁剂"，能解除体内堆积的毒素和废物。体内的毒素少了，皮肤也会光洁许多。

保护皮肤最好用1∶5比例的甘油和白醋涂搽皮肤，既能让肌肤变滑嫩，又能省钱。另外别忘了多喝水，既能补充肌肤水分流失，又能促进新陈代谢。

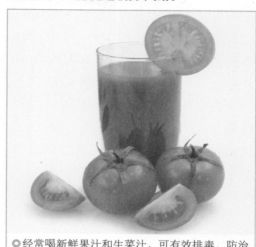

◎经常喝新鲜果汁和生菜汁，可有效排毒，防治"电脑皮肤"。

♥ 鼠标使用不当，"鼠标手"找上门

如果鼠标使用不当，可以使你患上很严重的指关节疾病，这种不同于传统手部损伤的症状被称为"鼠标手"。

"鼠标手"早期的表现为：手指和腕关节疲惫麻木，有的关节活动时还会发出轻微的响声，类似于平常所说的"缩窄性腱鞘炎""腕管综合征"，但其累及的关节比腱鞘炎要多。外科专家认为，鼠标比键盘更容易对手造成伤害，而这种疾病多见于女性，其发病率是男性的3倍。

"鼠标手"只是局部症状，如果鼠标位置不够合理，太高、太低或者太远都可能继发产生颈肩腕综合征。

医生发现，鼠标的位置越高，对手腕的损伤越大；鼠标距身体越远，对肩的损伤越大。因此，鼠标应该放在一个

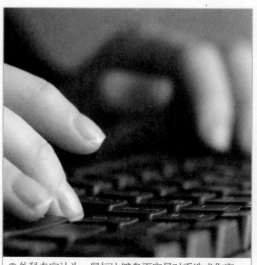

◎外科专家认为，鼠标比键盘更容易对手造成伤害，而这种疾病多见于女性，其发病率是男性的3倍。

稍低的位置，这个位置相当于坐姿情况下，上臂与地面垂直时肘部的高度。键盘的位置也应该和这个差不多。很多电脑桌都没有鼠标的专用位置，这样把鼠标放在桌面上长期工作，对人的损害不言而喻。

鼠标和身体的距离也会因为鼠标放在桌上而拉大，这方面的受力长期由肩肘负担，这也是导致颈肩腕综合征的原因之一。上臂和前身夹角保持45°以下的时候，身体和鼠标的距离比较合适；

如果太远了，前臂将带着上臂和肩一同前倾，会造成关节、肌肉的持续紧张。

如果调节鼠标位置很困难，可以把键盘和鼠标都放到桌面上，把转椅升高。桌面相对降低，也就缩短了身体和桌面之间的距离。

用科学的方法放置鼠标，会大大降低"鼠标手"的发病概率，让每一名常坐在电脑前的上班族轻松、愉快地做好自己的工作。

❤ 小心电脑躁狂症

对电脑莫名其妙地大动肝火，破口大骂，进而"拳打脚踢"，把鼠标和键盘乱砸乱扔。部分人还会不分青红皂白地把气发泄到同事和客户身上，常常让人家感到自己"发神经"。而少部分人则表示当电脑出现问题时，会突然感到口干舌燥，精神紧张恐慌，本该轻易解决的小问题却不知所措，突然间不明白该怎样下手。

如果你有上述症状的话，你可能已经患上电脑躁狂症。医生解释说，城市人因为生活压力大、工作节奏快等原因，患神经官能症的比例很高。其实电脑躁狂症只是神经官能症的一种。神经官能症包括焦虑、紧张、情绪烦躁、郁闷、头痛、失眠、心悸等。

使用电脑的人在连续注视屏幕一个小时后就应休息一下。一般而言，这一病症容易发生在脾气急躁的人身上，如果平时

注意主观上克制自己容易动怒的倾向，放松心情，随时将资料存盘备份，一旦电脑坏了，就不会让自己的情绪骤然失控，发病的可能也会大大减小。

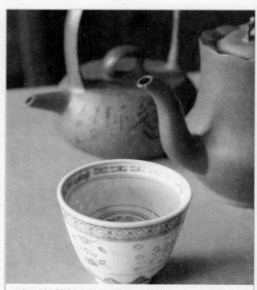

◎长时间接触电脑容易使人情绪焦虑、紧张，这时，不妨喝点茶，平复一下心情。

❤ 历数冰箱的6宗"罪"

冰箱是现代社会的产物，它给我们的日常生活带来了很多方便。但是也有很多人没有真正全面地认识冰箱，一味迷信、夸大冰箱的作用，把它当成"保险箱"。事实上，冰箱在骗取人们信任的情况下，有多种"渎职"的"罪过"。你知道吗？

（1）滋生细菌。在低温环境中，食物本身的代谢也只是放缓，并未停止。多数细菌并不会因低温死亡，相反许多微生物很容易在低温下生长繁殖。同时，冰箱内湿度较大，这同样不利于食品保鲜。

（2）偷窃营养。冰箱是窃取食物营养的"黑手"，特别是那些富含维生素的蔬果菜肴。有研究证实，在4℃的冰箱中储藏24小时会令黄瓜的维生素C含量下降30％。人们曾经做过这样一个实验，就是在－18℃的时候，把新鲜的鱼和肉一共储存了8个月。我们发现，在第三个月时，鱼和肉营养素的变化非常明显，主要是维生素A与维生素E的变化，在第三个月的时候，大概就损失20％～30％，到第八个月的时间，损失就更多了。另外，它们的血红素也氧化得非常厉害，不仅颜色变淡了，水分丢失得也很厉害。

（3）破坏美味。冰箱是美味杀手，香气扑鼻的新鲜面包、新鲜诱人的香蕉与荔枝，还有风味别致的豆酱、火腿、肉罐头，经过冰箱储存往往颜色尽失，美味不再，搞得不好还会吸附一些异味。

（4）冰箱疾病。直接来自冰箱的食物会导致胃内黏膜血管急剧收缩、痉挛而引发胃部不适甚至导致胃病，而那些在低温环境下滋生的微生物可以导致急性肠炎甚至痢疾，耶尔森细菌肠炎就叫"冰箱肠炎"，此细菌能够在-40℃低温中生存繁衍，冰箱正好是它们的乐园。

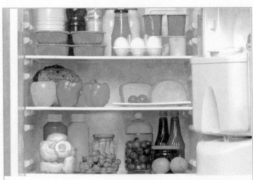

◎食物久放冰箱后，营养流失很严重，勿将食物长时间放置在冰箱。

（5）藏污纳垢。不论生熟、不分门类，各种食物以及食物自身分解产生的有害化学物质，茶叶、咖啡、烟草、化妆品甚至胶卷都在冰箱中汇聚，裹挟着各种气味，产生千千万万个细菌、真菌，冰箱逐渐成为藏污纳垢之所。

（6）制造毒物。许多人喜欢大采购，将一周内的蔬菜购好后在冰箱存放。这种做法非常危险。蔬菜中原本含有硝酸盐，在硝酸还原酶的作用下会形成亚硝酸盐，这种物质具有毒性，可导致机体缺氧现象。冰箱中的熟菜也是亚硝酸盐的制造者，人吃过的剩菜受到细菌和唾液中酶的污染，亚硝酸盐形成的速度更快。

食品在冰箱里的贮存时间不要太长

美国佐治亚大学食品安全中心的专家指出，冰箱里的食物虽然外表看起来还新鲜，但是实际上已经变质。

通常人们都是由蔬菜的外观决定能吃还是不能吃。但是，专家告诉我们，蔬菜在0～4℃的温度中，冷藏3天以后，即使外观没有多大改变，也最好不要吃了。冷藏蔬菜时，最好用保鲜袋装起来再冷藏，特别像番茄、黄瓜、水萝卜等准备生吃的蔬菜。因为冰箱毕竟不是消毒柜，而且各种微生物都有可能在湿润的空间里生长繁殖。还有一些蔬菜，比如，芹菜、小红萝卜中，有一种叫小肠菌的细菌。这种细菌很适宜在冷藏室这种0～4℃的环境生长。冷藏的时间越长，它繁殖的也就越多。吃了这样的蔬菜，很容易引起肠道性传染病。

对于熟肉类食物而言，在冰箱中的储存时间不应该超过4天。

冰箱保存食物的常用冷藏温度是4～8℃，在这种环境下，绝大多数的细菌生长速度会放慢。但有些细菌却嗜冷，如耶尔森菌、李斯特氏菌等在这种温度下反而能迅速增长繁殖，如果食用了感染这类细菌的食品，就会引发肠道疾病。

而冰箱的冷冻箱里，温度一般在-18℃左右，在这种温度下，一般细菌都会被抑制或杀死，因此，这里面存放食品具有更好的保鲜作用。但冷冻并不等于能完全杀菌，仍有些抗冻能力较强的细菌会存活下来。所以，从另一个角度来说，冰箱如果不经常消毒，反而会成为一些细菌的"温床"。

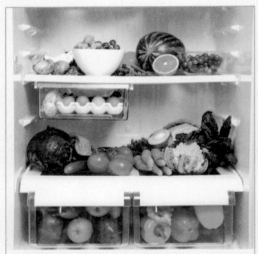

◎食物在冰箱里不宜储存太长时间，否则容易变质。

冰箱要定期清洗

电冰箱每使用1～2周，最好对箱内胆及放置食品的搁架附件等进行认真的擦洗，以确保箱内环境清洁，避免异味产生。特别是夏季，对冰箱的清洗、消毒，更要每星期一次。可用0.5%的漂白粉擦洗，特别注意擦洗箱缝、拐角、隔架，然后再用干净湿布抹干净。也可以在排气口和电冰箱下方的蒸发器内放置大蒜，用来杀菌消毒。

冰箱需要经常清理的地方有如下几个方面。

（1）电冰箱门上的密封条上的微生物达十几种之多，这些微生物的存在，很容易导致人体各种疾病。其清理办法为：用酒精浸过的干布擦拭密封条，效果最佳。

（2）经常去除电冰箱内的异味。电冰箱使用时间过长又未做到及时清理，就会出现难闻的异味，这是由于电冰箱内各种物品的混装造成的。物品贮存最好不超过一个月。另外，冰箱使用1~2周后，可在温水中加入少量的清洁剂，再用清水擦净。也可将酒精和水按7：3的比例兑成溶液，倒入喷雾器内，边喷边擦冰箱，再用旧牙刷清除死角污垢，这样可以有效去除异味。

（3）经常清理电冰箱内的剩饭。可

以说每个家庭的电冰箱冷藏室内都存有剩菜剩饭，这一方面容易使电冰箱内的物品串味；另一方面冷藏室并非无菌室，剩菜剩饭很容易受到各种细菌的侵蚀。因此，电冰箱内的剩菜剩饭应尽快食用，食用前请千万要加热。

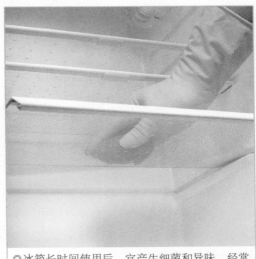
◎冰箱长时间使用后，宜产生细菌和异味，经常对冰箱进行清洗、消毒，维护家人身体健康。

冰箱内食物摆放位置有讲究

许多人把食物买回家后，就会一股脑儿将它们扔进冰箱。无论什么时候，只要一打开冰箱，里面总是乱糟糟的。其实，冰箱内的食物存放大有学问，如果位置不对，温度就不对，食品的品质也会受到很大影响。

一般来说，冰箱门处温度最高，靠近后壁处温度最低；冰箱上层较暖，下层较冷；保鲜盒很少被翻动，又靠近下层，所以那里温度最低。所以，我们不妨依温度顺序，把冰箱冷藏室分为6个区域：冰箱

门架、上层靠门处、上层后壁处、下层靠门处、下层后壁处、保鲜盒。

（1）适合放在冰箱门架上。有包装但开了封、本身不会在一两天内变坏的食品，如番茄酱、沙拉酱、芝麻酱、海鲜酱、奶酪、黄油、果酱、果汁等，以及鸡蛋、咸鸭蛋等蛋类食品。

（2）适合放在上层靠门处。直接入口的熟食、酸奶、甜点等。储存这些食品时，应避免温度过低，并防止生熟食品交

叉污染，所以不宜放在下层。

（3）适合放在上层后壁处。剩饭菜、剩豆浆、包装豆制品等。由于这些食物容易滋生细菌，稍低于0℃的温度最合适。

（4）适合放在下层靠门处。各种蔬菜及苹果、梨等温带水果，而且要用保鲜袋装好，以免因温度过低而导致冻坏。

（5）适合放在下层后壁处。没有烹调熟，但又需要低温保存的食品，如水豆腐、盐渍海带丝等，以及有严密包装不怕交叉污

染的食品，还有等着慢慢化冻的食品，适合存放在最冷的地方，比如下层后壁处。

（6）适合放在保鲜盒里。排酸冷藏肉，半化冻的鱼、鲜虾等海鲜类。由于水产品中的细菌往往耐低温，温度稍高容易加速其繁殖，而保鲜盒既可起到隔离作用，避免交叉污染，又具有保温功效，避免频繁开关冰箱门产生的温度波动。此外，如果有专门的可调温保鲜盒，最好把肉类放在−1℃的保鲜盒中。

勿将植物与电视机摆在一处

爱美的你喜欢把客厅装饰得别有风味，你把幽雅的欧式花架摆在电视机旁，翠绿的观叶植物的流畅曲线与电视机硬朗的纯平直角边缘搭配，恰到好处。但是，这份美丽是一个错误，因为经科学证明，将植物与电视机摆在一处，对电视机和花都没有好处。

大家都知道，电视机是靠显像管来显示图像的，但显像管在工作的时候会放出一些射线，这些射线对植物有很大的破坏作用。它能破坏植物的组织细胞，使得植物失去正常的功能；它影响植物激素的分泌，而激素正是植物赖以生长发育的不可缺少的东西，植物一旦缺少了激素就会减慢甚至停止生长，并会因此无法吸收营养物质而枯萎死亡，另外，养花需要你不断地给它浇水，来保持土壤的潮湿，没有足够的水供应，它会枯萎。而电视机是最怕潮湿的，把花盆放在电视机旁容易使周

围的空气湿度增加，这必然影响电视机的正常工作，长期这样就会缩短电视机的寿命。而且在给花盆浇水的时候，如果一不小心把水倒在了电视机上或者是溅在了插座上，还可能会造成更大的后果。

避免把花盆摆放在电视机旁，同样其他的电器旁也不宜放花盆，像电脑、音响等。当然同时你不妨注意，防止其他会给你的电视机或者电器带来受潮可能的情况。

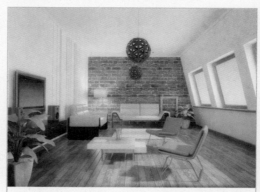

◎花盆不宜摆放在电视机旁，以免电视受潮缩短寿命。

每天看电视不要超出3小时

据研究资料表明：只要你每天看电视平均超出3小时，就可能患上"电视综合征"，尤其是儿童或青少年。常见的电视病有。

❶ 电视眼

电视眼在工作时会刺激人的眼睛，发生眼皮、眼睑红肿，球结膜充血，干痛难忍，严重者还会使结膜和角膜受损，影响睡眠和食欲。

❷ 电视颈

有些人看电视时头颈部长期维持过伸、过屈或扭斜状态，这样容易引起颈部软组织劳损。

❸ 电视腿

看电视时长期处于坐位，容易引起下肢麻木、酸胀、水肿、疼痛，甚至引起下肢肌肉痉挛，老年人尤甚。

❹ 电视心

有些人在看电视时，会随节目中的情节产生情绪波动，尤其是老人，容易出现头晕、心悸、血压升高，从而诱发心绞痛、心肌梗死和脑血管意外等急症。

❺ 电视肥胖症

经常看电视，一方面易缺乏适当的体育运动；一方面有的人在看电视时，还大吃糖果、点心，从而引起肥胖。

❻ 电视胎儿

孕妇长时间看电视除易感到头晕、胸闷等以外，还会影响胎儿发育，尤其1～3个月的胎儿受害最明显，可导致胎儿畸形。

针对以上"电视病"症状，专家提出：电视机放置不应过高，最好是荧屏中心与视线持平；人与电视机距离保持在3米以上；看电视持续时间不应超过4小时；看电视时保持室内空气新鲜、眼部不适时可戴墨镜；电视机旁安装一个低度灯泡，调节视线免受强光刺激。

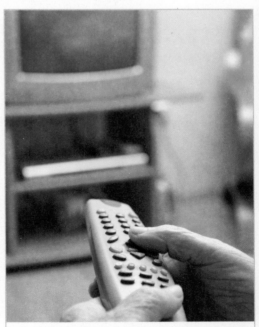

◎长期看电视危害大，故每天看电视时间不要超过3小时。

不宜边吃饭边看电视

很多人都喜欢边吃饭边看电视。其实这是一种不健康的生活习惯，会严重影响食物的消化吸收，可能引发以下问题。

（1）引起慢性肠胃病。边吃饭边看电视会因为精神集中在电视节目上而延长吃饭时间，这不仅会让饭菜变凉，咀嚼食物也不仔细，影响食物的消化和营养的吸收，长时间如此就会造成慢性肠胃疾病。

（2）阻碍消化液分泌。边吃饭边看电视会使大脑因电视情节的紧张刺激而处于兴奋状态，这样就会对肠胃蠕动有一定的抑制作用，消化液的分泌也减少。

（3）对大脑产生不利影响。边吃饭边看电视，血液会流入消化器官，这时大脑就会出现血液供应不足、缺氧等现象，时间一长，可能引起神经衰弱、头痛等疾病。

（4）影响食欲。边吃饭边看电视，很香很好的饭菜，也可能会食而不知其味，可能没吃饱就放下碗筷，尤其是儿童就更容易出现此类情况，时间一长了就会导致营养不良。

婴幼儿不宜长时间看电视

澳大利亚一位教授庄利说："当看电视的时候，专管视觉、分析、计算等等的大脑左侧皮质，会因注意力随画面的移动而呈散乱状态。另一方面，接受颜色信号的右侧皮质会丧失信息抑制力，让左右皮质之间的通路减少，而呈现脑构造破坏的惯性状态。"

因此看电视对孩子会有不良的影响。

（1）不利于宝宝的视力发育。婴儿眼睛还在发育中，视力还未完善，不断闪烁的电视光点会造成屈光异常、斜视、内斜视，尤其是近距离大电视屏幕造成的损害更大。

（2）看电视时电视机放射的电磁波对宝宝健康也是有害的。

（3）电视画面的快速转换会引起注意力紊乱，这会使孩子难以集中精力于某一件事。

（4）看电视是一种被动性经历，会导致孩子形成一种"缺乏活力"的大脑活动模式，而这与智力活动的迟钝有直接关系。

吃过晚饭到睡觉前多半是父母教养孩子的重要时间，也是亲子同乐、加强沟通的时候，如让宝宝跟随家长看电视就剥夺了这种机会，减少了实施早期教育的时间，对孩子的身心发展都会产生不利的影响。所以，婴幼儿不宜长时间看电视。另外，电视机不应放在宝宝活动、睡觉的房间，以免影响宝宝的日常生活。

微波炉使用禁忌

微波炉是一种高效节能的炊具，不但操作简便，节省时间，而且避免了烟熏火燎。但是微波炉也不是尽善尽美的，为了安全、卫生，下面是使用微波炉时的一些禁忌。

① 忌将肉类加热至半熟后再用微波炉加热

因为在半熟的食品中细菌仍会生长，第二次再用微波炉加热时，由于时间短，不可能将细菌全杀死。冰冻肉类食品须先在微波炉中解冻，然后再加热为熟食。

② 忌再冷冻经微波炉解冻过的肉类

因为肉类在微波炉中解冻后，实际上已将外面一层低温加热了，在此温度下细菌是可以繁殖的，虽再冷冻可使其繁殖停止，却不能将活菌杀死。

③ 忌油炸食品

因高温油会发生飞溅导致火灾，如万一不慎引起炉内起火时，切忌开门，而应先关闭电源，待火熄灭后再开门降温。

④ 忌超时加热

食品放入微波炉解冻或加热，若忘记取出，如果时间超过2小时，则应丢掉不要，以免引起食物中毒。

⑤ 忌用普通塑料容器

使用专门的微波炉器皿盛装食物放入微波炉中加热，一是热的食物会使塑料容器变形，二是普通塑料会放出有毒物质，污染食物，危害人体健康。

⑥ 忌用金属器皿

因为微波炉在加热时会与放入炉内的铁、铝、不锈钢、搪瓷等器皿产生电火花并反射微波，既损伤炉体又不容易加热食物。

⑦ 忌使用封闭容器

加热液体时应使用广口容器，因为在封闭容器内食物加热产生的热量不容易散发，使容器内压力过高，易引起爆破事故。即使在煎煮带壳食物时，也要事先用针或筷子将壳刺破，以免加热后引起爆裂、飞溅弄脏炉壁，或者溅出伤人。

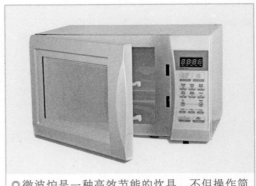

◎微波炉是一种高效节能的炊具，不但操作简便，节省时间，而且避免了烟熏火燎。

空调如何侵害我们的健康

（1）改变了房间内的气流方向。

（2）改变了房间内的病毒和病菌。由于空调房间内干燥而又温度适宜，病菌和病毒易于在空气中生存；空调机的风管、吹风机也适合病菌和病毒生存繁殖，病菌和病毒被空调吹送出来，易引发较大规模的感染。

（3）增加了房间内噪声。空调的噪音会干扰神经系统。如果设计室内装修的时候，对空调机的安装位置安排不科学，会使新鲜空气中的臭氧减少。通常低浓度臭氧可抑制细菌繁殖，高浓度臭氧具有消毒作用，而空调居室中臭氧浓度极低或几乎没有，这就增加了空调病发生的概率。

低温环境会使血管急剧收缩，血流不畅，使关节受损受冷导致关节痛；由于室内与室外温差大，人经常进出会感到忽冷忽热，容易造成人体内平衡调节系统功能紊乱，平衡失调就会引起头痛，易患感冒；"冷"感还可使交感神经兴奋，导致腹腔内血管收缩、胃肠运动减弱；对女性而言，寒冷刺激可影响卵巢功能，导致排卵发生障碍，表现为月经失调。

空气中的阴离子可抑制人体中枢神经系统，并起着调节大脑皮质功能状态的作用，空调的过滤器可吸附空气中的阴离子，使室内的阳离子增多，阴阳离子正常比例失调会造成人体生理的紊乱，导致出现一系列临床症状。空调房间一般都比较密封，这使室内空气混浊，细菌含量增加，二氧化碳等有害气体浓度增高，而对人们有益的负离子密度将会降低。如果在室内还有人抽烟，将更加剧室内空气状况的恶化。在这样的环境中待得久了会使人患空调病。

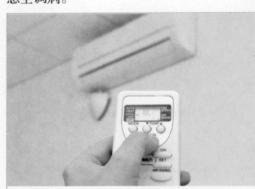

◎使用空调，容易造成人体内平衡调节系统功能紊乱，引发疾病，天热时，也要少使用空调。

怎样防止和减少"空调病"的发生

怎样防止和减少"空调病"的发生呢，我们给出以下建议。

（1）夏季，出汗比较多，有汗时进空调房，切记先换掉湿衣，擦干汗水。切

勿立于空调风口图一时痛快。

（2）进入房间和车内打开空调后，不要急于封闭门窗，最好过一刻钟以后再关闭门窗，这样可以有利于空调器中的各种

有害物质散发，减少对人体健康的危害。

（3）打开空调后，要注意合理调整室内外温差，室温宜设定在18～24℃左右，室内外温差不可超过7℃。这样做不但有利于健康，同时还有利于节约电力。

（4）使用空调的时间不能太长，有条件最好经常开窗换气，以降低室内环境中有害气体的浓度，使室内保持一定的新风量。

（5）室内空气流速应维持在每秒钟20厘米左右，办公桌切不可安排在冷风直吹处，因为该处空气流速增加将骤降3～4℃。

（6）长期在空调房间里工作和生活者，应经常到户外活动，接触阳光，呼吸新鲜空气，并多做运动，加速体内新陈代谢。

（7）定期检查和清洗空调器或中央空调系统，如发现传染菌，及时进行消毒处理，以减少病菌感染的危险性。

（8）不要坐在空调的排风孔附近，因为那里是不洁空气的必经之路，空调吹出空气中的悬浮物和螨虫很容易诱发呼吸系统疾病。

（9）长时间驾驶和乘坐家庭轿车或者空调车也容易得空调病，也应该引起大家的重视。

（10）为了保证合理使用空调，应该定期按照国家《室内空气质量标准》进行室内可吸入颗粒物、细菌总数、螨虫或其他有害物质的检测。

（11）安装了空调器后要注意，对老年人和婴幼儿应特别小心，因为他们的温度感觉差，体温调节亦差，以免为享受而付出不必要的代价。

洗衣机也需清洗

洗衣机是家里清洁工作的一大主力，可是长期下来，洗衣机自身也积了很多污垢，需要清洗，否则对衣物造成再次污染。

清除洗衣机污垢可以用专用的清洁剂，根据洗衣机的使用年限，加适量的药粉和温水浸泡数小时后搅动，污垢就能清除。

还可根据洗衣机的容量，将半瓶到一瓶食用醋，倒入洗衣机内桶，加温水到3/4桶高，浸泡2小时，然后开动洗衣机转动10～20分钟将脏水放掉；加半桶清水和1/4瓶"消毒液"，重新让洗衣机转动10分钟放掉水；最后用清水漂洗，洗衣机就可以洗干净了。

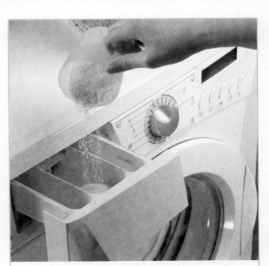

◎洗衣机长期使用后本身也会累积污垢，因此也应对洗衣机进行定期清洗。

如何使手机对人体的危害降至最低

为了使手机对人体的危害降至最低，专家提议在使用手机时，应该注意以下几点。

① 睡觉时别放枕边

专家介绍，手机辐射对人的头部危害较大，它会对人的中枢神经系统造成功能性障碍，引起头痛、头昏、多梦等症状，有的还对人的面部会有刺激感。

② 莫把手机当胸饰

手机挂在胸前，会对心脏和内分泌系统产生一定影响。即使在辐射较小的待机状态下，手机周围的电磁波辐射也会对人体造成伤害。

③ 放在裤袋会杀精

医学专家指出，手机若常挂在人体的腰部或腹部旁，其收发信号时产生的电磁波将辐射到人体内的精子或卵子，这可能会影响使用者的生育功能。

④ 不要在拨通瞬间接电话

手机在被拨通的那一瞬间的辐射是最强的，所以铃声刚响的时候不要去接，响过几声之后再接听。

⑤ 不要忽视充电器的辐射

充电器在工作的时候所产生的辐射也会对人体造成伤害。所以，最好离充电器远一点儿，电充足后，也别忘顺手把插头拔掉。

⑥ 使用免持听筒

使用免持听筒能使你免于电磁波辐射的伤害，因为辐射不会沿着耳机线传递到身体里。使用耳机的时候最好让耳机线自然下垂，机子不要靠近身体，这样便可以减少辐射。

⑦ 雷雨天气不要接打电话

当人被雷击中时，皮肤的高绝缘性通常会产生一种屏蔽现象，使电流顺皮肤流过而不会通过身体内部。但是当皮肤直接接触液体或金属等导电材料时，例如一部手机，就会打破这种屏蔽，导致内伤，而且致命性很高。

⑧ 最好不要在车上打电话

由于车厢都是金属外壳，所以大量的手机电磁波在车内来回反射。这些电磁波密度大大超过国际安全标准，严重影响了大家的健康。

⑨ 手机信号弱时少听电话

在弱信号环境下拨打手机，辐射明显增大，人体对天线辐射的吸收也可能增加，所以，在手机信号不好的时候也要尽量避免打手机。

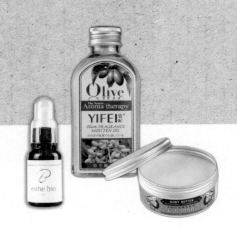

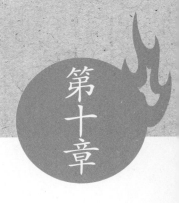

第十章

美容化妆细节

——日常妆容中不可不知的小细节

●随着护肤品、化妆品的种类和功能不断增加，对于每天在脸上涂抹几十种物质的女性来说，安全问题变得极为重要。化妆品引起的主要不良反应，一方面可能是因为美容化妆物品中所含的物质对身体有害，另一方面则可能是因为我们使用不当所致。下面我们一起来了解一下日常护肤化妆中不可不知的小细节。

每天应让肌肤喝足水

保养肌肤最基础的应对办法就是多喝水。因为保持一定的饮水量，不仅能有效地改善机体的新陈代谢和血液循环，还能促进体内代谢产物的排泄。

饮用水的温度要适中，一般以20～25℃为宜。因为沸水经自然冷却至此温度时，溶解在水中的气体会较煮沸前减少1/2，水的内聚力增大，此时与人体细胞内的水分子结构非常接近，容易渗透到皮肤组织内部，有利于补充皮肤水分，减少细纹的出现。

最好在早晨起床后喝一杯水，这样不仅可以清洁胃肠，对肾也有利。饭后和睡前不宜多喝水，以免导致胃液稀释、夜间多尿，防止诱发眼睑水肿和眼袋。每日应喝6～8杯水，水分对皮肤的滋润作用不亚于油脂对皮肤的保护作用。体内有充足的水分，才能使皮肤丰腴、润滑、柔软，富有弹性和光泽。

另外，还应多吃含水分多的蔬菜和水果，注意保持室内适宜的湿度，这些对皮肤美容都是有益的。

在饮用水中加入花粉，可保持青春活力和抗衰老。花粉中含有多种氨基酸、维生素、矿物质和酶类。天然酶能改变细胞色素，消除色素斑、雀斑，保持皮肤健康。

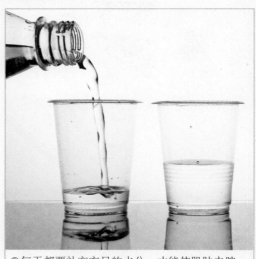

◎每天都要补充充足的水分，才能使肌肤丰腴、润滑、柔软，富有弹性和光泽。

洗脸方法不当会揉出皱纹

洗脸是我们每日的必经步骤，直接将洁面乳涂在脸上搓揉几下，或者用手掌把洗面乳揉出细致的泡沫，然后用蘸满泡沫的手掌在脸上揉搓几下洗净，这是否是你每天洗脸的手法？

其实这种洗脸方式是错误的。也许这些你会不屑一顾，洗脸就是洗脸，洗干净就行了，讲究那么多干吗？其实不然，洗脸可是一门大学问。作为一种最基础的清洁和保养皮肤的工作，洗脸很有讲究。正确的洗脸方法可以帮助你更好地清洁和保养皮肤，不正确的洗脸方法则会损伤皮肤，加速皮肤的老化。

正确的洗脸方法是：

首先，用中指和无名指洗脸。手掌的操作表面和力道都不适合女性细致的面部肌肤，而中指和无名指是女性的美容手指，无论是洗脸、面部按摩还是涂抹护肤品，都应该用这两个手指来操作。

其次，用洗面乳洗脸时，手指轻揉的方向并不是毫无规律的，应该是顺着毛孔打开的方向揉，即两颊由下往上轻轻按摩，从下巴揉到耳根，两鼻翼处由里向外，从眉心到鼻梁，额头从中部向两侧按摩。只有这样，才能够将毛孔里的脏东西揉出来，并且起到提升脸部肌肉的作用。不正确的手法不但清洁不干净，还会揉出皱纹，加速面部肌肤松弛。

最后，用冷热交替法洗脸。凉水具有清凉镇静的作用，但用来洗脸清洁得不够彻底。因为凉水会刺激皮肤的毛细血管紧缩，使脸上的污垢甚至是洁面产品的残余不易清洗干净，而残留在毛孔内，久之会堵塞毛孔，引发各种肌肤隐患。正确的方法应该先用温水，让毛孔张开，然后涂上洗面奶把毛孔里的脏东西洗出来，再用冷水洗，以收缩毛孔。

完成了上面几步，脸部的清洁工作就算是结束了。但是如果你想让肌肤更白更嫩，那么可以再用醋水洗一遍：放少许醋于温水中，轻轻搅拌后开始蘸水拍打脸部，最后用清水冲洗掉脸上的醋味即可。

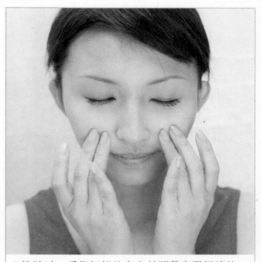

◎洗脸时，手指轻揉的方向并不是毫无规律的，应该采取由下往上，由内而外的原则。

冷水洗脸美容又保健

一般来说，长期用冷水洗脸不仅有益于身体健康，而且还可以使面部皮肤长久保持光滑湿润，看起来年轻，这是有一定科学道理的。

用冷水洗脸，会使皮肤的毛细血管收缩，经过一分钟以后，即出现反射性充血，加速血液循环，因而可以防止脸部长期暴露所造成的麻木和神经过敏。特别是在冬季，面部汗腺孔收缩，如果用热手摩擦，就会使它猛然扩张，压迫皮下层的肌肉细胞，使其萎缩，从而引起表皮层的干涸、开裂，并易生皱纹。同时，冷水洗脸还能增强皮肤的营养，促进皮脂分泌，使皮肤显得白皙、光洁，富有弹性，不易感染皮肤病。

另外，冷水洗脸可以兴奋神经，从而使人精神焕发。在冬季用冷水洗脸，可以增强耐寒力，避免面部和手的冻伤，更重要的是可减少患伤风感冒、呼吸系统疾病的概率。尤其对于那些易患气管炎、扁桃腺炎及伤风感冒的人有更大的好处。

很多人洗完脸后，不用毛巾擦，而是让它自然干。其实，这并不正确。洗脸后，要马上将脸用毛巾擦干，然后拍打上紧肤水和涂上保湿霜，以免脸上的水分自然蒸发时产生的热量，将面部弄得非常干燥。

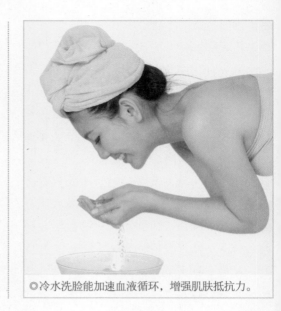

◎冷水洗脸能加速血液循环，增强肌肤抵抗力。

只涂抹真正需要的，别让肌肤"饮食过量"

我们总在讲饮食要适度，不可过量，却不知道肌肤护理也要适度。化妆品就好比是肌肤的饮食，化妆品的种类和用量使用不当，就会造成肌肤"饮食过量"。

对于那些肌肤有问题的女士来说，她们的肌肤往往处在"饮食过量"的状态。因为在使用各种各样的化妆品导致了肌肤问题后，有些人就认为"必须要用一些什么"，于是开始使用营养丰富、功能强大的化妆品，殊不知这样反而会破坏肌肤自我清洁的能力。其实现在要做的是观察自己的肌肤，只涂抹肌肤真正需要的。

例如，当感觉肌肤干燥的时候，首先想到的就是要涂抹大量的润肤乳液。其实，如果你仔细观察肌肤的话，就会

发现它需要的仅仅只是"补水"。应该先使用化妆水、精华液使肌肤充分滋润

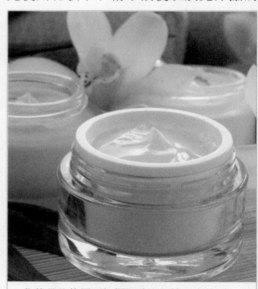

◎化妆品的使用要根据肌肤实际情况来使用，不宜涂抹过量。

之后，再使用一些润肤乳液给肌肤制作一层"保护膜"。正如一株枯萎的花，应该先为它浇水而不是施肥，肌肤也是如此。

油性皮肤经常洗不管用

脸部泛油光是很多女性夏日的噩梦，那种油脂混合着汗水的感觉，着实让人难以忍受，更别说上了妆之后毛孔被油脂撑大的惨状。有些人会忍不住经常洗脸，希望可以洗去油光。这其实是个误区。

事实上，正常肌肤的油脂和水分分泌应处于一种平衡状态，如果只是简单地将肌肤表面的油分洗去或者吸掉，会造成脸部暂时丧失油分，反而会刺激皮脂腺分泌更多的油脂。所以从这个意义上说，补水才是控油的关键。除多喝水外，还要用保湿效果好的护肤品，只有提供肌肤适度的不含油的滋润保湿，才能将肌肤调理到水油平衡的最佳状态。

为了真正告别油光，还要1~2周敷一次面膜，并且选择可以吸附油脂的高岭土或天然泥等成分的泥膏面膜，帮助角质剥落，改善粉刺。要注意多敷保湿面膜，但不要选择太黏稠的精华液面膜。至于太营养的面膜，还有密封式的果冻面膜都不适合敷太多。观察敷完后的肌肤几天内油脂

的分泌是不是旺盛，就可以判断这个面膜是否适合自己的皮肤。

油性皮肤的人可用鸡蛋防皱、润肤，具体做法是：取一个鸡蛋的1/4，快速将蛋白或蛋黄涂抹在脸上，10~15分钟内不要说笑，等到皮肤收敛后，再用清水洗干净，每星期1~3次。

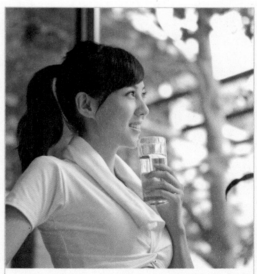

◎油性肌肤护理，要多喝水，选用不含油的保湿护肤品。

男性其实也需要护肤

因为男性的皮肤厚度和密度都大于女性，所以男性的皮肤看起来更加富有弹性，于是很多男性就认为自己不需要有意保护皮肤。但是他们不知道，皮肤更加富

有弹性的同时也影响皮肤新陈代谢产物的排泄，容易使一些物质滞留体内，造成皮肤疾患。而且男性的皮肤脂腺和汗腺都比女性发达，在提供了对皮肤的保护和营养的同时，也会因为分泌旺盛的腺体未被及时清洗、疏导而堵塞，暗疮、黑头等就显露于面容，因而需要毛孔清洁鼻贴及清爽型深层磨砂膏来清除黑头。男性皮肤一般偏油性，这种状态的皮肤其实更需护理。

皮肤偏油性的男性，需要每天洗脸两次，入夜时抹上晚霜。如果面部有粉刺或痤疮，不能用磨砂膏洁面，每天洗脸不超过两次，以防止皮肤过度干燥。

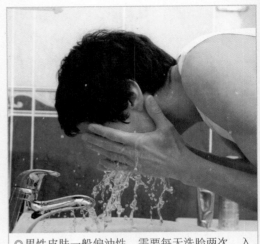

◎男性皮肤一般偏油性，需要每天洗脸两次，入夜时抹上晚霜。

婴儿护肤品不适合成人

因为担心化妆品的不良反应，很多成年人喜欢用婴儿护肤品，觉得婴儿用的产品温和，对皮肤没有刺激，比较安全，而且会让自己的皮肤像婴儿皮肤那样细腻娇嫩。但是专家提醒，成年人皮肤的代谢状况和婴儿皮肤有很大的不同，婴儿护肤品并不适合成年人。

因为婴儿皮肤白嫩、水分多，对护肤品要求少，只要做到滋润、保湿就可以了，因此婴儿的护肤品比较温和、无刺激，同时，其功效也相对单一。

而成年人的皮肤护理比较复杂，需要修复、锁水、抗皱、美白等多种营养维护，这些都是婴儿护肤品难以做到的。尤其是随着年龄的增长、精神紧张和环境污染等，成年人皮肤中的自由基越来越多，皮肤会起皱

纹、色斑、松弛，肤色晦暗，而婴儿护肤品中常缺乏抑制自由基的成分，长期使用不能防止皮肤进一步的粗糙或衰老。

另外，成人用婴儿护肤品也不容易吸收。因为婴儿皮肤厚度明显低于成人，皮

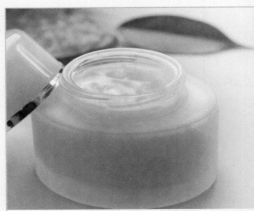

◎婴儿护肤品功效单一，成年人并不适用，要选用适合自己的护肤品。

肤薄且柔嫩，水分充足，很容易吸收护肤品中的营养物质，而成年人皮肤水分缺乏，要吸收婴儿护肤品中的营养成分就相对较难了。

成人化妆品的选择也不是长期不变的，要根据自己的皮肤特点、年龄段、季节和环境的变化以及个人护肤的侧重点来选择，适时更换护肤品对皮肤的保养很有好处。

♥ 远离面霜的四个使用误区

年轻的时候我们可以不用眼霜，但不能不用面霜。和眼霜一样，面霜也需要远离一些误区，才能起到保养肌肤而无反作用的功效。

误区一：用过面霜后就按摩

很多女性朋友觉得擦完面霜按摩一下，会让面霜吸收得更好。其实这个观点不完全正确。因为专为按摩而设的面霜油分较高，较容易推开，可减少面部在按摩时产生的摩擦力，不会拉伤皮肤。若使用了不合适的面霜做按摩，容易产生细纹，效果适得其反。

误区二：把面霜当面膜使用

有些女性觉得把面霜涂得厚厚的就可以当面膜了，其实这样做是很不科学的。面膜的作用是补充，面霜的作用是保护。只有免洗面膜可以当面霜使用，面霜却不可以当面膜使用的，否则只会适得其反，堵塞你的毛孔。

误区三：将面霜擦在眼睛周围

有些人总是有意无意地将面霜擦在眼部。殊不知，眼部周围皮肤比较薄、脆弱，面霜是比较营养的东西，长期用面霜

代替眼霜，可能会使眼部周围营养过剩，长出一些白白的小颗粒。在擦面霜时最好不要接触到眼部，可以试试先擦眼霜，然后擦面霜，自己感觉一下，有眼霜的地方就不要再擦面霜了。

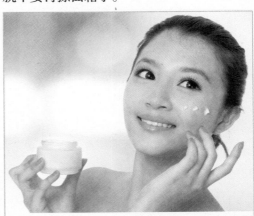

◎在擦面霜时最好不要接触到眼部，眼部宜使用专用的眼霜。

误区四：洁面后先擦面霜

很多人擦面霜不讲究顺序，乱用一气，其实保养品的使用先水后霜，因为越是偏向霜状的产品，其滋润度越高，会在肌肤外层形成一层保护膜。如果你先使用滋润性高的面霜，它在肌肤表层形成了一层保护膜，小分子的精华液便无法渗透肌肤，也就不能发挥作用。

黑头千万不能用手挤

黑头是很常见的皮肤问题，如果将痘痘比喻为活火山，那么黑头就好比是死火山，应引起特别关注，它是想拥有凝脂肌肤的女性之大敌，所以女性要美丽就得清除黑头。

清除黑头有很多方法，但你千万不能用手挤，否则会严重损伤皮肤的结缔组织。而且指甲内藏污纳垢，容易导致皮肤发炎，使得毛孔越变越大。你可以想象一个油棕果，当我们挤后放松，它会流出更多油脂，而且挤压也会使年轻细嫩的皮肤留下粗毛孔和瘢痕。

此外，清除黑头最好也不要用鼻贴。这是因为如果一旦养成了用鼻贴的习惯，那可能就要忍受黑头粉刺会一直绵延不断出现的恶性循环了。如果你已习惯用鼻贴了，那么做完鼻贴一定要做好毛孔的收缩工作，最好用收缩水，省钱的办法则是用纱布裹一个冰块在鼻头上熨一熨，也能起到收敛作用。

对付黑头，这里有个很简单的方法：每次洁面后，在黑头密集的地方涂上几滴纯牛奶，轻轻打圈按搓5分钟用清水洗净，坚持一周你就会有意想不到的惊喜。

如果你从没整理过你鼻头上的黑点，或你最近皮肤特糟糕，可以天天做，慢慢地，你就会发觉间隔时间可以拉长了，最后可能变成一个星期做一次，或者两个星期做一次。

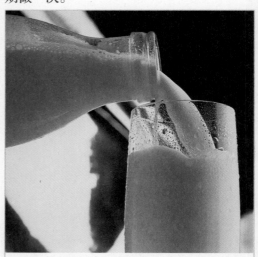

◎祛除黑头好方法，用纯牛奶打圈按搓黑头5分钟，并坚持一星期。

脂肪粒——错用眼霜惹的祸

现在，大多数女性都在用眼霜，眼霜可以淡化皱纹，防止眼睛衰老，但是不要忘了，这一切都是建立在正确使用的基础上的，否则，不但不会起到预期的效果，还会滋生出脂肪粒，有碍美丽。

❶ 眼霜不能一概通用

有的人认为只要是眼霜，抹上就行了，其实，这是大错特错的。眼霜的种类非常丰富，分别针对不同年龄、不同的眼部问题。买眼霜之前一定要先了解自己有什么样的眼部问题，再按需购买，省得花了冤枉钱还解决不了"面子"问题。

❷ 眼霜要涂在正确的部位

有的人用眼霜是因为眼角出现了鱼尾纹，其实下眼皮的老化比眼角更早，只是症状没有眼角的鱼尾纹明显，所以不能忽视对它们的保养。

❸ 用量要适中

有些人用眼霜时不知道适量，以为多点会更好，其实眼部皮肤极其嫩薄，眼霜用得太多不但吸收不了，反而会造成负担，加速肌肤衰老。所以，每次只用绿豆大小的两粒就可以了。

❹ 采用正确的方法涂抹

很多女性涂抹眼霜就像做眼保健操一般，以为用画圈按摩法，能够使眼霜中的营养成分更好地为肌肤所吸收。其实这是十分错误的方法。要知道，眼部肌肤比面部肌肤薄得多，而画圈按摩时的力量对娇嫩的眼周肌肤而言是一种负担，过多的压迫感甚至会影响眼周正常的血液循环，间接造成黑眼圈。并且，无论从哪一个方向画圈按摩都会扯动皮肤，导致眼部皮肤松弛，进而促使细纹更加明显。

正确涂眼霜的方法是：用无名指的指尖蘸取适量眼霜均匀点于眼周皮肤，然后用指腹由内眼角、上眼皮、眼尾至下眼皮做顺时针缓慢轻柔的点弹动作，直至眼霜被肌肤完全吸收。

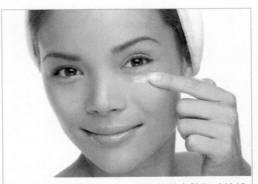

◎涂眼霜时动作宜轻柔，宜沿着眼皮做顺时针缓慢轻柔的点弹动作。

敏感肌肤者要谨慎挑选护肤品

皮肤经常无缘无故痒或出现红斑的人要细心挑选护肤品，因为你的皮肤可能属于敏感类型。

容易产生过敏反应的皮肤，即属敏感性皮肤。敏感性皮肤一般可分为偏油性及偏干性两种。偏油性的敏感皮肤通常较红，酸碱值较高，皮肤粗糙且易受刺激；而偏干性敏感皮肤一般较薄，面色带黄，易起红斑，微丝血管容易破裂。

敏感肌肤除了不能使用含酒精、香料、色素等刺激成分较高的护肤品外，平日亦要注意饮食均衡，摄取足够的钙质、蛋白质及维生素C、B族维生素，多喝开水和果汁，少吃辛辣食物，使肌肤免受刺激。

另外，使用性质温和的护肤用品能

增强皮肤的抵抗力，使肌肤细胞及组织恢复健康状态，不再受发炎、红肿等问题困扰。

敏感皮肤不宜经常化妆，以保持皮肤毛孔的透气度，令肌肤得到充分休息。

含甘菊成分的护肤品具有消炎及抗过敏作用，同时亦有保湿功效，最适合干性及敏感皮肤使用。由于其性质极温和，亦有助于治疗烫伤、发炎等受损皮肤。

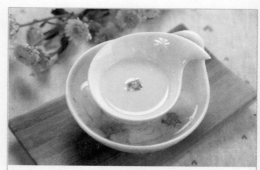

◎ 含甘菊成分的护肤品具有消炎及抗过敏作用，适合敏感肌肤使用。

防晒指数高无益于健康

一般人往往认为防晒指数越高护肤效果越好。商家也不失时机，相应推出了SPF40甚至SPF50以上的防晒化妆品。

皮肤病专家告诫爱美的女士，防晒指数高的化妆品未必有利于皮肤健康。有不少人正是因为使用这类化妆品过敏而造成皮肤红肿、渗水等症状。

这是因为防晒指数越高对皮肤的刺激性就越强，更会伤害皮肤，时间长了，就会造成皮肤红肿、渗水等症状。所以当皮肤出现不适时，应立即停用，并到正规的医院就诊。另外，使用比较

流行的去角质类化妆品要谨慎，因其对皮肤刺激性太大，不提倡经常使用。

夏季游泳后的防晒要领

→ 每隔2~3小时涂些防晒品，使你的皮肤减少损害。

仅用防晒品还不够，出门时最好戴上太阳眼镜。

应在洁肤、拍抹爽肤水和日霜后再涂防晒品及化妆品。

防晒品的保质期一般为2年，但开封使用后成分会有所改变。每年应更换新的防晒品，平时应放在阴凉处保存。

不同肤质，保湿方法也应不一样

不同肤质的人保湿方法也不同，所以爱美的女士一定要注意了。

干性皮肤会使人有紧绷的感觉，易起皮屑，易过敏，还可能伴有细小的

皱纹分布在眼周围。这类皮肤的抗衰老护理尤为重要，除了要以保湿精华露来补充水分之外，还要每周敷一次保湿面膜。另外，因为干性肌肤本身油脂分泌

得就不多，如果频繁洗脸，会让干燥的情况更为严重。因此，每天洗脸最好不要超过两次，且最好以清水洗脸，尽量避免使用洗面皂。洗完脸后应选用含有透明质酸和植物精华等保湿配方的滋润型乳液。干性皮肤随着角质层水分的减少，皮肤易出现细小的裂痕，在给皮肤补水的同时还要适当补充油分，高度补水又不油腻的面霜也是不错的选择。许多人认为油性皮肤不会有干燥的问题，其实不然。这样的皮肤即使有丰沛天然的油脂作为保护，也可能因留不住水分，而导致皮肤干燥和老化。因此，对于这种缺水不缺油的皮肤，彻底地清洁和保湿是延缓衰老最重要的步骤。选择保湿护肤品时，最好挑选质地清爽、不含油脂，同时兼具高度保湿效果的产品。使用亲水性强的控油乳液、保湿凝露，配合喷洒矿泉水或化妆水，水分不易蒸发，能保持长时间滋润，同时，也不会给油性的皮肤造成负担。

对于混合性的皮肤，由于出现局部出油而又经常干燥脱皮的现象，除了保湿乳液外，保湿面膜也是必不可少的。最好每周使用保湿面膜敷一次脸，或是用化妆棉蘸化妆水，直接敷在干燥部位来保湿。

中性皮肤既不干也不油，肤质细腻，恰到好处，只需选择一些与皮肤pH值相近的保湿护肤品，配合喷洒适度的脸部矿泉水。尽量不要在晚上睡前使用太过滋润的晚霜，以防止过多的油脂阻塞皮肤的正常呼吸而导致皮肤早衰。

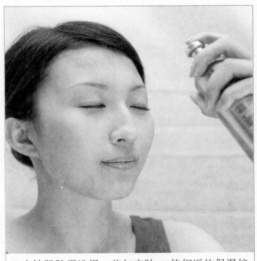

◎中性肌肤需选择一些与皮肤pH值相近的保湿护肤品，配合喷洒适度的脸部矿泉水。

增白美容要防中毒

汞对人体有害，长期接触会导致中枢神经系统损伤，患者大多出现不同程度的神经衰弱，严重者可以造成性格改变、口腔炎和双手震颤等症状。

美容化妆品如果含有汞，再同时使用其他脂溶性物质，可能造成皮肤和呼吸道对汞的吸收，在较长时间内对人体造成伤害。

所以在做增白美容时，要对产品和场所进行选择，防止出现汞中毒。

化妆品汞中毒者的共同特点	→	接触汞时间长，接受定期美容服务在3～6个月左右
	→	临床症状不显著，较轻的患者仅表现有乏力、多梦等症状，随病情发展逐渐出现头晕、失眠、多梦、性情烦躁、记忆力减退等症状
	→	由于没有意识到汞危害的存在，患者往往经历了曲折的就医过程，从接受美容服务到确定汞危害的存在经过了半年到一年的时间，延误了治疗时机。因此消费者在决定进行增白美容时，应当谨防汞对健康造成伤害

❤ 面膜别等干了再揭

使用面膜时，首先要注意清洁面部，如果先用热水洗脸或者是热毛巾敷脸，让毛孔张开，营养物质的吸收效果会更好。

大多数产品都要求在脸上敷15～20分钟后取下，但是不少人为了让面膜上所有的精华都能被脸部吸收，恨不能让它干在脸上才取下来，这种做法是不科学的。15～20分钟的敷膜时间足以让面膜上的营养物质被脸部皮肤吸收，如果等干透了才揭下来，法被皮肤吸收的，而且变干的面膜会带走皮肤本身的水分，反而会造成损害。

面膜是一次性的，所以最好的使用方法是即开即用。选择面膜时，应根据自己的年龄、肤质和所处环境等因素，选取自己合适的。否则，你会对不适合自己的面

膜过敏，这样不但没有保养好肌肤，反而让自己变丑。

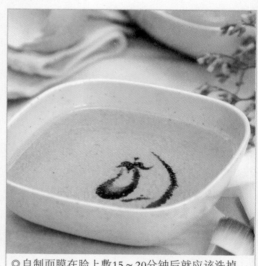

◎ 自制面膜在脸上敷15～20分钟后就应该洗掉，别等干透了才洗。

❤ 果酸美容要慎之又慎

果酸美容时下很流行，各个化妆品公司也都积极开发一些含有果酸的产品，都宣称使用之后会使得皮肤变得如何如何

好，真的是这样吗？

果酸焕肤祛斑所选用的是从水果中提取的自然酸，一般低于10％的低浓度果

酸配方有滋润的作用,可使皮肤细致、富有弹性,高于20％的果酸则使肌肤外层老化细胞容易脱落,同时促进真皮层内胶原纤维、黏多蛋白的增生,能达到祛斑的效果。

果酸焕肤祛斑可以祛除位于皮肤表皮浅层的斑点,但对位于皮肤表皮深层(基底层)或真皮层的色素斑点则无能为力。此外,利用果酸焕肤祛斑的要求极高,首先要严格无菌控制;其次,由于采用高浓度果酸,在面部停留的时间也要严格监控,否则会起到适得其反的效果;再者,利用果酸焕肤祛斑不可避免地要伤及皮肤角质层,

使皮肤抵御外界侵害的能力降低,同时也令肌肤水分过度丧失,极易出现老化。因此,利用果酸美容一定要慎之又慎。

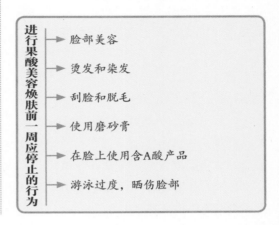

进行果酸美容焕肤前一周应停止的行为
→ 脸部美容
→ 烫发和染发
→ 刮脸和脱毛
→ 使用磨砂膏
→ 在脸上使用含A酸产品
→ 游泳过度,晒伤脸部

刚洗完澡后不宜立即化妆

沐浴可以美肤,可以给我们带来清洁和轻松,许多女性朋友更是会乘兴给自己化妆,这看似小事,实际上对肌肤的伤害却很大。

洗澡不单是一个去除皮肤外层老化表皮以及洗去灰尘的过程,它对人体的自律神经、内分泌系统、皮肤的酸碱度以及皮肤的水分量和发汗量等都有影响。在洗澡的时候,水的温度和湿度会改变正常皮肤的酸碱度,同时由于人为的反复清洗使表面老化的死皮及表面保护性的油脂层消失,使皮肤几乎处于不设防的状态。

洗澡后立即化妆不仅起不到及时补充水分、滋润皮肤的效果,相反的,由于沐浴会使毛细血管扩张,化妆品中的细菌或化学物质极易侵入皮肤,造成感染。所以,女性朋友千万不要在洗澡后马上化妆。

如果洗澡后需要化妆的话,也应在1小时后进行。这时皮肤的酸碱度恢复到原来的状态,化妆品对皮肤的伤害不会太大。

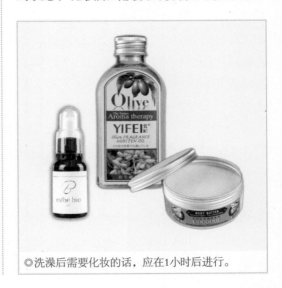

◎洗澡后需要化妆的话,应在1小时后进行。

按顺序化妆可避免皮肤松弛

无论在脸上涂抹化妆品，还是卸妆或按摩，一切与皮肤接触的动作都应按照肌肉的方向进行。因为这样既能增进其功能，又会给皮肤带来健康和美丽，还能避免或减缓脸上皱纹的产生和皮肤的松弛。

一般来说，当人们在脸上搽润肤油时，手势总是从下往上轻按摩或轻拍，因为这样才不会导致面部皮肤松弛下来。同时，要以打小圈的手法，使肌肤不仅可获得适当刺激，也更容易吸收。

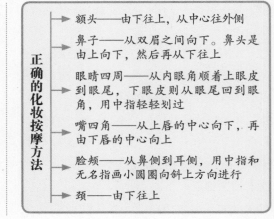

正确的化妆按摩方法

- 额头——由下往上，从中心往外侧
- 鼻子——从双眉之间向下。鼻头是由上向下，然后再从下往上
- 眼睛四周——从内眼角顺着上眼皮到眼尾，下眼皮则从眼尾回到眼角，用中指轻轻划过
- 嘴四角——从上唇的中心向下，再由下唇的中心向上
- 脸颊——从鼻侧到耳侧，用中指和无名指画小圆圈向斜上方向进行
- 颈——由下往上

痤疮不仅妨碍容貌，也是健康问题

痤疮即暗疮，名称较多，"青春痘""粉刺""面疮"均是。中医原称作"肺风粉刺"。痤疮是一种毛囊皮脂腺的慢性炎症性疾患。

本病的发生和雄激素关系密切，由于雄激素分泌过多，令皮肤的皮脂腺肥大，皮脂分泌增加，堵塞毛囊引起。所以预防一定要注意脸部的清洁：常用热水肥皂洗涤患处；尽量不使用油脂类化妆品，避免用手挤捏患部；不用手抓，避免合并感染；不要随意使用外用药品涂搽。

便秘时，肠内粪块会使皮肤新陈代谢衰退，令表皮角质层增加而引起炎症。因此，必须保持每天大便通畅。

尽量减少摄入脂肪、糖果、巧克力、咖啡、花生和含糖多的食物，避免饮酒及辛辣刺激性食品，少吃姜，因其能增加雄激素分泌；忌吃虾、蟹等物；注意多吃含维生素A、维生素B_1、维生素B_2、维生素B_6等的食品，或者吃食维生素丸。

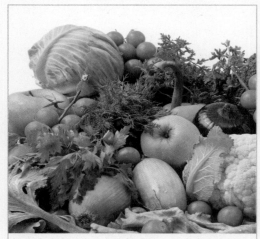

◎痤疮患者要少吃刺激性食品，要多食富含维生素的蔬菜水果。

锌治此病效果颇佳，可口服葡萄糖酸锌，每次20毫克，每日两次，至少连续服用1~2月。麦冬五钱、玄参五钱、丹参一两、白花蛇舌草一两五钱，水煎两次，每日分两次服，持续服用一个月以上。

♥ 战"痘"小心入误区

由于认识上的误区，不少人长痘痘后没有及时就医或擅自采取不科学的方法，以致痘痘越长越多。

误区一："痘痘"全当青春痘。发现脸上长出痘痘时。千万不要急着涂祛痘膏，因为那不一定是青春痘!可能是扁平疣、汗管瘤、粟丘疹和面部湿疹等其他皮肤病，如果脸上一长东西就马上涂抹祛痘药品，而祛痘药剂往往含有刺激性，会加剧皮肤的过敏反应，使皮肤病更加严重。

误区二：螨虫引起痘痘。时下不少去螨产品往往将"除螨"与"祛痘"联系起来，让人觉得青春痘是皮肤上有螨虫所致。

实际上，人体内分泌、饮食习惯、遗传因素、情绪变化以及地理、气候的改变都有可能成为痤疮的诱因。而痤疮和螨虫却没有必然联系。不是所有痤疮患者皮肤上都能检测到螨虫，有些人皮肤上没有螨虫，但照样长痤疮。

误区三："青春痘"只发生在青春期。青春痘因多发于青春期而得名，但这并不意味着在其他时期就能"幸免"。一些中年人也会因生活节奏快、工作压力大导致内分泌失调而患上痤疮。而一些儿童由于常常食用富含生长激素的肉类和蜂王浆等补品，导致发育期提前，八九岁就开始冒痘。

一般比较轻的青春痘几周内会自行消失，如果是囊性、聚合性痤疮，不积极用药的话，会留下瘢痕。当然如要外用药物，还是先到医院检查一下。

战『痘』的三项原则	原则一，如果已经有了不少痘痘，一定要注意保持清洁，有的女性为了形象，喜欢拿粉底、遮瑕膏把它遮盖起来，这对恢复不利
	原则二，对粉刺切勿挤压、按压或摩擦，否则易招致感染、化脓并可残留色素或凹陷性瘢痕
	原则三，有些美容院提供挑痘服务，但这只能限于黑头粉刺、粟丘疹一类，炎性粉刺则不宜，因为皮肤会因此出现破口，易使细菌乘虚而入

💙 选购、鉴别护肤类产品要注意哪些事项

面对市场上众多的化妆品品牌，消费者选购、鉴别护肤类产品时应注意以下几方面。

❶ 在选用润肤乳液时要注意

外观洁白美观，或浅色的天然色调，富有光泽，质地细腻。手感良好，体质均匀，黏度合适，膏体易于挑出，乳液易于倾倒或挤出。易于在皮肤上铺展和分散，肤感润滑。使用后能保持一段时间持续湿润而无黏腻感，具有清新怡人的香气。

❷ 在选用洗面奶时要注意

质地细腻均匀，色调自然。涂在皮肤上，应融化或变软。在皮肤上易于分散，不会过于拖沓，不应感到油腻。水分蒸发后，残留物不应变黏。对皮肤和毛孔的作用应是将其污垢乳化或溶解，而不是被皮肤所吸收。使用后在皮肤上留下一层薄的护肤膜，不会造成脱脂。对皮肤作用温和，不会引起刺激和致敏作用，可长期安

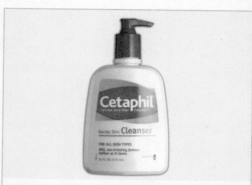

◎选用洗面奶要选用质地细腻均匀，色调自然的洗面奶。

全使用。

另外，在购买化妆品时一定要选择具有合法经营资格的商场、超市、市场、化妆品店、美容美发店，并且索取购物发票或有效凭证。还要仔细辨认外包装上的标志（生产日期、产地、产品名称、厂址、卫生许可证号等）是否完整；凡用于育发、染发、烫发、脱毛、美乳、健美、除臭、祛斑、防晒的特殊用途化妆品，在产品上必须标注特殊用途化妆品卫生批准文号。

💙 使用化妆品时有哪八忌

一忌使用多厂家的化妆品

化妆品也是化学药品的一种，擦抹不同厂家生产的化妆品，在人体肌肤上容易引起化学反应。一般说来，基础化妆品最好选择同一厂家生产的系列化妆品。尤其是夏秋季节，由于汗腺、皮脂腺的分泌功能旺盛，皮肤处于易起斑疹的状态中，再加上受强烈紫外线的照射，极易因使用化妆品不当而引发皮炎等病症。

二忌使用劣质化妆品

为防止化妆品中的有毒物质如汞及致癌物质的危害，应选用经卫生部批准的优质产品。

三忌用手指直接挑用化妆品

化妆品是非常精细的东西，如果不注意卫生，就会引起化学反应而导致化妆品的变质。人的脸和手，即使用肥皂洗多次，也难以灭绝细菌，用手指直接勾取化妆品，不管是乳液，还是面脂，都会把细菌带入化妆品中。因此，使用时宜用竹签挑出来。化妆品一旦沾手，绝对不要再送回瓶内，尤其是液态化妆品，其瓶口切忌与不洁物碰触。使用后要把容器口擦拭干净。

四忌使用过期的化妆品

护肤型化妆品，如含水甘油、冷霜、按摩膏和防裂膏等，多为油脂型，而营养型化妆品又含脂肪、蛋白质、维生素等营养素。这些化妆品放置时间过久，可因日

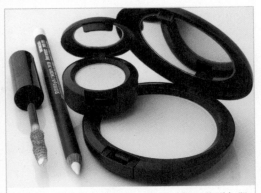

◎放置时间太久的化妆品，使用时很可能引起肌肤过敏，故不宜使用。

晒、氧化而变色、变味，同时，还可因微生物污染而变质。使用这类化妆品，不仅会散发出异味，而且可使皮肤发生过敏反应，引起皮肤发痒、红肿、丘疹、水疱等。另外，粉底霜、散粉、唇膏、胭脂、指甲油、眼影等装饰性化妆品，也可因时间过久而影响美容效果。因此，化妆品不宜一次购买过多，并且最好在3~6个月内用完，并贮存在阴凉干燥处。

五忌过量使用化妆品

过量使用化妆品，会影响皮肤的呼吸、排泄功能，特别是过量擦用粉质、霜类化妆品，易堵塞皮脂腺与毛孔，降低皮肤的代谢与吸收功能，甚至诱发色斑。大多数化妆品都含有防腐剂、香精、色素等人工合成添加剂，过量使用不利皮肤防护。某些化妆品颜料中含有过量的铅、铬、铜等重金属，长期过量涂用，可通过皮肤吸收而引起慢性中毒。有人认为，使用化妆品的适量度为：化妆水、乳液，约一茶匙；洁面膏、按摩膏，约樱桃般大小；营养霜，约小豆般大小。

六忌迷信进口化妆品

有人迷信进口化妆品，认为西方国家生产的化妆品质量好。要知道，化妆品上市前，需经过动物试验与人体的皮肤试验，确认其安全可靠后才能生产销售。西方国家的化妆品是在白种人身上做试验，适合白种人皮肤。而东方人与西方人的肤质不同，相比之下，东方人的皮肤对某些

化妆品易于过敏，所以不能不加选择地使用进口化妆品。

七忌化妆工具久用不换

粉扑、海绵等使用一次后，会沾染上皮脂、汗液和细菌。因此，化妆用的工具应经常更新。两用型的粉底和水粉饼，假如用浸过水的海绵蘸拭，用毕应洗干净，完全甩干后放于阴凉处，以防长霉斑。海绵稍微变色或变硬，就要换新的。此外，化妆用的狼毫笔、牙签、眉笔等，用后都

应及时清洗干净，并注意定期及时更换。

八忌常用药效化妆品

药效化妆品处于医药品与化妆品之间。它是在化妆品中加入药剂，使之作用于皮肤。由于人的皮肤上有许多种类的常在菌，起着防止其他细菌和霉菌繁殖侵入的作用，如果常用药效化妆品，就会杀灭这些常在菌，并致使病菌产生抗药性，给治疗疾病增加难度。因此，药效化妆品不可乱用常用。

孕妇禁用哪些化妆品

爱美的女性都喜欢化妆，因为妆扮以后，显得更加年轻漂亮，容光焕发。可是，当你怀孕之后，就要警惕某些化妆品中包含的有害化学成分。孕妇应该禁用哪些化妆品呢？

① 染发剂

据国外医学专家调查，染发剂不仅会引起皮肤癌，而且还会引起乳腺癌，导致胎儿畸形。所以孕妇不宜使用染发剂。

② 冷烫精

据法国医学专家多年研究，妇女怀孕后，不但头发非常脆弱，而且极易脱落。若是再用化学冷烫精烫发，更会加剧头发脱落。此外，化学冷烫精还会影响孕妇体内胎儿的正常生长发育，少数妇女还会对其产生过敏反应。因此，孕妇也不宜使用化学冷烫精。

③ 口红

口红是由各种油脂、蜡质、颜料和香料等成分组成。其中油脂通常采用羊毛脂，羊毛脂除了会吸附空气中各种对人体有害的重金属微量元素，还可能吸附大肠杆菌进入胎儿体内，而且还有一定的渗透性。孕妇涂抹口红以后，空气中的一些有害物质就容易被吸附在嘴唇上，并随着唾液侵入体内，使孕妇腹中的胎儿受害。鉴于此，孕妇最好不涂口红，尤其是不要长期抹口红。

④ 指甲油

孕妇也不应涂指甲油，以免伤害胎儿。目前市场上销售的指甲油大多是以硝化纤维为基料，配以丙酮、乙酯、丁酯、苯二甲酸等化学溶剂和增塑及各色染料制

成，这些化学物质对人体有一定的毒害作用。孕妇在用手吃东西时，指甲油中的有毒化学物质很容易随食物进入体内，并能通过胎盘和血液进入胎儿体内，日积月累，就会影响胎儿健康。此外，有的孕妇指甲脆而易折断，往往也是由于涂指甲油造成的。

孕妇去医院做产前检查时，尤应注意不要涂指甲油，因为指甲的颜色有时需要作为医生诊断参考，如贫血、心脏病等，涂了指甲油就无法做出正确的判断了。

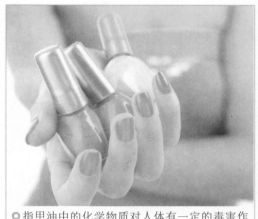

◎指甲油中的化学物质对人体有一定的毒害作用，孕妇不应涂指甲油，以免伤害胎儿。

及时清洁化妆工具，别让细菌爬上脸

化妆工具是美丽的好搭档，但是很多人却只使用不清洁，直到某一天粉底推不匀了，化妆刷刷出了脏颜色，睫毛夹夹断了好几根睫毛……才想起化妆工具从买回来的那一天起就没有清理过。要知道，化妆工具经常要接触化妆品和皮肤，油质或粉质的化妆品以及脸上的油脂自然会粘在化妆工具上。如果不及时清洗，毛质或棉质的化妆工具很容易就成为灰尘、细菌的温床，化妆工具就成为各种污染物的媒介，游走于你的化妆品和肌肤之间。久而久之，化妆品容易变质，化妆工具的使用寿命减短了，妆容打了折扣，同时肌肤健康也受到威胁，引发粉刺、过敏、油脂粒等肌肤问题。所以，定期清洁化妆用具是非常重要的事。

（1）刷具。大部分刷子都是用动物毛制作的，所以可以用洗头发的方式来洗

这些用具。首先把洗发水按3：7的比例和水调和，把刷子以顺时针的方向在水盆里搅动一两圈，稍微压一压后，再用干净的水顺着刷子冲洗干净，用适量护发素加水

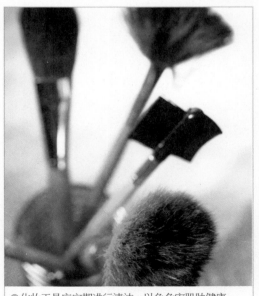

◎化妆工具应定期进行清洁，以免危害肌肤健康。

泡两分钟，顺一顺毛后在通风处阴干。晾时不要把刷子直立放置，最好平放着等刷毛干燥，不然因为地心引力的影响，会让刷子的毛散塌下来。

（2）睫毛夹。先涂睫毛膏后夹睫毛，这个程序是不正确的，最好改掉这个坏习惯。睫毛夹易脏的部分是那两块和睫毛接触的橡皮，只要每次用完以后用面巾纸擦干净就行了。另外，可以用棉花蘸酒精擦洗处理。通常橡皮部分是可以更换的，若是无法清洁，就只好再买一对了。

（3）粉扑、海绵。平常最好准备两个粉扑以便替换，毕竟这是和脸部肌肤接触的第一线，更要小心。可以用中性洗剂洗净再晾干。

（4）化妆包。功能性较强的化妆箱或化妆包，可以整齐地收好化妆用具。布料的化妆包，可以用水来清洗。如果是皮革，可用湿布轻擦，再以清洁油轻轻擦拭。把化妆用品放在透明的玻璃杯里，感觉也不错，也方便清洗、方便拿取。

洗头发还是要水洗

干洗头发是发廊流行的洗头方式，直接将洗发产品挤在头发上，然后喷少许水揉出泡沫，按摩十几分钟后冲洗掉。边享受舒服的按摩边看着满头丰富的泡沫，很是惬意。其实这是一种错误的做法。

干燥的头发有极强的吸水性，直接使用洗发剂会使其表面活性剂渗入发质，而这一活性剂只经过一两次简单的冲洗是不可能去除干净的，它们残留在头发中，反而会破坏头发角蛋白，使头发失去光泽。

另外，中医认为洗头发的时候做按摩很容易使寒气入侵。理发师在头发上倒上洗发水，就开始搓揉头发，再按摩头部、颈部。按摩使头部的皮肤松弛、毛孔开放，并加速血液循环，而此时头上全是冰凉的化学洗发水，按摩的直接后果就是吸收化学洗发水的时间大大延长，张开的毛孔也使头皮吸收化学洗发水的能力大大增强，同时寒气、湿气也通过大开的毛孔和快速的血液循环进入头部。

由此可见，洗头发还是要水洗，同时在洗头时不要做按摩。

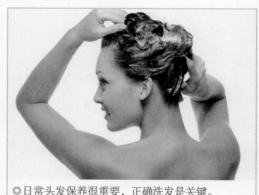

◎日常头发保养很重要，正确洗发是关键。

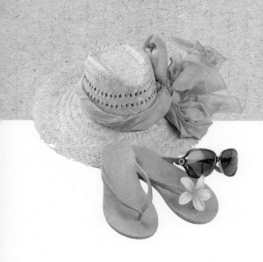

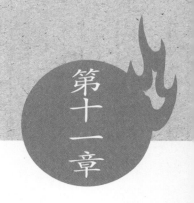

第十一章

穿衣细节

——注意穿衣细节，为健康多加一层保护膜

●穿衣也有讲究，穿衣不当也会让身体处于危险之中。首先，衣服本身会受汗液、灰尘等的污染，从而导致细菌繁殖，导致皮肤病的发生；其次，穿衣过多过少也可能失去对身体的保护作用。因此，我们必须注意穿衣细节，这样，不但可以使自己外表整洁，对自己的身体健康也十分有益。

睡裤比睡裙更好

如果你晚上睡不踏实，有没有想过，可能是你的睡衣出了问题？依照人体的需要，人在白天和晚上的穿着应该是不一样的。实验已经证明，人体交感神经和副交感神经的活跃程度受许多因素影响，其中就包括睡觉时睡衣的柔软程度——人的身体在休息时需要柔软衣服的包裹，而柔软的睡衣可以促进副交感神经的活动，二者相辅相成。专家说，比起容易在翻身时卷上身体的睡袍，上下分开的睡衣其实更利于睡眠。至于睡裙，专家则指出裙摆不宜太大，因为大裙摆容易往上翻卷，影响睡眠。

巧的是，日前日本某内衣公司针对女性睡衣做了一项抽样调查，什么样的睡衣更有益于睡眠。结果半数女性都回答：怎样翻身也不会到处乱卷的、柔软吸汗的睡裤更舒适、更有利于睡眠，这正和专家研究的结果一致。

丝绸和棉布质的睡衣有助于睡眠，而麻质睡衣则影响睡眠。所以为了保证睡眠质量和身体的舒适，最好不要选择麻质睡衣。

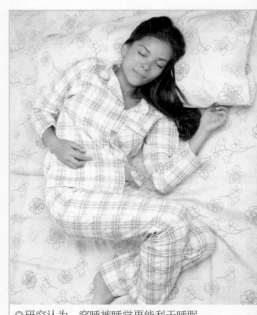

◎研究认为，穿睡裤睡觉更能利于睡眠。

小心丁字裤

专家发现，不少年轻女性患上阴道炎等妇科感染的原因，竟然是所穿的时髦丁字裤！

丁字裤又称T形裤，就是在会阴等皮肤娇嫩处，它也只有一条绳子粗的布带，很容易与皮肤发生摩擦，引起局部皮肤充血、红肿、破损、溃疡、感染。更有一些丁字裤为了有贴身效果，由透气性较差的

化纤材料制成，容易引起皮肤过敏。除了诱发阴道炎等妇科病，过紧的丁字性感内裤还会压迫肛门周围血管，使女性患痔疮的机会增加。

因此，专家建议，年轻女性最好不要长期穿丁字裤，如果白天穿，晚上回家后应换上棉质、宽松的内裤让局部得到休息；穿丁字裤时最好穿宽松一些的外裤，

不要穿同样紧绷的牛仔裤；所穿的丁字裤每天要更换，以减少发炎的机会；局部有病症、月经期以及月经前两周的排卵期都不要穿丁字裤。

贴身衣物要勤换洗

人的皮肤每平方厘米有1000多条汗腺，全身表皮分布着几百万个汗孔，它们存在于表皮细胞间隙中，从体内通过汗孔不断排汗。汗中含有尿素、盐分等废物，留在衣服上的"汗渍"就是这些废物的痕迹。特别在夏天，因为出汗多，衣服更容易脏。

另外，紧挨在毛囊附近的皮脂腺，分泌油腻状物质，每天分泌20～40克皮脂，均匀地在全身表面形成薄薄的一层，起着滋润、保温、护肤的作用。但这些皮脂分泌物是高级脂肪酸和胆固醇酯，它们可以和汗液、表皮脱屑、灰尘等同时混合附着在衣服纤维里，如果不及时清除，可使衣服逐渐被酸化而变黄。

皮肤的表皮细胞在不断新陈代谢过程中，衰亡细胞与角质皮层，经常从表皮脱落下来，加上身上汗毛脱落，两者与皮脂、污垢，黏附于贴身的衣服上，会使衣服变脏。

因此，必须经常换洗衣服。

夏天如果被汗液浸渍的衣物不及时更换或清洗，就会造成霉菌滋生，从而导致人得花斑癣。因此，夏天出汗后要勤换衣服。

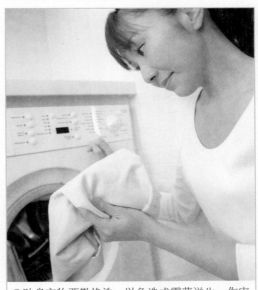

◎贴身衣物要勤换洗，以免造成霉菌滋生，伤害身体。

穿露脐装，注意保护肚脐眼

穿露脐装，腰部和腹部裸露在外，受到冷风吹或夏季室内空调的冷气侵入，就会刺激腰部和肚脐眼，不但使皮肤、肌肉受到侵害，还会因受冷热变化的刺激引起胃肠功能的紊乱，使消化系统功能受损，甚至病菌

也会侵入，此时人就会出现呕吐、腹痛、腹泻等胃肠系统疾病。此外，脐部肌肉比较娇嫩，很易受损，脐眼裸露于外，容易汇集污垢，如不小心就会引起感染，发生脐炎。因此，人们在穿露脐装时，必须注意对脐部的

保护。

（1）穿露脐装一定要在夏季天热时穿，不可因为急于展示魅力在天还有些寒冷时就穿上露脐装。深秋和初冬气温变化很大，也不适合穿露脐装，不要因为追求美丽而损害了健康。

（2）要注意脐部卫生。夏日出汗多，身体上的污垢很容易随汗液进入脐眼而沉积，所以平时要对脐部进行清洁，每天用温热的清水加中性沐浴液擦洗脐周及肚脐眼，以清除污垢，防止病菌滋生。但是，擦洗时不宜用力搓擦，以免搓伤皮肤，发生感染。

（3）要注意防"风"。脐周是胃肠部位，容易受凉，除不要在天寒冷时穿露脐装外，就是在夏季天热的时候，早、晚天气也较凉或者阴雨天温度也较低时也不宜穿露脐装。电扇、空调的凉风不要正对着脐部吹，晚间睡眠时不要让脐部当风而吹，必要时可在腹部盖上小被子。

（4）要防止脐部意外损伤。肚脐周围

部裸露，缺少衣着的保护，往往容易遭到意外损伤，如划伤、擦伤等，因而日常起居工作中要小心，动作幅度不宜过大、过猛。

（5）胃肠、腰部或肾部有慢性病的女性，不宜穿露脐装，以免加重病情。

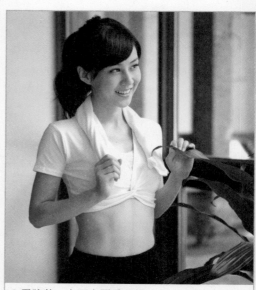
◎露脐装一定要在夏季天热时穿，天冷时一定不要穿。

女性谨防瘦身衣的危害

为了能塑造出苗条的身段，现在的一些女性都很偏爱穿瘦身衣，但是，你是否知道，当你穿起美丽的瘦身衣服，骄傲地挺起胸腔时，疾病也正在慢慢地靠近你。

阻碍皮肤呼吸。因为瘦身衣是紧身的，这就导致人们的皮肤无法自由呼吸，容易发生微循环障碍，使皮肤失去弹性和应有的光泽。

导致妇科疾病。女性的阴道经常分泌

酸性液体，这种液体能防止细菌的侵入与生存。但紧身内裤过紧，不利于阴部的湿气蒸发，会给细菌繁殖创造条件，引起发生炎症，导致阴部瘙痒，甚至还会引发尿道感染，发生膀胱炎、肾炎等疾病。

压迫体内脏器。瘦身衣会将腹部紧紧包裹住，腹腔内的各个器官就会受到压迫，使内脏及其神经系统长期处于紧张状态。这种状态还会影响肠胃蠕动，容易导致胃肠功能降低，消化系统减弱，从而引发便秘。

影响乳房发育。束胸会影响乳房的血液循环，使乳房下部血液瘀滞引起乳房肿胀、疼痛，这对处在青春期发育阶段的少女影响最大，会直接影响乳房发育。

男性不宜穿过紧的衣裤

① 不穿过紧笔挺的西装

穿着笔挺的西装，再配上一条得体的领带，显得男人们庄重而潇洒，大方而文雅。但是，在选择衬衣时，领口一定不要过小，领带也不要系得过紧。衣领过紧会影响颈椎的正常活动，容易引发颈椎病，还会使颈部血管受到压迫，使输送到大脑和眼部的营养物质减少，进而影响视力。衣领过紧还可诱发颈动脉窦综合征（俗称"衣领病"），这是由于过紧的衣领压迫颈动脉窦，进而通过神经反射，引起心动过缓甚至暂停、血压下降、脑部供血减少、头晕乏力，严重者还可出现晕厥。

② 少穿紧身裤

有些男士，喜欢穿紧身裤，特别是透气性差、散热不好的化纤类"兜裆裤"包裹着阴囊，让阴囊处于密闭状态，空气不流通，使细菌滋生，引起生殖道的炎症；同时也阻碍阴囊皮肤散热降温，限制血液循环，妨碍精索静脉回流，对精子的产生和营养很不利。长此以往，容易造成今后不育的不良后果。

紧身裤虽好看，但从生殖健康的角度来说是不科学的。男士在买牛仔裤时，应选择稍大、透气性好、棉布质量的裤子为宜。

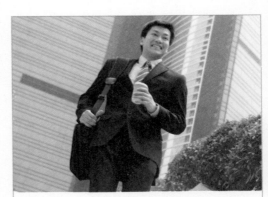

◎过紧笔挺的西装易压迫血管，易引发疾病。

运动时最好不穿纯棉衣服

运动时会流汗，这是人人都知道的常识。为了摆脱大量汗水淤积在皮肤表面难受的感觉，不少人认为应该穿着舒适透气的纯棉服装。殊不知，纯棉质地的服装只能吸汗并不透气，并不适宜运动时穿着。正确的做法是选择那些透气性相对较好的服装材质，如聚丙烯等。尤其是在运动内衣的选择上，更要注意这一点。

选择运动服装的首要标准就是材质，无论外套还是内衣，最好都是用能够散发汗水的材料做成，尤其要尽量避免穿纯棉质地的内衣。纯棉内衣吸汗固然不假，但所吸的汗水并不能散发，从而造成湿透的内衣黏附在皮肤上，使得皮肤逐渐变冷，难以保温。在温差相对较大的秋冬季节，穿着纯棉内衣反而更容易在剧烈运动后使人着凉，引发风寒感冒、头痛等症状。而类似聚丙烯这样的材料，可以帮助散湿，有利于保持皮

肤干燥清爽。

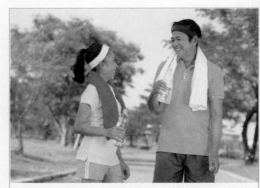

◎纯棉衣服能吸汗并不透气，运动时避免穿纯棉衣服。

冬天戴棉帽胜过穿棉袄

寒冷的冬天，人们一般都会穿上暖和的衣服来抵御严寒，但是却很少有人重视头部的保暖。人的头部是大脑神经中枢的所在地，头为诸阳之会，因为头部的皮肤很薄，但血管粗、汗毛多，所以体内热能的散发量也很大。静止状态下不戴帽子的人，在环境温度为15℃时，从头部散失的热量约占人体总产热量的30%，4℃时约占50%，−15℃时可高达75%，所以在寒冬季节如果一个人只是穿了保暖的衣服，却不戴帽子，那就好比热水瓶里灌满了热水，但不塞住瓶口一样，热气会源源不断地向外散发。

体热从头部散发出去后，就会损害人的阳气，消耗机体的能量。如果头部长期暴露在外面接受寒冷的刺激，还会使头部血管收缩，头部肌肉紧张，引起高血压、脑出血、血管神经性头痛、伤风感冒、面神经麻痹等病症。

俗话说"冬天戴帽子，胜过穿棉袄"，在寒冷的冬季，戴一顶保暖性能良好的帽子是非常必要的，尤其是体弱多病的人和老人，更要采取必要的头部防寒保暖措施，以预防风寒侵袭头部。

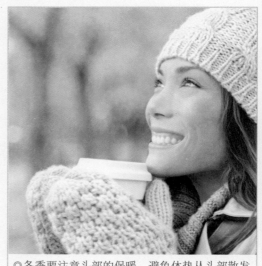

◎冬季要注意头部的保暖，避免体热从头部散发出去。

服装的色彩会影响人的健康

古老的东方医学认为，颜色具有治疗人体和精神的独特能力。古代东方国家的医学都有一种借助彩虹的颜色来为人体治病的疗法。

同样，服装的首要功能是遮体、御寒，但服装的色彩对人的心理情绪和健康有着微妙的影响。不同的颜色会给大脑不同的刺激，从而产生不同的心理感受。有的色彩悦目，使人愉快；有的色彩刺眼，使人烦躁；有的色彩热烈，使人兴奋；有的色彩柔和，使人安静。因此，我们选择服装时，除款式外，最主要的就是挑选它的颜色了。

完美的颜色搭配，使人产生愉快的情绪并充满自信。色彩对人的视神经产生刺激和冲动，这种冲动又通过神经渠道，传到大脑皮层，进而有效地控制和调整影响人的情绪和内分泌系统。所以服装的色彩用得调和，整个人也会显得大方端庄。红、黄、橙及相近的色彩为暖色，给人以热的感觉；青、蓝色是冷色，给人以寒冷的感觉；绿、紫色是中间色。冬选暖色，夏选冷色是选择服装色彩的原则。

清晨，你选择的衣服的颜色取决于你这一天所从事的活动以及今天的健康状况。当你感觉有些焦虑时，不一定要穿绿色的毛衫来抑制这种心情，穿上绿色的内衣裤就够了。我们每天都换衣服，所以有很多试验的机会。

如果你在精神上渴求稳定的情绪，希望减少因紧张而产生的压力，那么你就要选择暗色；相反，如果你在精神上想充分发挥创造力，则要选择明朗色。

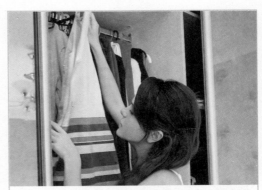

◎清晨，你选择的衣服的颜色取决于你这一天所从事的活动以及今天的健康状况。

冬季穿衣保暖有讲究

冬季天气寒冷，在穿衣选择上，保暖是首位。但是，冬季穿衣切忌忽增忽减，俗话说"寒从脚下起"，下肢受寒，容易引起全身性疾病。尤其是老年人，下肢保暖甚为重要。但穿衣过厚，会抑制体温调节功能的适应性，减弱御寒能力。冬季的衣服宜选用质轻又保暖的羽绒制品和冷空气不宜透过的皮装。

其次，高领毛衣、长筒皮靴由于能有效地抵御冷风侵袭，成了不少时髦女性过冬衣服的首选。但是这些衣物紧紧地"捆"在身上却会对人体健康造成不良影响。

衣领过紧会使颈部血管受到压迫，进而影响视力，导致颈椎病，甚至会诱发心动过缓、心脏骤停以及低血压。

靴腰过紧易得"皮靴病"，造成足部、踝部和小腿处的部分组织血液循环不良，易患足癣、甲癣。建议高筒皮靴的靴腰不宜过紧，要适时地脱掉皮靴或用热水洗脚。

另外，要注意根据室温控制穿衣。冬季室内的温度不宜过高，室内外温差太大，人体就会因难以适应而容易诱发感冒等病症。据专家研究，令人体感觉舒服的空气温度有个范围，气温过高，不仅造成体感不适，易致疾病，而且还影响高级神经活动和自主神经功能。

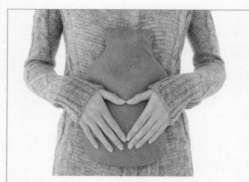

◎冬季穿衣一定要注意保暖，以免身体受寒，引发疾病。

♥ 老年人穿衣要注意的事项

❶ 老年人不宜穿紧身衣服

特别是夏天，如果常穿紧身衣服，就会因排汗不畅而引发湿疹、皮疹等。老年

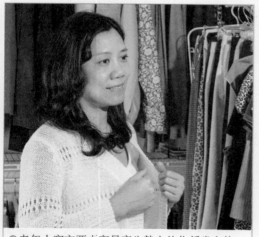

◎老年人穿衣要少穿易产生静电的化纤类衣物，应选择柔软、光滑的丝织物、棉衣。

妇女常穿紧身内裤，容易受到霉菌感染并引起炎症。

❷ 对老年人来讲，要挑选适合自己颜色的衣服

如果渴求稳定的情绪，希望减少因紧张而产生的压力，那就要选择暗色；在精神上想充分发挥创造力，则要选择明朗色。色彩对人的视神经产生刺激和冲动，这种冲动又传到大脑皮层，进而有效地控制和调整人的情绪和内分泌系统。

❸ 老年人在健身时一定要注意着装

特别是脚下的鞋要选择好。应穿合脚的、弹性较好的鞋，也可以选跑步鞋、综合

运动鞋等。运动时，尤其是在跑跳时，地面对人体的反作用力会通过脚上的鞋向上传导，对踝关节、膝关节、脊柱、大脑及内脏等都有不同程度的冲击。时间一长，就会造成关节的劳损和其他部位的不良反应，如头晕、恶心等。质量较好的鞋可以缓冲地面的冲击力，减少人体受伤的可能。

❹ 老年人要注意衣服的静电

老年人特别易受静电的影响，这与老年人皮肤相对比年轻人干燥以及老年人心血管系统老化、抗干扰能力减弱等有关。心血管系统有各种病变的老年人，静电干扰会使病情加重或诱发心律失常。静电还会导致皮肤瘙痒，使皮肤色素沉着。所以专家告诫，老年人特别是有心血管疾患的老年人尽量不穿化纤类衣物，应选择柔软、光滑的丝织物、棉衣，同时避免在静电场合多停留，如长时间看电视等，以预防静电对身体的损害。

♥ 孩子穿衣应注意的事项

❶ 注意孩子衣服的式样和大小

（1）刚生下的孩子，颈部较短，因此裁制衣服可不要领子。

（2）孩子正处于生长发育迅速时期，如果衣着约束过紧，会影响呼吸、循环的畅通，影响骨骼、肌肉的正常发育。因此，衣裤以宽大为宜，背带裤是一种较好的裤子式样。

（3）孩子年龄小，不懂得爱干净，会走路后，还是常光着屁股坐在地上玩，地上的细菌等会从孩子肛门、阴道、尿道侵入体内，引起疾病。冬天天气寒冷，开裆裤四面灌风，更易着凉。因此，当孩子有了较好的排便习惯后，就应及早穿满裆裤。

❷ 注意衣服的质料

孩子皮肤娇嫩，角质层薄，易受损伤。因此，应选质地柔软的衣料做内衣。孩子容易出汗，皮脂分泌多，应选用通透性好、吸水性强的料子做内衣。棉织品吸水性强，有利于吸收汗液，通透性也好，可作为孩子内衣的用料。

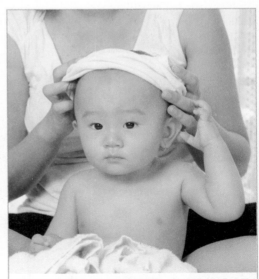

◎孩子的肌肤细嫩，易受伤害，故应选择质地柔软、吸水性强、透气性好的棉质衣物。

❸ 注意不同季节穿不同的衣服

（1）深色衣料吸热性能强，适宜冬季穿着；浅色衣料吸热性能弱，适合夏季穿用。

（2）毛织品放热量弱，可选做防寒的冬装；丝织品散热能力极强，用来做夏装较好。

（3）孩子体温调节机制比较差，穿衣以稍偏暖为宜，例如春秋季节，孩子要比大人多穿1件衣服。

♥ 怎样的鞋才算理想的鞋

专家认为：所谓理想的鞋子，都应该有坚硬而柔软的跟部支撑鞋底，10个脚趾肚可以在鞋里面灵活地活动，并有舒服的衬垫和足够的内部空间。

（1）鞋跟与足底凹陷处的弧度必须合脚，踝骨与脚尖不应该碰触到鞋子。前脚要有一定摆动的余地，而后跟不能摆动。

（2）理想的鞋跟高度在2~4厘米之间，最好不要超过6厘米。

（3）鞋的重量每增加1克，对足部造成的负担相当于在人的脊背上增加几十克的重量。因此，应尽可能选择轻巧的鞋子。

（4）正确的鞋子应该从购买的那一天起就合脚，不要妄想多穿两天它就不磨脚了。

（5）买大号的鞋子。买鞋时最好在最长的脚趾与鞋尖之间留下约2.5厘米的空间。

（6）尽量不穿高跟鞋。有研究表明，穿5厘米的高跟鞋与赤脚相比，足底承受的压力增加了75%，如果长时间穿高跟鞋，足部患病的概率比不穿高跟鞋的人高4倍。

（7）常穿平底鞋，这是人类最自然的状态，符合人体的力学结构和运动规律。

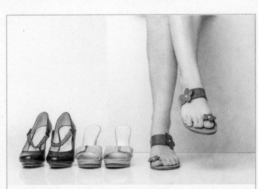

◎平底鞋比高跟鞋更健康，更符合人体的力学结构和运动规律。

♥ 塑料鞋有味尽量不要买

由于夏季脚部出汗较多，鞋子和皮肤直接接触后，塑料鞋里的一些化学物质以及颜料可能会在汗液中溶解，从而引起过敏，导致接触性皮炎，使局部皮肤颜色变深，常常有些脱屑和小疙瘩及小水疱，感觉瘙痒，搔抓后还会出现糜烂渗液。

得了接触性皮炎以后就不能再穿同类材料制造的鞋子了，不妨试试皮质的或藤编的鞋子。停止穿着引起过敏的鞋子后，皮炎不久便能自行消退。如果还不见好，就应去医院就诊，以祛除脚气(足癣)等疾病。

鉴于上面的原因，我们尽量不要买有异味，尤其是深色、有异味的塑料鞋子，否则不仅会引起皮炎，还会导致更严重的健康问题。原因在于，颜色深、有异味的塑料鞋有些是用工业废塑料再生利用制成的，含有大量的硫和苯胺类物质，人体与这些物质长期接触对健康十分有害。同时，苯胺与空气接触后，还会散发出臭味，污染空气，时间长了，会让人头昏、恶心。识别此类有毒塑料鞋的简易方法，就是闻一闻塑料鞋有无臭味或怪味。

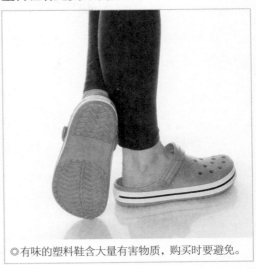
◎有味的塑料鞋含大量有害物质，购买时要避免。

常穿硬底皮鞋，有害脑健康

有很多青年女性，她们很喜欢穿硬底皮鞋，觉得有风度、有气派、长精神。其实，常穿硬底皮鞋是不利的，有害于脑的健康。这是因为，人的骨骼中所有的关节，都有软骨衬垫或有关节囊，它们像弹簧一样，在人体的运动中起着缓冲作用，可大大减少人体由于运动所产生的震动力，使从地面传到人体脑部的震动力降低90%以上。所以，人体虽有几十千克重，走起路来并不显得震动。此防震动的作用，对保护人的大脑有利。人的大脑是半凝固状态的软体，很怕震动，这无疑对大脑会造成较大的伤害。人的脚虽然没有软骨，但有一层厚厚的皮肤和皮下软组织形成的软垫，也可以起到防震动作用。

人若穿硬底皮鞋，就等于去掉了脚上的软垫，在走路或上下楼梯时，脑部就会受到较大的震动力，等于不断地敲击颅骨，这对脑健康非常不利。所以，女性多穿柔软的布鞋、胶鞋、旅游鞋或胶底皮鞋要比穿硬底皮鞋好得多。

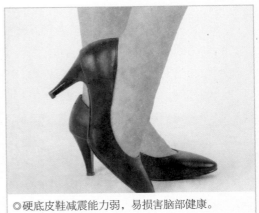
◎硬底皮鞋减震能力弱，易损害脑部健康。

常换洗鞋袜，有效预防足癣

冬天一旦穿了厚鞋、厚袜子就能明显感到脚又闷又热，十分不舒服。如果在夏天，还可以把鞋子刷刷洗洗拿到外面去晾干，冬天气温低，刷了鞋不容易干，何况鞋还那么厚，袜子也是一样。所以一些人就懒于换洗鞋袜了。更有甚者，一双鞋穿一冬天都不换。这样，买鞋的钱似乎是省下了，可是健康却往往被"浪费"掉了。

常换洗鞋袜是预防足癣的措施之一。一般而言，袜子要争取一天一换，对于汗脚的人尤其如此。脏鞋袜可能带有致病的丝状真菌，脚出汗后，鞋袜潮湿，真菌更容易传播繁殖。为了防止已有足癣的人把足癣传染给家人，病人的袜子最好单独洗，时常在阳光下晾晒。即便冬天光线不足，也要争取用风干或在暖气上烘干等方式让袜子干透。

有不少男性朋友冬天只备一双鞋，一上脚就穿很长时间，这种做法需要改。只要条件允许，就应该准备两双以上的鞋调换着穿，好让鞋有充分干燥的机会。冬天人们以穿保暖皮鞋为主，皮鞋不能刷洗，所以，就要尽量勤换洗鞋垫。另外，还可以到各大商场买专用的去鞋臭消毒剂，杀灭鞋中的细菌。

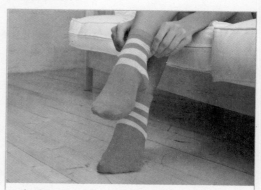

◎冬季要勤换鞋袜，做好鞋袜杀菌工作，有效预防足癣。

别把围巾当口罩用

冬天，不少人外出时喜欢把围巾围在嘴上，兼作口罩用，须知这样做对身体不利。

围巾大多数是用羊毛或腈纶纤维及其混纺品制成的，容易产生静电，吸附空气中的尘埃。而尘埃中常常会带有致病病菌、病毒，以及机动车尾气中的铅、空气中存在的致癌、促癌的化学物质等。

此外，围巾上的化学纤维及纤维上的染料，常会使有些人发生不良反应。如果其染料质量低劣，染色工艺不良，某些染料还会从纤维上慢慢地游离出来，长期在人体内蓄积，对人体造成潜在危害。

倘若把围巾围到口上，势必将附着在围巾上的有害细菌吸入呼吸道，从而给人体健康带来危害。特别是过敏性体质的人，吸入羊毛等纤维后，还会诱发哮喘病。

因此别把围巾当口罩使用，冬天使用无色无味、透气性好的棉质口罩最佳。

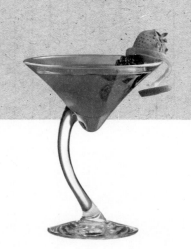

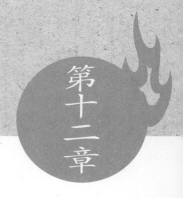

第十二章

生活习惯细节
——小习惯，大健康

●每个人都有不同的生活习惯，在你诸多生活习惯里，哪些是不健康的？你可能很少想这个问题，但是有很多人的生活习惯都不科学，长此以往将会严重影响身体健康。下面，我们一起来了解一下生活习惯细节，进而通过良好生活习惯达到养生保健的目的。

开快车易诱发疾病

喜欢开快车的人可能不太清楚，开车太快除了容易发生交通事故之外，对司机本人的健康还有很大的危害，容易诱发一些疾病。

① 心脑血管系统疾病

人正常的心率为每分钟60次左右，但当车速超过每小时80千米时，心率就会增至100~110次，车速120千米以上时，心率则可超过110次。人们平时参加运动时，心率虽然也会达到上述数值，但运动结束后，健康人的心率会在短时间内迅速恢复正常。高速开车，特别是长时间的高速，让心跳总处于高频率的状态下，心脏就会出现"疲劳"现象，容易引发心脏病。此外，长时间开快车，由于随时要做出应急反应，除双臂之外，两腿也要时刻不离油门、刹车，这也会对血液循环造成影响。

② 骨骼系统疾病

开快车时若遇到突发事件，急速刹车时强大的惯性会让人头部、上躯干部突然前倾，很容易伤害颈背部肌肉、颈椎和脊椎。若遇道路不平，频繁的颠簸则会加重椎间盘的磨损，甚至出现创伤。

③ 心理障碍

开快车对有些人来说是宣泄焦躁情绪的一种手段。反过来，长时间开快车也会改变人的情绪，诱发急躁、易怒等不良情绪，久之还可能导致心理障碍。

因此，开车的时候尽量保持平和的心态，放松慢行不仅可以调整情绪、缓解疲劳，还不失为一种保护健康的方法。

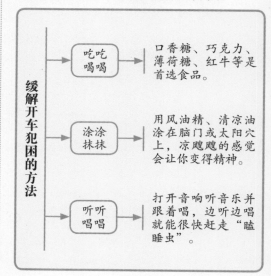

缓解开车犯困的方法

吃吃喝喝 → 口香糖、巧克力、薄荷糖、红牛等是首选食品。

涂涂抹抹 → 用风油精、清凉油涂在脑门或太阳穴上，凉飕飕的感觉会让你变得精神。

听听唱唱 → 打开音响听音乐并跟着唱，边听边唱就能很快赶走"瞌睡虫"。

饭局越多，患病机会也越多

审视一下自己是不是经常有饭局，这极易产生肥胖问题。因为饭店的食物一般都比较油腻。调查发现，20%的受访者患有高血压和心脏病等代谢综合征，而1个星期外出用餐4晚的男士，患代谢综合征的比例较非经常外出用餐者高1倍。

在外就餐时，往往是鸡、鸭、鱼、肉不一而足，大量的高蛋白、高脂肪的食物进入我们的体内，会增强血脂的凝固性，使它沉积在血管壁上，促使动脉硬化和血栓的形成，又可导致肝脏制造更多的低密度脂蛋白，使过多的胆固醇在动脉壁堆积起来，形成恶性循环。每天的热量供应集中在晚餐，会使糖耐量加速降低，加重胰岛负担，促使胰腺衰老，导致糖尿病的发生。

女性在外面用餐时会比男性小心，男性喜欢大吃大喝，不顾及因此患糖尿病、高血压、冠心病的机会也比较高。因此外

出用餐时，要注意饮食均衡，尽量挑选少油少糖的健康食品如蔬菜、鱼类等。

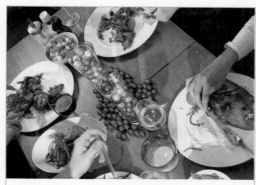

◎在外用餐时，要注意饮食均衡，尽量挑选少油少糖的健康食品如蔬菜、鱼类等。

感冒初期吃西瓜，感冒重上加重

许多人都认为感冒与"上火"有关，而西瓜具有清热解暑、除烦止渴、泻火的功效，所以在感冒的时候会大吃特吃西瓜。

其实，在感冒初期千万不要吃西瓜，否则会使感冒加重或延长治愈的时间。

中医认为，无论是风寒感冒还是风热感冒，在其初期都属于表征，所以应采用使病邪从表而解的发散办法来治疗。

如果表未解千万不能攻里，否则会使表邪入里，导致病情加重。

在感冒初期，病邪在表之际，吃西瓜就相当于服用清内热的药物，会引邪入里，使感冒加重。

不过，当感冒加重，并且出现口渴、

咽痛、尿黄赤等热症时，在正常用药的同时，是可以吃些西瓜的，这也有助于感冒的痊愈。

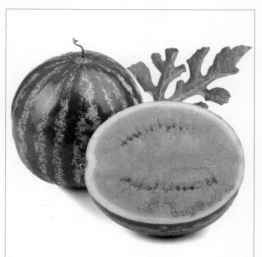

◎西瓜具有清内热作用，易引邪入里，故感冒初期忌吃西瓜。

崴脚当天切忌按摩

踝关节扭伤，俗称"崴脚"，是一种常见的关节外伤：在运动时，跳起落地没有站稳，或者是急停急转，容易扭伤脚脖子；走在不平整的道路上，或者是下台阶没有踩实，甚至穿不合适的高跟鞋也会崴脚；而且，有些人会出现同一只脚反复的扭伤。据统计，在美国，每天大约有2.5万人会发生踝关节扭伤。

一旦崴了脚，应该立刻停止活动，马上开始冰敷，以抑制局部韧带损伤后组织出血肿胀。在伤后的24小时内，都应该进行冰敷，而且切忌按摩，24小时以后才可以开始采取热敷以及理疗等手段治疗，以活血化瘀，促进瘀血吸收。同时，要经常抬高患肢，例如在睡觉时踝部垫高一些可以帮助消肿。

此外，脚崴了以后，早期的固定非常重要，可以防止损伤部位的被动活动，减轻局部的损伤和出血。但，由于普通人缺乏对于损伤程度判断的专业知识，还是要去医院进行检查后，由医生根据损伤的严重程度进行固定。

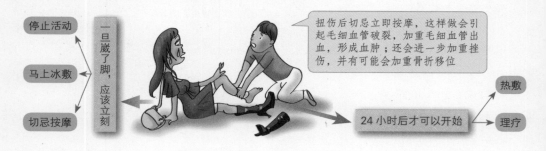

停止活动

马上冰敷

切忌按摩

一旦崴了脚，应该立刻

扭伤后切忌立即按摩，这样做会引起毛细血管破裂，加重毛细血管出血，形成血肿；还会进一步加重挫伤，并有可能会加重骨折移位

24 小时后才可以开始

热敷

理疗

车上吃东西害处多

在车上吃随身携带的东西容易导致病从口入，给身体健康带来危害。

公路上，车辆来来往往，灰尘不断地吹进客车中，灰尘中含有许多细菌、病毒和寄生虫卵等，会对手中食品造成污染。汽车上的车门和车椅扶手，都可能被带菌者抓握过，因而自己的双手也难免沾染上大量细菌和病毒。如用手拿食品吃，细菌、

病毒就会随食物进入人体。此外，汽车尾气中有部分铅尘悬浮在大气中，它们能随气流、飘尘进入车厢，沾染食品，吃了被污染的食品后，会对人的神经系统功能造成损害。

乘车时进食还会发生呛食、咬舌，甚至使食物误入气管，尤其是乘车时吃带核的食物，更易发生上述情况。

你刷牙的方法科学吗

生活中，每个人都要刷牙。据报道，勤刷牙不仅对牙齿有益，还可有效维持心血管系统的健康。但并非所有人都了解如何正确地刷牙。

有资料表明，科学刷牙的最佳次数和时间是"三、三、三"。就是每天刷3次，每次都在饭后3分钟后刷，同时每次刷牙3分钟。这是因为饭后3分钟正是口腔齿缝中细菌开始活动并对牙齿产生危害的时刻。

牙膏的选择首选含氟牙膏，兼用其他牙膏。

过冷或过热的水，都会使牙齿受到刺激，不仅容易引起牙龈出血和痉挛，而且会直接影响牙齿的正常代谢。正确的方法是使用温水。

刷牙不可用力过大。用力过大会造成牙釉质与牙本质之间的薄弱部位过分磨耗，形成缺损，危害牙齿。用力过大的标志是刚使用1~2个月的牙刷即出现刷毛弯曲（在没接触热水的情况下）。

有些人习惯采用的横刷法弊病较多，对牙体硬组织（牙釉质、牙本质）有损害，而且对牙周软组织（牙龈、牙周）也有伤害。应采取不损伤牙齿及牙周组织的竖刷法。

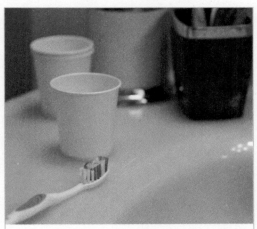

◎刷牙宜使用温水，以免牙齿受到刺激，出现牙龈出血和痉挛。

起床后先刷牙后喝水

早晨起床后，先喝一杯白开水已经成了大多数人都认可的常识，觉得这样既清肠，又能将唾液中的消化酶带进肠胃，吃东西时，可以更充分地分解食物。但实际上，不少人都忽视了一点，那就是喝水前最好先刷牙。

不可否认，早晨起来喝白开水是一种健康的生活习惯，但是，喝水之前，我们

要做的第一件事应该是刷牙。因为夜晚睡觉时，牙齿上容易残存一些食物残渣或污垢，当它们与唾液的钙盐结合、沉积，就容易形成菌斑及牙石。如果直接喝水，会把这些细菌和污物带入人体。

不过，有些人可能会说，如果先刷牙，就会把唾液里的消化酶刷走，岂不可惜？

其实，唾液里的消化酶只有在吃东西

的时候，才有分解消化食物的作用，不吃东西时，它处于"休息"状态。而人们在睡觉时，唾液分泌本就很少，因此产生的消化酶也很少。并且，人体的肠胃道里本身就有消化酶，唾液产生的只是很少一部分，它的消化作用微乎其微，即使在刷牙时被刷去，也

不会影响人体对食物的消化。

还要记住，每次刷牙后必须用清水把牙刷清洗干净并甩干，将刷头朝上置于通风干燥处。另外，还要注意，牙刷最好3个月换一次，因为牙刷使用时间长了，刷毛就会弯曲蓬松甚至脱落，减弱了洁齿能力。

这些不良习惯会损害我们的牙齿

能够拥有一口洁白的牙齿是让人羡慕的。今天，牙齿的功能不仅是用来咀嚼食物这么简单，它还能展示人美丽的一面。牙齿好，你才能口气清新，笑得更灿烂。

日常生活中，我们就要好好保护我们的牙齿。

① 偏侧咀嚼

有些人经常用一侧牙齿来咀嚼，这样不仅会造成肌肉关节及颌骨发育的不平衡，出现两侧面颊不对称，严重者还会造成单侧牙齿的过度磨损及颌关节的功能紊乱；而另一侧则失用性退化。所以若患牙病应及时治疗，牙齿缺失更要及时镶复。

② 咬硬物

有些人自觉牙齿很好，经常会咬一些坚果、硬物、开瓶盖、咬缝线等。殊不知，牙齿内存在一些纵贯牙体的发育沟、融合线，在过多咀嚼硬物后牙齿会出现类似金属疲劳的现象，从这些薄弱

部位裂开，导致牙齿磨耗、折裂，严重者则需拔除。另外，咀嚼过硬食物也会使颞颌关节负担过重，造成颞颌关节功能紊乱，而出现一系列如咬物痛、张口受限等症状。

③ 紧咬牙、睡觉磨牙

有些人不单用力时会"咬紧牙关"，而且动辄把牙齿咬得"咯咯"响，或者有睡时磨牙的习惯，这也会出现牙齿过度磨耗，容易出现牙折等情况。

④ 剔牙

剔牙就像搔痒，会剔出瘾来，越来越用力，牙缝会越来越大，而牙龈只能不断退缩，使牙颈甚至牙根暴露，造成牙齿敏感和增加患龋齿和牙周炎的机会。

⑤ 常咬指甲、咬唇

这些多是青少年的一些不良习惯，影响了面部及牙颌的正常发育，造成牙列畸形。

💛 饭后马上刷牙有损牙齿健康

爱护牙齿的人，每天早晚两次刷牙已成习惯，有些人还习惯饭后马上刷牙。可是，研究认为，饭后马上刷牙不利于牙齿健康。人们用餐时吃的大量酸性食物会附着在牙齿上，与牙齿釉层中的钙、磷分子发生反应，将钙、磷分离出来，这时牙齿会变得软而脆。如果此时刷牙，会把部分釉质划掉，有损牙齿的健康。餐后半小时再刷牙，游离出牙齿釉质中的钙、磷等元素已经重新归队，也就是说，在牙齿的保护层恢复后再刷牙，就不会损伤牙齿了。牙医建议，饭后喝一小杯牛奶或用牛奶像漱口一样与牙齿亲密接触，可以加速牙齿钙质的恢复。

还有，每次刷牙的水最好是30~36℃的温水，因为牙齿如果长时间受到骤冷或骤热的刺激，不但容易引起牙龈出血，而且直接影响牙齿的正常代谢，易诱发牙病，影响牙齿的寿命。

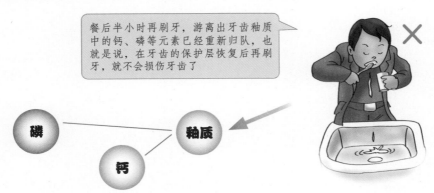

> 餐后半小时再刷牙，游离出牙齿釉质中的钙、磷等元素已经重新归队，也就是说，在牙齿的保护层恢复后再刷牙，就不会损伤牙齿了

💛 凉水澡给健康埋下隐患

夏季大汗淋漓时，拧开自来水龙头冲洗的降温方法是不可取的。多数人都认为此法爽心健体，殊不知，这种"快速冷却"的冷水浴，常常会"快活一时，难受几天"。因为夏季人们外出活动时吸收了大量的热量，人体肌肤的毛孔都处于张开的状态，而冲凉会使全身毛孔迅速闭合，使得热量不能散发而滞留体内，从而引起各种疾病。正确做法是选择温水浴，那样你才会真正感觉到通体清爽。劳动后不宜洗澡。无论是体力劳动还是脑力劳动后，均应休息片刻再洗澡，否则容易引起心脏、脑部供血不足，甚至发生晕厥。

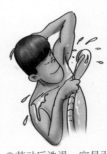

◎劳动后洗澡，容易引起心脏、脑部供血不足，甚至发生晕厥。

沐浴调节身心要讲究方法

沐浴养生在我国已有几千年历史。古时，"沐"指洗头，"浴"指洗身。现在沐浴已经合用，洗头洗身已合二为一。

沐浴调节身心要讲究方法，单纯的用水冲洗冲洗是很难起到养生的效果的。沐浴可以防病治病，有皮肤疾病的人，可以把菊花、薰衣草等用文火熬1小时左右，滤去渣，倒入洗澡水中。另外有皮肤病的人可以在洗澡水中倒入200克白酒，经常用此洗浴，不仅可治皮肤病，使皮肤光滑柔软富有弹性，还可以治疗关节炎。

有些人希望让自己皮肤好点，那么也可以试试用菊花薰衣草洗澡。而如果你的皮肤已经非常好了，那么在洗澡时，把略经稀释的牛奶涂抹在身上，15分钟后冲净，就能够使皮肤更加光滑细腻。

另外，在洗澡时，我们可以尝试做做以下几个小动作，这不但能够加速缓解疲劳的程度，也能促进一些小毛病的痊愈。

❶ 身体疲劳常搓脸

多数人都有这种感觉，在疲劳时搓一搓脸，马上就会神清气爽些神经，搓脸能加速血液流动，同时舒展表情肌。洗澡时搓脸的速度以每秒一次为宜，起来。这是因为面部分布着很多表情肌和敏感的神经，热水能刺激这搓脸3~5下，每次不少于3分钟即可。需要注意的是，40℃的温水消除疲劳最理想，如果水温过高，消耗热量多，不但不会消除疲劳，反而会让人感到难受；水温过低，血管收缩，不易消除疲劳。

❷ 大便不畅揉肚子

洗澡时可用手掌在腹部按顺时针方向按摩，同时腹部一鼓一收地大口呼吸，并淋浴腹部，可治疗慢性便秘并防治痔疮。

❸ 消化不良勤吸气

食欲不振时可选择在饭前30分钟入浴，用热水刺激胃部，待身体暖和后，再用热水在胸口周围喷水，每冲5秒休息1分钟，重复5次；泡澡时可先在热水中泡20~30分钟，同时进行腹式呼吸，再用稍冷的水刺激腹部，这种冷热水的刺激能促进胃液分泌，提高食欲。

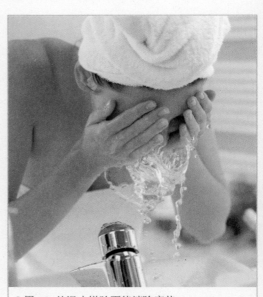

◎用40℃的温水搓脸更能消除疲劳。

泡澡比淋浴更有利健康

现在很多家庭既有浴缸，也有淋浴的设备，但是因为工作繁忙，很多人根本没有充足的时间泡澡。每天只是简单洗个淋浴来代替泡澡，其实淋浴对健康是不利的。

只有通过让身体内部暖和起来，同时排出一定的汗液，洗澡才有助于解除疲劳，达到放松身心的效果。淋浴只会对皮肤表面产生刺激，而肌肉和内脏都不会获得充分的热量。另外，淋浴后皮肤就会收缩，这样就使身体处于紧张的状态，达不到放松身心的目的。

长期在空调环境中工作的人，自身血液循环变化比较弱，因此，调节体温的能力就会降低，这类人如果还是坚持淋浴，体内温度和微循环就很难得到正常的调整，身体的生理活动就会受到破坏。所以，这类人，一定要坚持一周内洗两次以上的泡澡。

早晨起来是比较适合淋浴的，它可以提高人的精神状态，为白天全力以赴地工作和学习提供了保障。泡澡的时间最好在晚上睡前1小时，那样可以解除一天的疲惫和劳累。

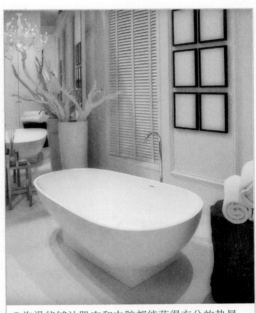

◎泡澡能够让肌肉和内脏都能获得充分的热量，放松身心，比淋浴更健康。

呛水后不可使劲儿擤鼻子

游泳时如果掌握不好呼吸，或跳水时憋气不当，都可能呛水。呛水时，水不仅进入鼻腔，而且还会通过鼻腔进入鼻窦，如果水不干净就容易引起鼻炎或鼻窦炎。

游泳引起的鼻窦炎，通常有流黄鼻涕和头痛症状，同时伴有局部胀痛和跳痛，有时会出现鼻黏膜充血肿胀和分泌物积存，或者鼻痛、鼻涕多，一般每日早起开始逐渐加重，中午最重，午后逐渐减轻，到晚上可完全消失，次日又同样发作。

为了防止这种伤害的发生，应掌握正确的呼吸方法，尽量避免呛水。初学游泳的人可以准备一个鼻夹，这样就能强制用嘴而不是用鼻子吸气，由此避免呛水。如果有水进入鼻子后,不可用手捏紧两鼻孔使劲擤,而应指压单侧鼻孔逐一轻轻擤,或内吸后自口中吐出,否则病菌还会进入中耳。此外,还可在游泳之后往鼻腔内滴几滴消炎药水(如1%麻黄素滴鼻液、链霉素滴鼻液等),以防细菌感染。

洗手也有大学问

也许你不相信:一根筷子上可能有700种细菌;一个塑料玩具上可能有3163种细菌;一个电脑键盘能以每月2克的速度积累各类细菌;而每只接触过脏物的手则可携带40万个细菌。

专家认为,我们的双手与各种物品接触的机会最多。一项调查显示:多数人在1小时内至少会有3次用手去碰自己的鼻子、眼睛、嘴等部位。一些常见的疾病如面部皮肤感染、感冒、肠道细菌感染等,都有可能通过"手到口"的途径进行传播。

据介绍,我们每一次正确的洗手(整个洗手时间不少于30秒)能除去大约99%皮肤表面的细菌。

可见,每日用香皂适时洗手,既能避免双手成为细菌传播的二度载体,又有助于保持手部清洁卫生。

所以,洗手时间至少1分钟,洗手时不要遗漏指尖、拇指、指缝等常不易洗到的部位;用流水冲洗,不用公用脸盆浸泡;注意随时清洗水龙头开关。因为洗手前开水龙头时,脏手实际上已经污染了水龙头开关。最好使用脚踏式开关的水龙头,勿用纱布或其他材料接在龙头上,以免其成为细菌的"储备地点";洗手后应自然干燥或用一次性纸巾擦干。有报道表明:洗手后用公共毛巾擦手,手上的细菌数可比原来增加10倍以上。

在下面的15种情况下一定要洗手。饭前饭后;便前便后;吃药前;接触过血液、泪液、鼻涕、痰液和唾液之后;做完扫除工作后;接触钱币之后;接触别人之后;在室外玩耍沾染了脏东西后;户外运动、作业、购物后;抱孩子之前;与患者接触后,接触过传染物品的更要经过消毒反复洗;触摸眼、口、鼻前;戴口罩前及除口罩后;接触公用物件如公交地铁扶手、门柄、电梯按钮、公共电话后;从外面回家后。

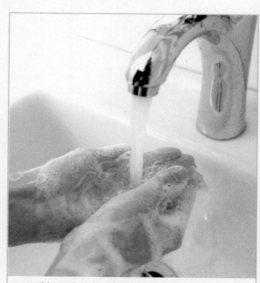

◎双手每天会接触各种物体,经常洗手,可以减少细菌感染概率。

洗脸时要注意"四不该"

洗脸是保养皮肤的第一步。洗脸时皮肤最外一层的角质层细胞胀大，于是沉积在皮肤上的灰尘、泥垢、油渍和汗渍等就被洗掉。日常生活中人们常做些"无效劳动"，洗脸时有四件不该做的事，既耗时耗物，又无益于皮肤健美。

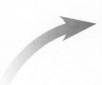

不该用热水

热水能彻底清除面部的防护膜，所以用热水加肥皂洗脸之后，人的皮肤会感到非常紧绷难受。其实，即便是在严冬也用不着热水洗脸，只用冷水就能把脸上的浮尘洗去，同时还锻炼了面部血管和神经，清醒了大脑

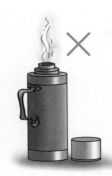

不该用肥皂

面部皮肤有大量的皮脂腺和汗腺，每时每刻都在合成一种天然的"高级美容霜"，在皮肤上形成一层看不见的防护膜。偏碱性的肥皂不但破坏了它的保护作用，而且会刺激皮脂腺多多"产油"。你越是用肥皂"除油"，皮脂腺产油就越多，最后难以收拾

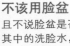

不该用脸盆

且不说脸盆是否清洁，单说其中的洗脸水，在手脸互动之后，越来越浑，最后以不洁告终，远不如用手捧流水洗脸：先把手搓洗干净，再用手洗脸，一把比一把干净，用不了几把，就全干净了

四不该

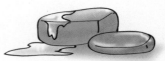

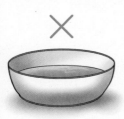

不该用湿毛巾

久湿不干的毛巾有利于各种微生物滋生，用湿毛巾洗脸擦脸无异于向脸上涂抹各种细菌。毛巾应该经常保持清洁干燥，用手洗脸之后用干毛巾擦干，又快又卫生

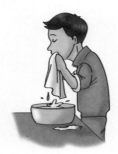

健康洗脸八步走

洗脸，是每个人每天必须做的事情，清晨起床时头脑还在梦里迷糊着，洗个脸清醒一下；临睡之前哪怕再困，也得洗把脸除去一天的风尘。洗脸是"面子问题"，不容忽视。而习惯不对路，既耗时耗物，又无益于皮肤健美。

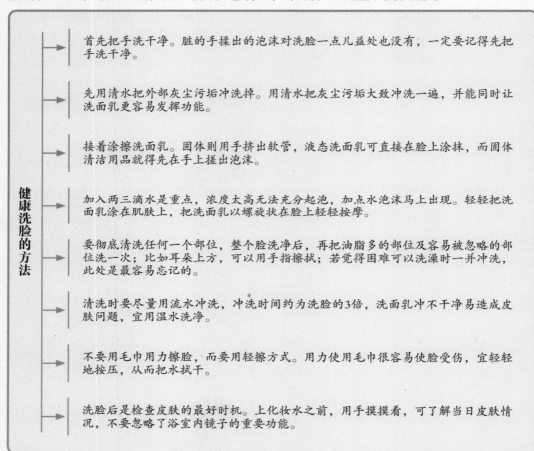

健康洗脸的方法

首先把手洗干净。脏的手揉出的泡沫对洗脸一点儿益处也没有，一定要记得先把手洗干净。

先用清水把外部灰尘污垢冲洗掉。用清水把灰尘污垢大致冲洗一遍，并能同时让洗面乳更容易发挥功能。

接着涂擦洗面乳。固体则用手挤出软管，液态洗面乳可直接在脸上涂抹，而固体清洁用品就得先在手上搓出泡沫。

加入两三滴水是重点，浓度太高无法充分起泡，加点水泡沫马上出现。轻轻把洗面乳涂在肌肤上，把洗面乳以螺旋状在脸上轻轻按摩。

要彻底清洗任何一个部位，整个脸洗净后，再把油脂多的部位及容易被忽略的部位洗一次；比如耳朵上方，可以用手指擦拭；若觉得困难可以洗澡时一并冲洗，此处是最容易忘记的。

清洗时要尽量用流水冲洗，冲洗时间约为洗脸的3倍，洗面乳冲不干净易造成皮肤问题，宜用温水洗净。

不要用毛巾用力擦脸，而要用轻擦方式。用力使用毛巾很容易使脸受伤，宜轻轻地按压，从而把水拭干。

洗脸后是检查皮肤的最好时机。上化妆水之前，用手摸摸看，可了解当日皮肤情况，不要忽略了浴室内镜子的重要功能。

别让大脑长期负重

工作强度大，经常加班加点，大脑就容易产生疲劳，就会对工作产生抵触，这时应该停止工作，此时，若强制大脑继续工作，则会加重心理疲劳，造成脑细胞的损伤，或使脑功能恢复发生障碍。

那么如何科学用脑呢？

❶ 多活动

我们的脑袋只占体重的2％，但是却要消耗摄入氧气的20％。这就是为什么长时间坐办公室用脑过度的人，会觉得特别容易疲倦的原因。要改善这种长期坐姿带来的慢性疲倦，除了增加身体的摄氧能力，做到每周至少30分钟的运动之外，还可以试试下面的办法：与其1～2个小时才休息10分钟，不如每15～20分钟小小伸展15～30秒。你可以站起来转转腰，做几个扩胸动作，或者让眼睛离开电脑，全身放松，看着远处做几个深呼吸也很好。

❷ 不要在饥饿时和饭后工作

人处于饥饿状态下工作，脑细胞正常活动所需的能量不能得到满足，大脑的神经细胞就逐渐走向抑制，再加上空腹造成的饥饿刺激不断地作用于大脑，使注意力分散，而影响工作效率。一般说来，饭后半个小时左右，再工作为好。

❸ 要保持良好的工作情绪

工作时精神过度紧张、忧郁、焦躁，会引起脑细胞能量的过度消耗，并且使注意力无法集中、工作活动被抑制。所以在工作时，要调节好自己的情绪，以最佳的状态投入到用脑工作的活动中去。

❹ 保证大脑的营养需求

大脑的神经细胞在进行工作时，要消耗大量的能量，除需要大量的氧气外，还需要大量的葡萄糖、蛋白质等营养成分。可多吃一些坚果，如松子、核桃等，多吃鱼、动物肝脏、深色的蔬菜等。

多用脑是件好事，但有个限度问题，要保证大脑的休息，不能无限制地用脑，睡眠是大脑休息的最好方式。此外，不要抽烟、喝酒，因为抽烟、喝酒会使脑细胞受到损坏。

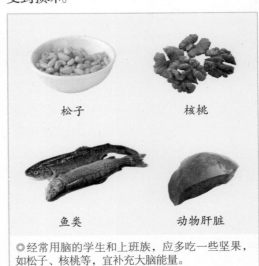

松子　　　　　核桃

鱼类　　　　　动物肝脏

◎经常用脑的学生和上班族，应多吃一些坚果，如松子、核桃等，宜补充大脑能量。

🖤 长期饱食损害大脑

日本专家发现，有30％～40％的老年性痴呆病人，在青壮年时期都有身体肥胖或长期饱食的习惯。

由于经常饱食，尤其是晚餐吃得过饱，及喜爱吃过甜、过咸、过腻食品的人，因摄入的总热量远远超过机体的需要，致使机体脂肪过剩,血脂增高,导致脑动脉硬化,引起"纤维芽细胞因子"明显增加,这种物质能使毛细血管内皮细胞的脂肪细胞增生,促使动脉粥样硬化的发生。

一方面,长期饱食,大脑内生长因子增加,会导致脑血管硬化,而供给大脑的氧和营养物质就会减少,使人记忆力下降,思维迟钝,严重者可发生中风。

另一方面,由于长期进食过量,使体内的血液,包括大脑的血液大部分调集到胃肠道,以供胃肠蠕动和分泌消化液的需要,而人的大脑活动方式是兴奋与抑制相互诱导的,若主管胃肠消化的神经中枢——自主神经长时间兴奋,其大脑的相应区域也就会出现兴奋,这就必然引起语言、思维、记忆、想象等区域的抑制,就会出现肥胖和"大脑不管用"现象。

目前,还没有有效的药物来控制长期饱食对"纤维芽细胞生长因子"的增加,但通过调节饮食,可减少"纤维芽细胞生长因子"在大脑中的分泌,所以古人说的"人带三分饥和寒,岁岁保平安"也就是这个道理。

在日常生活饮食中,有些食物是不能常吃的,否则有损大脑和身体的健康,这些食物包括:松花蛋、臭豆腐、味精、方便面、葵花子、烤牛羊肉、腌菜、泡菜和油条等。

♥ 太累了喝点酸梅汤

从营养成分上来说,酸梅中的有机酸含量非常丰富,如柠檬酸、苹果酸等。其中,有一种特殊的枸橼酸,它能有效地抑制乳酸,并祛除使血管老化的有害物质。身体内乳酸含量过高,是导致人疲劳的重要原因。因此,当熬夜工作或觉得精神疲惫时,喝杯酸梅汤可以起到很好的提神作用,让肌肉和血管组织恢复活力。

酸梅中含有多种维生素,尤其是维生素 B_2 含量极高,是其他水果的数百倍。虽然味道酸,但它属于碱性食物,肉类等酸性食物吃多了,喝点酸梅汤更有助于体内血液酸碱值趋于平衡。

从中医学上来讲,肝火旺的人更宜多吃酸梅。它不但能平降肝火,还能帮助脾胃消化、滋养肝脏。另外,酸梅还是天然的润喉药,可以温和滋润咽喉发炎的部位,缓解疼痛。

值得注意的是儿童最好少吃酸梅类食品。因为他们的胃黏膜结构薄弱,抵抗不了酸性物质的持续侵蚀,时间久了,容易引发胃和十二指肠溃疡。

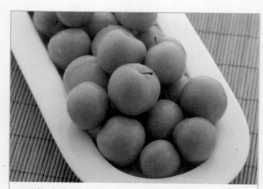

◎酸梅含丰富的有机酸,有助脾胃消化、滋养肝脏,但儿童要少吃。

消除脑疲劳不能靠睡觉

很多上班族在一天劳累的工作后，常挂在嘴边的一句话就是："回家好好地睡上一觉。"

睡觉看似是最能让人快速解除疲劳的好方法，但仍然有不少人在醒来后还是犯困，甚至觉得更累。脑力工作者长时间用脑，容易引起脑的血液和氧气供应不足而使大脑出现疲劳感，这种疲劳为脑疲劳，常表现为头昏脑涨、食欲不振、记忆力下降等。此时，消除疲劳的最好方法不是睡觉，而是适当地参加一些体育活动，如打球、做操、散步等强度不大的有氧运动，以增加血液中的含氧量，使大脑的氧气供应充足，疲劳就会自然消失。

同样，对于心理疲劳，靠单纯的睡眠休息也解决不了问题，这时应及时宣泄自己的不良情绪，可以找朋友聊聊天或参

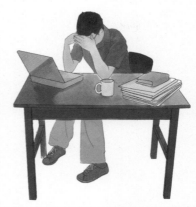

◎现代人工作紧张压力大，常常会感到非常疲劳。

加一些文体娱乐活动，将不良情绪释放出来，不要一个人独处。

体力疲劳是因为代谢产物在血液和肌肉里堆积过多，影响肌肉正常的功能信息传到中枢神经，就产生了疲劳感。主要表现为四肢乏力、肌肉酸疼，但精神尚好，此时消除疲劳的最佳方法才是睡眠。

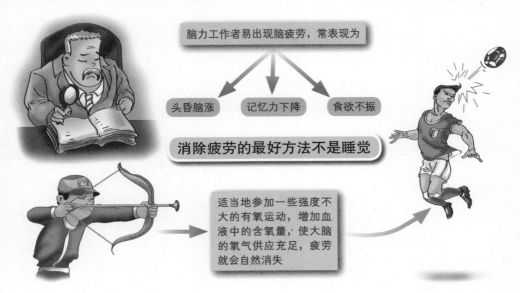

脑力工作者易出现脑疲劳，常表现为

头昏脑涨　记忆力下降　食欲不振

消除疲劳的最好方法不是睡觉

适当地参加一些强度不大的有氧运动，增加血液中的含氧量，使大脑的氧气供应充足，疲劳就会自然消失

❤ 一次醉酒，数万肝细胞死亡

酒的代谢是在肝脏中进行的，一个健康成年人的肝脏，每天可以代谢50～60毫升酒精，当饮酒量超过肝脏代谢酒精的能力时，就会引起肝脏损害，导致酒精性肝病的发生。40岁以后，人的肝细胞数量开始减少，老年人的肝细胞数量比年轻人减少20%～30%。因此，老年人的肝脏对酒精的代谢能力明显下降，一次过量饮酒可使数万个肝细胞死亡。当肝细胞死亡数量超过肝细胞总数的15%以上时，就会发生脂肪肝，进而出现酒精性肝炎和肝硬化。

过量的酒精会溶解肝细胞，使肝细胞发生变性，最终引起肝细胞死亡。有时一次过量饮酒，就可引起急性重型肝炎，直接导致饮酒者死亡。而且，酗酒会引发各种疾病，如肝硬化、肝癌等，因此生活最好减少饮酒次数。

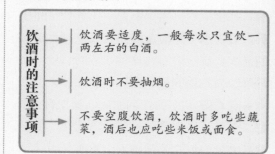

饮酒时的注意事项	→	饮酒要适度，一般每次只宜饮一两左右的白酒。
	→	饮酒时不要抽烟。
	→	不要空腹饮酒，饮酒时多吃些蔬菜，酒后也应吃些米饭或面食。

❤ 不要用浓茶解酒

人们通常认为，醉酒后饮浓茶有利于解酒，而医学专家指出，用浓茶解酒等于火上浇油。

酒精进入人体内对神经系统有兴奋作用，会使心跳加快，血管扩张，血液流动加速。当人醉酒时，这种兴奋作用会加剧转变为一种不良刺激。而茶叶中所含茶碱、咖啡因同样具有兴奋作用，这对醉酒人的心脏来说，等于火上浇油，更加重了心脏负担。

专家还指出，酒后喝茶，特别是醉酒后饮浓茶，茶叶中的茶碱等会迅速通过肾脏产生强烈的利尿作用，这样一来，人体内的酒精会在尚未被分解为二氧化碳和水时，过早进入肾脏，对人的健康产生危害。

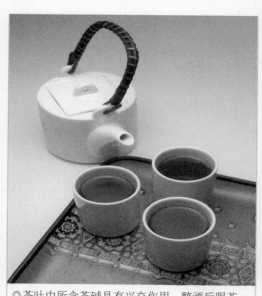

◎茶叶中所含茶碱具有兴奋作用，醉酒后喝茶，会对人的健康产生危害。

饮酒过量者，立即吃香蕉3~5个，可清热凉血，润肺解酒。另外。喝点蜂蜜效果也比较好，因为在蜂蜜成分中，含有一种大多数水果中不含有的果糖，其主要作用是可以促进酒精的分解和吸收。因此，有利于快速醒酒，并解除饮酒后的头痛感。

❤ 正确呼吸，强身健体的好方式

据统计，城市人口中至少有一半以上的人呼吸方式不正确。不正确的呼吸方式典型表现为：呼吸太短促——往往在吸入的新鲜空气尚未深入肺叶下端时，就匆匆呼气了。

现在很多办公环境的通风条件不太好，人员密度大，如果长时间处于这种工作环境，再加上呼吸方法不正确，随着呼吸效率的降低，呼吸器官的功能会慢慢衰退，全身组织器官随之产生退行性改变，易引发动脉硬化、高血压、冠心病、充血性心力衰竭、大脑供血不足等多种疾病。

下面介绍一些健康呼吸的好习惯。

❶ 深呼吸

先慢慢地由鼻孔吸气，使肺的下部充满空气。吸气过程中，由于胸廓向上抬，腹部就会慢慢鼓起。然后再继续吸气，使肺的上部也充满空气，这时肋骨部分就会上抬，胸腔扩大，这个过程一般需要5秒钟，最后屏住呼吸5秒钟。经过一段时间的练习，可以将屏气时间增加到10秒钟，甚至更长。肺部充满氧气后，慢慢吐气，肋骨和胸腔渐渐回到原位。停顿1~2秒钟后，再从头开始，这样反复10分钟。

❷ 静呼吸

将右手大手拇指按住右鼻孔，慢慢地由左鼻孔深呼吸，有意识地让空气朝前额流去。可闭上眼睛，想象自己吸进的空气是有颜色的，并尽量让身体各部分都感觉到这一颜色，这样会使人感到全身放松，重新恢复精力。当肺部空气饱和时，用右手的食指和中指把左鼻孔按住，屏气10秒钟，然后吐气，想象把体内充满的种种烦恼一起吐出，做5遍为止。

❸ 睡前呼吸

临睡前做这一呼吸，对失眠者特别有效。躺在床上，仰面朝上，两手平放在身体两侧，闭上眼睛，然后开始做深呼吸，同时慢慢抬起双臂，举过头部，紧贴两耳。这一过程约10秒钟。双臂还原，反复10次。睡前呼吸有助于消除一天的疲劳，并使自己渐入梦境，安然入睡。

❹ 腹式呼吸

腹式呼吸法是指吸气时让腹部凸起，吐气时压缩腹部使之凹入的呼吸法。正确的腹式呼吸法为：开始吸气时全身用力，此时肺部及腹部会充满空气而鼓起，但还不能停止，仍然要使尽力气来持续吸气，不管有没有吸进空气，只管吸气再吸气。然后屏住气息4秒，此时身体会感到紧张，接着利用8秒的时间缓缓地将气吐出。吐气时宜慢且长而且不要中断。

研究认为，正常的胸式呼吸一次约5秒钟，吸入约500毫升空气；而平卧状态时做腹式呼吸，一次为10~15秒钟，吸入1000~1500毫升空气。而腹式呼吸可最大限度地利用肺组织，充分进行气体交换，使肺

组织得到健康的锻炼。腹式呼吸时胸腔容积扩大还能使心脏得到充分舒张，大肠的功能增加。

体育锻炼是保持和增进呼吸系统健康的根本方法。它能改善血液循环和心肺功能，提高机体抵抗力，减少呼吸道疾病。

平时，应尽量避免大量烟尘、粉末或刺激性气体等的吸入，尤其不要吸烟。张嘴呼吸、蒙头睡觉等不良习惯，都对呼吸不利。

❤ 耳洞太多，有了个性伤了健康

如今，有的年轻人喜欢在一个耳朵上扎七八个耳洞，再穿上各色各样的耳钉、耳环、耳线，看起来真有个性。但是，也因此产生了一些健康隐患。

一些耳钉、耳环都是长期暴露在空气中的，这样的饰品不经过消毒直接戴在破损、流血的耳洞上，病毒和细菌自然容易侵入，极有可能造成感染，甚至传染性疾病。

另外，过多地扎耳洞危险性非常大。软

骨非常脆弱，一旦刺破软骨，造成其血液循环和免疫系统出现问题，细菌极易侵入造成发炎、感染，使软骨的伤口溃烂，很难治疗。而且，一旦造成发炎，发炎的软骨就会被炎症侵蚀掉，整个耳郭就会出现畸形，在发炎的部位凹进去一块。

因此，扎耳洞一定要选择在耳垂上扎，并到正规的医院用高压消毒的器具，由专业的医生来扎。

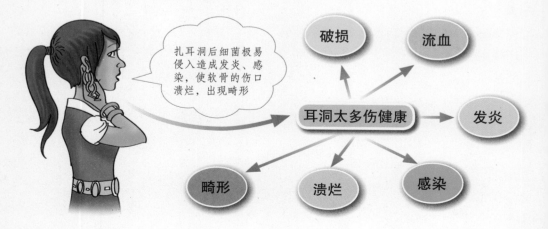

扎耳洞后细菌极易侵入造成发炎、感染，使软骨的伤口溃烂，出现畸形

破损　流血　发炎　感染　溃烂　畸形

耳洞太多伤健康

保护耳朵，还要远离CD、MD、MP3、MP4，长时间戴耳机都会对听力造成伤害。专家告诫，选择耳机时要挑质量好、杂音少的。戴耳机时切不可大音量，耳朵毫无不适的感觉最好，尤其是在公交车或大街上，别为了盖过噪音就开更大的音量。同时，不要长时间用耳机听音乐，最好每次不超过一小时，一天不要超过两小时，尤其是睡觉时一定要把耳机摘掉。

💛 不要随便挖耳屎

很多人有挖耳朵的习惯，有的甚至拿木柴梗或其他又细又硬的东西，伸到耳朵里，七掏八掏，非把耳屎全部掏出来才感到满足。其实，耳屎对人的健康并没坏处，有时候还会对耳朵起到保护作用。

人的皮肤中有很多皮脂腺，经常分泌出油性物质，这种物质能把耳道中脱落下来的皮屑或吹进耳道的脏东西粘在一起，结成一块一块的东西，于是就形成了耳屎。

身上的脏东西可以通过洗脸洗澡除去，但耳朵孔又细又深，不容易清除，时间久了就会越积越多。如此说来，掏耳朵就像洗脸洗澡那样必不可少了，其实并不是这样。因为在通常情况下，耳屎积多了就会自己掉出来，例如，我们平时吃饭说话，嘴巴一张一合，下巴骨牵动耳朵动来动去，就会慢慢把耳屎抖出来。

适量的耳屎在耳道中，有时还会带来意想不到的好处。例如，一只小虫子钻进耳道，如果让它长驱直入，进入到中耳地区，可能对耳膜造成伤害，一旦耳膜被损害，还会发生中耳炎，引起听力减退。但是，耳道中有了耳屎，就能防止这种意外发生，因为耳屎带有特殊的苦味。小虫子碰到后会自动退出。

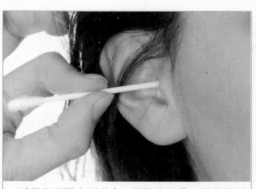

◎适量的耳屎在耳道中，可保护耳膜，因此不要随便掏耳朵。

💛 目常运，近视花眼远离身

眼睛是五官之首、心灵之窗。现代信息社会，健康的眼睛对于人们越来越重要，但与此同时，长时间注视电脑、电视，忽视眼睛卫生，让越来越多的都市人的眼睛处于疲劳状态。视觉模糊、视力下降、眼睛干涩、发痒等状况，几乎人尽有之。

让眼睛更明亮的用眼好习惯

→ 不连续长时间用眼，阅读或看荧光屏时每隔一段时间向远处眺望或闭目数秒休息一下。

→ 避免用力揉眼睛，化妆或佩戴隐形眼镜时动作要轻柔，不要过于剧烈地拉扯眼部皮肤。

→ 改正皱眉、眯眼等不良习惯。

→ 在阳光充足时外出要戴太阳眼镜，尤其是沙滩、雪地、水面等反射强烈的地方。

→ 不要让眼睛长时间在阳光照射下工作。

→ 小憩或午休时不要把眼睛直接压在手臂上。

→ 洗头和洗脸时不用为了怕水和泡沫进到眼睛里而用力闭眼。

→ 临睡前一小时不要喝大量的水，以免眼周水肿和产生眼袋。

→ 注意调节日常使用的荧幕光度与清晰度，以及桌椅的高度及舒适度，让荧光屏处于视平线下方。

→ 看电视和使用电脑时最好能保持柔和的光线，避免完全黑暗或强光直射。

→ 注意多通风，让室内空气流通，避免污浊空气对眼睛的伤害；如有条件，可到户外稍作活动，让眼睛得到充分的调节和休息。

→ 目前，市场上不少眼睛按摩仪器、护眼营养品等，都没有经过确切的临床验证，我们在购买时应慎重。

→ 使用眼药水最好选择不含激素成分的，以免导致高眼压，形成激素性青光眼。如确实需要使用激素类眼药水，一定要在医生指导下使用。

对抗眼睛疲劳五妙招

眼疲劳是一种眼科常见病，它所引起的眼干、眼涩、眼酸胀，视物模糊甚至视力下降直接影响着人的工作与生活。视疲劳主要是由于我们平时全神贯注看电脑屏幕时，眼睛眨眼次数减少，造成眼泪分泌相应减少，同时闪烁荧屏强烈刺激眼睛而引起的。它会导致人的颈、肩等相应部位出现疼痛，还会引发和加重各种眼病。缓解和治疗眼睛疲劳，不妨试试下面的五个方法。

特别提醒佩戴隐形眼镜一定要严格按照使用程序、消毒步骤、使用寿命等要求使用，以免对眼睛造成不必要的伤害。

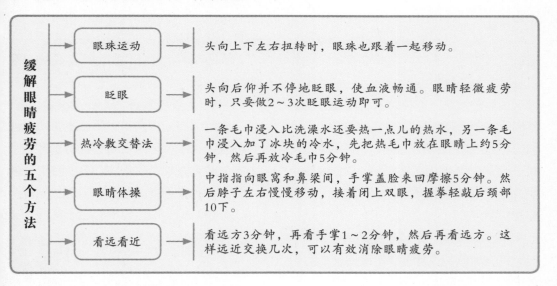

缓解眼睛疲劳的五个方法

- 眼珠运动 → 头向上下左右扭转时，眼珠也跟着一起移动。
- 眨眼 → 头向后仰并不停地眨眼，使血液畅通。眼睛轻微疲劳时，只要做2～3次眨眼运动即可。
- 热冷敷交替法 → 一条毛巾浸入比洗澡水还要热一点儿的热水，另一条毛巾浸入加了冰块的冷水，先把热毛巾放在眼睛上约5分钟，然后再放冷毛巾5分钟。
- 眼睛体操 → 中指指向眼窝和鼻梁间，手掌盖脸来回摩擦5分钟。然后脖子左右慢慢移动，接着闭上双眼，握拳轻敲后颈部10下。
- 看远看近 → 看远方3分钟，再看手掌1～2分钟，然后再看远方。这样远近交换几次，可以有效消除眼睛疲劳。

科学排尿少癌症

说到排尿，大概除了婴儿，没有人说不会。不过，从健身防病角度看，又没有几人敢说自己的排尿方法科学。

对于男人来说，若能像女性那样改为下蹲式排尿，将使你少受癌症之害。因为蹲位排尿可引起一系列肌肉运动及其相关反射，加速肠内废物清除，缩短粪便在肠道内的停留时间，硫化氢、吲哚、粪臭素等致癌物的重吸收减少，从而保护肠黏膜少受致癌物的毒害。有关调查资料表明，下蹲排尿男性的患癌率较站立排尿者降低40%，这也是习惯取蹲位的印度男子肠癌发病率低的奥秘之一。何时排尿、多久排一次没有一定之规。习惯的做法是：尿胀了（即膀胱充盈）就入厕。不过现在有了说法，如果你不想成为膀胱癌患者的话，你得记住医学专家的最新忠告:每小时排尿1次，不管有无尿意。美国国立身体中毒研究所的专家为此所做的解释是：膀胱患癌的可能性和尿液在膀胱中待的时间成正比。原来尿液中有一种可以致癌的化学物质，此种物质可侵害膀胱的肌肉纤维，破坏其细胞，促发其癌变。研究人员将每小时排出的尿液和相隔2～3小时排出的尿液相比较，后者所含的致癌物相当多，所以建议每小时排尿1次，可有效减少膀胱癌变的危险。

还有，尿液若排不尽，易诱发尿路感染，成为患病的一大祸根。如何才能将残余尿排尽呢？专家介绍几点技巧：解完小便后，用手指在阴囊与肛门之间的会阴部位挤压一下，这样不仅能排出残余尿，而且对患有前列腺炎的人颇有好处；勤做提肛动作，以增强会阴部肌肉和尿道肌肉的收缩力，可以促使残余尿尽快排出。

正确排便可防病

虽然排便是人与生俱来的本能，但遗憾的是，由于种种原因，很多人不会正确排便。正确的排便方法应包括以下几个要点。

（1）一天大便掌握在1～2次。排便时用力最小、持续时间最短、排出通畅、便后有轻松感为最佳。

（2）早餐前后是排大便的最佳时间，因为符合人体的生理规律。比如食物的刺激可加速胃肠蠕动，这种胃肠反射性的蠕动容易产生便意感，故早餐后20分钟左右排便最适宜。另外，早上起床后的直立也可出现结肠运动，故不少人起床后就要上厕所，对肛门保健和增强体质有一定意义。

（3）按照大便过程的规律性进行排便，即在前一个排便动作完成后安静休息一会儿，待粪便从直肠上部下移产生第二次排便感时，再做第二个排便动作，慢慢增加力度，顺势排出大便。不要在两次排便动作的间歇期间过分用力强行排便，否则容易造成肛门损伤、松弛或直肠脱出等不良后果。

（4）宜打速决战。实际排便动作所需时间极短，每一个排便动作只有几秒钟，2～3个排便动作的时间加起来也不过1分钟左右。如果蹲厕时间超过3～5分钟仍无便意感，就应结束。蹲厕过久容易诱发痔疮。

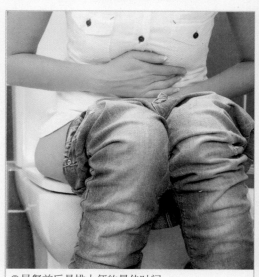

◎早餐前后是排大便的最佳时间。

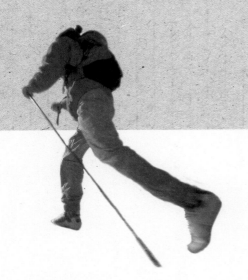
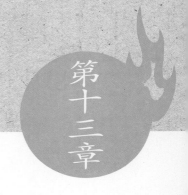

第十三章

旅游细节
——关注细节，健康出游

●随着人们生活水平的提高，人们乐于把更多的休息休闲时间用在跳舞、养花、钓鱼等娱乐活动上，而旅游更是很多人的心头之选。但随着旅游机会的增多，其危害也越来越受到关注。要健康出游，我们就一定要关注旅游中的一些小细节。

旅游，重在放松心情

旅游最重要的作用是可以丢开平时工作的压力，彻底疏解身心疲劳，放松心情。有的人出门旅游，是想把当地的所有景观尽收眼底，于是将把日程安排得满满的，马不停蹄，不到返程时就早已疲惫不堪。这种为了旅游而旅游，身心俱累的做法，实在得不偿失。

出游之前，不仅要对路线行程作大体安排，随身必备的物品、药物准备好，最重要的还是要做好充分的心理准备。心情好了，一切烦恼和不适就会烟消云散。

旅游的核心，在于欣赏。而无论欣赏天然美景还是人文景观，都要有一种闲散的心境、良好的兴致。宋代文豪苏东坡说得好："江山风月，本无常主，闲者便是主人。"倘若没有闲散的心境，没有浓厚的兴致，而是杂事缠心，有说不尽的后顾之忧，很难成为江山风月的主人，即使是面对秀丽美景、千古奇观，那份感受也必然大为逊色。

旅游还要做好吃苦的心理准备。旅游虽美好，旅途却艰难。出门在外，生活起居，衣食住行，很难做到像在家中那样方便，更难事事符合自己的习惯。若没有这种思想准备，本来不难也会觉得难，最易产生"花钱买罪受"的感叹。如果心中早有迎接困难的准备，便能随遇而安，处之泰然。小小不便不算难，遇到困难，当作锻炼，既长见识，又添才干。

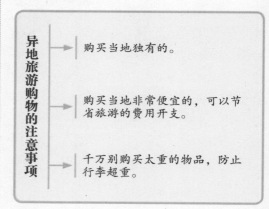

异地旅游购物的注意事项

→ 购买当地独有的。

→ 购买当地非常便宜的，可以节省旅游的费用开支。

→ 千万别购买太重的物品，防止行李超重。

办份保险再出游

旅途释放身心的同时，别忘了安全，所以在旅游之前最好先买份保险。

❶ 旅客意外伤害保险

休闲的旅途中，总是希望参加刺激、惊险的旅游项目，建议在参加如下旅游时，你最好投入保险：

（1）生态游。如到野生动物园观看动物，到野生植物园内野炊、露营等。

（2）惊险游。如进行水流湍急的漂流，悬崖峭壁的攀岩等。

（3）探险游。如到大峡谷探险，到辽阔沙漠、大草原旅游，到洞穴猎奇探险等。

自愿性旅游的人身意外伤害保险，每份

保险费仅1元，保险金额1万元，一次最多可投10份。保险期限为从购买保险进入旅游景点或景区时起，至离开景点景区时止。这里需要强调的是，旅客可按照旅游项目安全系数之大小，对该保险做出买与不买的选择。

❷ 住宿旅客人身保险

出门旅游，住宿是免不了的，而在住宿期间，突如其来的情况总是难以预测：你遇到不平之事，见义勇为而受伤该怎么办？你遭遇扒手洗劫该怎么办？你遇到歹徒袭击该怎么办？

旅游中的住宿旅客人身保险为你保障了这一权利。该保险每份保费为1元，从住宿之日零时算起，保险期限15天，期满可以续保，一次可投保多份。每份保险责任分三个方面：一为住宿旅客保险金5000元；二为住宿旅客见义勇为保险金1万元；三为旅客随身物品遭到意外损毁或盗抢而获赔的补偿金200元。

在保险期限内，旅客因遭意外事故、外来袭击、谋杀或者为保护自身或他人生命财产安全而导致自身死亡、残疾或身体功能丧失，或随身携带物品遭盗窃、抢劫等，保险公司按不同标准支付保险金。

对于出境游的旅客来说，应购买旅游救助保险，这类保险是国内各保险公司普遍开办的险种，是保险公司与国际救援中心联合推出的。游客无论在国内、外任何地方遭遇险情，都可拨打电话获得无偿的救助。

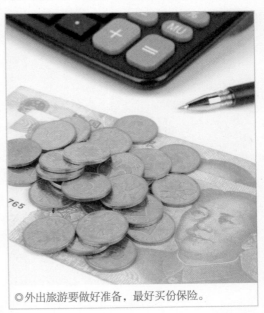

◎外出旅游要做好准备，最好买份保险。

💗 旅途中必带的物品

外出旅行，有些物品是必须带的。

（1）少量药品。如黄连素、创可贴、风油精、感冒药等，在旅行途中遇到轻微伤害或轻病症可以用到它们。

（2）身份证或护照。在外旅游没有证件会寸步难行。

（3）手机。手机是与外界保持联系的有效工具，是身遇困境时的法宝。

（4）手表或商务通。时间是保证旅行顺利的关键，商务通上不但有时间，有闹铃，而且还有很多有助于旅行的内容。

（5）现金和信用卡。现金要整零搭配，带上信用卡，可以避免把大量现金抵押在前台。

还有在外旅行时，最好买一张目的地的地图。全面了解目的地的旅游景点和公交路线，这样才能确保你旅行顺利。

旅行途中"吃"的要领

"病从口入"，这话是一点儿也不假，饮食健康无论何时对我们来说都是十分重要的。尽管出门在外一切都不可能像在家里那么讲究，但在吃方面绝对马虎不得，片刻的放松造成的损失却可能是巨大的，下面就介绍一些关于旅行中"吃"的要领：

旅行中『吃』的要领	
	瓜果一定要洗净或去皮吃。
	慎重对待每一餐，饥不择食要不得。高中档的饮食店一般可放心去吃；大排档有选择地吃；摊位或沿街摆卖（推车卖）的不要去吃。
	学会鉴别饮食店卫生是否合格。合格的一般标准应是：有卫生许可证，有清洁的水源，有消毒设备，食品原料新鲜，无蚊蝇，有防尘设备，周围环境干净等。
	在车船或飞机上要节制饮食。乘行时，由于没有运动条件，食物的消化过程延长、速度减慢，如果不节制饮食，必然增加胃肠的负担，引起肠胃不适。

旅游饮食不要盲目"入乡随俗"

旅游者不仅对当地的风光古迹感兴趣，而且对当地的小吃、水果更是争先品尝。其实，"一方水土养一方人"，当地的饮食习惯是长期适应当地的气候、土壤、植被而形成的。比如西藏地区，当地人吃牦牛肉，喝酥油茶，很多点心也是用酥油做成的，当地人吃了很有好处，而且也有平衡的食物来应对过多的饱和脂肪，如粗茶等。但是，如果你是从东南方来的游客，很有可能吃了酥油做的食品就会肠胃不适，搞不好要拉肚子。再比如，北方人到了南方，吃热带水果，尤其是小孩子，容易发生过敏。因此，为了慎重起见，旅游地的一些"俗食"还是以"看热闹"为主，尽量少吃"新鲜"。

很多野味、野菜都带有或多或少的"毒性"。因此，旅途中"野食"不要随意去吃。另外，海鲜是大寒大凉的食物，尤其在深秋，更不可多吃。一般人吃蟹，一顿不要超过两只。

旅行途中喝水 "六诀"

从某种意义上讲，喝水对于人来说也许比吃饭更重要，因为人体中的水分约占总体的60%，在外旅行难免会遇见前不着村后不着店的情况，没有水喝对人的健康影响绝对是很大的，严重时还会造成脱水现象。就算是有水喝，也要做到健康饮用，

现在就介绍一下每天喝水的"六诀"。

旅游出发前最好准备一壶清茶，适当加些盐。清茶能生津止渴，盐可防止流汗过多而引起体内盐分不足。在旅途中喝水要次多量少，口渴时不宜一次猛喝，应分多次喝水。

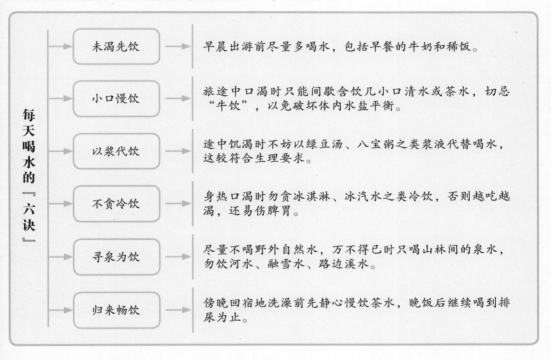

每天喝水的『六诀』

未渴先饮	早晨出游前尽量多喝水，包括早餐的牛奶和稀饭。
小口慢饮	旅途中口渴时只能间歇含饮几小口清水或茶水，切忌"牛饮"，以免破坏体内水盐平衡。
以浆代饮	途中饥渴时不妨以绿豆汤、八宝粥之类浆液代替喝水，这较符合生理要求。
不贪冷饮	身热口渴时勿贪冰淇淋、冰汽水之类冷饮，否则越吃越渴，还易伤脾胃。
寻泉为饮	尽量不喝野外自然水，万不得已时只喝山林间的泉水，勿饮河水、融雪水、路边溪水。
归来畅饮	傍晚回宿地洗澡前先静心慢饮茶水，晚饭后继续喝到排尿为止。

出游中易引发哪些疾病

面对日益火爆的旅游热，健康专家提醒出游者，由于旅途劳顿加上气候、饮食习惯的改变，稍不注意，极易引发疾病，人们在亲近自然的同时一定要注意身心健康，切莫让疾病入侵。

① 感冒

旅行在异地，气候温差较大，忽冷忽热，容易感冒，但只要注意，就可以防治。即使感冒，早些吃药，就可痊愈。

② 晕车晕船

原因主要在于车船的直线变速运动、颠簸、摆动或旋转时造成部分神经系统非常敏感的人的身体局部功能紊乱，这种情况多见于体质虚弱者，以女性为多。睡眠不足、饮食不当、精神紧张、某种气味的不良刺激，均可诱发或加重症状。

防治晕车晕船，首先要保证睡眠充足，饮食宜清淡，不要过饥或过饱，不要喝酒，同时要保持良好的精神状态。晕车晕船时，患者最好平卧休息。如无条件平卧，可将头靠在椅背上，闭目休息，最好能换坐在近窗的位置上，空气清新有利于缓解、减轻症状。同时，可用清凉油或风油精等涂擦额头部位，或在肚脐上直接贴上伤湿止痛膏。

③ 中暑

主要症状是大汗、口渴、头昏、耳鸣、眼花、胸闷、恶心、呕吐、发热；若有中暑，可将患者放于阴凉通风处，平躺，解开衣领，放松裤带；可能时让其饮用含盐饮料，发热者要用冷水或酒精擦身散热，服用必要的防暑药物；缓解后让其静坐（卧）休息，并服用仁丹、十滴水，在太阳穴、人中处涂风油精。最好充分休息，不要勉强旅行。

④ 高山反应

表现为呕吐、耳鸣、头痛、发热，严重者会出现感觉迟钝、情绪不宁、产生幻觉等，也可能产生水肿、休克或痉挛等症状。

不是任何人都可以登山旅游的。如心脏病、高血压、急慢性支气管炎、肺气肿、肾炎、贫血、肺结核、发热、急性感染、结石活动期等病人就不得登山。出游者登山上升的速度不宜太快，最好步调平稳并配合呼吸，同时要视坡度的急缓作调整，使运动量和呼吸成正比，尤其避免急促的呼吸。上升的高度应逐渐增加，每次攀爬的高度应适当控制，以适应气压降低、空气稀薄的环境。行程不宜太紧迫，睡眠、饮食要充足正常，经常性地作短时间的休息，休息时可做柔软操及深呼吸来强化循环功能及高度适应，平常应多做体能训练以加强摄氧功能。

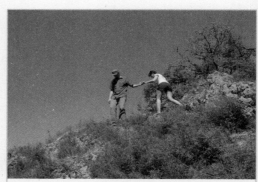

◎出游者登山上升的速度不宜太快，最好步调平稳并配合呼吸，以免引发高山反应。

⑤ 水土不服

旅游在外，气候、水质、饮食等条件都有变化，一些人往往不习惯，会出现头昏无力、胃口不好、睡眠不佳等现象，这是水土不服的表现。患了水土不服，需要多食水果，少吃油腻，还可服用一些多酶片和维生素B_2。

⑥ 肠胃病

在旅游当中，游客不适应新环境，新、旧两地饮水和食物中元素不同，易得腹胀和腹泻。如果再暴饮暴食，还易得胃肠炎。患了这些病，需及时治疗，服用抗生素等药物。

♥ 良好睡眠为出行加足动力

在旅游生活中，睡眠是一个非常重要的方面。懂得正确的睡眠方式，了解睡眠禁忌，能使我们得到更好的休息。

① 睡眠充足，保持旅游好体力，走太多路可热敷减缓酸痛

出门旅游难免要多多走路，因此让自己有充足的睡眠是很重要的，尤其是心血管疾病患者，务必要有充足的睡眠与良好的饮食，以避免血压突然升高的问题。在环境的改变下，充分的睡眠可减少皮肤长痘痘及出现黑眼圈的概率。如果你实在走得腿酸脚痛，建议可浸泡热水、按摩以舒缓酸痛。

② 忌睡前思绪万千

睡前必须静心似水，不可过于兴奋、忧虑烦恼，否则会导致失眠。睡前可翻翻画报，听听轻音乐。

③ 忌饮酒饱食

出游中会遍尝美食，但睡前饮食过多，肠胃撑胀，将会引起消化障碍，影响睡眠。睡眠时血液流动缓慢，过多摄入高脂肪、高胆固醇食物，容易发生动脉硬化、高血压、冠心病和肥胖症。

④ 忌睡中忍便

憋尿忍便对人体有害，也影响睡眠。睡前排空大小便，减少粪便的刺激，有预防疾病、延年益寿的作用。

失眠的原因主要是神经系统的活动规律被打乱。外出旅游，夜晚失眠，怎么办？教你几招"催眠"方法。

（1）避免过度紧张。旅游时，不宜把

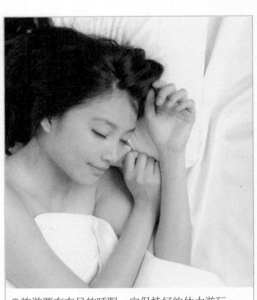

◎旅游要有充足的睡眠，宜保持好的体力游玩。

行程安排过紧，情绪紧张的人容易在夜间失眠。正确的做法是自我放松，临睡前喝一杯稀释的醋。

（2）保持睡眠环境的舒适。出游也应维持原本上床睡觉时间，并保持平时睡觉方向；有人喜欢临睡前吃一些面包，喝牛奶，这是很好的催眠夜宵。

（3）温水洗澡。晚上用温水洗澡可使劳累的肌肉和神经放松。按摩疲劳的四肢、足底的涌泉穴和头部、颈部的一些穴位能起到意想不到的催眠作用。

（4）服用镇定药。如果上述办法都不能使你入睡，可以服用舒乐安定、枣仁丸，一般在临睡前服1粒即可。

自驾游，健康习惯为伴

作为一种新的出游方式，自驾车出游日益受到人们的青睐。但是，不同于其他出游方式，自驾车出游必须作更加充分的准备，才能充分享受其中的无限乐趣。出游中要注意以下事项。

（1）防患于未然。短途旅行出发前对车辆进行简单检查，是否漏油、缺不缺水等；远途旅行出发前详细检查车辆的所有部件，尤其是发动机。

不要个人租车旅行，尤其是刚学会开车的司机，不要拿旅行练车。远途开车，最好选一个懂得车辆基本维修技术的同行。

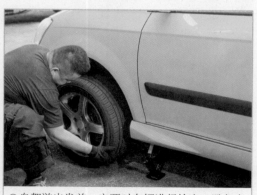

◎自驾游出发前一定要对车辆进行检查，避免出现问题。

另外最好按额定座位坐人。

开车外出旅行最好有两辆以上的车同行，可以互相照应。几辆车同行，车与车之间的距离不要太远。

（2）最好不要走夜路，旅行不是赶路，赶路的疲劳会影响旅行的心情。

（3）控制行车速度，注意随时会有人或牲畜出现。汽车旅游是非竞速性活动，无论是在高速公路还是其他道路，都不要高速行驶，通过集镇和村庄时，更要小心。可适当开窗，但不要将头伸出窗外。尽量不要长时间使用空调的车内循环功能，防止因缺氧加速疲劳。

（4）准备好零钱、地图、指南针，急救及常用药箱等物品也是必备之物。出门在外，车子难免有个万一，"四大法宝"随车携带，有备无患。这些法宝是：拖车绳、蓄电池连接线、三角停车警告牌、备用轮胎。

（5）开车时，请系好安全带，在高速公路上行驶时更是如此。如有儿童同车，一定要锁上儿童安全门锁。如果车内没有小孩，最好不要将车门锁死。这样的好处是万一发生了交通事故，车门容易开启，如果锁死车门，由于碰撞使车门变形打不开，延误抢救时间，后果会更加严重。

（6）开车不要用手机。开车时使用手机比酒后驾车危险性更大！有关数字显示，70%的致命交通事故是由于司机注意力不集中所造成的，而手机是造成司机注意力分散最主要的原因！

（7）在进入景色宜人、充满驾驶乐趣的山路时，必须谨慎驾驶。

（8）保证通信工具的畅通。一张全国漫游的电话卡和充电器，以备在发生紧急情况时呼救使用。

（9）将保险装入"行囊"中。

（10）一旦车坏在半路，如果是白天且路况较好，可考虑拖车走。车上应备有拖车绳，拖车时绳子应保持平直，前后车速度保持一致，前车停车或转向时须提前踩刹车灯或打转向灯，提醒后车，以免撞在一起。

❤ 长假出国游备忘录

出国工作、旅行要想带着快乐、健康而归，出行者就有必要对威胁健康的因素有清醒的认识，养成健康好习惯。

（1）在确定出国旅游目的地后，出发前要事先了解该地卫生及传染病情况，注射相关疫苗，如：流感疫苗、A型及B型肝炎疫苗、破伤风、白喉等疫苗。准备肠胃药、抗生素以及外伤用药等必备药物，特别是到非洲等地，一定要带上抗疟药。

（2）常备衣物：携带轻棉质衣物和快干的合成纤维衣物；额外带一双鞋；如需前往气候严寒的地区则须带暖和的内衣和衣物；携带一件雨衣和一些充气式衣架以晾干快干衣物；携带小包装的洗衣精，以及小型的晒衣绳和夹子；带一些塑料袋作为隔开湿衣物或脏衣物之用。

（3）旅途中有各式各样的健康问题，尤其本身有心血管疾病、慢性病或过敏等身体问题者，一定要在出门前准备好足够的药物，患者可凭机票影本向医生预拿最多两个月的药物随身携带，出国前最好找医生谈一谈，做好预防措施。而原本有筋骨方面疾病的患者，应准备内服及外用药，并准备护膝等复健用品。基本上，有急性病者、严重心脏病、肺病、气喘、癫痫病人、手术尚在恢复中、怀孕初期及待产孕妇和经医生诊断不宜出国者，最好不出国旅游。

（4）购买交通工具意外伤害保险时要看清赔付范围。可以向保险销售点索取保单详细条款；最好告知销售人员联系电话，并在保单上注明；保单随身携带时最好将有关保单的保险公司名称、保单号、密码告知有关人员，以便索赔。

（5）合理安排行程，注意休息，避免因为疲劳、时差、温差、睡眠不足以及饮食不习惯或不卫生等原因，导致腹泻、感冒等疾病或意外伤害事件。

（6）在境外要特别加强自我保护意

识。不要随身带大量现款，也不要在旅馆等住处存放大量现金；外出时要随身少带电器；在公共场合要保持安静，避免与别人发生冲突。充分准备，尽享飞行愉悦。

飞机是当今较理想的交通工具，如今，因为出差、旅游、探亲、访友等而乘飞机的人越来越多。但有些人在乘机时，往往会头晕、胸闷、恶心、胃肠胀气，甚至呕吐。飞机旅行健康问题值得每一位"空中飞人"密切留意。但如患有重感冒、慢性听力障碍或耳咽管功能不良等症，应于搭机前先找医生治疗，否则会加重不舒服的情况。

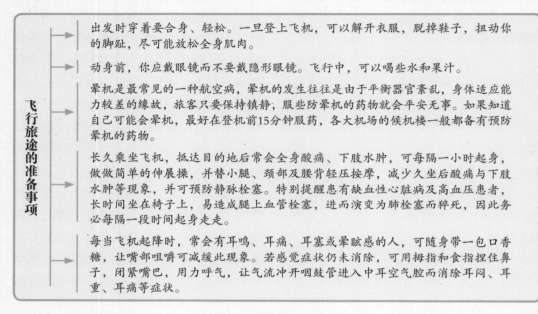

飞行旅途的准备事项

出发时穿着要合身、轻松。一旦登上飞机，可以解开衣服，脱掉鞋子，扭动你的脚趾，尽可能放松全身肌肉。

动身前，你应戴眼镜而不要戴隐形眼镜。飞行中，可以喝些水和果汁。

晕机是最常见的一种航空病，晕机的发生往往是由于平衡器官紊乱，身体适应能力较差的缘故，旅客只要保持镇静，服些防晕机的药物就会平安无事。如果知道自己可能会晕机，最好在登机前15分钟服药，各大机场的候机楼一般都备有预防晕机的药物。

长久乘坐飞机，抵达目的地后常会全身酸痛、下肢水肿，可每隔一小时起身，做做简单的伸展操，并替小腿、颈部及腰背轻压按摩，减少久坐后酸痛与下肢水肿等现象，并可预防静脉栓塞。特别提醒患有缺血性心脏病及高血压患者，长时间坐在椅子上，易造成腿上血管栓塞，进而演变为肺栓塞而猝死，因此务必每隔一段时间起身走走。

每当飞机起降时，常会有耳鸣、耳痛、耳塞或晕眩感的人，可随身带一包口香糖，让嘴部咀嚼可减缓此现象。若感觉症状仍未消除，可用拇指和食指捏住鼻子，闭紧嘴巴，用力呼气，让气流冲开咽鼓管进入中耳空气腔而消除耳闷、耳重、耳痛等症状。

乘车需防意外事故

旅游中各种意外事件难免会发生，其中以汽车事故的发生率较高。所以乘车时应提高警惕，尽量减少损害。

（1）系好安全带，这样能大幅度降低碰撞时造成的损伤。

（2）坐在椅子上，两手握前排靠背横杆时，手要保持推的动作，而不是用力向自己的方向拉，两腿应前伸，这样在紧急刹车时可减少前冲。

（3）行驶中最好用一只手握住固定

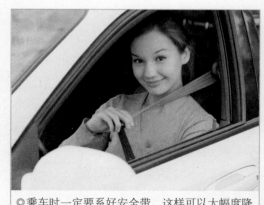

◎乘车时一定要系好安全带，这样可以大幅度降低碰撞时可能造成的伤害。

的物品。

（4）如看到事故已不可避免，应迅速用手抱头、贴胸，靠近固定物处，避免在碰撞或翻滚中伤及头部。当事故发生后，自己清醒时，应迅速辨别当时的处境，是否在水内、山下、路边等，自己能否移动，受伤程度如何。如有可能要从窗或门等出口迅速逃出。

如果事故情况复杂，尽可能迅速脱离车厢，避得远一些，以免燃烧、爆炸等继发性意外发生。

♥ 蜜月出行健康第一

回忆爱情的风雨缠绵，幻想婚姻的美好前程是蜜月旅行的主题。婚前的忙碌和疲劳可通过快乐、轻松的蜜月旅行来补偿和恢复。

为了旅行的圆满舒适，新郎新娘在以下几个方面应多加注意。

❶ 穿戴一定要方便舒适

旅游中少不了跋山涉水，因此出门时脚上最好穿双布鞋、旅游鞋或休闲鞋，能减轻旅行疲劳。炎夏季节出游，为遮阳防暑，新人应戴上遮阳凉帽和太阳镜，还可擦些防晒霜和润肤露。冬季旅游度蜜月，穿着宜轻软保暖，羽绒服、太空棉衣最为合适。因为旅游中出汗多，内衣裤最好选用吸汗性能好、无刺激的棉织品。

❷ 坚持避孕

从优生角度讲，新婚蜜月里不宜受孕，因为新婚时性生活频繁，精子质量不高，对胎儿的健康发育不利。数据表明，一结婚就怀孕的女性，比婚后过一年再受孕的妇女更易患妊娠中毒症。为了自身健康和优生优育，在旅游同房时应坚持避孕。

❸ 预防蜜月病

旅游度蜜月，浪漫又开心，性生活自然比较频繁。此时，由于劳累，加上不注意性器官卫生或时逢新娘子月经期，性爱时就极易使新郎患上"蜜月型"前列腺炎，使新娘染上尿道炎、膀胱炎、肾盂肾炎、子宫内膜炎等蜜月病。专家指出，每3对新人中就有1对为蜜月膀胱炎所苦。

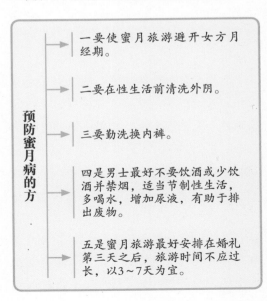

预防蜜月病的方

→ 一要使蜜月旅游避开女方月经期。

→ 二要在性生活前清洗外阴。

→ 三要勤洗换内裤。

→ 四是男士最好不要饮酒或少饮酒并禁烟，适当节制性生活，多喝水，增加尿液，有助于排出废物。

→ 五是蜜月旅游最好安排在婚礼第三天之后，旅游时间不应过长，以3~7天为宜。

❹ 告别"蜜月阳痿"

由于舟车劳顿、精神过度紧张等发生的阳痿，在医学上被称为"蜜月阳痿"，其特点是"一过性"。性功能原来是正常的，只是由于一些暂时性的外来因素造成阳痿，只要处理及时，短期内可自然恢复或通过心理治疗恢复。关键是早治，不要讳疾忌医，否则将延误治疗时机。

新郎注意多休息。环境不佳时不宜过性生活。住旅馆时，睡觉前也要注意房门检点，以防性生活的意外干扰。

野外旅游莫露宿

旅游会消耗很多体力，而只有充分休息才能够尽快消除疲劳，恢复体力，因此，在旅游途中住宿也就显得十分重要。

很多人夏季旅游时喜欢在野外露宿，可能是贪图凉快，或追求情趣，但是这种方式却对健康不利。如果在野外露宿，第二天醒来后，就会感到头晕、头痛，或者出现腹痛、腹泻等现象，不仅会影响旅游的兴致，还可能会引起其他疾病。这是因为人体在睡眠时，整个机体都处于松弛状态，抗病能力下降。而深夜里，气温较低，人体和外界的温差也就较大，再加上"贼风"侵袭，很容易引以上症状。

此外，在野外露宿还会被蚊虫蛇蝎叮咬伤害。蚊虫不仅妨碍人体休息，还会传染疟疾、流脑等病症。如果不慎被蛇蝎咬伤，还会引起中毒，甚至有生命危险。因此，野外旅游最好不要露宿。即使露宿，露宿地点应选在干燥、通风、平坦、接近水源的地方。如果在山上露宿，最好选在南山坡，因为那里不仅避风，而且早上能最早看见太阳，这样可以感到舒适。

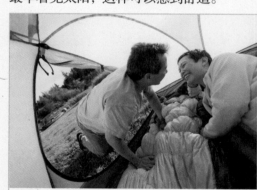

◎野外露宿易受风寒，蚊虫叮咬，野外旅游时要避免露宿。

出外"踏青"要防花粉过敏

每到春暖花开时节，大家都喜欢和父母到郊外踏青，但是这个时候，有一些人会出现一些不适，如打喷嚏、头疼、流眼泪、胸闷、哮喘等，这是一种季节性的流行病——花粉症，也叫花粉过敏。所以，当大家去郊外踏青、赏花、沐浴春天温暖阳光时，千万要警惕花粉、尘埃等过敏源，以免给自己带来不必要的痛苦和不适。

如果大家出现没有原因的干咳、胸闷，继而出现典型的喘鸣，持续时间数分钟到数小时，随后可咳出少许痰液，哮喘迅速缓解，和正常人一样，就很可能是患了花粉性哮喘。

花粉性哮喘与吸入外界的某些过敏源（包括各种风媒花粉、尘埃、螨类）有关，特点是发病有明显的季节性，尤以春季多见。如果不加以正确有效地避免和预防，轻者可导致哮喘病的复发，重者可危及生命。

对于花粉性哮喘，大家要给予足够的重视，去医院接受正规治疗，以防延误治疗时机。

虽然春季性皮炎产生的原因很多，但最主要的是花粉过敏。春季，许多植物开花后，花粉弥漫在空气中，黏附在人体上，与皮肤接触后会产生变态反应。

易在春季发生过敏的人，一定要注意皮肤保护，以减少过敏性皮炎的产生，特别是因花粉引起过敏者，应尽量减少外出，更不要到树木花草多的公园或野外；遇干热或大风天气，可关闭门窗，必须开窗时应换纱窗，以阻挡或减少花粉进入；外出要尽量避免风吹日晒，防止紫外线的过度照射，以防破坏皮肤的脂质保护层。产生过敏现象后，千万不要依赖激素类药物治疗，以免形成激素依赖性皮炎，造成更大的痛苦。

春季产生的过敏症状特别严重者应该在医生指导下进行药物治疗，也可自配一些简单易行的抗过敏敷剂，如将剥了皮的香蕉与息斯敏捣烂后混合搅匀，在面部做半小时的面膜，就可达到抗过敏的效果。

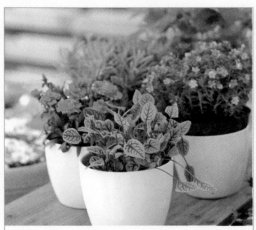

◎外出踏青时，要警惕花粉、尘埃等过敏源，以免发生过敏病症。

皮肤晒伤治疗法

夏天出去旅游，难免会被日晒，有时候还可能出现比较严重的晒伤，当你被晒伤时，可以采取以下几种方法进行急救。

（1）皮肤晒红的急救。用蘸了化妆水的化妆棉敷面，最好是不断交替敷面，直至皮肤感到冰凉为止。

（2）皮肤灼伤的急救。这时可将化妆水放入冰箱冷却，然后取出已凝结的冰块敷之。如果条件允许，还可用富含水分的面膜来缓解。

（3）皮肤疼痛的急救。这种情况差不多已达到烫伤的地步，唯一的急救办法是采用冰敷，不要搽任何护肤用品。如果手部和足部晒伤时，可用蘸过冰水的毛巾包起冰块敷之，直到肌肤感觉舒服为止。

（4）当晒伤的皮肤得到缓解之后，应补充水分。首先，在沐浴时用泡沫式敷面霜进行保湿，经过一段时间再冲洗掉。然后，用含保湿成分的润肤乳涂在面部，用手掌轻轻按压面部，以促进皮肤对水分的吸收。

注意，不要将太阳油、药膏或牛油涂在晒伤的地方。因为这些东西会令晒伤的部位伤情更加严重，并会阻碍皮肤在空气中冷却。

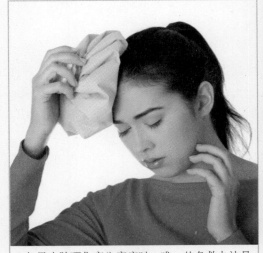

◎如果皮肤晒伤产生疼痛时，唯一的急救办法是采用冰敷，直到肌肤感觉舒服为止。

防治晕车、晕船六妙招

晕车、晕船不算大病，但给人带来的痛苦却令人难以忍受，严重影响旅游活动的进行，除服用晕车、晕船药物外，这里再介绍几种防治方法。

晕船、晕车防治方法

- 伤湿止痛膏贴脐法。乘车船前取伤湿止痛膏贴于肚脐眼处，疗效显著。

- 闻鲜姜片法。途中将鲜姜片放在鼻孔下面闻，将辛辣味吸入鼻中；也可将鲜姜片贴在肚脐上，用伤湿止痛膏固定好。

- 服胃复安法。乘车船前15分钟服胃复安一片，2个小时以后又出现头晕症状者，可再服1片。途中临时服药时应在服药后站立15~20分钟后坐下，以便药物吸收。

- 饮醋法。乘车船前喝一杯加醋的温开水。

- 搽风油精法。途中将风油精搽于太阳穴或风池穴，也可滴两滴风油精于肚脐眼处。

- 乘车船中发生眩晕症状时，用大拇指掐内关穴也可以防治晕车、晕船。

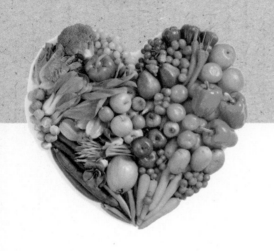

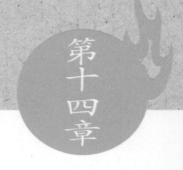

第十四章

孕期细节
——为拥有健康聪明的宝宝做好准备

●随着人们生活水平的提高，人们乐于把更多的休息休闲时间用在跳舞、养花、钓鱼等娱乐活动上，而旅游更是很多人的心头之选。但随着旅游机会的增多，其危害也越来越受到关注。要健康出游，我们就一定要关注旅游中的一些小细节。

择时怀孕保证后代更健康

许多青年夫妇结婚以后不采取避孕措施,往往在不知不觉中怀孕。因为事先毫无计划和准备,结果有的自然流产,有的感染了病毒性疾病,有的使用了孕期禁用的药物……所以,婚后注意避孕、择时怀孕很有必要。

另外,很多夫妇婚后房事频繁。而房事过频,可能导致老化精子与卵细胞结合。有可能造成流产,所以,当夫妻双方决定要孩子时,应取得医生的帮助,通过综合检测手段来确定最佳受孕时机并同房受孕,使新鲜的、活性最高的精子和卵子相结合。

有的青年男女喜欢选择在春节结婚。这对婚后不择时怀孕的夫妇,危害尤其大。因为,冬春季节是各种病毒性疾病流行的季节。而且,由于天气寒冷,如果居室用煤取暖又不注意通风换气,就会造成室内空气污染。因此,凡是准备在春节结婚的人,应注意采取有效措施避孕和预防各种病毒性传染病。

有些专家认为,6~7月份比较适合受孕,因为在此期间受孕早期的八个月是市场上供应蔬菜、瓜果的旺季,且气候宜人,待到来年的春季,又为产妇分娩创造了良好的外部环境条件。

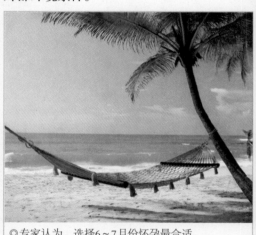

◎专家认为,选择6~7月份怀孕最合适。

避开8大黑色受孕时间

一般来说,这八个时期不易受孕。

(1)情绪压抑时不要受孕。因为不良的情绪刺激会影响母体激素分泌,使胎儿不安,躁动而影响生长发育,甚至流产。

(2)蜜月。因为新婚前后,男女奔走劳累会降低精子和卵子的质量,不利于优生。

(3)患病期间。疾病会影响体质、受精卵的质量、宫内着床环境等,此时受孕不利优生。

(4)旅行途中。旅游途中往往生活起居没有规律、饮食失调,加上过度劳累,可影响孕卵生长或子宫收缩,易导致流产。

(5)高龄。高龄妇女的并发症,如心脏病、高血压等,可能增多,会对胎儿产生一定影响。而且高龄孕妇在整个孕期更易发生妊娠并发症,容易造成复杂的高危状况。

（6）饮酒后。如果在孕前饮酒过量，会影响胎儿的正常发育，出生的婴儿表现为多发畸形的智力低下。

（7）炎热和严冬季节。苦夏高温，孕妇妊娠反应重，营养摄入量减少，会影响胎儿的大脑发育，严冬季节孕妇在室内活动，新鲜空气少，容易感冒而影响胎儿。

（8）停用避孕药后。避孕药有抑制排卵的作用，并干扰子宫内膜生长发育，长期口服避孕药的妇女，最好停药后六个月再怀孕为好。

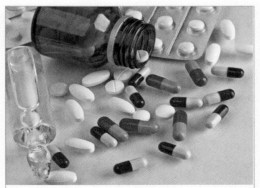

◎避孕药有抑制排卵的作用，且会干扰子宫内膜的生长，因此服用避孕药的女性应在停药6个月后再怀孕。

孕妇最好不要强行保胎

如果在妊娠不满28周内凡出现腹痛、阴道流血、宫颈扩张等症状，称为先兆流产，妊娠12周内为早期先兆流产，其后的称晚期先兆流产。

先兆流产的原因大体可从孕妇和胎儿两个方面考虑：

孕妇方面包括内分泌功能失调如黄体功能不健、甲状腺功能不足等，孕妇感染性疾病、高热、严重贫血、严重营养不良、放射性、毒性物质接触及生殖道畸形如双子宫、子宫肌瘤等均易导致先兆流产。

胎儿方面的因素最突出的是受精卵的染色体异常，约占整个流产的25%左右。据统计，孕四周前的流产中100%是畸形，其中75%为染色体异常，孕12周前的流产中畸形约占12%，其中5.3%是染色体异常。

孕妇应注意不要强行保胎，随着医学领域的不断扩大和发展，特别是遗传学的迅速发展，我们知道流产和染色体异常有极明显的关系。自然流产是对不良胚胎、不良胎儿的自然淘汰，实质上是人类自我保护的一项明智之举。强行保胎，从优生的角度看是不足取。一个健康的胎儿，也不像某些人所想象的那么容易发生流产。真正由于冲、撞、挤等引起的流产的比例其实很少。

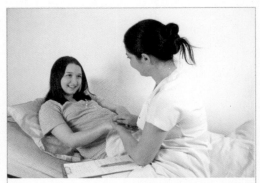

◎自然流产是大自然不良胎儿的自然淘汰，强行保胎不可取。

孕妇营养不良，对胎儿有害

胎儿成长所需的所有营养全部由妈妈供给。营养不良有可能使胎儿在子宫内生长发育迟缓，主要表现在脑、骨骼等器官的发育上。由于怀孕早期是脑细胞生长发育的第一个关键时期，如果孕妇营养失调，那么给胎儿大脑发育带来的不良影响以后将无法弥补。

如果准妈妈缺钙，则会使孩子患先天性佝偻病，孩子出生后因体内的钙储备量不足，新生儿期容易出现手足搐搦症，表现为烦躁不安、肌肉抽搐、面色发青、喉痉挛、腕踝阵挛等。准妈妈缺锌会直接影响胎儿的中枢神经系统功能，临床曾有因孕妇缺锌产下无脑儿的病例；还会使骨骼钙化延迟，生长激素分泌减少，因而影响胎儿骨骼的生长；会使胎儿分泌的胰岛素减少，不能充分利用由母体输送的血糖，造成胎儿宫内发育迟缓；还会造成胎儿的免疫力下降。

如果准妈妈缺铁，那么胎儿体内铁贮存就会减少，出生后易患缺铁性贫血。大量数据证明，孕妇缺铁与胎儿早产及低出生体重有关。

如果准妈妈缺乏维生素D，可能出现骨质软化症，并影响胎儿的骨骼发育，也会导致新生儿的低钙血症、手足搐搦、婴儿牙釉质发育不良

因此，每一位希望自己的孩子聪明伶俐的母亲，都应特别注意孕期的营养补充，以满足胎儿生长发育的需求和母体自身器官发育的需要。

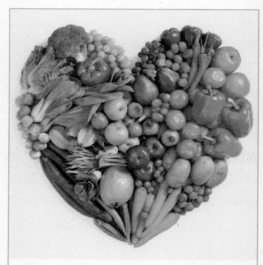

◎孕妇怀孕期间要补足钙、铁、维生素等营养物质，满足胎儿的发育及自身营养要求。

准妈妈要防营养不良，更要谨慎营养过剩

孕妇营养不良对胎儿有害，但如果孕妇营养过剩，同样会为孩子的健康埋下隐患。

孕妇营养过剩的一个直接后果就是导致肥胖，不仅增加妊娠糖尿病、妊娠高血压综合征的发生概率，还可能导致巨大出生，增加难产的可能性，容易出现产伤。营养过剩同营养缺乏一样，会对胎儿造成危害。

巨大儿出生后容易出现低血糖、低血钙，而且会增加孩子心脏的负担，成年后容易患肥胖、糖尿病和心血管疾病。

要想让孩子生下来就健健康康的，孕妈妈一定要均衡营养，注意饮食，以控制胎儿的体重。膳食品种要多样化，尽可能食用天然的食品，少食高盐、高糖及刺激性食物，特别是一些高糖水果也不要多吃，最好不要增加饭量，可以多吃些辅食。在孕妇怀孕期间要注意铁、钙、锌的吸收，以确保孕妇和胎儿的健康。

其实现在的很多疑难杂症都和营养过剩、不注意锻炼有关。平时，高营养食物吃得过多，而我们的身体并不具备完全消化和吸收它们的能力，所以即使天天吃海参、鲍鱼，这些东西也只会成为身体内一堆没用的垃圾。如果再不积极锻炼身体，垃圾便堆积成有害物质。假如吃饱了不运动，就算营养到了肌肉也没有用，反而无形中还增加了脾的工作量。如果始终不能消化这些营养，慢慢地就会在身体内凝滞

成湿气，但人体内并不需要这种湿气，最终使得人体要多调一份元气上来把湿气化掉。这就告诉我们：不运动也会耗散元气，营养过剩是导致现在大多疑难杂症的一大原因。

所以，孕妇要参加适当的运动，如做一些强度不大的家务活，以促使体内的新陈代谢，消耗多余的脂肪，维持身体的平衡，这样才有益于孕妇和胎儿的健康。

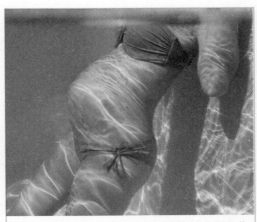

◎孕妇要参加适当的运动，以促使体内的新陈代谢，避免营养过剩，确保孕妇和胎儿的健康。

孕妇不宜多吃的食物

有些食物对孕妇和胎儿有害，妇女孕期最好不吃或尽量少吃。这里面介绍几种孕妇不宜吃的食物。

（1）腊味或肉罐头。各种腊味、腌熏肉（鱼）或肉罐头在加工过程中可能添加亚硝基化合物，而亚硝基化合物有较强的致畸性。

（2）霉变食物。孕期多吃干果有利

于胎儿的大脑发育，但这类食物容易霉变，应特别注意。霉变食物含有黄曲霉毒素或其他霉菌毒素，对身体危害极大，也有较强的致畸性。

（3）有刺激性的调味品。这类调味品对肠道具有刺激性，很容易消耗肠道水分，造成便秘。这时孕妇在排便时必然用力屏气，这样就会引起腹压增大，压迫子

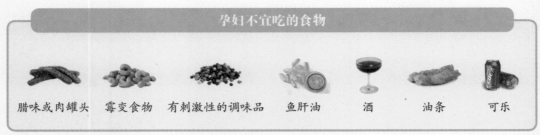

孕妇不宜吃的食物

| 腊味或肉罐头 | 霉变食物 | 有刺激性的调味品 | 鱼肝油 | 酒 | 油条 | 可乐 |

官内的胎儿，易造成胎动不安，影响胎儿的发育；或造成流产、羊水早破、早产等不良后果。

（4）鱼肝油。鱼肝油的成分是维生素A，孕期缺乏维生素A或服用维生素A过多都会导致胎儿畸形。而且服用维生素A过多可引起中毒。

（5）酒。孕期喝酒会导致胎儿畸形或低出生体重。

（6）油条。在制作油条时，必须加入一定量含铝的明矾，铝可以通过胎盘使胎儿的大脑受到损害。

还有，可乐和人工添加甜味果汁饮料里面含有的食用添加剂，对胎儿健康有不利影响，孕妇应避免摄入，可喝百分百的天然果汁和纯净水。

孕期重点补充铜元素

女性体内铜元素不足，会妨碍卵子和受精卵的运动，从而导致不孕。在妊娠期间，如果母体缺铜，会使胎膜的韧性和弹性降低，容易造成胎膜早破而流产或早产。同时，还影响胎儿的正常发育，有可能造成胎儿畸形或先天性发育不足，并导致新生儿体重减轻，智力低下及缺铜性贫血。

缺铜会影响大脑中酶的活性，铜是酶的激活剂。然而生活中，孕妇和胎儿却极容易缺铜。因为胎儿的肝是含铜量极高的器官，从妊娠开始，体内胎儿所需含铜量就急剧增加，约从女性妊娠的第200天到孩子出生，胎儿对铜的需求量约增加4倍。因此，妊娠后期是胎儿吸收铜最多的时期，这个时期如果不注意补充铜，就容易造成母子双双缺铜。

此外，铜在人体内不能储存，所以要每天摄取，特别是孕妇和哺乳期妇女。补铜的途径最好以食为主，富含铜的食物有很多，如动物肝脏、水果、海产品、紫菜、巧克力中都含有较丰富的铜，粗粮、坚果和豆类等也是较好的来源。

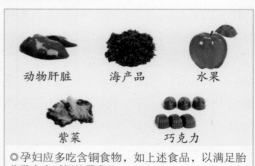

| 动物肝脏 | 海产品 | 水果 |
| 紫菜 | 巧克力 | |

◎孕妇应多吃含铜食物，如上述食品，以满足胎儿及自身对铜的需求。

准妈妈补维生素E，宝宝不易患哮喘

研究发现，孕妇在怀孕期间如果适量补充维生素E，可大大降低幼儿患哮喘的概率。

在怀孕期间维生素E摄取量最低的孕妇所生婴儿患哮喘的比例，是摄取量最高的孕妇所生婴儿的5倍。

研究人员在5年内对2000名孕妇及其婴儿进行了跟踪调查，结果显示维生素E有助于胎儿肺部的发育，而且在怀孕16周以前是最关键的阶段，因为胎儿在怀孕16周时气管已经发育完全。专家因此建议，孕妇应在怀孕前期适量补充维生素E。

但必须指出的是，孕妇完全没必要摄入太多的维生素E，只要保持均衡的饮食结构就行了。据介绍，天然维生素E广泛存在于各种油料种子及植物油中，在谷类、坚果类和绿叶蔬菜中都含有一定量的天然维生素E。如玉米、小麦胚油、豆油、芝麻、葵花籽油、黄豆、牛奶、菠菜、大蒜、南瓜、毛豆、蚕豆、杏仁、芝麻油、蛋黄、核桃、葵花子、花生、莴笋叶、瘦肉、乳类、麦芽油、坚果、小麦、小米和芦笋等食物都富含维生素E。

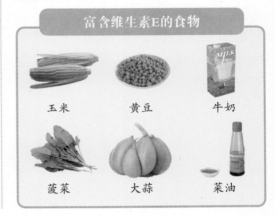

富含维生素E的食物

玉米　　黄豆　　牛奶

菠菜　　大蒜　　菜油

准妈妈须知：一人吃不一定等于两人补

在准妈妈的营养问题上，有句俗语叫作"一人吃等于两人补"，说的就是孕妇需要特别多的营养，不仅仅供给自身的需要，更不能忽视肚中胎儿生长所需的养料。很多"准妈妈"为了宝宝，一扫从前对身材的顾虑，拣自己爱吃的东西吃，当然也给宝宝吃。实际上，妈妈爱吃不等于宝宝爱吃。胎儿的生长发育，需要比成人更加全面的营养。准妈妈的挑食，很可能引起胎儿发育过程中的营养不均衡；而有的准妈妈吃得太

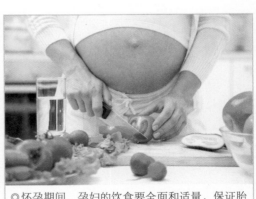

◎怀孕期间，孕妇的饮食要全面和适量，保证胎儿发育过程中的营养均衡和适量。

多，超出了自己和宝宝实际所需的能量，这不仅加重了自己的负担，还增加生出"巨大儿"的可能性。为自己，也为宝宝增加营养的准妈妈们，饮食前请添一份心，一人吃不一定等于两人补，为了宝宝的健康，请一定控制好饮食的质与量。孕期营养要补在"刀刃"上。

准妈妈贫血，宝宝不聪明

宝宝智力的物质基础是否牢固，关键就在准妈妈的孕中期和孕晚期。如果妈妈贫血，没有足够的血红蛋白来运送营养，宝宝的需要得不到满足，就会造成终生的遗憾。因为大脑细胞的发育是一次性生长，一旦延误了生长期，就再也不会增殖了；也就是说，宝宝出生时大脑细胞数目已经生长完毕。

当然，当准妈妈贫血不严重时，宝宝的神经细胞数目虽然有所减少，但还不至于严重影响智力水平，也就是说，宝宝不会形成痴呆；但宝宝的反应灵敏性和学习记忆力比较差。这种孩子长大后，对周围的事物兴趣不大，容易烦躁，注意力不容易集中，记忆力也不如其他孩子，学习的能力比较差。因此，为了有一个聪明、健康的宝宝，孕中期和孕晚期的准妈妈一定要预防贫血。

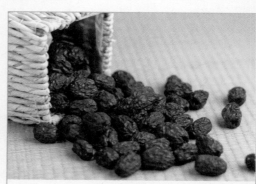

◎为了有一个聪明、健康的宝宝，孕中期和孕晚期的准妈妈一定要多吃补血的食物，预防贫血。

孕妇要防辐射

在日常生活中，家电辐射对孕妇的危害是非常大的。由此孕妇一定要防辐射，具体做法如下。

（1）挑选正规厂家的家电产品。

（2）电视机、电脑、冰箱等不宜集中摆放在孕妇卧室里。

（3）缩短使用电器时间，孕妇不要将手机挂在胸前。

（4）对各种电器的使用，应保持一定的安全距离。孕妇要远离微波炉至少1米以外，与电视的距离应在4~5米，与灯管距离应在2~3米。

（5）有条件的孕妇可穿防辐射服装，使用电脑、电视防辐射屏。

为了胎儿的健康，怀孕前3~6个月，夫妻均应脱离电磁波辐射环境；怀孕之后的前3个月，孕妇尽量不要接触电脑，因为这3个月是胎儿发育最敏感的阶段，器官发育尚未成形。

孕妇夏季应注意保健

夏季天气炎热，孕妇新陈代谢旺盛，产热比常人多，因此，孕妇在夏季比平常人更怕热，更要注意保健。

（1）孕妇不宜过多食冷饮，以免伤脾胃。出汗多时应补充足量的水分和盐分，每天可喝几杯纯橘子汁，以增强抗病能力。

（2）要保证足够的睡眠，减少活动量，防止大量出汗。

（3）卧室要保证空气流通，睡觉时盖好腹部，以防受凉。用电风扇吹风时，要用近似自然风的一挡，并适可而止。

（4）要注意营养，设法调节饮食，增强食欲，注意摄取高蛋白、多种维生素和各种微量元素，以增强体质，保证胎儿健康发育。

还有夏天气温高，所以很多缺乏胃口的孕妇每天以水果度日，有的人一天能吃下七八个水蜜桃和两个大西瓜，但这样会导致孕妇摄入糖分过多，再加上孕期生理变化，会让糖代谢紊乱，极易诱发糖尿病。因此，夏天吃水果应适可而止。

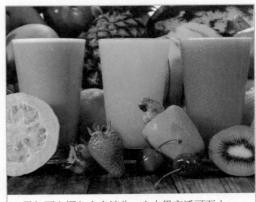

◎孕妇不宜摄入太多糖分，吃水果应适可而止。

孕妇感冒伤胎儿大脑

孕妇自身健康的好坏直接关系到胎儿能否健康地生长发育，所以，孕妇应该避免感冒。

在目前已经分离出的十几种感冒病毒中，有些病毒对胎儿有明显的致畸作用。感冒多数是由普通感冒病毒引起，部分是由流感病毒引起，症状较轻的患者仅有头痛、低热、食欲差、鼻塞、流涕等症状，严重的可引起39℃以上的高烧，可持续数天。高烧时，产生的毒素可能通过胎盘进入胎儿体内，影响胎儿脑细胞发育，尤其在妊娠早期，危害更大。

为防止感冒，孕妇应该尽量少去各种病毒细菌密度较高的公共场所，以减少感染相关病毒的机会。

妊娠期宜侧卧不宜仰卧

妊娠期无论是睡眠，还是休息，都应注意卧姿。妊娠早期，躺在床上采取什么卧位都可以，只要觉得舒服就行。但妊娠12周以后，必须采用侧卧位，尤以左侧卧位为好。

妊娠期子宫血管变粗，弹性增强，血容量增加，以保证向胎儿输送氧及营养物质，并替胎儿清除代谢产物及二氧化碳，同时从盆腔流到下腔静脉的血量也随妊娠的进展相应增加，孕妇仰卧，使增大的子宫压迫于脊柱前的下腔静脉，阻碍下半身的血液回流，其后果：一是回心血量减少，一般比侧卧时减少一半，使子宫、胎盘灌流量相应减少，胎盘不能发挥正常功能，不利于胎儿生长发育。二是使下肢和外阴及直肠的静脉压升高，加之孕期静脉壁呈扩张状态，孕妇极易发生下肢和外阴静脉曲张或褥疮。孕妇仰卧时，增大的子宫还会压迫骨盆入口处的输尿管，如果输尿管

受压，尿流不畅，排尿量将更加减少而增加水肿程度，另外，孕30周后，部分正常妇女体内有较多的水、钠滞留，加上腹静脉压力增高，下肢更易出现水肿。严重者并发高血压综合征或低血压综合征，造成水肿延及腹壁甚至全身。

所以，妊娠晚期，下肢水肿的孕妇，尤其是患高血压综合征的孕妇必须侧卧。

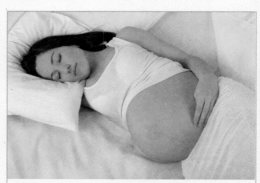

◎妊娠期睡眠，孕妇宜采取侧卧的姿势，尤以左侧卧位为好。

孕期≠性爱禁锢

专家表示，孕期应节制性生活，但不等于完全禁止性生活，那种整个孕期分床而卧的习惯既不科学也不可取，因其有碍于夫妻间感情交流，不利于腹中胎儿的智力发育和情感培养。其实，孕期的性生活只要加以注意，不仅不会给胎儿带来不好的影响，而且还可以享受高质量的性生活。

① 注意卫生

不注意卫生容易引发细菌感染，夫妻还是应该注意的。但同时手部的卫生却往往被大家所忽视。其实在做爱时，如果不清洁的手与器官接触，同样会导致细菌感染。因此做爱前，要充分对手掌以及指甲等进行清洗，并且要养成勤剪指甲的习惯。

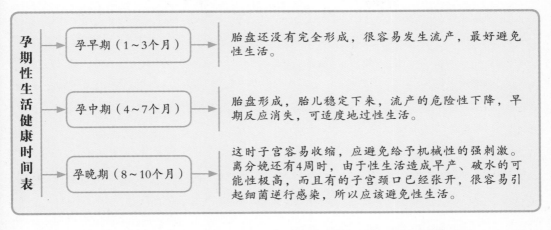

孕期性生活健康时间表	孕早期（1~3个月）	胎盘还没有完全形成，很容易发生流产，最好避免性生活。
	孕中期（4~7个月）	胎盘形成，胎儿稳定下来，流产的危险性下降，早期反应消失，可适度地过性生活。
	孕晚期（8~10个月）	这时子宫容易收缩，应避免给予机械性的强刺激。离分娩还有4周时，由于性生活造成早产、破水的可能性极高，而且有的子宫颈口已经张开，很容易引起细菌逆行感染，所以应该避免性生活。

② 前戏不可过于激烈

有些孕妇会由于乳头过度刺激而引发腹部肿胀，因此要尽量避免过度抚摩胸部。特别是在发生乳头流出液体的现象时，最好不要再进一步刺激乳房。另外，还要尽量避免过于激烈地爱抚阴道。

③ 选择不压迫腹部的体位，动作要温柔

如果一种体位让你感觉疼痛、辛苦或者腹部受压，千万不要强迫自己忍耐，而应该马上换别的体位。另外，精液中含有使子宫收缩的前列腺素，因此曾经有过剖宫产或早产的孕妇或者腹部易肿胀的孕妇，在做爱时最好让丈夫带上安全套。

④ 疼痛时，要暂时中断一下

如果感到腹部肿胀或疼痛，应暂时中断，休息一会儿。肿胀感消失后，还可以继续做爱。另外，孕妇仰卧做爱时有时会因血压下降而感觉不舒适，此时也要暂时中断，休息一下，并适当地将身体左右倾斜调整，不适感就会慢慢消失。

⑤ 注意性爱体位

（1）调羹式。女子侧躺，男子从后方进入她的身体，身体紧贴女子。这个姿势的优点在于不对女子腹部造成任何压力，对于孕期后阶段的妇女特别适用。男子应亲密搂抱女子，爱抚她的乳房，亲吻她的肩膀、颈部和背部。

（2）跳蛙式。女子跪于床上，双腿

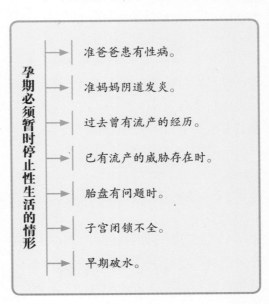

孕期必须暂时停止性生活的情形	准爸爸患有性病。
	准妈妈阴道发炎。
	过去曾有流产的经历。
	已有流产的威胁存在时。
	胎盘有问题时。
	子宫闭锁不全。
	早期破水。

尽可能分开，身体前倾，男子从后方进入女子身体。男子可爱抚女子背脊并控制抽插的深度。对于那些开始不能承受男子体重的女子来说，这个姿势比较合适，这可以保护她的腹部不会受到过强的冲击。

（3）跨腿式。此式适用于那些孕期中期的妇女，当性欲开始变得强烈而传统姿势又无法再采用时，就该想到跨腿式了。分腿跨坐在男子大腿上，双手支撑住自己，男子可以帮助女方上下移动，如果女子累了，可自己调节节奏。

♥ 产后5注意

很多女性在生完孩子后都担心落下"月子病"，影响自己一生的健康。

这里就介绍5点产后需要注意的事项：

（1）注意个人卫生。产妇，身体比较虚弱、抵抗力下降、容易感染病菌。因此，要特别注意个人卫生，应勤换衣裤；每天定时冲洗会阴（每天2~3次），勤换护垫。

（2）坚持哺乳。母乳中含有婴儿需要的各种营养物质和抗体，对宝宝的健康发育很有益处，新生儿吸奶动作能够促进母乳的分泌，帮助母亲的子宫收缩，使之尽快复原。同时泌乳消耗能量，有助于妈妈减肥。

（3）劳逸结合。由于分娩大量消耗体能，产妇易感到疲惫和思睡。产后第一天应完全卧床休息，体力的恢复有助于子宫和其他生殖器官的恢复。从产后第二天开始下床在室内活动，每次10~20分钟，保持充足的睡眠，每天的睡眠时间最好不少于10小时。

（4）坚持避孕。在哺乳期不来月经，是由于婴儿吸奶引起催乳素分泌，通过一系列的内分泌变化，使卵巢分泌的雌激素减少。但不来月经并不等于没有排卵，因此要注意避孕。

（5）防止便秘。便秘会引起产后腹胀，影响食欲，不利于产妇尽快康复和哺乳。预防便秘先要尽早下床活动，其次是多饮水并多吃蔬菜、水果等高纤维食物。

还要记住产妇在每一次哺乳前应洗净双手，用湿毛巾擦洗乳头，患感冒时应戴口罩喂奶，以免传染婴儿。

♥ 月子里刷牙有讲究

我国民间流传着产妇在月子里不能刷牙的说法，这没有科学依据，一个人在任何时候都应注意口腔保健。

据科学家测定，在人体的各个器官中，口腔里的细菌最多。细菌种类多达250~300种，正常人每毫升唾液中含菌量达60亿个以上，就连一般人的漱口水中，每毫升也含菌50万个左右。常见的细菌有乳酸杆菌、链球菌、葡萄球菌等。

妇女怀孕之后，由于体内内分泌系统的变化，会让正常牙龈组织肿胀、出血，这种炎症要在分娩后一段时间才能消退。

产妇在月子里往往吃大量食物，尤其是甜食比平时吃得多，除一日三餐之外还要加餐。这样，就会使食物夹在牙缝里和停留在口腔中的机会增多，产生的细菌也随之增多。

因此，产妇不仅要刷牙，而且每天要刷3次牙；饭后3分钟刷牙；每次刷牙3分钟。产妇刷牙一定要用温水，避免冷水刺激。

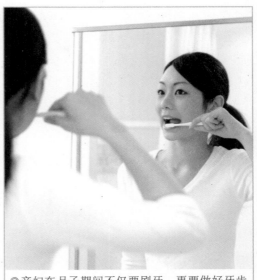

◎产妇在月子期间不仅要刷牙，更要做好牙齿保健。

月子里最好别吃哪些食品

（1）寒凉生冷食物。产后身体气血亏虚，应多食用温补食物，以利气血恢复。若产后进食生冷或寒凉食物，会不利气血的充实，容易导致脾胃消化吸收功能障碍，并且不利于恶露的排出和瘀血的祛除。

（2）辛辣食品。如辣椒，容易伤津、耗气损血，加重气血虚弱，并容易导致便秘，进入乳汁后对婴儿也不利。

（3）刺激性食品。如浓茶、咖啡、酒精，会影响睡眠及肠胃功能，亦对婴儿不利。

（4）酸涩收敛食品。如乌梅、南瓜等，以免阻滞血行，不利恶露的排出。

（5）冰冷食品。如雪糕、冰淇淋、冰冻饮料等，不利于消化系统的恢复，还会给产妇的牙齿带来不良影响。

（6）过咸食品。过多的盐分会导致水肿。

月子期女性不宜吃的食品

寒凉生冷食物

辛辣食品

酸涩收敛食品

冰冷食品

过咸食品

产后不宜马上进补营养高汤

许多女性产后为了催奶、补充体力，会喝许多大补的汤水。其实不然，刚生完孩子催奶一定要慎重，不应马上进补猪蹄汤、参鸡汤等营养高汤。因为此时初生婴儿吃得较少，如果再服催奶之品，反而会导致乳汁分泌不畅。因此，只需在正常饮食的基础上适量增加汤汁即可，三天后，再加喝滋补汤。在熬炖汤时，应除去汤中浮油，既能避免引起婴儿肠胃不适，也有助于产妇保持身材。

产后煲汤时尽量少用补剂。一般情况下，炖汤讲究药食同源，但药的数量和种类不能过多，也不主张多用参芪当归之类的补剂。相对而言，桂圆、栗子、蘑菇等煲汤更合适。由于产后失血多、体力消耗大，可多吃一些补血活血、补气健脾的食品，如红糖、阿胶枣、枸杞、山药等。

老人们通常会认为，新妈妈产后虚弱，不宜多吃生冷之物。其实，新鲜的蔬菜水果是补充维生素最好的食物，如不充分摄入，会使维生素缺乏，对身体反而不利。

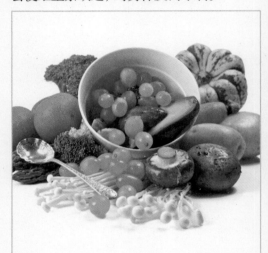

◎产后不宜马上进补高汤，可多吃新鲜的蔬菜水果，补充维生素，防治便秘。

产妇不必吃大量的滋补品

许多人在产后都很注意营养，在产后吃大量的滋补品，这种做法并不科学。其实在产后1～2天最好吃些清淡易消化的食物，以后再逐渐增加含有丰富蛋白质、糖类及适量脂肪的食物，如奶、蛋、鸡、鱼、瘦肉、排骨汤及豆制品等。此外还要注意补充维生素及矿物质，可多吃些新鲜水果和蔬菜等，为了防止便秘，也要吃些粗粮。

产妇每天需要的热量约为12557千焦，其中应包括蛋白质100～200克，相当于每千克体重2千克，钙质2克，铁15毫克。如果产孕妇每日能吃主食500克，肉类或鱼类150～200克，鸡蛋3～6个，豆制品100克，豆浆或牛奶250～500克，新鲜蔬菜500克，每顿饭后吃水果1个（苹果、橘子、香蕉都可以），基本上就可满足哺乳期的营养需要。

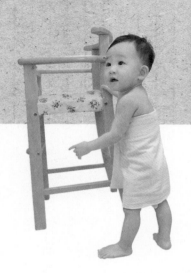

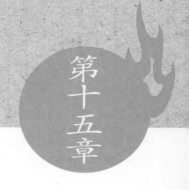

第十五章

育儿细节
——让孩子赢在起跑线上

●面对一个什么都不会做的小生命，父母有责任照顾宝宝的一切，不让宝宝饿着、渴着、冷着、热着、碰着、委屈着，最重要的是要确保宝宝的健康。因此，父母们要多多学习，多多留心宝宝的表现，从每一个细节去关心，去呵护宝宝的健康。

给新生儿冲奶粉不能太浓

新生儿出生后，如果母乳尚未分泌或母乳不足，可用全脂牛（羊）奶粉喂哺，但不要配制太浓。

目前，全脂奶粉或强化奶粉含有较多钠离子，如不适当稀释，可使钠摄入量增高，对血管增加负担，使血压上升，引起毛细血管破裂出血、抽风、昏迷等危险症状。强化奶粉还补充了加工制作中损失的维生素与牛奶中容易缺少的元素，更应加以稀释，才能适用于新生儿。

此外，奶粉中的蛋白质，虽经过高温凝固，比牛奶蛋白质好消化，但新生儿的消化能力差，奶粉如过浓，仍不好消化，所以，必须稀释才可代替母乳。

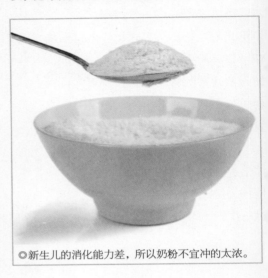

◎新生儿的消化能力差，所以奶粉不宜冲的太浓。

婴儿是否有病可观察其行为来判断

在日常生活中，家长可以通过观察婴儿的行为而判断婴儿是否有病。

（1）哭声。正常婴儿哭声洪亮。如出现过多或持续性的哭吵、异样的哭叫、刺激后哭声延迟甚至不哭，这是有病的表现。

（2）自发活动。正常婴儿有不自主和不协调的手足徐动：哭吵时会四肢抖动，但如果四肢频繁抽动，不自主地吸吮和咀嚼时，可能新生儿要发生惊厥；产伤如果引起臂丛麻痹和各种潜在的骨折，婴儿的自发活动会减少，或者完全不活动。

（3）体位。新生儿多采取自然仰卧的体位，刚出生的婴儿，四肢屈肌张力较高，仰卧时四肢屈曲，髋关节屈曲并略外展，双手间歇放松和握拳，头常转向一侧。如果婴儿颅内病变可引起双手紧紧握拳、下肢交叉及角弓反张（头极为后仰）；破伤风也可引起角弓反张。

还有，百日咳初时像感冒，但几天之后，咳嗽变成一种特殊的阵发性的痉挛性咳嗽，孩子会咳得喘不过气来，面色青紫，眼部发肿，到最后一声像鸡鸣一样的长吸气后，这一阵咳嗽暂时停止，过不了多久，咳嗽再一次发作，如果孩子出现以上症状，就是百日咳。

给孩子接种疫苗要慎重

在生活中，如果不是特殊情况，最好不要给孩子接种疫苗，因为一针之痛往往使小儿难以忘怀，导致孩子以后只要看到穿白衣服的医生，就会不安，乱叫乱动，妨碍诊治。而且，有的针药有副作用，如会引起儿童耳聋等，从而影响儿童的正常发育。

给孩子接种疫苗前要给孩子做详细的体格检查，没有禁忌证才能接种疫苗，每接种一次，做一次体检，不能认为曾接种过一次没出现反应就不检查了。

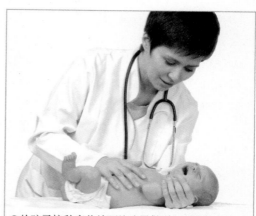

◎给孩子接种疫苗前要给孩子做详细的体格检查，没有禁忌证才能接种疫苗。

囟门是观察孩子健康状况的窗口

小孩子，尤其是刚出生的婴儿，头顶有块没有骨质的"天窗"，摸上去很柔软，好像是脑袋上的一扇窗户，仔细观察还可发现其随着心脏的跳动而搏动，这个部位就叫囟门。

此外，囟门是观察孩子健康状况的重要窗口。通过观察这个小窗口，就可及早发现多种疾病，从而让孩子早日得到诊断和治疗。

① 囟门鼓起

囟门原本是平的，如果突然间鼓了起来，尤其是在孩子哭闹时，并且用手摸上去有紧绷绷的感觉，同时伴有发热、呕吐，甚至出现抽风，那么孩子可能是患了

脑膜炎、脑炎等疾病。

② 囟门凹陷

如果是6个月以内的孩子，囟门微陷，属于正常现象。2岁以下的孩子，囟门如果还是凹陷的，并且身体瘦弱、精神萎靡，则可能是脾胃虚弱，营养不良，气阴不足。父母要注意给孩子捏脊和摩腹，因为这可以增强脾胃功能。此外，当婴儿呕吐频繁或腹泻时没有及时补充水分，也可导致囟门凹陷，这种情况下，父母要马上为孩子补充液体。

③ 囟门闭合晚

婴儿的囟门一般在1岁时闭合，最迟

在1岁半时也应闭合，否则就属于囟门晚闭。这类孩子经常会出现形体消瘦、精神萎靡、食欲不振等，严重的还会出现双目凹陷、四肢冰冷、手足震颤等。若孩子囟门闭合晚，父母可采用按摩法，从孩子的中脘穴开始缓缓向下揉至气海、关元穴，往返5分钟。双掌相叠轻轻按压孩子腹部，并震颤双手1分钟，然后双掌突然抬起，如此一按一松，反复操作5次。让孩子俯卧，父母以大拇指指腹按揉背、腰部肌肉，重点按揉脾俞、胃俞、肾俞穴，反复操作两分钟。按揉足三里、太溪穴各1分钟。此外，父母要经常带孩子到室外走走，晒晒太阳，呼吸点新鲜空气，以防孩子囟门闭合过晚。

有些刚出生的小孩子，在靠近囟门的地方有一层灰黑色的像鱼鳞似的东西，老辈人说这个东西不能洗，要让它自己脱落。其实这是没有科学道理的。孩子头顶

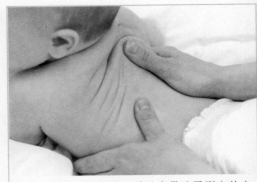

◎父母可采用按摩法，以及多带孩子到室外走走，以防孩子囟门闭合过晚。

上那鱼鳞状灰黑色的东西叫头皮痂，又名乳痂，是由并没有皮脂腺的分泌物和脱落的头皮不断堆积而形成的厚痂，与遗传、营养、卫生习惯等因素有关。长久不给孩子洗头，就会使乳痂越积越厚，不仅妨碍对囟门的观察，更会因乳痂藏污纳垢导致孩子头皮感染。因此，孩子头皮的清洁护理必不可少。

断奶的最佳时间

10个月以后的孩子，身体需要的营养逐渐增多，但母乳中的营养物质却逐渐减少，不能满足孩子生长发育的需要，这时如果不给孩子增加其他营养，时间一长，孩子就会消瘦多病，特别易得传染病，所以应掌握适当的断奶时间。但如果孩子吃母乳不影响辅食的添加，母乳也可喂到2岁。

断奶也应考虑适当的季节。孩子有病或天气过冷、过热，都不宜给孩子断奶。因为这段时间孩子的消化功能差，容易造成消化不良，最好选择孩子身体健康、良好的春

秋两季。

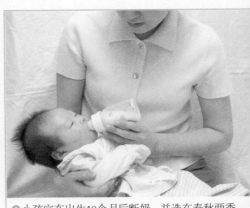

◎小孩宜在出生10个月后断奶，并选在春秋两季。

断奶后，母亲如果仍有不同程度的奶胀，可用吸奶器吸出，同时用生麦芽60克、生山楂30克煎当茶饮，3～4天即可回奶。

冬季带孩子晒太阳有讲究

冬季由于臭氧层出现季节性薄弱，太阳光中的紫外线加强，容易给人的身体带来不同的损伤。因此在冬季带孩子晒太阳也要注意选择时间段。

（1）6：00～9：00时，这一时间段阳光以温暖、柔和的红外线为主，紫外线相对薄弱。红外线温度较高，可使身体发热，促进血液循环和新陈代谢，增强人体活力。

（2）9：00～10：00时、16：00～17：00时，这两个时间段的太阳光是紫外线中的A光束成分较多，这两个时间段是储备维生素D的好时间；同时还可以促进肠道钙、磷的吸收，增强体质，有利于促进骨骼正常钙化。

晒太阳时最好穿红色服装，因为红色服装的辐射长波能迅速消灭杀伤力很强的短波紫外线。

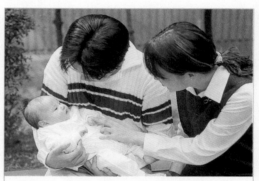

◎冬季孩子晒太阳，选择上午9点前和下午5点后。

乳类充足，也应给婴儿添加辅食

乳类是供给婴儿期生长发育的主要营养来源，但它并非十全十美，还有许多营养物质需要乳类以外的食品供给。为生长发育的需要所添加的食物，叫作辅助食品，简称辅食。年龄愈小，生长发育愈快，所需营养的全面性也愈迫切，若有不足，即可造成严重影响。当婴儿长到3个月以后，胃肠道消化酶的分泌日趋完善，6个月婴儿渐出新牙，胃容量变大，这时在乳类之外，渐次加入半流质以及部分固体食物，无论从营养需要还是对消化器官适应性的锻炼上，都是必要的。5～6个月的婴儿，即使乳类充足，不加辅食也会导致某些营养素缺乏，从而导致抵抗力低下。民间俗称的"奶痨"或"积"，往往是缺乏辅食造成的。辅食还是乳类过渡到饭食的"桥梁"，这座桥如果搭得好，婴儿就能很自然地断奶，而后步入正规饮食。这是整个儿童时期营养的基础，打好这个基础极为重要。

尽量不要给孩子吃干硬的食物

很多年轻的父母不懂得如何喂养孩子，在孩子很小的时候就给他吃干硬的食物，要不就让他跟着大人一起吃饭。

小孩子的肠胃脆而窄，过早吃干食、硬食就很容易生病。其实流食，也就是稀、烂、软的食物最能养孩子娇嫩的脏腑。

为什么呢？

我们知道消化就是将食物磨碎，分解成小分子物质，顺利通过消化道的黏膜进入血液，而大分子的物质只能通过粪便排出。西方营养学中有种叫"要素饮食"的方法，就是将各种营养食物打成粉状，进入消化道后，就是在人体没有消化液的情况下，也能直接吸收。由此看来，消化吸收的关键与食物的形态有很大关系，而液体的、糊状的食物因分子结构小，就可以直接通过消化道的黏膜上皮细胞进入血液循环来滋养人体。

想想喂养孩子的过程，其实也是这个道理。孩子出生时喝母乳、奶粉等液体的食物，不需要任何帮助就直接进入血液。还有那些刚出生不久的婴儿，因消化酶发育不完全，特别是淀粉酶很少，是不能吃大米、面粉、玉米、小米、红薯、马铃薯、芋头等含淀粉较多的食物的。

以前的人们并没有充足的牛奶、奶粉给孩子喝，还有些母亲缺乳或母乳不足时，就给孩子喂米汤、面汤等流食，孩子一样长得好好的。

越琐碎的食物越能滋养孩子的脏腑，固护孩子体内的阴气，但是现在许多家长图省事，孩子才几个月，就大人吃什么，孩子也跟着吃什么。孩子牙齿都没长全，胃肠又虚弱，哪能将食物消化、磨碎，因此食物只能通过粪便排出来。

所以，很多孩子的喂养问题都出在10个月后开始增添固体食物的时候，以前不爱生病的孩子容易生病了，以前胖乎乎的健康孩子变得消瘦了、气色也暗淡了，这就说明孩子的胃肠还没发育到能消化固体食物的程度。这时候，孩子必须回到吃琐碎的食物那个过程中去。

大一些的孩子，生病后胃口不好，消化、吸收功能减弱，家长也应给孩子吃一些有营养的、糊状的、稀烂的、切碎的食物，就可以很快帮助孩子恢复健康。

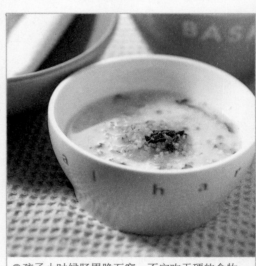

◎孩子小时候肠胃脆而窄，不宜吃干硬的食物，不宜消化。

带孩子要"三分饥和寒"

古人早就告诉我们，带孩子要"三分饥和寒"。人若在空气中受到寒凉，人体自然会调集卫气分布于体表以御寒，防止感冒。家长给孩子穿得过暖，就会形成过于温暖的环境，人体在这样的环境中毛孔会张开。没有寒冷环境的刺激，人体也不会在体表形成防寒的卫气。严寒的冬日，穿得再多，也有脱衣服的时候，谁敢保证孩子每一秒都待在暖和的地方？很可能就在脱衣服的瞬间，寒气从孩子开放着的、没有防寒系统的毛孔长驱直入，这样孩子会很容易感冒生病。所以，在秋天凉意初起的时候，父母不要忙不迭地给孩子加衣，要让其"三分寒"，以增强孩子的抗寒能力。

再一点是要孩子"三分饥"，即吃七成饱就可以了。现在生活条件好了，父母大多会让孩子爱吃什么就往饱处吃，尤其是吃些不易消化的肉食。孩子吃多了一是损伤脾胃，影响消化吸收，久之导致营养不良；二是造成胃肠食积。中医认为，"久积化热"选择内热，有内热容易导致外感，易患感冒等疾病。

再有些家长，孩子不吃饭就总是追着喂，殊不知，这会让孩子养成挑食和厌食的坏习惯。孩子不吃饭是因为不饿，饿了自然吵着要吃的，所以家长要知道"三分饥"的喂养经验。

孩子是一个智能的生命体，有自己的接受能力和自然习性，父母不能一厢情愿地给孩子穿暖穿厚、吃这吃那，而是要"三分饥和寒"，这样孩子自会平安长大。

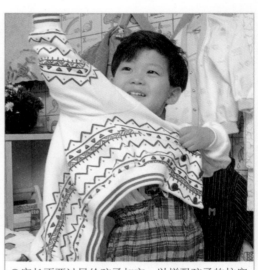

◎家长不要过早给孩子加衣，以增强孩子的抗寒能力。

孩子咳嗽有时候未必是坏事

听到孩子咳嗽，总是令父母很揪心。其实，有时候孩子咳嗽是一件好事，因为咳嗽是人体清除呼吸道内刺激性黏液及其他分泌物的方法，是保护呼吸道的一种反应。鉴于此，父母应该了解孩子的几种咳嗽类型，这样才会知道什么情况下该担心，什么时

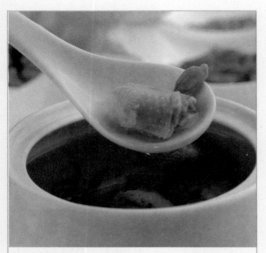

◎孩子咳嗽是身体虚弱的表现，父母要给孩子多吃易消化、营养丰富的食物，如牛肉、鸡汤等。

候则无须挂念。

（1）早上起来时，偶尔的干咳。小孩子早上起床有几声咳嗽，是一种生理反应，通过咳嗽把晚上积存在呼吸道中的"垃圾"清理出来。咳嗽往往同时伴有咳痰，痰就是"垃圾"，所以家长不必担心。

（2）经常干咳，不分昼夜。有些孩子总是干咳，且无不适，但父母听着非常刺耳。其实孩子干咳几乎是感冒后留下的，是身体虚弱的表现，父母要给孩子加强营养，让孩子多吃易消化、营养丰富的食物，如牛肉、鸡汤等，每天给孩子摩腹20次，捏脊5遍。

（3）强烈的干咳，通常发生在午夜，白天轻，晚上严重。有时孩子吸气的时候会发出刺耳的喘鸣，这种声音类似于孩子长时间大哭之后的抽泣。这可能是一种传染性病毒感染：义膜性喉炎。这种病毒通常侵袭半岁至3岁的孩子，父母应及时带孩子去医院。此外，父母可以抱着孩子，在充满蒸汽的浴室里坐5分钟，潮湿的空气有助于帮助孩子清除肺部的黏液，平息咳嗽。

（4）孩子咳嗽中有痰、怕冷、头痛、鼻塞、流鼻涕、喉咙痛时，父母可以施以下列按摩手法帮助他度过不适期：清肺经300次，揉膻中100次，推攒竹50次，揉小横纹100次，揉迎香30次，推三关100次。

（5）嗜睡，流鼻涕，流眼泪，咳嗽时带痰，不伴随气喘或是急促的呼吸，这可能是因为普通感冒引起的。父母要多给孩子喝温开水，及时治疗。

（6）猛烈而沙哑的阵咳，呼吸一次阵咳多达十几下，同时孩子用力吸气的时候会发出尖锐的吼鸣声，表明孩子可能患上了百日咳。父母要及时将孩子送医治疗。

还有些孩子，为了逃避上学会假装咳嗽，父母应仔细观察，以免落入孩子的"圈套"。

♥ 拍背可缓解孩子的咳嗽

有时候，看着孩子咳嗽，做父母的往往不知所措，干巴巴地瞅着心疼。其实在孩子咳嗽时，父母可以帮孩子按摩止咳穴。

另外，拍背也可以缓解孩子的咳嗽。在

孩子咳嗽时，父母让孩子坐起，使其上身成45°角，然后轻轻地帮孩子拍背，这样能起到宽胸理气、促进痰液排出的作用。需要注意的是，父母在给孩子拍背时不能集中在一个地方，应该上下左右都拍到，如果拍到孩子的某一部位时孩子就咳嗽，说明孩子的痰液就积在此处，应重点拍。

此外，如果父母在孩子咳嗽未愈期间注意饮食宜忌，可以收到事半功倍的效果。一般来说，还应注意一下四忌。

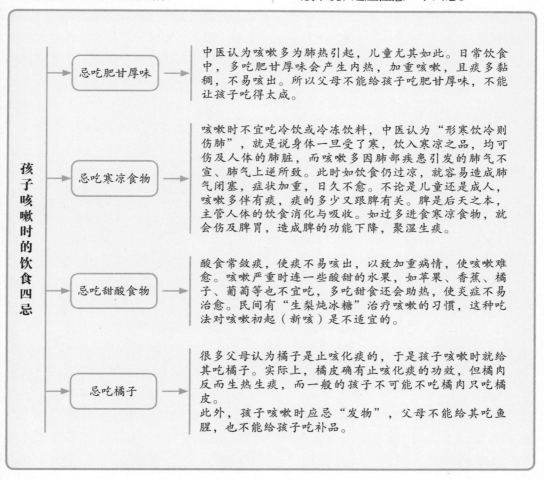

孩子咳嗽时的饮食四忌

忌吃肥甘厚味
中医认为咳嗽多为肺热引起，儿童尤其如此。日常饮食中，多吃肥甘厚味会产生内热，加重咳嗽，且痰多黏稠，不易咳出。所以父母不能给孩子吃肥甘厚味，不能让孩子吃得太咸。

忌吃寒凉食物
咳嗽时不宜吃冷饮或冷冻饮料，中医认为"形寒饮冷则伤肺"，就是说身体一旦受了寒，饮入寒凉之品，均可伤及人体的肺脏，而咳嗽多因肺部疾患引发的肺气不宣、肺气上逆所致。此时如饮食仍过凉，就容易造成肺气闭塞，症状加重，日久不愈。不论是儿童还是成人，咳嗽多伴有痰，痰的多少又跟脾有关。脾是后天之本，主管人体的饮食消化与吸收。如过多进食寒凉食物，就会伤及脾胃，造成脾的功能下降，聚湿生痰。

忌吃甜酸食物
酸食常敛痰，使痰不易咳出，以致加重病情，使咳嗽难愈。咳嗽严重时连一些酸甜的水果，如苹果、香蕉、橘子、葡萄等也不宜吃，多吃甜食还会助热，使炎症不易治愈。民间有"生梨炖冰糖"治疗咳嗽的习惯，这种吃法对咳嗽初起（新咳）是不适宜的。

忌吃橘子
很多父母认为橘子是止咳化痰的，于是孩子咳嗽时就给其吃橘子。实际上，橘皮确有止咳化痰的功效，但橘肉反而生热生痰，而一般的孩子不可能不吃橘肉只吃橘皮。
此外，孩子咳嗽时应忌"发物"，父母不能给其吃鱼腥，也不能给孩子吃补品。

如何判断孩子是否发热

其实有时候孩子体温升高是生理性的，并不是发热，这些情况是：

（1）孩子穿得过多、盖得太厚，都会使体温有所升高，尤其是新生孩子。只要将这些因素排除，小孩子的体温就会恢复正常。

（2）剧烈活动、精神紧张、情绪激动、进食、排便等，都可使孩子的体温暂时升高。

（3）体质虚弱、饥饿、久不活动或保暖不佳等，则会使孩子的体温暂时偏低。

那么，该如何判断孩子是否发热呢？

（1）摸。平时经常摸摸孩子的小手和颈部后面，既可知道孩子体温是否正常，更重要的可以了解孩子的衣着是否合适，穿得过多或过少都不利孩子的健康和舒适。了解了孩子的正常体温，一旦孩子发热，你就马上能"摸出"。用手大致感觉出了孩子的体温异常，可用你的额角接触孩子的额角，如果明显感觉孩子的额头比你的热，那么孩子多半是发热了。

（2）看。如果孩子脸部潮红、嘴唇干热、哭闹不安，或者没有食欲时，很可能是发热了。发热时身体的水分消耗较大，如果孩子的小便比平时的尿量少，且小便发黄、颜色较深，孩子也可能体温增高了。

（3）测。用体温计测量体温是最确切的。通常用肛表测量孩子的直肠温度较确切

（正常体温为37~38℃），也可测量孩子的腋下或颈部（正常体温为36~37℃），测出的直肠温度需减去0.5℃，腋下和颈部温度应加0.5℃，得出的度数便是孩子的现时体温数，如此可知孩子的准确体温和是否发热。学龄前孩子最好不要用口腔表测量体温，以免发生意外。

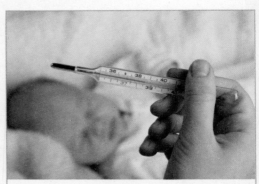

◎用体温计测量体温，可以确切地辨明孩子是否发热。

高烧时给孩子"捂汗"的方式不可取

小儿体温超过38℃时即为高烧。通常人们会在婴儿发热时为他们穿衣服或多盖棉被来"捂汗"，让身体多出汗而达到退烧的目的，这对婴幼儿来说是很不合适的，因为这样会使孩子感觉很不舒服，哭闹不安而消耗体力，热度反而会上升。高烧时只让孩子穿适合的衣服就可以了，但较冷的天气，孩子手、脚发凉时，则要添加衣服。

体温在38~39℃时要注意保证饮水量。高烧38.5℃以上时应在医生指导下服用退烧药，或采用物理降温的方法为孩子退烧。一般情况下可用温水洗浴擦身，用温

湿毛巾反复敷前额部或胸腹部，或用凉湿毛巾（尽量拧干）放在前额。如果你想用碎冰块降温，一定要注意不可让冰块直接接触孩子的身体，并严格控制用冰时间，不可大意。

如果你发现你的孩子在发高烧时精神不好，脸发红，摸额头感到烫手或是体温在39℃以上，也可用酒精擦浴的方法。擦酒精是一种方便的物理降温方法，可选用市售浓度为75%的消毒酒精，加温水1倍左右，使浓度降为30%~40%。你可用纱布或小毛巾蘸上备好的酒精擦小儿身上大血管

区域，即腋窝、颈部、大腿根部及外阴部。

小儿发热不一定非要用药或就医。发热是身体不适时，自然发生的抵御疾病的表现，因此不完全是坏事，不要一发热就轻易使用退烧药，更不要自己判断吃什么药或乱用成药。

因为发热可能是多种疾病引起的，使用退烧药必须对症处理，关键在于找出病因，针对病因采取相应治疗措施，病因去除了，体温自然就会降至正常水平。而短期的体温较高，有时只要在你的仔细护理下，会自然消失。

当宝宝发热时，用以下温和（物理性）的退烧方法可让宝宝舒服一些：

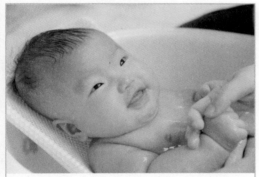

◎宝宝发热时，用温水给宝宝洗澡，有助宝宝的血管扩张，降低体温。

（1）冷敷法。这个方法简便易行，用冷毛巾敷在前额，毛巾变热后再用冷水浸后重新敷用。用冷水袋或冰袋敷效果较用冷毛巾敷前额要好。

（2）全身温水拭浴或泡澡。将宝宝衣物解开，用温水（37℃左右）毛巾搓揉全身或泡澡，如此可使宝宝皮肤的血管扩张，将体气散出；另外水汽由体表蒸发时，也会吸收体热。每次泡澡10~15分钟，4~6小时一次。

（3）温酒精拭浴。酒精擦浴将70%酒精兑自来水1/1，或75%酒精兑水1/2，亦可用二锅头兑水1/4，放在一个小碗中。擦浴时将门窗关好，用纱布或柔软小毛巾蘸碗中的酒精，擦患儿手心、脚心、腋窝和上臂内侧、前胸和大腿根部。稀释后的水温为37~40℃，再擦拭四肢及背部；若直接用酒精擦拭，会让小朋友觉得很冷，很不舒服，甚至抽搐。

擦拭后可用浴巾盖一下身体，等5~10分钟，酒精蒸发得差不多的时候，体内的血液循环到了身体表面，又使皮肤变热时，就可以再重复第二次，如此重复3次左右，体内外的温度可迅速下降。由于退烧速度较快，此方法适合1岁以上，且超过40℃以上不易退高烧的幼童使用。

（4）以凉毛巾擦拭。用稍凉的毛巾（约25℃）在额头、脸上擦拭。

（5）多喝水。有助发汗，此外水有调节温度的功能，可使体温下降及补充体内流失的水分。

（6）使用冷水枕。肛温38℃以上可使用冷水枕，利用较低的温度进行局部散热。现在市面上的软冷水枕甚为方便，冷度也不会太冷，较大幼儿及儿童可用。但是不建议6个月以下的婴儿用，因为婴儿不易转动身体，会造成局部过冷而冻伤或导致体温过低。

（7）适当增减衣物。如果宝宝四肢冰凉又猛打寒战（畏寒），则表示需要温热，所以要覆盖毛毯；如果四肢及手脚温热且全身出汗，则表示需要散热，可以少穿点衣物。

近视眼孩子多吃糖，近视更严重

很多孩子都喜欢吃甜食，这是一种很不好的习惯，因为我们都知道，过量地实用甜食会导致孩子肥胖，产生龋齿。但是你可能不会知道，患近视眼的孩子如果过量实用甜食，会使得近视更加严重。

甜食中含有大量的糖分，而当人体摄入糖的含量达到6克的时候，就会大量消耗体内存在的维生素B$_1$，这是因为过多的糖在体内代谢时必须有一定的维生素B$_1$参与。当人体内的维生素B$_1$不足时，就会影响机体对眼压的调节，从而助长近视的发展。

另外，过量地摄入糖分还会使孩子的血液呈酸性，而为了维持体内的酸碱平衡，人体就不得不动用大量的钙质去中和体内的酸性物质，这就会造成血钙不足，减弱眼球壁的弹性，使眼轴伸长，埋下近

视的隐患。同时，血糖升高，并使晶体复凸而形成近视。

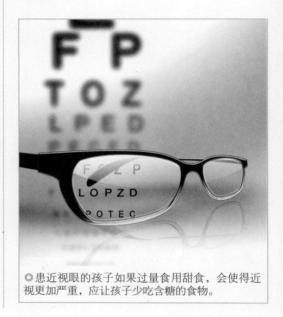

◎患近视眼的孩子如果过量食用甜食，会使得近视更加严重，应让孩子少吃含糖的食物。

发热时吃鸡蛋羹等于火上浇油

当孩子发热时，父母通常会做鸡蛋羹给他吃，认为这样容易消化，而且有营养，对恢复健康有利，其实这种做法是不科学的，有时候甚至是"火上浇油"。

我们都知道，人在进食后体温会略有升高。这是因为，食物在体内氧化分解时，除了本身释放出热能以外，还会增加人体的基础代谢率，刺激人体产生更多的热量，食物的这种刺激作用，在医学上称为食物的特殊动力作用。然而，这种作

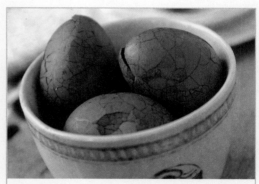

◎食用高蛋白的鸡蛋，会使孩子体内热量增加，不利退烧。

用与进食的总热量无关，而与食物种类有关。比如进食碳水化合物，可增加基础代谢率5%～6%，脂肪会增加基础代谢率3%～4%，二者持续时间只有1小时左右。而进食蛋白质影响最大，可增加基础代谢率的15%～30%，持续时间也较长，有的可达10～12小时。所以，当孩子发热时，如果父母让孩子食用含有大量蛋白质的鸡蛋，不但不会降低体温，反而会使孩子体内热量增加，导致孩子的体温升高得更多，因此不利于孩子的早日康复。

对于发热的孩子，在饮食方面应力求清淡，易消化，多吃水果、蔬菜以及含蛋白质低的食物，主食应以流质或半流质食物为主，如米汤、稀饭、面条、藕粉等，这有利于孩子早日恢复健康，等身体恢复后再多补充瘦肉、鱼、豆腐等高蛋白食物。

孩子夜间磨牙，小心肚子里有蛔虫

有些儿童睡着后会不自觉地磨牙，那闹心的声音通常会搅得父母心神不宁。如果偶尔一两夜磨牙，不会影响孩子的健康，但如果每天晚上都出现磨牙的现象，不仅会使孩子牙釉质受到损害，引起牙齿过敏，还会使其咀嚼肌增粗，脸形发生变化。

那么，究竟是什么原因引起孩子夜间磨牙的呢？肚子里有蛔虫应该是最主要的原因。当孩子肚子里有蛔虫时，蛔虫会在小肠内掠夺各种营养物质，分泌毒素，导致孩子消化不良、肚脐周围隐痛等，这样孩子在睡眠中会因神经兴奋性不稳定而磨牙。

如果有些孩子晚餐吃得过多，睡觉时胃肠内仍然积存着食物，胃肠道就不得不加班工作以完成消化吸收的任务。胃部在工作时也会引起面部的咀嚼肌自发性的收缩，导致牙齿来回磨动。另外，孩子出现焦虑、压抑、过度紧张等不良情绪时，也会导致夜间磨牙。

所以，当孩子出现磨牙现象时，父母应该查清原因对症下药，若因为寄生虫引起磨牙，就应该及时服用药物驱虫。晚上睡觉前，不要让孩子吃过于油腻的食物，也不要让他吃得过饱，更不宜刚吃过饭就睡觉，以免出现积食。

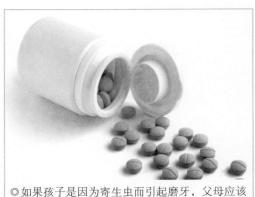

◎如果孩子是因为寄生虫而引起磨牙，父母应该及时给孩子服用药物驱虫。

如果孩子磨牙是由心理原因引起的，家长应多同孩子沟通，知道原因后及时消除造成孩子压力的各种不良因素，让孩子保持愉悦、轻松的心情入睡。

不同成长阶段要采取不同的刷牙方法

少年儿童要刷牙，但是家长要注意，不能把大人的刷牙方法生搬硬套给孩子，口腔医学专家提醒，应该根据人的不同成长阶段采取不同的刷牙方法。

横刷法是大众最惯用的刷牙方法，但长期使用这种拉锯式的刷法，可导致牙龈萎缩，并形成牙颈部楔状缺损。

当幼儿两岁半左右出齐乳牙，就应当开始刷牙了。儿童比较合理的刷牙方法应该是竖刷法，即牙刷顺着牙缝上下刷，上面牙齿往下刷，下面牙齿往上刷；咬合面要来回刷，刷上下前牙的里面时，可将刷头竖立使用，上牙由上往下刷，下牙由下往上刷。

对于10岁以上的青少年，可在洗刷唇（颊）舌面时，刷毛与牙面呈45°角，刷毛指向牙龈方向，使刷毛进入龈沟和邻间区，部分刷毛压于龈缘上进行前后向短距离的水平颤动，在颤动之后结合一个向后方旋转的动作。刷洗合面时，刷毛紧压在合面，使刷毛深入裂沟进行前后向短距离的颤动。这种方法既能刷洗牙齿，又能按摩牙龈，熟练掌握将有益于维护少年儿童的口腔健康。牙刷应选用刷头较小，刷毛较软，刷毛顶端呈半球形的保健牙刷，波浪形牙刷的刷面有利于牙间隙的清洁。根据不同的年龄，应该选择相应的牙刷柄长度。

此外，牙菌斑在被祛除后会不断在牙面重新形成，因此每天至少要刷2次牙。一般情况下提倡刷牙时每个区域颤动5～10次，每次刷牙不少于3分钟。

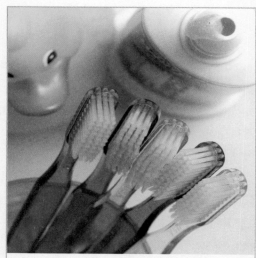

◎当幼儿两岁半左右出齐乳牙，就应当开始刷牙了。

让孩子远离这些日常用品

许多家长都对铅中毒忌惮三分，因此处处提防孩子铅中毒，殊不知，在生活中，有许多日常用品，比含铅物对孩子危害更大。

❶ 汞合金填充物

不要用汞合金填充物（又称水银填充物）为孩子补牙，否则一旦孩子吸入汞蒸气，甚至将其吞下，就可能导致汞中毒。

② 抗菌皂

为什么能抗菌？因为里面含有少量的有毒物质。这对人体有害，特别是对神经系统正在发育的儿童而言。因此，要避免一切宣称"抗菌"的产品，多用自然香皂。

③ 运动饮料

运动饮料中含有的化学甜味剂是有害的，给孩子喝水是更聪明的方法。

④ 非处方药品

几乎所有的药品都有一定的毒性。许多儿童药品比成人药品毒性更强，因为它们增加了化学甜味剂和人工色素的含量。

⑤ 防晒油中的遮光剂

许多防晒油中的遮光剂它们含有多种有毒物质，可导致皮肤癌。更严重的是，遮光剂阻挡了紫外线，使皮肤不能正常制造维生素D，影响骨骼生长。

⑥ 加工过的牛奶

不到十岁的儿童患上心脏病，有一部分原因是跟他们喝的加工牛奶有关。因为这些加工牛奶中，有些会含有杀虫剂和其他化学物质。

⑦ 快餐

快餐极不健康，不仅因为这些食品常常是油炸的，还因为它们含有添加剂、味精、色素等物质。奇怪的是，许多家长对孩子良好表现的奖励，竟然是为他们购买不健康的快餐食品。

⑧ 洗衣剂

洗衣剂中含有的有毒物质很多，其中的香味剂就属于致癌物质。它们对环境有害，同样对儿童健康有害。

⑨ 阻燃剂

在新型的儿童床垫上，经常会喷洒阻燃剂，它们可以轻易地被儿童皮肤吸收，破坏他们的免疫系统和神经系统。此外，许多服装、地毯、毛毯等产品也含有阻燃剂。

⑩ 碳酸饮料

它可能导致糖尿病和肥胖，还含有磷酸，会损害牙齿，导致骨质疏松。此外，儿童经常喝碳酸饮料更危险，因为它们含有的化学甜味剂与学习能力低下和神经紊乱都有关系。

⑪ 空气清新剂

空气清新剂含有致癌物质，能够导致哮喘和其他呼吸系统疾病。如果你重视孩子的健康，就用橘子皮来代替吧！

⑫ 人工合成的维生素

一些儿童专用维生素是人工合成的，其中往往会添加一些人工色素和化学甜味剂。因此要避免购买廉价的儿童合成维生素，而选择有质量保证的产品。

儿童锻炼要循序渐进

在儿童的成长发育阶段，体格锻炼是不可忽视的。中医有句老话"天人合一"，主张人与大自然是一个协调的整体。体格锻炼就是利用外界因素（日光、空气、水）增强机体体制，使机体与不断变化着的外界环境保持协调的过程。

儿童的体质强弱既受先天因素的影响，又与后天的营养和锻炼有关。正确利用自然界的各种因素锻炼身体则能增强体质，促进儿童生长发育，提高对自然环境的适应能力和增强抵抗力，减少疾病。

现代医学证实，体格锻炼对身体各器官的作用是一个复杂和综合的生理过程，经常性的锻炼对于儿童器官发育、抗病健体有很大的好处。

当然，体格锻炼必须遵循卫生要求，选择适宜的锻炼方法，有计划、有步骤、循序渐进地进行才能达到预期的效果。由于儿童的身体发育迅速，许多器官的功能还不像成人一样健全，因此，儿童体格锻炼应注意循序渐进，不可操之过急。应从简单到复杂，从短时间到较长时间，从平缓到激烈。而且，要注意坚持，不可三天打鱼，两天晒网，要使孩子逐步适应。

儿童锻炼的量和内容也应有一定的范围，但有些孩子易兴奋，所以会出现超量活动，此时应加以限制。有些孩子在锻炼时有异常表现，应立即终止锻炼。

对于体格锻炼的方式则因年龄而异，可以结合日常生活，利用空气、日光和水进行，也可以通过游戏、体育运动进行。

儿童夏季户外活动时间每天应保持在两小时以上，冬季亦应安排一定时间进行户外活动。

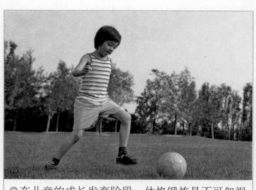
◎在儿童的成长发育阶段，体格锻炼是不可忽视的，但是锻炼要做到循序渐进。

白开水最适合孩子

目前市场上的饮料可谓是五花八门，各种各样的饮料吸引着孩子，也让父母挑花了眼。由于大多数的饮料都声称具有诸如保健、益智、营养等功能，于是许多家长不惜多花钱，也要让孩子喝"有益健康"的东西。有时甚至用饮料取代水。那么，让孩子喝什么好呢？正确的答案是水。

水是人体六大营养素之一，一个人可

以数日不吃饭，但不可一日不喝水。水是人体重要的组成成分，占成人体重的60%，儿童则还要多些。水是保持人体内环境稳定的基础，在保持人的体温平衡和维持人体新陈代谢等方面，起着重要的作用。体内如果缺少水，轻则易于疲劳，代谢障碍；重则出现代谢紊乱，甚至危及生命。

人体缺水的信号是口渴，但是对孩子而言，就不能等到他们感到渴时再让他喝水。因为，孩子的玩心大，玩时常将口渴的信号放置脑后，等到玩累了才想起喝水时，就晚了，容易使得体内的代谢产物堆积，不利于孩子健康发育。特别是夏天，孩子出汗增多，不及时补充水，还可能出现中暑现象。中暑的孩子表现为体温升高、神志不清，有时还会出现四肢抽搐等情况。

那么孩子究竟应该喝多少水呢？这要视年龄而定，并非越多越好。在新生儿期，喝水量要严格掌握，因为宝宝的肾脏发育尚未完善，一次20毫升即可。随着月龄增长，喝水量也要相应增多。一般而言，吃母乳的孩子需水量相对少，而喝牛奶的孩子需水量就多一些。到了1岁，孩

子活动量大了，需水量也更多了。此时，应该让孩子每天至少喝3次水，每次在100～200毫升左右。天气干燥及夏天时还要相应增加。过了1岁，孩子每天的需水量就应在500毫升以上。有些家长说，孩子不喜欢喝白开水怎么办？这是因为孩子常喝饮料成为习惯，他们认为甜水好喝。但从健康角度讲，白开水更适宜孩子。

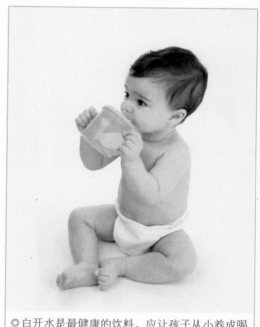

◎白开水是最健康的饮料，应让孩子从小养成喝白开水的好习惯。

四种水果小孩不宜多吃

水果具有丰富的营养价值，对保持身体健康是有好处的，因此应多给小孩吃些水果，但是凡事都要有一个度，有四种水果不能给小孩吃得太多，否则就会"过犹不及"。

❶ 柑橘

柑橘如果吃得过多，就会使人们体内的胡萝卜素含量增多，从而引发胡萝卜素血症，小孩就会出现食欲不振、烦躁不安。因

此，小孩每天至多只能进食2~3个柑橘。

❷ 柿子

柿子里含有的大量柿胶酚、单宁和胶质，吃得过多在胃内遇酸后就会形成不能溶解的硬块，可能会滞留在胃内形成胃结石。如果小孩本身就有胃炎、胃溃疡等胃部疾病，还有可能诱发胃穿孔、胃出血等病症。因此，小孩一次只可吃1~2个柿子。

❸ 荔枝

荔枝食用过多可以使我们的身体发热，导致牙龈肿痛，所以阴虚火旺的小孩应慎食。另外，荔枝还具有降血糖的作用，食用过多会使人们出现低血糖症，也就是人们常说的"荔枝病"。

❹ 甘蔗

小孩过多地摄入糖分会使其血液中的pH值下降，形成酸性体质。酸性体质的孩子身体免疫功能下降，容易患感冒。因此，孩子不可过量吃甘蔗，每天最好不要超过50克。

另外，不同水果里含有的矿物质和维生素的种类和量都不一样，因此我们要随着季节变换选择不同水果，不能一年四季总是只吃一两种水果。

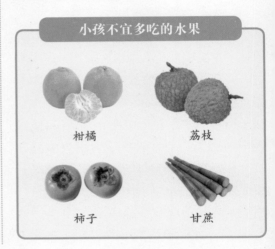

小孩不宜多吃的水果

柑橘　　　　荔枝

柿子　　　　甘蔗

孩子晚餐不宜吃得太少

在生活中，我们常听到"晚餐要吃少"这句话，其实，这是对成年人尤其是老年人或者是肥胖的人来说的，对于正处在生长旺盛期的孩子来说，是不正确的。

孩子的胃肠功能还没有完全发育，胃的容量较少，食物一般在胃内停留三四个小时就会被"排空"，如果晚餐吃得太少，孩子就会产生饥饿感。另外，孩子在发育过程中，不论是身体

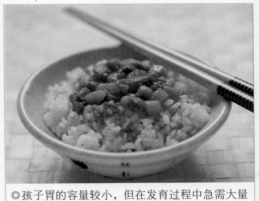

◎孩子胃的容量较小，但在发育过程中急需大量营养物质，所以，孩子晚餐不宜吃得太少。

生长还是大脑发育都需要大量的营养物质。在一天中，人的一日三餐间隔时间是五六个小时，晚餐距离第二天早上却相隔10个小时左右，而且孩子在睡眠时身体的生长发育并没有停止，仍然需要一定的营养物质，如果晚餐吃得太少，就不能满足身体的这种需要，长期这样下去，肯定会影响孩子的生长发育。

所以，孩子晚餐的热量应该高一些，要占全天总热量的30%，但不要吃高脂类和不容易消化的食物，而应以富含淀粉、蛋白质、粗纤维和维生素的食物为最佳。对于那些已经超重或者肥胖的孩子来说，应该坚持"晚餐要吃少"的原则，这里的"少"指热量要少，而不是数量少，否则孩子就会因为吃不饱而影响晚上的睡眠质量，进而影响身体的健康。

♥ 培养儿童心理健康十要点

① 不要过分地关心孩子

这样做容易使孩子过度地以自我为中心，认为人人都应该顺从他、照顾他，成为以自我为中心的人。

② 不要贿赂孩子

要让孩子从小知道权利与义务的关系，不尽义务不能享受权利。

③ 不要太亲近孩子

应该鼓励孩子与同年龄人一起生活、学习、玩耍，这样才能使他学会与人相处的方法。

④ 不要勉强孩子做一些不能胜任的事情

孩子的自信心多半是由做事成功而来，强迫他做力所不能及的事情，只会打击他的自信心。

⑤ 不要对孩子太严厉、苛求甚至打骂

这样会使孩子形成自卑、胆怯、逃避等不健康心理，或导致反抗、残暴、说谎、离家出走等异常行为。

⑥ 不要欺骗和恐吓孩子

欺骗和吓唬孩子会丧失父母在孩子心目中的权威性，以后的一切告诫，孩子就不会服从了。

⑦ 不要在小伙伴面前当众批评或嘲笑孩子

这会造成孩子怀恨和害羞的心理，大大损害孩子的自尊心。

⑧ 不要过分夸奖孩子

孩子做事取得了成绩，略表赞许即可，过分夸奖会使孩子形成自负、骄傲等

不良心理。

⑨ 不要对孩子喜怒无常

这样会使孩子敏感多疑，情绪不稳，胆小畏缩。

⑩ 要帮助孩子去分析他所处的环境

帮助孩子解决困难，而不是代替他们解决。应教会孩子分析、解决问题的方法。

♥ 孩子为什么会经常打嗝

有些孩子经常打嗝，并且有时候要持续很长时间才能停止，这到底是怎么回事呢？

孩子之所以打嗝，是因为其脏腑娇嫩，胸部、膈肌发育尚不完善，一旦某种原因刺激了胸部、膈肌和腹部相邻的部位，这个刺激信号传递到颈部脊髓"打嗝中枢"，再经膈神经和肋间神经传到膈肌，引起肋间肌收缩，便形成难以自控的打嗝现象。

引起孩子打嗝的原因主要有三个：一是父母护理不当，使孩子外感风寒，寒热之气逆而不顺，诱发打嗝；二是饮食不当，如饮食不节制、食积不化或过食生冷奶水、过服寒凉药物，引起气滞不行，脾胃功能减弱，气机升降失常而使胃气上逆动嗝，诱发打嗝；三是进食过急或惊哭之后进食，一时哽噎也可诱发打嗝。

所以，孩子如果没有其他疾病而突然打嗝，嗝声高亢有力而连续，一般是受寒凉所致，可给孩子喝点热水，同时在胸腹部覆盖棉暖衣被，冬季还可置一热水袋保温，即可不治而愈。如果发作时间较长或发作频繁也可在开水中泡少量橘皮，待水温适宜时给孩子饮用，寒凉适宜则嗝自止。

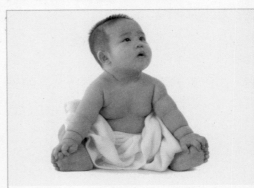

◎孩子打嗝可有多种原因引起，家长要及时注意。

♥ 孩子多动，并不全是他的错

顽皮的孩子显得可爱，顽劣的孩子令人头疼，不知疲倦的孩子让家长束手无策，如果你有一个多动的孩子，千万别以为这都是孩子的错。

从中医角度分析，小儿为稚阴稚阳之体，脏腑娇嫩、形气未充，脏腑器官及体格发育尚未成熟，功能还不完善，与成人相比较，处于脏腑未壮、精气未充、经脉未盛、气血不足、神气怯弱的状态。因为小儿脏腑的形态结构及功能均未成熟，所以必然往成熟完善的方面发展，即显示出生机旺盛、迅速生长发育的现象，表现出来的就是爱动。所以若孩子多动，父母不能过多斥责、打骂，而应该以鼓励、教育为主。

首先，在孩子能保持安静的时候，一定要给予表扬，关键是要维护孩子的自尊心，激发孩子内在的上进心。

其次，采取动静结合的方法，给孩子创造机会好好玩，引导他从事正常的活动。

孩子多动，和其体内血少也有很大关系。父母应该在孩子睡着的时候，从其腋下往腰间轻推20下，帮助孩子疏肝理气，降虚火。父母一定要多给孩子吃补血的食物，多吃细碎、容易消化的流食以便其更快生血。孩子的血液足了，身体内部各脏器都吃饱了，就不会有燥火了。孩子内部

平衡了，外部也就安静平稳了。

还有一个方法可治疗孩子多动，那就是用大蒜敷脚心：将一头大蒜剁碎后分两份敷在脚心处，然后用保鲜膜固定住，半小时后取下即可。

另外，细心的家长可能会注意到，孩子吃了某些食品后会变得特别亢奋，难以入睡，尤其是吃了巧克力、可乐或其他甜食后，会精力充沛、情绪高昂、跳来蹦去，显得极度活跃。所以，调整孩子的饮食结构，也是改变孩子多动的有效方法。

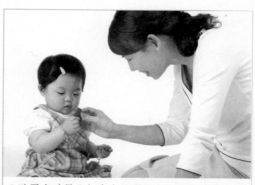

◎孩子多动是生长发育的需要，父母应该多多鼓励、教育。

孩子遗尿时，嘲笑的方式不可取

孩子在三岁之前，尿床的现象时有发生，但是三岁以上的孩子大多数夜间不再尿床。如果孩子已经超过两岁，并且在没有疾病的情况下经常在睡眠中不自觉地排尿，那就是患了遗尿症，一般来说患遗尿症男孩要比女孩多。

当孩子出现遗尿的情况时，父母绝对不能因为他尿床而嘲笑他，否则会严重伤

害孩子的心灵，父母应该先找到孩子遗尿的原因，以便对症下药。目前，有关孩子遗尿的原因还没有明确，一般认为有以下几点：

知道了孩子产生遗尿的原因，父母面对孩子的遗尿问题更应该以平常心对待，并在日常生活中进行合理的调节。

父母应该从每天下午四点开始就少让

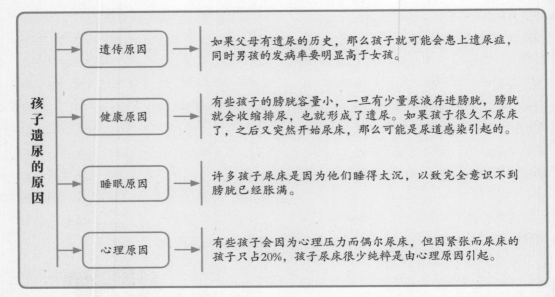

孩子喝水，晚饭最好避免给孩子吃流质的或者喝很多汤，餐后的水果也不宜吃西瓜、梨等水分含量高的水果，要让孩子养成在睡前把尿排干净的习惯，如果在临睡之前给孩子洗个澡，也可以减少尿床现象的出现。

白天不能让孩子太劳累，避免过度疲劳和精神紧张，最好能睡个午觉，以免过于疲劳夜里睡得太沉，有尿时不容易醒来。经常发生遗尿的孩子，他的遗尿时间往往相对固定。家长可以在孩子经常遗尿的时间前叫醒孩子，或用闹钟叫醒孩子，让他自己起床小便，坚持一段时间后，就能形成条件反射。以后每天晚上到这个时候，孩子就会起床小便，遗尿也就自然消失了。

如果是疾病原因导致孩子遗尿，父母应该立刻带孩子去医院看医生，并积极配合医生的治疗。

孩子睡觉打呼噜并不代表睡得香

大多数父母都只关心孩子清醒时的状态，例如孩子肚子疼、腹泻了，就赶紧带着他去医院，但对于孩子睡着后的状态，很少有父母关注，有时候孩子睡觉时打呼噜，父母还会笑着对别人说："你看我家孩子睡得多香！"那么，孩子在睡觉时打呼噜，真的是因为睡得香吗？

其实，正常孩子的呼吸系统是十分顺畅的，睡觉时根本不可能打呼噜。那些睡觉打呼噜的孩子，睡眠质量会受到影响，由于不能熟睡，自然会严重威胁其心、肺功能。

打呼噜会使孩子在睡眠中严重缺氧，直接导致其脑部发育供氧不足，引起促生长激素分泌减少，不但影响孩子的身高，还会影响孩子的智力。

孩子出现打呼噜现象时，父母首先应该带他到医院的五官科检查扁桃体是否肥大，因为扁桃体的异常肥大会使孩子鼻咽部的通气受到阻碍，气流强行通过时孩子就会出现打呼噜的现象。

但是父母要注意，扁桃体肥大的原因有两种：

一种是生理性的，这种情况下，扁桃体会随年龄的增长逐渐变小，打呼噜症状也随之减轻，而且扁桃体是公认的一个活跃的免疫器官，能抵抗细菌与病毒的侵袭，所以不你能因为孩子打呼噜就草率将它切除。

另一种属于病理性肥大，这是打呼噜的祸根，父母可在耳鼻喉医生的诊治下，决定是否给孩子进行手术治疗。

另外，晚上睡觉前要让打呼噜的孩子刷牙，清理鼻腔分泌物，睡姿可取侧卧，双手不要压在胸口处，盖被应轻暖，室内空气须清新，温度适宜。发现孩子打呼噜时，父母可翻动一下其身体，变换一下其睡姿，枕头不要太高。

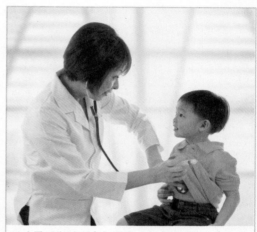

◎孩子睡觉时不会打呼噜，如有打呼噜，家长要带孩子及时治疗。

♥ 千万不要让孩子睡沙发

多数床的软硬程度比较适中，孩子躺在上面，身体不会陷下去。而有些沙发虽然表面看上去很平，但实际上使用了较松软的材质，经过紧绷后形成，人躺在上面，身体很容易陷进去。特别是当孩子翻身时，脸贴在柔软的沙发面上，鼻孔容易被堵塞。如果没人在旁边细心照顾，再加上孩子年龄较小，意识能力较差，很可能会因此造成呼吸不畅，甚至导致窒息猝死。

此外，沙发的结构对孩子睡眠和成长

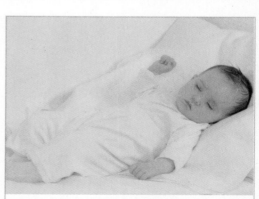

◎沙发的结构对孩子睡眠和成长也不利，因此千万不要让孩子睡沙发。

也不利。床比沙发宽敞、平坦，并且可以随意调整睡姿，睡起来很舒服；沙发有靠背和扶手，睡起来身体很受约束。再加上孩子肌肉骨骼正处在发育阶段，凸凹不平的结构不仅会影响孩子的睡眠，也不利于其生长。

因而，为了安全起见，千万不要让孩子睡沙发。

放手去让孩子"搞破坏"

许多小孩都是父母眼中的"破坏王"，电动汽车的零件散落在屋子里，桌上的电话线被拔掉了线，影碟机再也不能打开……父母总是要以一种"时刻准备着"的精神状态去面对随时可能出现的破坏场面。

其实，与其这样紧张不安地等待破坏场面的出现，不如主动为孩子提供动手的条件，让他们在探索和尝试中找到创造的感觉。

因为孩子刚接触和认识这个世界，所以他们要检查所有自己还弄不明白的东西，对于这些东西，他们会摸一摸、闻一闻甚至是摔一摔，看看它们会产生什么样的反应，于是就有了父母眼中的"破坏性"行为。

所以，如果孩子正处在这个年龄段，父母可以把一些贵重的、危险的物品收藏好，然后给孩子一些安全的家用物品或是耐摔的玩具。

也可以让孩子自己当"修理工"，当你在修理家中物品时，可以让孩子参与进来，找没有危险性的动手部分教孩子如何操作。

另外，父母要慢慢引导孩子，让他明白什么东西可以碰，什么东西不可以碰。比如他可以玩一个小皮球、甚至可以拆卸电动小汽车来看它的内部结构，但是不能把电视机当作玩具，不能把影碟机扔进水桶里。

总之，对于孩子的"破坏性"行为，父母该做的不是惩罚，而是鼓励，以利于孩子求知欲和创造力的发展。

有时候孩子在发脾气时会故意摔东西，对于这种行为，父母要坚决制止，并且要及时弄清孩子发脾气的原因，疏导他的情绪，耐心地给他讲道理，使他的情绪稳定下来。

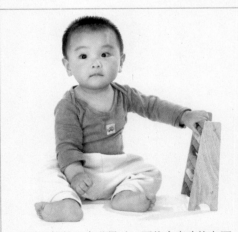

◎孩子刚接触这个世界时，可能会喜欢摔东西，对此，父母要耐心引导，不能强硬的制止。

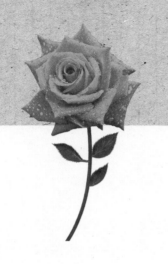

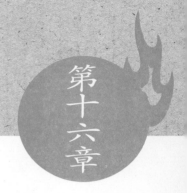

第十六章

女性呵护细节

——女人，别让细节毁了健康

●女人如花，健康最美。但在日常生活中，一些小细节可能正在侵害你的健康和美丽。下面我们一起来看看有哪些细节需要注意，从而提示女人呵护自己，令自己更健康、更美丽。

❤ 女人不补容易老

作为一个女人不应该只注重外表的化妆，更重要的是注重改变你的体质和不健康的生活方式。

常言道："不补容易老。"现代女性由于身兼家庭、工作两方面的重任，长期紧张劳作，忽略了自身的调养，导致容颜逐渐衰老、皮肤干涩枯黄。所以建议女性朋友们要根据自己的身体情况有针对性地进补。

① 虚胖的女性

虚胖的女性应控制脂肪及热量的摄入，饮食宜清淡，少吃盐和味精等调料，做菜多采用少油的烹调方式，如清蒸、清炖、凉拌等。

② 压力大内分泌失调的女性

压力大及内分泌失调的女性，应从调整机体的阴阳气血平衡来恢复健康，这是调整女性功能早衰的有效手段。进补可选用人参、当归、川芎、黄芪等中药，亦

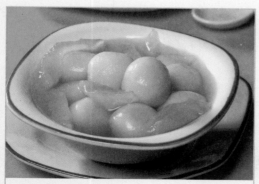

◎眼睛易疲劳，可多吃牛奶、鸡蛋等含维生素A和枸杞子等含胡萝卜素的食物。

可选乌鸡白凤丸、阿胶补血浆等中成药。平时注意营养均衡，多食猪心、母鸡肉、海参、鱼、虾、红枣、猕猴桃、红薯、菠菜、洋葱及豆制品等食物。

③ 容易眼睛疲劳的女性

各种动物肝脏含有丰富的维生素A，经常食用有益于保护眼睛，但血脂及胆固醇偏高的女性应少食或不食。富含胡萝卜素的蔬菜也应多吃，每周吃3根胡萝卜，可保持体内维生素A的日常含量。此外，红薯、橘子、柚子、柿子的维生素A含量也较高。乳、蛋类食品，如牛奶、鸡蛋、鸭蛋、鸽蛋等蛋黄内维生素A含量比较丰富。枸杞子富含丰富的胡萝卜素，是补眼佳品，冬令以浸泡代茶饮用为宜。

④ 肢寒怕冷的女性

有些女性尤其是更年期妇女，每逢冬季特别怕冷，医学上称为"冷感症"。这类女性应多吃羊肉、牛肉、狗肉、鸡肉、鹌鹑、大蒜、辣椒、生姜、香菜、洋葱、桂圆、栗子等温热的食物。

⑤ 经常熬夜的女性

经常熬夜的女性应多吃富含蛋白质的食物、易消化的流质食物和碳水化合物，如豆浆、菜汤、甜点之类。这样既能满足白天睡眠时的热能和体液代谢之需，又不会因进食脂肪、蛋白质过多，出现饱胀现象而影响睡眠。

黑色食品再补也别顿顿吃

黑色食品不仅营养价值高，对人体有较强的保健作用，而且有美容养颜的功效。比如黑芝麻有延缓衰老、延年益寿之功效。黑木耳在补血的同时，又有凉血、止血作用，具有美容、延缓衰老、延长青春的功效。黑豆有预防肥胖和动脉硬化的功效，也是上等的美容佳品。正因为黑色食品的这些功效，让很多女士走进了一个吃黑色食品就能达到减肥、美容、延年益寿的误区。

一般来讲，黑木耳、黑芝麻、黑米等食品确实比一般食品含有更多的矿物质等营养成分，但是要获取比较充足的营养，关键在于合理的食品组合。如果均以黑色食品为主要食物，绝对是偏食，并没

有好处。从营养学角度看，没有不好的食物，只有不好的搭配，进食还是要讲究多样性、科学性的。所以爱美的女士要注意了，不要把美丽完全"寄托"在黑色食品上，营养丰富、均衡才是关键。

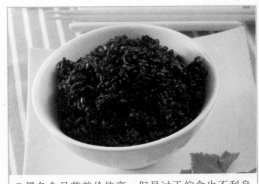

◎黑色食品营养价值高，但是过于偏食也不利身体健康，故黑色食品也不宜顿顿吃。

嫩肤养颜饮食五注意

健康的肌肤才是好的肌肤，作为女性，该如何保持健康的肌肤呢？

❶ 常吃富含维生素的食物

维生素对于防止皮肤衰老、保持皮肤细腻滋润起着重要的作用。含维生素E多的食物有卷心菜、葵花子油、菜籽油等。维生素A、维生素B₂也是皮肤光滑细腻不可缺少的物质。当人体缺乏维生素A时，皮肤会变得干燥、粗糙有鳞屑；若缺乏维生素B₂，会出现口角乳白、口唇皮肤

开裂、脱屑及色素沉着。富含维生素A的食物有动物肝脏、鱼肝油、牛奶、奶油、禽蛋及橙红色的蔬菜和水果。富含维生素B₂的食物有肝、肾、心、蛋、奶等。每天早晚各吃一个猕猴桃，猕猴桃富含维生素C，有助于血液循环，能更好地向皮肤输送营养物质。

❷ 多吃含铁质的食物

皮肤光泽红润，需要供给充足的血液。铁是构成血液中血红素的主要成分之

一，故应多吃富含铁质的食物。如动物肝脏、蛋黄、海带、紫菜等。

应吃些生理碱性食物，如苹果、梨、柑橘和蔬菜等。

③ 多吃富含胶原蛋白和弹性蛋白的食物

胶原蛋白能使细胞变得丰满，从而使肌肤充盈、皱纹减少；弹性蛋白可使人的皮肤弹性增强，从而使皮肤光滑而富有弹性。富含胶原蛋白和弹性蛋白多的食物有猪蹄、动物筋腱和猪皮等。

④ 注意碱性食物的摄入

日常生活中所吃的鱼、肉、禽、蛋、粮谷等均为生理酸性。过量酸性食物会使体液和血液中乳酸、尿酸含量增高。当有机酸不能及时排出体外时，就会侵蚀敏感的表皮细胞，使皮肤失去细腻和弹性。为了中和体内酸性成分，故

⑤ 适时摄入含锌食品

葵花子和南瓜子富含锌，人体缺锌会导致皮肤迅速长皱纹。为此，人们每天吃少量葵花子或南瓜子，可使皮肤光洁，延缓皱纹的形成。

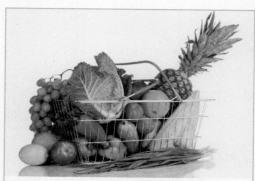

◎维生素能防止皮肤衰老、保持皮肤细腻滋润，想要健康皮肤，可多吃富含维生素的新鲜蔬果。

墨鱼是女性理想的保健品

墨鱼浑身是宝，是上好的食疗佳品。墨鱼味道鲜美，含有糖类和维生素A、B族维生素及钙、磷、铁、维生素B_2等人体所必需的物质。历代医家认为，墨鱼性味甘、咸、平，有滋肝肾、养血滋阴、益气诸功效。

值得一提的是，墨鱼是适合女性的一种颇为理想的保健食品，女人一生不论经、孕、产、乳各期，食用墨鱼皆有益。据记载，妇女食用有养血、明目、通经、安胎、利产、止血、催乳和止崩漏等功效。中

医古籍《随息居饮食谱》说它"愈崩淋、利胎产、调经带、疗疝瘕，最益妇人"。

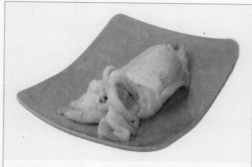

◎墨鱼有滋肝肾、养血滋阴、益气诸功效，是适合女性的一种颇为理想的保健食品。

一日吃三枣，终生不显老

人人都怕老，都怕丑，特别是女人，那么怎样才能使自己变得美丽和青春永驻呢？其中一条经验是：坚持每天都要吃上三个枣，说明了大枣有极好的美容作用。

红枣，又名大枣。自古以来就被列为"五果"(桃、李、梅、杏、枣)之一，历史悠久。民间有"一日食三枣，百岁不显老""要使皮肤好，粥里加红枣"之说。

中国的草药书籍《本经》中记载到，红枣味甘性温、归脾胃经，有补中益气、养血安神、缓和药性的功能；而现代的药理学则发现，红枣富含人体不可缺少的营养物质蛋白质、脂肪及多种矿物质元素钙、磷、铁，尤其是含有大量的维生素A、B族维生素、维生素C。其中，最突出的特点就是维生素含量高。在国外的一项临床研究显示：连续吃大枣的病人，健康恢复比单纯吃维生素药剂快3倍以上。因此，大枣就有了"天然维生素丸"的美誉。

红枣中还含有益于健康的化学成分如谷氨苯酸、赖氨酸、精氨酸等14种氨基酸，苹果酸、酒石酸等6种有机酸，黄酮类化合物及磷、钾、镁、钙、铁等36种微量元素。

中医认为，红枣最能滋养血脉，向来被民间视为补气佳品，可医治面容枯槁、肌肉失润、气血不正等症。红枣亦能防治贫血、紫癜、妇女更年期情绪烦躁。《本草纲目》载："枣有补中益气，润心肺，缓阳血，生津液，悦颜色，通九窍，和百药，助十二经等作用。"

现代医学表明，大枣中含有的环磷酸腺苷具有扩张血管的作用，可改善心肌的营养状况，增强心肌收缩力，有利于心脏的正常活动。大枣中的山楂酸具有抗疲劳作用，能增加人的耐力。此外，大枣还能减轻毒性物质对肝脏的损害。

可见，红枣的药用价值非常高，医学文献中记载着许多以红枣做食疗的药方。红枣去核，加胡椒水煮熟后，去胡椒吃枣喝汤能治胃病；用大枣100克浓煎，食枣饮汁，日服3次，能治贫血；将红枣与淮小麦、甘草煎汤饮服，对血小板减少性紫癜、妇女更年期发热出汗、心神不定、情绪易激动等均有调补作用；用红枣20枚，鸡蛋1个，红糖30克，水炖服，每日1次，适用于产后调养，有益气补血之功效。

正因为这样，红枣又被称为"木本粮食"。生病时，吃枣可以治病，可以充饥，可以强身健体。

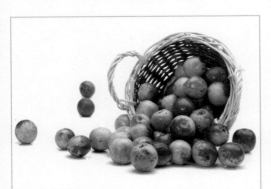

◎红枣含丰富的维生素，具有滋养血脉，抗疲劳等功效，女性宜多吃点。

日常"四要"，让女人平稳度过更年期

多数女性能够平稳地度过更年期，但也会有少数女性更年期会遇到更多的身心困扰，因此一定要好好调理。

❶ 要保持乐观、愉快的情绪

积极投入到生活和工作中去，保持良好的情绪。良好的情绪，可以提高和协调大脑皮层和神经系统的兴奋性，充分发挥身体潜能，使人精神饱满、精力充沛、食欲增强、睡眠安稳、生活充满活力。这对提高抗病能力、促进健康、适应更年期的变化大有裨益。

❷ 注意饮食营养

对于更年期有头昏、失眠、情绪不稳定等症状的人，要选择富含B族维生素的食物，如粗粮（小米、麦片）、豆类和瘦肉、牛奶。牛奶中含有的色氨酸，有镇静安眠功效；绿叶菜、水果含有丰富的B族维生素。这些食品对维持神经系统的功能、促进消化都有一定的作用。此外，要少吃盐（以普通盐量减半为宜），避免吃刺激性食品，如酒、咖啡、浓茶、胡椒等。

身体发胖，胆固醇增高者，应选择含优质蛋白质和胆固醇低的食物，如瘦肉、鸭肉、鱼类，多吃豆类及豆制品也是不错的选择，大豆中含有丰富的钙、磷、铁和维生素B_1、维生素B_2，另外大豆中的亚麻酸和亚油酸还具有降低胆固醇的作用。

❸ 要注意修饰打扮

良好的仪表、举止、风度会让人信心倍增，充满信心。更年期妇女适当修饰打扮，会让你尽显成熟之美。

❹ 要加强身体锻炼

在这里向你推荐几种活动项目。一是提倡跳绳，人在跳绳时，全身都进行活动，大脑也须充分不停地运动，手握绳头不断地旋转会刺激拇指的穴位对大脑发生作用，进而更增加脑细胞的活力，以提高思维和想象能力。二是提倡长跑，长跑能产生大量的儿茶酚胺物质，儿茶酚胺能加强大脑皮质的兴奋过程，提高人对刺激的敏感性，使人精神愉快，自我感觉良好，食欲增加。因为患精神抑郁的更年期妇女的儿茶酚胺的分泌量很低，所以建议这部分人用长跑来直接治疗精神抑郁。在控制神经衰弱方面，跑步比药物更为优越。

小米　　　豆类

瘦肉　　　牛奶

◎B族维生素可减轻头昏、失眠、情绪不稳定等症状，平时可多吃粗粮、豆类和瘦肉、牛奶等食物。

女人，别做餐桌上的"清洁员"

在中国，大多数当妻子、做母亲的都是先把好吃的、有营养的食物留给丈夫和孩子，自己只是将丈夫、孩子吃剩下的填进肚子。对丈夫、孩子喜欢吃什么一清二楚，却不知道自己喜欢吃什么。当然，这是中国女性的一种美德，几千年来的贤妻良母都是这样做的。

但是，这些贤淑的女人们可能不会想到，她们的肥胖和心脏病就是这样造成的。特别是一些非常节俭的女性经常会把餐桌上吃不完的饭菜倒在自己的碗里，即使撑着也不能浪费。长期这样下来，她们的身体会越来越胖，胆固醇、血脂会越来越高，血管残余物会越积越厚，血管会越变越窄，有一天堵住了，心脏得不到足够的血液，心脏病也就发作了。

女性得了心脏病要比男性严重。这是因为女性得心脏病时年龄都比较大，平均比男性要晚10年。55岁以后更是心脏病的高发期，有人就称55岁是女性的"心危期"。55岁，身体的各项功能衰弱，血管比较脆弱且容易受损、恶化，修复功能也都比较差，不易康复。更可怕的是，女性心脏病突发性和再发性的概率比男人更高。所以，女性要想远离肥胖，拥有好的心脏和健康，就要先从不做餐桌上的"清洁员"开始。

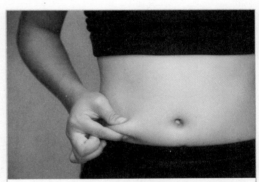

◎中国女性一定要改掉吃掉剩饭剩菜的坏习惯，以免摄入过多的能量，增加肥胖、心脏病的概率。

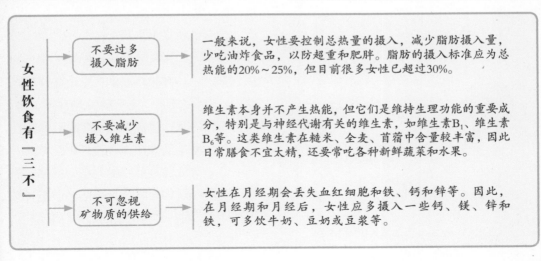

女性饮食有"三不"

不要过多摄入脂肪	一般来说，女性要控制总热量的摄入，减少脂肪摄入量，少吃油炸食品，以防超重和肥胖。脂肪的摄入标准应为总热能的20%～25%，但目前很多女性已超过30%。
不要减少摄入维生素	维生素本身并不产生热能，但它们是维持生理功能的重要成分，特别是与神经代谢有关的维生素，如维生素B_1、维生素B_6等。这类维生素在糙米、全麦、苜蓿中含量较丰富，因此日常膳食不宜太精，还要常吃各种新鲜蔬菜和水果。
不可忽视矿物质的供给	女性在月经期会丢失血红细胞和铁、钙和锌等。因此，在月经期和月经后，女性应多摄入一些钙、镁、锌和铁，可多饮牛奶、豆奶或豆浆等。

女人要给自己的阴道最贴心的关怀

阴道是女人身体上很重要的一个器官，它是女性的性交器官及月经血排出与胎儿娩出的通道，关系着女人一生的幸福。所以女人要给自己的阴道最贴心的关怀，保证它的健康。

① 注意保暖

女人的阴道及宫颈疾病都是由于受寒导致的，特别是下半身的寒凉会直接导致女性宫寒，不仅造成手脚冰凉、痛经，还会引起性欲淡薄。而宫寒造成的瘀血，也会导致白带增多，阴道内卫生环境下降，从而引发盆腔炎、子宫内膜异位症等。另外，中医还常说"暖宫孕子"，很多女人

◎很多女人的不孕症就是宫寒造成的，因此女性一定要注意保暖，尤其是要注意下半身的保暖。

的不孕症就是宫寒造成的。

② 保持下半身血液循环畅通

紧身的塑身衣和太紧的牛仔裤会让下半身的血液循环不畅，也不利于女性私处的干爽和透气，而私处湿气太大，容易导致霉菌性阴道炎。

③ 不要久坐

下半身缺乏运动会导致盆腔瘀血，对心脏和血管也没有好处，还会导致女性乳房下垂。坚持锻炼，加强腰腹肌力量对保持身材、预防盆腔炎等各种妇科病都有很大作用，还可以提升性生活质量。

④ 适度的性生活

适度的性生活能适当滋润阴道，可以看作是给私处最好的SPA。

⑤ 健康饮食

女人在饮食上要当个"杂食动物"。每天4种以上水果和蔬菜，每星期吃两次鱼，另外在早餐时摄取各类谷物和奶制品，适当补充纤维素、叶酸、维生素。

此外，流产对女性伤害很大，容易给盆腔炎、不孕、子宫内膜异位症等制造发病机会，还容易扰乱免疫系统，造成反复流产，因此在还不打算要宝宝的时候，请做好性生活的防护工作。

长期用卫生护垫易得阴道炎

长期使用卫生护垫会使局部湿度和温度都大大增加，尤其是在潮热的气候中更加明显。这样不仅给细菌和真菌的生长创造了适宜的条件，而且破坏了阴道的酸碱度，降低了局部的保护屏障作用，反而引发阴道炎。加之卫生护垫的摩擦易引起局部皮肤或毛囊的损伤，发生外阴毛囊炎等疾病。由于护垫一侧是一层塑料膜，密不透气，很不利于卫生。有些产品还带有清香，其中含有的化学成分也许会对个体产生影响。所以最好的选择就是少用护垫，

平日穿纯棉内裤，每天更换，清洗。

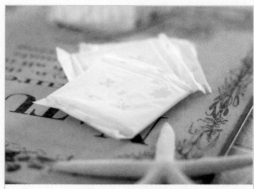

◎长期使用卫生护垫会使局部湿度和温度都大大增加，容易滋生细菌，对健康不利。

警惕子宫疾病的信号

女性的子宫，是孕育生命的摇篮。子宫如此重要，却又非常脆弱。据统计：与子宫有关的疾病竟占妇科病的1/2，即每两个妇科病人中，就有一人的子宫在遭难。

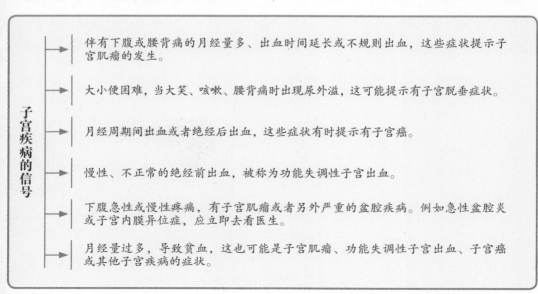

子宫疾病的信号

- 伴有下腹或腰背痛的月经量多、出血时间延长或不规则出血，这些症状提示子宫肌瘤的发生。
- 大小便困难，当大笑、咳嗽、腰背痛时出现尿外溢，这可能提示有子宫脱垂症状。
- 月经周期间出血或者绝经后出血，这些症状有时提示有子宫癌。
- 慢性、不正常的绝经前出血，被称为功能失调性子宫出血。
- 下腹急性或慢性疼痛，有子宫肌瘤或者另外严重的盆腔疾病。例如急性盆腔炎或子宫内膜异位症，应立即去看医生。
- 月经量过多，导致贫血，这也可能是子宫肌瘤、功能失调性子宫出血、子宫癌或其他子宫疾病的症状。

子宫的重要意义已经不言而喻，所以女性朋友一定要把子宫的保健纳入日常保健的内容中，精心呵护。

① 切忌早婚早育

女性过早婚育，由于子宫发育尚未完全成熟，不但难以担负起孕育胎儿的重任，不利于优生，而且易使子宫不堪重负，进而罹患多种疾病。

② 注意性生活的卫生

不洁的性交，最容易引起子宫内膜炎、宫颈糜烂。女性性生活放纵或未婚先孕、早孕，将会对自己的身心健康造成损害。不洁的性生活，还包括男性龟头包皮垢对宫颈的刺激，这也是导致子宫损害的因素之一。

此外，在妊娠最初三个月和临产前两个月，最好禁止性生活，否则会引起流产或早产，对子宫有很大的损害。

③ 选择健康科学的分娩方式

子宫的受损与分娩不当有着密切的关系。因此，必须要做到"三不"，即一不要私自堕胎或找江湖医生进行手术；二不要滥用催产素；三不要用旧法接生，少数农村仍沿用旧法接生，包括在家自接，这对产妇和胎儿是一种严重威胁。

④ 绝经期的子宫保健

女性进入绝经期，表明子宫已经退役，但此时的保健工作依然不可松懈。故老年女性仍须注意观察来自生殖系统的癌症警号，如"老来红"、性交出血等。

同时，更年期妇女要注意合理进餐，坚持适度体育锻炼，戒烟忌酒，防止肥胖。因为，肥胖与吸烟也可增加子宫颈癌的发病危险。

♥ 办公室女性要预防不孕不育症

据临床统计，育龄妇女10%左右的人群患有不孕不育症，尤其是在办公室工作的女性，久坐不动导致"卵巢缺氧"；缺少锻炼使病毒侵袭致妇科炎症增多；营养不平衡和肥胖成了现代女性不孕增多的原因。

现代办公室女性，上班时间多是处于坐的状态，平常又缺乏锻炼，导致气血循环障碍，痛经严重；气滞血瘀导致淋巴或血行性的栓塞，使输卵管不通；

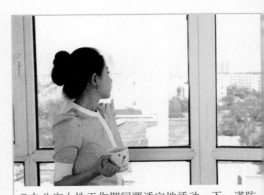

◎办公室女性工作期间要适宜地活动一下，谨防"卵巢缺氧"，导致不孕不育。

因久坐及体质上的关系，形成子宫内膜异位症，这些都是不孕的原因。

要改善这种状况，专家建议，办公室女性每天至少活动30分钟，例如：

（1）坐公共汽车上下班时提前两站下车步行。

（2）上楼时不乘电梯，走楼梯。

（3）在电视播放广告时，站起来走动一下。

（4）工作一个小时后站起来适当活动一下。

当然，能做到每周抽出时间来参加体育锻炼更好。

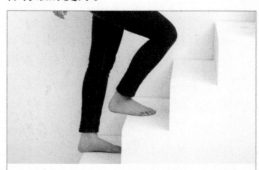

◎办公室女性每天至少应运动30分钟，可通过爬楼梯、步行上下班等方式增加运动量。

♥ 外阴的正确清洗

女性由于其特殊的解剖、生理特点，具有白带、月经、排尿时尿液浸湿外阴等现象，加上会阴、肛门处皮肤皱褶多，极易藏纳污垢，使得大多数女性养成了每天晚上清洗会阴的良好卫生习惯。可是，许多女性清洗方法不符合卫生要求。她们洗会阴与洗脚所用的盆、水、毛巾不分，或清洗与擦干各部位的顺序不正确，这样虽有暂时的舒适感，但容易导致各部位交叉感染。

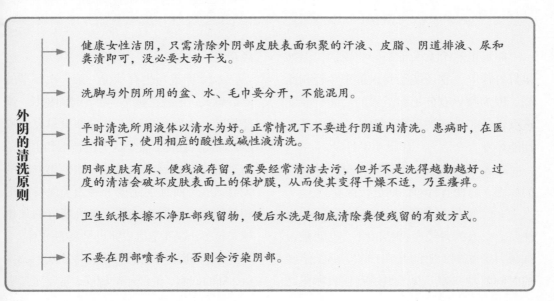

外阴的清洗原则

→ 健康女性洁阴，只需清除外阴部皮肤表面积聚的汗液、皮脂、阴道排液、尿和粪渍即可，没必要大动干戈。

→ 洗脚与外阴所用的盆、水、毛巾要分开，不能混用。

→ 平时清洗所用液体以清水为好。正常情况下不要进行阴道内清洗。患病时，在医生指导下，使用相应的酸性或碱性液清洗。

→ 阴部皮肤有尿、便残液存留，需要经常清洁去污，但并不是洗得越勤越好。过度的清洁会破坏皮肤表面上的保护膜，从而使其变得干燥不适，乃至瘙痒。

→ 卫生纸根本擦不净肛部残留物，便后水洗是彻底清除粪便残留的有效方式。

→ 不要在阴部喷香水，否则会污染阴部。

女性要注意保护自己的卵巢

卵巢有着无限的智慧和能量，但是它是个极怕寒冷的地带。所以我们要经常用温热的装有红豆的面袋或手随时从腰部后面到骨盆方向，传送给它温暖。

做豆袋的方法：准备500克豆；放入面口袋中；把装有豆的面口袋放入微波炉中，调到中间温度，转动3~4分钟即可。

如果下腹部有瘀血或盆腔积血，容易生成囊肿或炎症。豆有消除瘀血和水肿，治疗炎症的功效。用豆袋在下腹部做卵巢按摩，可以化解肚脐周围、卵巢，以及子宫周遭的瘀血或积血。

其他呵护卵巢的方法

- 避免穿长筒袜、紧身衣等紧紧包在身上的衣服。下面的内衣要穿得温暖些。长时间站着或坐着也容易引起骨盆瘀血，要多走动。
- 避免过劳。对于脑和卵巢而言，充足的营养和睡眠是最好的礼物。给自己更多的时间休息，才能自然恢复荷尔蒙周期。
- 请清理一下身心上的不快或者有负担的人际关系，特别与男人之间单方面付出的关系。认识自己的愤怒情感，坦诚地表现出来。要做到内心的要求和情感表现一致，表里如一。
- 对于给自己带来的愉悦、快感、生机，不要畏惧、舍不得或有负罪感。你有追求愉悦的权利。

如何让你的卵巢不"早衰"

卵巢虽然给女人带来一些烦恼，但如果好好保养，它还能给女人带来年轻和漂亮，因为卵巢有分泌雌激素的功能，能促进女性第二性征的发育和保持，可以说女性能焕发青春活力，卵巢功不可没。

首先我们来看一下导致卵巢"早衰"的原因，以便有针对性地进行保养。

（1）卵巢与月经初潮年龄。民间的说法是，女人的月经会持续30年，也就是说如果月经初潮的时间是在15岁，那么绝经的时间就是45岁。女子绝经就代表卵巢已

经衰老。

（2）卵巢与生育状况。第一次怀孕的年龄越大，绝经就越早；哺乳时间越长，绝经越晚。这也是现代人多见卵巢早衰的原因，现代女性忙事业，认为把婚姻和生孩子的事推得越晚越好，30多岁才生第一胎的大有人在，而且生完孩子后为了保持体形和尽快工作，拒绝给孩子母乳喂养的人也越来越多，这都是造成卵巢早衰的原因。

（3）卵巢与生活习惯。每周吃2~3次鱼、虾的妇女，绝经年龄较晚；常年坚持喝

牛奶的妇女，喝牛奶量较多、坚持时间越长，绝经越晚；从不锻炼身体的妇女，绝经年龄早；受到被动吸烟侵害越多、时间越长，绝经越早。

从上述导致卵巢早衰的原因中我们得出结论：保养卵巢主要是从生活方式上多下功夫。比如产后提倡母乳喂养，哺乳时间尽量延长；在生活习惯方面，女性要坚持经常喝牛奶，摄入鱼、虾等食物及经常锻炼身体，从而避免早绝经给女性健康带来的危害。另外应合理安排生活节奏，做到起居有常、睡眠充足、劳逸结合，这些对健康都是很有好处的。

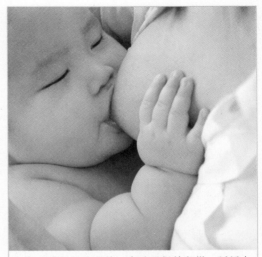

◎产后进行母乳喂养，有助于保养卵巢，延缓女性衰老。

检查你的白带是否正常

白带是女性阴道经常分泌的少量黏液状物质，犹如白色半透明鸡蛋清样，即无味，又无刺激性。有些人把白带视为见不得天的淫秽之物，也有的女性经常把白带当成病态，感到焦虑和惶惑。其实，白带也和月经一样，是女性一种正常的生理表现。如果平时白带无原因增多，或伴有颜色、质地、气味的变化，就应该提高警惕。异常白带，医学上称为"带下病"。

白带异常的防治，首先在饮食上要少食辛辣和油腻生冷之品，应多食用一些益脾补肾和清热利湿的食物，如莲子、大枣、山药、薏苡仁、冬瓜等，如为脾虚和肾虚所致的白带质稀、量多，可选用扁豆、白果、蚕豆、绿豆、豇豆、黑木耳、胡桃肉、淡菜、芹菜、芡实、荠菜、乌

鸡、鸡冠花、马齿苋、石榴、鳜鱼、赤小豆等进行食疗。此外，白带异常的预防，首先应节制房事，注意月经期、妊娠期和产褥期的卫生。平时应保持阴部的清洁，不洗公共盆浴；患有足癣的妇女，洗脚外阴的毛巾、盆要分开使用。

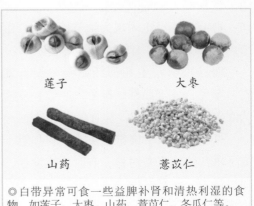

莲子　　大枣

山药　　薏苡仁

◎白带异常可食一些益脾补肾和清热利湿的食物，如莲子、大枣、山药、薏苡仁、冬瓜仁等。

子宫肌瘤短期增大应警惕癌变

子宫肌瘤是妇女最常见的良性肿瘤，恶变率为0.5％，多见于30～50岁，发病因素目前并不明确，子宫肌瘤一般位于下腹正中，少数位于下腹一侧，质硬或有高低不平感。大多数出现变性，较软而光滑，生长速度不快。有的表现为下腹坠胀感或腰背酸痛，程度多不严重。压迫症状在月经前期较显著，此乃子宫肌瘤充血肿胀之故。有时患者会产生血性白带或浓臭性白带，且量多。

专家建议子宫肌瘤患者最好3～6个月做一次B超或妇科检查。如果年龄较大的妇女，肌瘤在短期内迅速增大或绝经后又有阴道流血应警惕是否发生肉瘤变性。

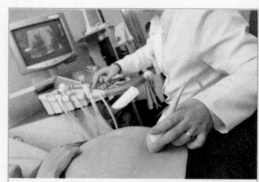

◎子宫肌瘤患者最好3～6个月做一次B超或妇科检查，以防肌瘤变性。

不容忽视的月经疹

月经疹，顾名思义是与月经有关的皮肤病。妇女每逢月经来潮前1～3天发生皮疹，常随月经结束而消退或减轻，如此在每次月经期反复发作，但也有间断发病者。皮疹可为水疱或大疱、红斑、多形红斑、荨麻疹等，也表现为结节性红斑、湿疹、色素沉着等。有以下三种类型：

痛经疹常发生在痛经妇女月经来潮时，罕见。发于面部、躯干、四肢，皮疹为红斑、风团、水疱，常对称分布。

点状或环状紫癜常发生于小腿和躯干的下垂部位，分布对称，有时伴有发热，月经量少，有复发性。实验室检查中，血小板计数可下降。

周期性口腔溃于月经来潮前数天在口腔内散布，不痛。有时外阴部亦可发生。妊娠时缓解，分娩后又发。

此外，尚有月经期发生单纯疱疹（好发于口唇和大小阴唇）、月经期荨麻疹或血管性水肿者。

上述症状，究其原因是在月经来潮时，体内雌激素水平低，皮肤较敏感，易产生过敏反应。月经来潮前卵巢分泌的孕甾酮产生过敏反应而发病。中医把此病称为"经前发疹"，主要病机为瘀血阻滞，经脉循行不畅。治疗当以活血化瘀，通经活络为主。

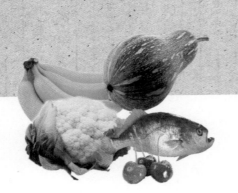

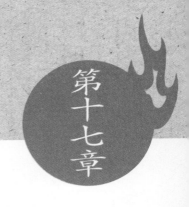

第十七章

男性保健细节

——男人要透过细节看健康

● 生活细节并不仅仅是生活品质的象征，还关系到男人的健康，有些生活小细节，还会造成大问题。因此，男性要想拥有健康的身体，首先应从改善生活小细节着手。

男子还是不留胡须好

一些男子喜欢留小胡子或鬓角胡，认为它显示了男性的阳刚之美。但从卫生保健的角度看，留胡子有很多的害处。

医学家研究发现，胡子有异乎寻常的吸附力。人一呼一吸之间，空气中的酚、苯、甲苯、氨等几十种有毒物质便会沉积其中，而后又随着呼吸吸入肺部。如果把空气的有毒物质的含量用单位来表示，即使在污染指数少于一个单位的清洁空气中，上唇留胡子的人，所吸入空气的污染指数约4.2个单位；下巴留胡子的人吸入空气的污染指数为1.9单位；上唇和下巴都留有胡子的人吸入空气的污染指数高达6.1单位。因此，从保健的角度看，还是不留胡子的好。

拔胡子是一些男子的不良习惯，其实它的危害性是不可低估的。这种危害主要体现在，拔胡子对局部皮肤、毛囊和毛囊皮脂腺损害严重，容易引起毛囊和皮脂腺感染而生疖肿。很容易并发鼻侧角的化脓性血栓性静脉炎，还可以向上蔓延到眼静脉，酿成更严重的后果。因此，为了追求美观而随意拔胡子的行为是不可取的。

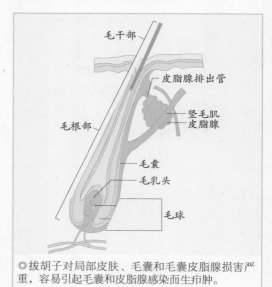

◎拔胡子对局部皮肤、毛囊和毛囊皮脂腺损害严重，容易引起毛囊和皮脂腺感染而生疖肿。

男人走猫步有利于肾脏健康

猫步不是时装模特的专利，研究证明，男人走猫步可以收到强肾的效果。

模特在T型台上的猫步，其特点是双脚脚掌呈"1"字形走在一条线上。走猫步能增强体质，缓解心理压力，由于姿势上形成了一定幅度的扭胯，对人体会阴部能起到一定程度的挤压和按摩的作用。

人体会阴部有个会阴穴，中医认为，会阴穴属任脉，是任、督二脉的交会之点。按压此穴不仅有利于泌尿系统的保健，还有利于整个机体的祛病强身。

男性每天抽出一定时间走走猫步，能补肾填精，增强性功能。

此外，每天做做收腹提肛运动也是提高性功能的好方法之一，对耻骨尾骨肌的锻炼非常有效，同时还可以减少盆腔的充血。

许多男人有这样的症状：夜尿频多、精力不济、腰酸腿软、失眠多梦、胸闷气短、耳鸣耳聋、发落齿摇、易患感冒、四肢畏寒怕冷。其实，这是肾虚的表现。调查显示，除年龄原因外，以下9种男人容易肾虚：

（1）频繁抽烟、喝酒的人。

（2）生活和饮食无规律的人。

（3）工作繁忙，精神紧张的人。

（4）喝浓茶的人。

（5）长时间操作电脑的人。

（6）长时间久坐的人。

（7）性生活频繁的人。

（8）常吃速效壮阳药的男人。

（9）康复中的病人。

男人吃猪肾真的补肾吗

有的男人补肾的办法就是吃猪肾。不可否认，某些需要补肾的人，吃猪肾确实可以达到补肾作用。但是，肾虚的种类不同，食补的方法、补品也不同，如肾精虚时需补紫河车、海参、鹿肉、鱼鳔、蜂乳、花粉、猪髓、羊肾、羊骨、黄牛肉、鸡肉、黑芝麻、菟丝子等。

肾阴虚时需补燕窝、灵芝草、银耳、羊乳、猪髓、猪脑、猪皮、猪蹄、乌骨鸡、鸽肉、龟肉、蚌肉黑豆、黑芝麻、樱桃、桑葚、山药、何首乌、枸杞子等。

肾阳虚时需补鹿肾、虾、虫草、羊肉、狗肉、麻雀肉、刀豆、韭菜、肉桂等。

不是所有的肾虚都能用吃动物的肾脏来补的，应在排除器质性疾病或在治疗原发病基础上，请中医协助判断虚证的部位、性质，确定补养方法，并选择补品，切不可盲目乱补。

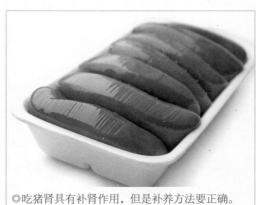

◎吃猪肾具有补肾作用，但是补养方法要正确。

经常搓腰眼，益肾又壮腰

男性经常搓腰眼不仅能疏通带脉和强壮腰脊，还能固精益肾，延年益寿。

腰眼，别名鬼眼，位于人的腰部第三椎棘突左右3～4寸的凹陷处。中医认为，腰眼穴居"带脉"（环绕腰部的经脉）之中，是肾脏所在部位。经常搓腰眼能温煦肾阳，畅达气血。具体方法如下：

两手对搓发热后，紧按腰眼处，稍停片刻，然后用力向下搓到尾闾部位（长强穴）。每次50～100遍，每天早晚各一次。两手握拳，用拳眼或拳背旋转按摩腰眼处，每次5分钟。两手握拳，轻叩腰眼处，或用手捏抓腰部，每次3～5分钟。

中医认为，用掌搓腰眼，不仅可疏通带脉，还可强壮腰脊、固精益肾和延年益寿。中年人经常搓腰眼，到了老年可保持腰背挺直，还能防治风寒引起的腰痛症。

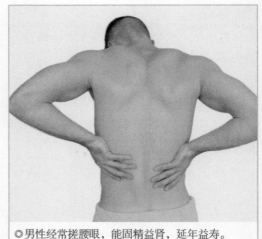
◎男性经常搓腰眼，能固精益肾，延年益寿。

男人冬季如何藏精御寒

冬季寒气袭人，阳气收藏，气血趋向于里，因此冬令食疗应以保持体内阴阳平衡，藏精御寒为主。冬季男人养生可参考以下四点。

（1）温肾填精。冬季适当摄入具有营养丰富，温肾填精，产热量高，易于消化的食物，如羊肉，补体之虚，益肾之气，提高免疫力；也可食用温性水果，如大枣、柿子

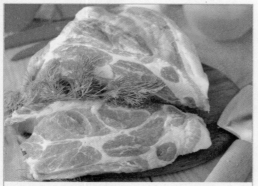
◎冬季适当食用营养丰富，易于消化的食物，如羊肉等，有助于温肾填精。

等，补血益肾填精，抵御寒邪。

（2）果蔬补体。冬天是蔬菜的淡季，应注意多摄入富含B族维生素、维生素A、维生素C的蔬菜，如白菜、白萝卜、胡萝卜、苹果、橘子等；还要多吃含钙、铁、钠等丰富的食物，如虾皮、猪肝、香蕉等。

（3）运脾进补。冬季气温骤降，脾受寒困，脾不运化，故冬季食疗应以补阳运脾、滋益进补为主。温补脾阳，多吃温性运脾食物，如莲子、芡实、鳝鱼、带鱼等。

（4）辨证食疗。冬季要根据自身情况，有针对性地加以食疗。若本身原已有病，要遵照医嘱，不可盲目食疗。比如糖尿病人，可用淮山药、葛粉等作为食疗品，但忌用粳米及其他含糖较多的食物。凡有冠心病、胆囊炎等疾病者，绝不可食用高蛋白、高脂肪、多糖分的食品，如甲鱼、桂圆等，因为这类食品会助长病情发展。

上夜班的男人如何补养身体

上夜班或者经常熬夜的男士由于用眼过度，眼睛易出现干涩、视物不清；身体违背生理规律及超负荷运转，容易导致身体疲劳。针对这些情况，养生专家提出了一些进补方法。

早餐要营养充分，以保证旺盛的精力；中餐则可多吃蛋白质含量高的食物，如瘦猪肉、牛肉、羊肉、动物内脏等；晚餐宜清淡，多吃维生素含量高的食物，如各种新鲜蔬菜，饭后吃点新鲜水果。

平时要注意多吃富含维生素A、胡萝卜素以及维生素B$_2$的食品；同时，选用磷脂含量高的食物以健脑，如蛋黄、鱼、虾、核桃、花生等；还要有意识地多食用保护眼睛的食物，如鸡蛋、动物的肝肾、胡萝卜、菠菜、小米、大白菜、番茄、黄花菜、空心菜、枸杞等。

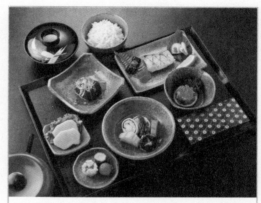

◎上夜班易导致身体疲劳，吃好三餐可缓解疲劳。

男人日常可吃牡蛎进补

牡蛎，又名蚝。它既是食物，也可入药。牡蛎含有丰富的锌元素及铁、磷、钙、优质蛋白质、糖类等多种营养素。其味咸、性微寒，主要有以下功效：

（1）壮骨。牡蛎中钙含量接近牛奶，铁含量为牛奶的21倍，食用后有助于骨骼生长。尤其对老年男性非常有利，不但养骨、健齿，还有益智作用。

（2）增强性功能。男子常食牡蛎可提高性功能及精子质量。牡蛎可以和山药、芡实、莲子、猪肉一起煮，能治疗肾亏。牡蛎和甲鱼一起炖，或者做韭菜炒牡蛎肉，放一点儿牛肉或羊肉，达到蛋白互补的效果，口感也非常好。

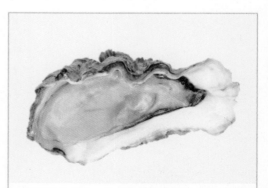

◎牡蛎营养丰富，具有壮骨，增强性功能，缓解失眠等功效，男性可常食。

（3）缓解失眠。牡蛎中所含的硒可以调节神经，稳定情绪。经常失眠的人，晚饭可以吃牡蛎炖百合，能够治疗失眠、

滋阴养血。此外，牡蛎炖汤，将3～5克阿胶汁溶入，打一个鸡蛋黄，放1～3克黄连，可以治顽固性失眠。

♥ 想健康就不要硬熬

① 身体疲劳时不可硬熬

疲劳是身体需要恢复体力和精力的正常反应，同时，也是人们所具有的一种自动控制信号和警告。如果不按警告立即采取休息措施，那么人体就会积劳成疾，百病缠身。所以，当男人自我感觉有周身乏力、肌肉酸痛、头昏眼花、思维迟钝、心悸、心跳快等症状时，就不要再硬熬下去。

② 身体患病时不可硬熬

男人的大脑、心脏、肝肾等重要器官生理功能都在不知不觉中衰退，细胞的免疫力、再生能力也在下降。发热、咳嗽、乏力、腰酸、便血等不适症状不重视，强忍下去，终将拖延耽误，酿成重症。

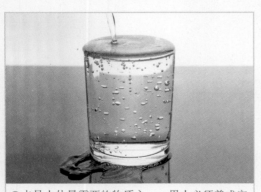

◎水是人体最需要的物质之一，男人必须养成定时饮水的习惯，每天饮水以6～8杯为宜。

③ 想大便时不可硬熬

大便硬憋，可造成习惯性便秘、痔疮、脱肛，除此之外还可诱发肠癌。憋尿引起下腹胀痛难忍，甚至引起尿路感染和肾炎的发生。因此，要养成定期大便和有了尿意就应立即小便的良好习惯。

④ 起居上不可硬熬

每当晚上感到头昏思睡时不要硬撑，不可饮用浓咖啡、浓茶去刺激神经，以免发生神经衰弱、高血压、冠心病等。

⑤ 肚子饿时不可硬熬

不要随便推迟进餐时间，否则可能引起胃肠性收缩，出现腹痛、严重低血糖、手脚酸软发抖、头昏眼花，甚至昏迷、休克。经常饥饿不进食，易引起溃疡病、胃炎、消化不良等。

⑥ 口渴时不可硬熬

水是人体最需要的物质之一，男人必须养成定时饮水的习惯，每天饮水以6～8杯为宜。渴是人体缺水的信号，表示体内细胞处于脱水状态，如果置之不理，就会影响健康。

在冬季，男人应该如何养肝护脾

许多男士把喝酒当作重要的社交手段，殊不知，就在觥筹交错、推杯换盏时，酒精正悄悄地伤害着男性的肝脏。肝功能不好的男性容易出现疲劳、恶心、厌食、呕吐等症状。

对于这类男性，冬季进补时应以高维生素、适宜热量及蛋白食物为主。鱼类、虾类、鸡肉、牛肉富含人体所需要的蛋白质、氨基酸，且易被人体吸收利用，赤小豆、大枣也很适合该类男性食用。午餐可吃韭菜炒鸡蛋、菠菜牛肉丝、西红柿蛋

汤。小米粥、菜花炖肉、赤小豆鲤鱼汤都是肝不好的男性理想的晚餐选择。

冬季气温降低，脾也很容易出现问题，比如脾受寒困、脾不运化，及素体脾虚。

脾虚的男士冬季应以补阳运脾为主，多吃性温健脾的食物，如粳米、莲子、芡实以及鳝鱼、鲢鱼、鲤鱼、带鱼、虾等水产类。山药、大枣、莲子富含淀粉，容易吸收，且有健脾益气的作用，在肉类的摄入上，应该选择细纤维的鱼肉为主。同时，要注意营养均衡。

脾虚的男士宜多吃的食物

粳米　莲子　芡实　鳝鱼　鲢鱼

鲤鱼　带鱼　虾　山药　大枣

男人应该多吃哪些食物

有的食物"偏爱"女性，但也有的食物更适合男性，那么，男人多吃哪些食物更有助于健康呢？

（1）香蕉。含钾丰富的香蕉也被称为"能量之源"，对于心脏、神经系统都有好处，还有降低血压的作用。香蕉还含有丰富的维生素B6，可以提高免疫系统的"工作效率"，促进血红细胞的形成。早餐和锻炼间

歇，来根香蕉很不错。

（2）海鱼。肉要吃瘦的，但鱼一定要选越肥越好的深海鱼，如三文鱼、金枪鱼等。这些鱼中的不饱和脂肪酸含量比河鱼高很多，可以帮助降低甘油三酯水平。挪威人每周至少吃4次三文鱼，所以很少得心血管疾病。

（3）花菜。十字花科蔬菜（花菜、西兰

花、花椰菜等）一直是蔬菜中的健康典范。花菜含有丰富的维生素C，可以让你在工作时保持清醒的头脑，其中的胡萝卜素可以保护你疲惫的眼睛。

（4）鹰嘴豆。这种坚果含有大量的镁，以及男性必不可少的硒，可以保护前列腺免受伤害，还可降低胆固醇和防止血栓。

（5）谷物。麦片、糙米都不错，谷物里的纤维不产生热量，还能帮助消化、保护肠胃。

（6）植物甾醇强化食品。这种物质对心血管有很好的保护作用，存在于所有的蔬菜、水果中。

（7）大豆。大豆中富含的植物激素异黄酮不仅对女性好，对男性的前列腺同样有益。除了大豆外，豆腐、豆奶和豆制的干酪都是不错的选择。

（8）樱桃。樱桃富含对人体有益的抗氧化剂，可以为你提供全天候的营养。有条件的话，确保自己每天都能吃上这种水果。

（9）黄绿色蔬菜。青椒、南瓜、胡萝卜等蔬菜之所以呈黄绿色，是因为里面富含胡萝卜素，可以帮助修复皮肤细胞。对于在"面子工程"上不拘小节的男性来说，这也不失为一种由内养外的好办法。

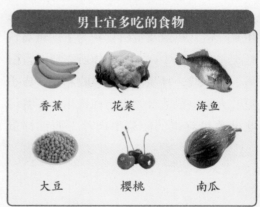

男士宜多吃的食物

香蕉　　　　花菜　　　　海鱼

大豆　　　　樱桃　　　　南瓜

为什么男子不可百日无姜

姜是助阳之品，具有加快人体新陈代谢、抗炎镇痛、兴奋人体多个系统的功能，还能调节男性前列腺的功能，治疗中老年男性前列腺疾病以及性功能障碍，因此，姜常被用于男性保健。

鲜姜具有增强食欲，延缓衰老的功能。中老年男性常会因胃寒、食欲不振导致身体虚弱，可以经常含服鲜姜片，刺激胃液分泌，促进消化。鲜姜不像干姜，没有强烈的燥性，滋润而不伤阴。每天切四五片鲜生姜，早上起来饮一杯温开水，然后将姜片放在嘴里慢慢咀

嚼，让生姜的气味在口腔内散发，扩散到肠胃内和鼻孔外。

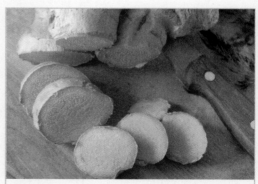

◎男性常吃姜，可增强食欲，延缓衰老，促进消化，调节男性前列腺的功能。

干姜可以治疗肾虚阳痿。取雄鲤鱼1尾（约500克），干姜、枸杞子各10克。取鲤鱼肚内之鱼（雄鱼腹中白色果冻样物质，为雄鱼精囊腺），加入干姜、枸杞子同开后，加料酒、盐、味精适量调味即成。空腹时服食，隔日吃1次，连服5日。

干姜温中散寒，健胃活血，枸杞子滋补肝肾，益精明目，此药膳可以治疗由于肾阳虚衰引起的阳痿、畏寒肢冷、腰疼、腰膝酸软、倦怠等。

不过，姜性辛温，只能在受寒情况下应用，过量食用很可能破血伤阴。如果有喉痛、喉干、大便干燥等阴虚火旺症状，则不适合用姜。

男人要让自己有颗 "年轻" 的心

随着年龄的增加，心脏也开始老化，那么男人怎样才能拥有一颗 "年轻" 的心呢？

（1）规律房事。性行为和慢跑一样都是不错的运动。每周有3～4次性行为的男人10年后发生重大心脏病或中风的风险可以减半。

（2）定期献血。男人年过40岁，由于体力活动的减少和生活水平的提高，体内脂肪容易积存，许多人的血脂长期处于较高水平。定期献血可以降低血液的黏稠度，从而减轻动脉硬化的隐患。中年男子每年献血550毫升，患心脏病的风险将减低86%。

（3）多交几个朋友。朋友多意味着从社会上获得的支持也多。这种支持对于减轻在工作和生活中的心理压力十分有效。

压力在很多时候就是心脏病的诱因，与那些没有朋友帮助必须独立支撑的人比较，朋友多的男人患心脏病的机会仅是前者的一半。

（4）多用大脑。善于思考的人可以减少动脉内脂肪的积聚，从而降低动脉硬化症的发生风险。动脉内壁的脂肪积聚是心脏病发生和突发的一个主要原因。

（5）经常下蹲。因为重力影响，下肢血液流回心脏缺少动力，只能缓缓流淌。如果经常下蹲，把双腿肌肉力量锻炼加大，就相当于为整个身体的血液循环加了一股动力。这样远离心脏部位的血流加快了，不仅为心脏减轻负担，增强心脏功能。

阴茎的日常保养

阴茎也是男性的一个至关重要的器官，近些年来，随着人们观念的开放，关于生殖系统疾病的讨论越来越多，现在比较

常见的关于男性阴茎的疾病主要有：阴茎勃起障碍、勃起无力等，其实这些都不是阴茎本身的毛病，而是与肾有关的问题。

这里我们着重讲一下阴茎的日常保养。

最简单的阴茎锻炼方式是坚持做缩肛运动和坐浴，这两种方式除了都能改善会阴部的血液循环外，前者还能使臀部的肌肉和韧带强度得到增强。

另外，国内有性学者专门制订了一套阴茎锻炼操，如果坚持练习，将受益匪浅。

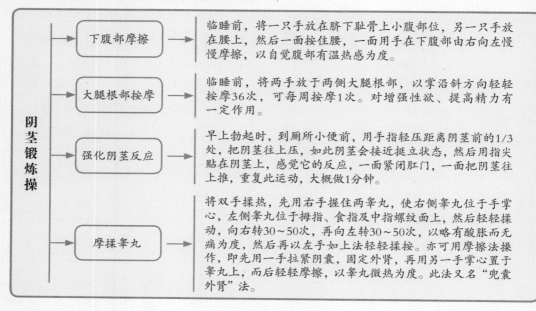

阴茎锻炼操

下腹部摩擦	临睡前，将一只手放在脐下耻骨上小腹部位，另一只手放在腰上，然后一面按住腰，一面用手在下腹部由右向左慢慢摩擦，以自觉腹部有温热感为度。
大腿根部按摩	临睡前，将两手放于两侧大腿根部，以掌沿斜方向轻轻按摩36次，可每周按摩1次。对增强性欲、提高精力有一定作用。
强化阴茎反应	早上勃起时，到厕所小便前，用手指轻压距离阴茎前的1/3处，把阴茎往上压，如此阴茎会接近挺立状态，然后用指尖贴在阴茎上，感觉它的反应，一面紧闭肛门，一面把阴茎往上推，重复此运动，大概做1分钟。
摩揉睾丸	将双手揉热，先用右手握住两睾丸，使右侧睾丸位于手掌心，左侧睾丸位于拇指、食指及中指螺纹面上，然后轻轻揉动，向右转30～50次，再向左转30～50次，以略有酸胀而无痛为度，然后再以左手如上法轻轻揉按。亦可用摩擦法操作，即先用一手拉紧阴囊，固定外肾，再用另一手掌心置于睾丸上，而后轻轻摩擦，以睾丸微热为度。此法又名"兜囊外肾"法。

♥ 精液带血要警惕前列腺炎

男子的生殖器官中有一对精囊，生长在膀胱后面，左右各一。由于精囊壁较薄，囊壁上又分布着许多毛细血管，而这种毛细血管的管壁更薄，又非常脆弱。于是一旦精囊受什么因素影响而有"风吹草动"，这些毛细血管就会破裂出血，或从毛细血管壁上渗血，从而形成血精。如果出现血精，那就是疾病的信号。

一般来讲，正常的精液应该呈半透明蛋清样乳白色。久未射精的人的精液可呈淡黄色，且较黏稠。

男子生殖道有炎症时，精液可呈黄色。有些男子在某次射精后可能发现精液变成粉红色，或者混有血丝，这常使他们大吃一惊，以为得了绝症。其实，这种情况大多数是由精囊的炎症引起的，是一种症状较轻的疾病。精囊罹患炎症引起充血、水肿时，很容易出血，当精囊的分泌物和精液通过精囊时，就会与血液混合，产生血精。另外，前列腺炎常累及精囊，也可产生血精。对此，只要暂停房事，在医生指导下服用抗生素和止血药，病情多能得到控制。

当然，精囊、前列腺肿瘤也会出现血

精，但一般来说，癌性血精的特点呈持续性，且逐渐加重，与炎症的一过性血精有所不同。另外，结核、血吸虫病或全身血液系统疾患偶尔也可引起血精，这些情况均应治疗相应疾病。临床证实，生殖道有出血时，精液呈红色或淡红色，镜下可见大量红细胞，有的肉眼看上去呈棕红色或酱油色，是因为精液中含有大量红细胞之故。对于这些病理性血精就应及时寻因诊治。

血精也有生理性的，多可不治而愈。

谨慎精液黏稠度异常

正常人刚射出的精液具有较强的黏稠性，如果精液的黏稠度出现异常，那就要引起注意了，因为这背后很可能是隐藏了某种疾病：

（1）精液黏稠度增高。如果刚射出的精液在60分钟内仍不液化，即为精液延迟液化症。多见于：

（2）精囊炎。精液的凝固是由精囊产生凝固蛋白所致，当精囊出现炎症时，就会产生更多的凝固蛋白，从而导致精液液化时间延长。

（3）前列腺炎。精液的液化是由前列腺分泌的一系列蛋白水解酶即液化因子作用所致，如果前列腺发生炎症，就会使其内分泌功能紊乱，导致精液液化或凝固因素发生改变，可能引起精液不液化。

（4）精液黏稠度降低。如果刚射出的精液黏稠度降低，如稀米汤样，则可能为：

（5）生殖系统炎症。包括淋病、生殖系结核前列腺结核、精囊结核、附睾结核、非特异性炎症（前列腺炎、附睾炎、精囊炎）等，均可导致精液减少或无精症，而精液内的精子减少即可导致精液黏稠度降低。

（6）先天性精囊缺如。即指出生时就没有精囊腺，由于精液的凝固是由精囊产生的凝固蛋白所致，如果精囊缺如，则导致凝固蛋白缺乏，从而使精液黏稠度降低。

综上所述，精液黏稠度异常是疾病的反应，应及早采取措施。

尿道口发红不可忽视

在男性门诊，因尿道口发红而就医的人很多。一些病人自述因久治不愈，迫切要求彻底检查，且予以根治。那么，尿道口为什么会发红？尿道口发红到底是有什么病？

❶ 包皮过长或包茎的刺激

因为包皮过长或包茎的刺激可引起尿道口发红，但患者往往无其他不适感，尿道口也无分泌物。有些人常患包皮龟头炎，此时可见龟头有大小不等的小红点，局部较湿润，并且发痒。对于以上情况，建议将过长的包皮或包茎切除，使阴茎头外露也就保持了干燥。

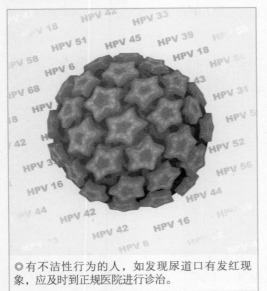

◎有不洁性行为的人，如发现尿道口有发红现象，应及时到正规医院进行诊治。

❷ 淋病、非淋菌性尿道炎等性传播疾病

对于有不洁性行为的人来说，如发现有尿道口发红现象，还是应到正规医院的专科检查一下，以获得明确的诊断和正规治疗。另外，我们需要注意的是，观察尿道口的颜色不能作为疾病是否治愈的标准，还应辅以实验室检查等。淋病、非淋菌性尿道炎等性传播疾病，因发生尿路感染，尿道口发红是疾病的表现之一，当然它多伴有其他症状。

❸ 局部和环境因素

尿道口的颜色易受血液循环、局部和环境等因素的影响，如高温天气、坐浴、剧烈运动等因素多能引起尿道口发红。

♥ 遗精过频也是病

遗精是指在无性交活动的情况下发生的射精。遗精在未结婚的男青年中很普遍。一般认为遗精属于生理现象，是男性发育成熟的信号。

青春期后的男性，每月正常的遗精次数为1~2次，倘若遗精次数频繁超过正常次数，几天发生一次或一个月内发生4~5次以上，或婚后男子有了有规律的性生活仍有发生频繁的遗精，另外还伴有腰困腿乏、精神萎靡、头晕眼花、失眠多梦，即为频繁遗精。

青少年遗精的间隔时间因人而异，间隔时间的长短与个人健康状况、劳累程度及性思维活动有关。一般情况下，健康的青壮年，在没有正常性生活时，14天左右遗精1次，是正常的生理现象，但是如果婚后遗精次数不减少，或者青少年时期遗精次数频繁，一个月发生4~5次以上，甚至1周数次，或1夜数次，就需要去医院诊查。

如果入睡后，做与性有关的梦，因梦而遗精叫梦遗；无梦而遗或因受到性刺激而引起冲动，或者在无任何感觉的情况下精液自然溢出，甚至醒时精液流出叫滑精。

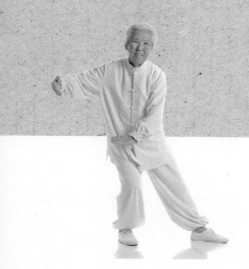

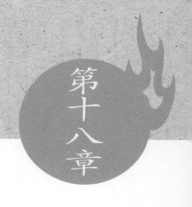

第十八章

老年人保养细节
——送给老年人的健康箴言

● 随着年龄的增长，人的生理功能会慢慢衰退，抵抗力也会变弱，就极易受到环境的影响而引发疾病。还有一大部分的老年人都会患有不同程度的心脑血管疾病，很多生活中不被注意的细节都会影响你的健康，因此，老年人保健更要了解一下这些危险的生活细节。

❤ 老年人常染发，健康受威胁

　　为了保持美观，很多出现白发的中老年人，常用染发剂染黑头发。然而，近年来，医学研究发现，经常用染发剂染黑头发，对健康是有威胁的。

　　这是因为，常用的氧化型染发剂中约含二十多种化学成分，其中有9种能使头发细胞产生突变活性，促使细胞增生，进而诱发癌变。而且这种染发剂若连续使用

10年，只要人的皮肤吸收1％，就会诱发癌症。

　　此外，有些染发剂还会引起皮炎，因为大多数的染发剂都是采用化学合成剂。有人用过它后可能会过敏，出现头皮痒、皮屑多等现象，这实际就是皮炎的先兆。如果再重复使用，就会引起皮炎发作，出现头皮潮红、水肿等。

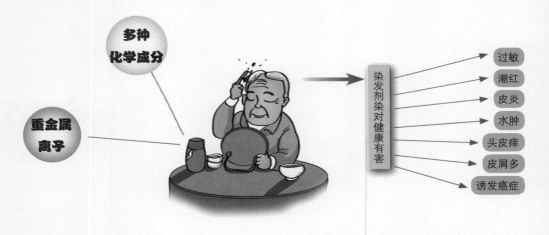

❤ 挑选老年用品应以需要为原则

　　老年人的用品应以适合老年人的需要为原则，那么，如何为老年人挑选鞋、手杖等老年用品呢？

❶ 鞋

　　老年人喜欢穿平底鞋，认为穿平底鞋轻便、舒适、安全，实际上这种观点是不科学的。老年人的鞋后跟高度以1～2.5

厘米为宜，过高过低都不利于老年人的健康。鞋跟过低会增加后足跟负重，导致足底韧带和骨组织的退化，从而引起足跟痛、头昏和头痛等不适症状。因此，老年人的鞋跟不宜低于1厘米。

　　一些退休在家的老年人因为觉得穿拖鞋方便，所以便经常穿。然而这是有害无益的。因为拖鞋大都是平底。老年人由于

足部肌肉与韧带的退行性变化，足弓弹性差，负重能力也差，这使得老年人站立或行走稍久，就会出现足、踝、膝髋和腰部疼痛。而穿平底鞋虽然轻便，但却不利于负重和行走，尤其是抗震荡能力低。另外，老年人的一切组织器官都出现退行性变化，椎间盘等弹性软垫作用也已减退，若经常穿平底鞋，就易引起头痛。而且无跟的平底鞋定向转动性也大，易引起足的各种损伤和劳损。

❷ 手杖

为老人挑选手杖时，要让老人穿鞋站立，手臂肘关节屈曲150°，手背朝上，脚的小趾前外侧15厘米处至手掌之间的距离就是手杖的长度。测定时，老人要穿常穿的鞋子站立。手杖长度合适有利于老人保持平衡，更好地支持体重，增强肌力。最好让老人拿着手杖反

复试试，根据自身的要求增减长度。

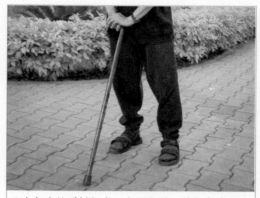

◎老年人的手杖长度一定要合适，以能有效支撑自身体重，助其保持平衡为佳。

❸ 枕头

枕头高度以10～15厘米为宜。长期使用过高的枕头，颈部被固定在前屈位，就会使患有颈椎病的老人病情加重。而枕头过低，流入头部的血液偏多，血管充血，颈部肌肉也不能放松，早晨起床后，老人会觉得头部胀痛、颈酸和眼皮水肿。

♥ 老年人宜一日四餐

老人常会遇到这样的问题：年纪大了，消化系统不太好，吃多了会感觉消化不良；每顿饭少吃点，又担心营养不够。究竟怎样调整饮食比较好呢？专家建议，老人一日四餐比较好。

出现消化不良的问题，主要是因为随着年龄的增长，老人的消化功能也日益减退，难以消化吸收所吃的全部食物，如果每顿饭吃得比较多，容易引起消化不良，增加心、肾的负担。但如果吃得过少，每

日摄入的营养很可能不足，难以满足机体的正常消耗，出现饥饿、头晕、乏力、胃痛等不适症状。所以最好是少吃多餐，每天四顿饭。

那么怎样安排四顿饭的时间呢？可以有以下几种方法：

（1）早餐和午餐的间隔时间比较短，午餐和晚餐的间隔时间比较长。这种情况下可以把晚餐提前，再加一点儿夜宵。比如8：00用早餐、12：00用午餐、下午16：00

用晚餐，晚上20：00再加一点儿夜宵。

（2）老年人一般习惯早睡早起，所以可以把早餐提前，每隔四五个小时进一次餐。比如7：00用早餐、11：00用午餐、下午15：00和19：00再用两次餐。

（3）如果晚餐吃得较晚，可以加一次下午茶。比如7：00半用早餐、11：00半用午餐，晚餐选在晚上18：30或19：00，那就可以在下午15：00左右加一次下午茶。

总之，老年人可以根据自己的作息时间和消化情况，采取每顿少吃点，但多加一餐的方法调整饮食，这样就能既吃得饱，又吃得好了。

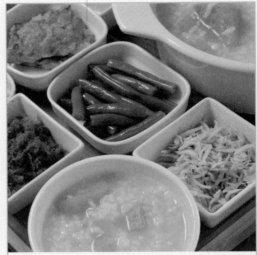

◎老年人消化系统不太好，饮食可以多餐少食，满足身体正常消耗。

软烂精细食物并不适合老年人

老年人常因牙齿不好或消化功能减退，而以精细食物为上选，认为这样有利于消化。殊不知，老年人并不宜吃软烂精细的食物。

吃软烂的食物，可导致老年人营养缺乏。这是因为软烂的食物不需在口腔内反复咀嚼即咽下，唾液酶分泌减少，不利于食物的消化吸收。

老人也不宜吃精细的食物。精细的食物在加工过程中，所含的各种营养素如蛋白质、维生素、矿物质和纤维素等都受到不同程度的破坏，而这些营养恰恰都是人体最需要的，老年人倘若常吃这些精细食物，更会导致营养素的缺乏。

所以，老人除了吃米饭、馒头、发面饼外，还要吃新鲜的蔬菜和水果。另外，

牛奶和豆制品、鱼及适量的动物肉也不可缺少。

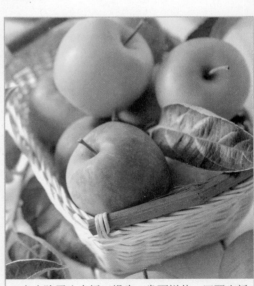

◎老人除了吃米饭、馒头、发面饼外，还要吃新鲜的蔬菜和水果。

老年人饮茶过浓伤身体

由于茶有提神醒脑、促进消化、有益健康的作用，所以许多人尤其是老年人都喜欢喝茶。然而，如果饮茶过浓，就会伤害身体。老年人经常性地大量饮用浓茶容易出现下列身体不适状态。

（1）造成胃液稀释，不能正常消化。一个人每天正常分泌胃液是1.5～2.5升，这些胃液能够对一个人每天所摄取的食物进行合理消化。但大量饮用浓茶后就会稀释胃液，降低胃液的浓度，使胃液不能正常消化食物，从而产生消化不良、腹胀、腹痛等症，有的甚至还会引起十二指肠溃疡。

（2）阻碍人体对铁的吸收。茶叶中含有鞣酸，红茶约含5%，绿茶约含10%。当人体大量饮用浓茶后，鞣酸与铁质的结合就会更加活跃，给人体对铁的吸收带来障碍和影响，使人体表现为缺铁性贫血。

（3）易产生便秘症。茶叶中的鞣酸不但能与铁质结合，还能与食物中的蛋白质结合生成一种块状的，不易消化吸收的鞣酸蛋白，导致便秘症的产生。对于患有便秘症的老年人就会使便秘更加严重。

（4）导致血压升高和心力衰竭。浓茶中的咖啡因，能致使人体心跳加快，从而使血压升高；同时，浓茶液大量进入血管，能加重心脏负担，产生胸闷、心悸等不适症状，加重心力衰竭程度。

凡事有度。饮淡茶可以养生，饮浓茶则有损健康。为了延年益寿安度晚年，老年人饮茶应弃"浓"择"淡"。

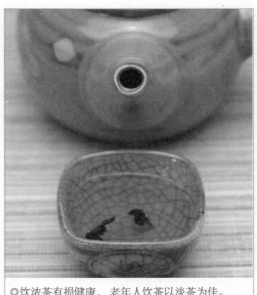

◎饮浓茶有损健康，老年人饮茶以淡茶为佳。

老年人不宜过多食用蛋白粉

儿子孝敬父亲，让父亲天天吃营养品补充蛋白质，谁知反而使父亲患上肾病。专家提醒，补充蛋白质适量，过多摄入蛋白质会伤肾，主要是和它单一的成分和结构有直接关系。

人吃进体内的植物蛋白质经过代谢变化，最后大部分成为含氮废物，由肾脏排出体外。像蛋白质粉等保健品中所含的蛋白质量很高，在体内要经过肝脏分解，再合成人体自身组织成分，其代谢产物又要经过肾脏从尿液中排出。对于消化、吸收等胃肠功能正常的人群只要健康饮食，无须补充蛋白质。

对于那些消化、吸收功能不良、消瘦等慢性消耗性疾病的人群可以适当地补充蛋白质。但老年人的肾脏排泄功能有所下降，长期服用蛋白质粉就会加重肾脏的排泄负担，导致肾功能损害。所以对于慢性肾功能损害的病人，长期、大量服用蛋白质粉是加重肾脏病进展的肯定因素。单纯吃蛋白粉还不如多吃豆腐、瘦肉等食物来补充蛋白质。注意营养搭配、平衡膳食，才是最健康的。

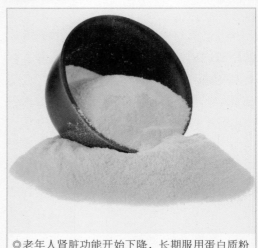

◎老年人肾脏功能开始下降，长期服用蛋白质粉会增加肾脏的负担。

老年人不宜经常喝粥

对于胃肠功能衰退的老年人来说，饮食清淡很重要，因此，粥成为老年人的食物。我们不否认粥有自己的优势，比如易嚼易消化等。但专家指出，为了健康，老年人不宜经常喝粥。

粥毕竟以水为主，"干货"极少，同体积的粥在营养上距离馒头、米饭，还是差得不少。尤其是白粥，单靠各类谷物的搭配远远无法达到人体的需求量，老年人长期喝粥，必将导致营养不良。

水含量偏高的粥进入胃里后，会稀释胃酸，这对消化不利。因此，老人在饮食上追求清淡的关键在于把握好度。如果只是因为牙齿不好而选择喝粥，那就要先把牙治好。对大多数老人而言，平时吃饭，把饭做得烂些就可以了，或在正常饮食之余偶尔吃吃面条、喝点粥。

即使是喝粥，也要弄个肉菜，不能清淡到只吃咸菜；为了保证营养均衡，至少应在粥里加点肉或菜，而不要只喝白粥。

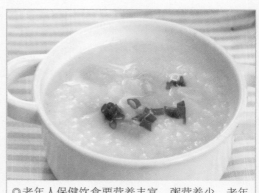

◎老年人保健饮食要营养丰富，粥营养少，老年人不宜经常喝粥。

膳食"十不贪",长寿就这么简单

老年人身体器官日渐衰老,器官的功能也日渐弱化,对营养的消化吸收大不如青壮年人群。这就需要老年人在选择食物时宜选择清淡、易消化的食物,以改善饮食结构,为身体吸收营养创造一个好的条件。在老年人饮食中,应注意"十不贪",才能让食物的营养尽快并全面地被吸收,补充体内流失的营养,延缓衰老。

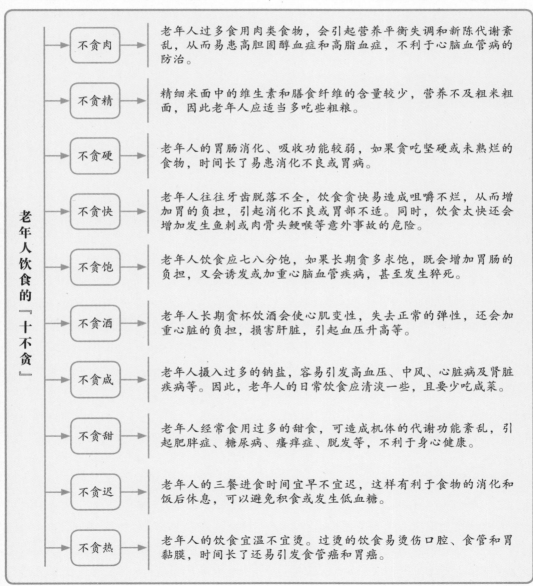

老年人饮食的『十不贪』

不贪肉　老年人过多食用肉类食物,会引起营养平衡失调和新陈代谢紊乱,从而易患高胆固醇血症和高脂血症,不利于心脑血管病的防治。

不贪精　精细米面中的维生素和膳食纤维的含量较少,营养不及粗米粗面,因此老年人应适当多吃些粗粮。

不贪硬　老年人的胃肠消化、吸收功能较弱,如果贪吃坚硬或未熟烂的食物,时间长了易患消化不良或胃病。

不贪快　老年人往往牙齿脱落不全,饮食贪快易造成咀嚼不烂,从而增加胃的负担,引起消化不良或胃部不适。同时,饮食太快还会增加发生鱼刺或肉骨头鲠喉等意外事故的危险。

不贪饱　老年人饮食应七八分饱,如果长期贪多求饱,既会增加胃肠的负担,又会诱发或加重心脑血管疾病,甚至发生猝死。

不贪酒　老年人长期贪杯饮酒会使心肌变性,失去正常的弹性,还会加重心脏的负担,损害肝脏,引起血压升高等。

不贪咸　老年人摄入过多的钠盐,容易引发高血压、中风、心脏病及肾脏疾病等。因此,老年人的日常饮食应清淡一些,且要少吃咸菜。

不贪甜　老年人经常食用过多的甜食,可造成机体的代谢功能紊乱,引起肥胖症、糖尿病、瘙痒症、脱发等,不利于身心健康。

不贪迟　老年人的三餐进食时间宜早不宜迟,这样有利于食物的消化和饭后休息,可以避免积食或发生低血糖。

不贪热　老年人的饮食宜温不宜烫。过烫的饮食易烫伤口腔、食管和胃黏膜,时间长了还易引发食管癌和胃癌。

老年人患病，饮水有讲究

老年人患某种疾病的时候，需要喝多少水，怎样选择饮水时间是非常重要的，而且不同的疾病有不同的饮水方式：

（1）冠心病、高血压病人。除正常饮水外，临睡前和清晨空腹各饮水200毫升，这样可稀释血液，降低血液的黏稠度，减少发病次数。

（2）胆结石、痛风、肾结石病人。需要大量饮水，最好保持每天饮水2000～3000毫升。对痛风病人来说，这样可以降低其尿酸的浓度，增加尿酸的排出；对胆结石、肾结石病人来说，可增加结石排出的机会。

（3）心肾功能不全病人。要记录出入水量，根据病情适当控制进水，千万不要随意饮水，以免增加心肾负担，加重病情。

（4）长期便秘病人。清晨空腹时，喝温淡盐水260～450毫升，可促进胃肠蠕动，有利于排便顺畅。

（5）糖尿病病人。可出现多饮、多尿症状，此时，不应限制水分，否则会加重体内水电解质代谢紊乱，使血液中渗透压增高，甚至导致高渗性昏迷。对糖尿病病人要进行综合治疗，血糖下降后，病人自然就不会多饮、口渴了。

热敷法助老年人耳聪目明脑健

在中医里，有一种外部治疗方法叫热敷，它可以使局部肌肉松弛，血管扩张，起到消炎、消肿的作用，还对因寒湿聚集、气滞血瘀引起的疼痛等有较好治疗效果，老年人常对头部进行热敷，还能起到防病保健的效果。热敷的方法是，把毛巾放入到水温在60～70℃的热水中浸泡一会儿，然后轻轻绞去水，把毛巾放在需要热敷的部位。

老年人在进行热敷时，应该主要对眼睛、耳朵、小脑这三个部位重点热敷。

眼睛，将毛巾放入稍烫手的热水中，浸透折叠。然后将其放在合闭的双眼上，双手在毛巾上轻柔地揉眼，毛巾稍冷后，

用热水重浸再热敷摩揉。每次做时保持呼吸自然，心情放松，每次可做3～5遍，每天1～2次。能起到消除疲乏、保护视力的作用，对预防老视、近视也有效果。

耳朵，用热水浸透过的毛巾掩盖在耳上，先掩左耳或右耳均可。每次交替重复做3～5遍，每天1～2次，可以增加耳部的气血流量，预防耳部疾病及老年人常见的耳聋。

小脑，将热毛巾放于小脑上（枕骨左右两侧，俗称"后脑勺"），两侧同时热敷或左右交替热敷均可，每次进行4～8遍，每天1～2次。能起到健脑作用，提高反应力和思维能力，对老年人常见的头

晕、高血压等有一定防治效果。

老年人应该注意的是，热敷法必须长期进行（少则3个月，多则1年），才能取得满意的效果。

♥ 先醒心后醒眼的老年保健之道

老年人很容易得脑溢血、心脏病，其中一个重要原因是起得过猛，对此中医提出先醒心后醒眼的保健方法，即早上醒来的时候不要急着睁眼起床，先闭眼躺上一两分钟，待心完全醒来后再起床。因为早上人醒来时，心还处于混沌状态，还没有完全清醒过来，这时候猛然间起床，就会诱发脑溢血、心脏病。

明朝养生学家冷谦在《修龄要旨》中也说："平明睡觉，先醒心，后醒眼，两手搓热，熨眼数遍，以睛左旋、右转各九遍，闭住少顷，忽大睁开，却除风火。"早上醒来的时候，不要急着睁开眼睛，先养养神、醒醒心，把双手对搓，搓热后用手心捂住眼睛，如此多做几遍，然后再转眼，左右各九遍，这时候再把眼睛突然睁开。

此外，心脑血管病的高发人群——老年人还要注意做到三个半小时，即早上起

来运动半小时，打打太极拳、散散步，或者进行其他运动，要因人而异，运动适量；中午睡半小时，这是人生物钟的需要，中午睡上半小时，下午上班时精力就特别充沛，老年人更是需要补充睡眠，因为晚上老人睡得早，早上起得早，中午非常需要休息；晚上18:00~19:00慢步行走半小时，老年人晚上睡得香，可减少心肌梗死、高血压发病率。

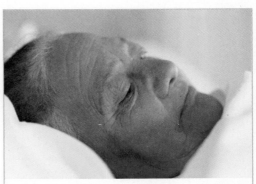

◎老年人早上醒来时，应先闭眼躺上一两分钟，待心完全醒来后再起床。

♥ 人到老年，眼睛、耳朵、腿脚要养护

人老了，身体功能大不如以前了，耳朵、眼睛也开始不好使了，最典型的问题就是：听力下降、耳聋、老视、腿脚不灵活。

中医认为，肾开窍于耳。人上了岁数以后，精血就会不足，肾精不足耳朵就不好。

肝开窍于目，肝血不足，眼睛就会花，就会干涩。所以老年人一定要注意养肾、养肝，方法可按照前面讲到的养肾养肝法。

另外，耳朵不好的老年人可以试试鸣天鼓的保养法：双手对搓，发热后用两手掌

心捂住两耳，手掌将耳朵完全封闭，慢慢夹紧，然后两掌突然松开即可。鸣天鼓还可以这样来进行：掌心向前，然后用中指插进耳朵里，塞进去以后，手指在里面转180°，让掌心向后，然后让手指轻轻地在里边蠕动，注意不要用力杵，而是轻轻地蠕动，就像小虫子一样在里面轻轻地动，按摩二三十秒后，突然将手指向前外方猛地拔出来即可。

眼睛不好的老年人则可以多转转眼：先左右，后上下，各转十多次眼珠，记住运转眼珠要慢，不可过急。经常转眼睛有提高视神经的灵活性、增强视力和减少眼疾的功效。

除了耳目病，老人还容易得一种病：痹证，也就是我们常说的手脚麻痹，类似现在所谓的关节炎和类风湿关节炎。造成痹证的

因素有三：风、寒、湿。老年人要想预防这种病，就要在生活中多注意一下，注意保暖，经常让自己多活动，多晒晒太阳，多出去旅游，看看山、看看水，这对老人的身体都是很好的。

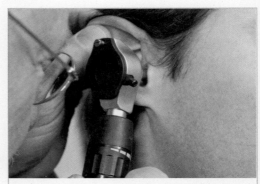

◎人老了，身体功能大不如以前了，耳朵也开始不好使了，最典型的问题就是：听力下降、耳聋。

闲时搓搓摩摩，益寿又延年

老年人在每天的不同时间段用双手在自己身上的某些部位按摩一下，可以促进血液循环，改善消化功能，提高抗病能力，从而益寿延年。

每天临睡前按摩双耳3分钟，然后再按摩颈部、眼眶和整个发根部3分钟，最后用双手搓摩面部3分钟，可以改善脑部血液循环，增强脑供氧量，治疗头闷胀痛，也可以起到催眠的作用。早晨起来后，在家人的帮助下做5分钟的胸背按摩，可以起到促进肺叶张力的作用，还可以增强抗御外邪的能力而少患感冒。搓摩时应该由上至下，必要时可沿脊柱行至椎尾，以增强效果。每天饭后用右掌心

紧贴腹部，从右下腹开始，绕脐作顺时针按摩，同时摒弃杂念，意留丹田，使元气回转，每次按摩3分钟，可以促进消化功能，预防和治疗便秘。

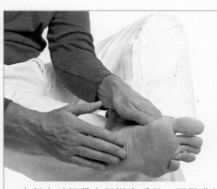

◎在任意时间段自行搓摩手足，可促进气血流通，提高抗病能力，从而使老人益寿延年。

在任意时间段自行搓摩手足，先分别用左右手互相搓摩肩、肘、腕和指尖，再顺大腿至膝、踝、脚心和脚趾，四肢各20次。由于手足上经穴较多，经常按摩可促进气血流通，增强脏腑功能，而且还有助于减肥。

老年人度夏季不妨"以热攻热"

夏天的特征是昼长夜短，炎热难耐，而老年人耐受力比较弱，适应性也比较差，所以老年人想要安全地度夏，就应注意保健。

中老年人如果无心脑血管疾病、体质较好者，不妨用"以热攻热"的办法度夏，效果不错。具体方法如下。

（1）热茶降温。盛夏每天喝2~3杯（约600毫升）、温度在40~50℃的热茶（最好是绿茶），不仅能够刺激皮肤毛细血管扩张，促进散热，还能帮助食物的消化吸收。此外，茶可利尿，排尿也可带走一部分热量，使人感到凉爽。

（2）三餐加热。在夏季，吃面条是许多人的最爱。但应注意，面条煮熟后最好不要过凉水；面汤温度要适宜，过热会烫伤食道。

夏天还可适量用些大葱、生姜、花椒之类的调味品，这些性味辛温的调料，可以助阳气，除湿邪。

（3）洗热水澡。夏天洗热水澡虽然会出很多汗，但热水会使毛细血管扩张，有利于人体的散热。老年人1~2天可沐浴一次，最好不要泡浴，体质较差的可以坐在椅子上洗浴。水温控制在40℃左右，每次10~15分钟即可。少用或不用香皂，可用带润肤成分的沐浴露来清洁皮肤。最好用柔软的毛巾擦拭胸背部。

（4）热水泡脚。热水泡脚、按摩足部等良性刺激，对于神经系统功能失调引起的头昏头痛、失眠，消化系统的腹泻、腹胀、食欲低下等病症，以及泌尿生殖系统的尿频、尿痛、遗精、痛经等疾病，能起到良好的治疗作用。

（5）耐热锻炼。每天抽出1小时左右的时间进行跑步、打拳、跳健身舞、散步等体育锻炼，每次锻炼都要达到出汗的目的，以提高机体的散热功能。但要注意，锻炼不可过分，尤其当气温高于28℃、湿度大于75%时，为避免中暑应减少运动量。

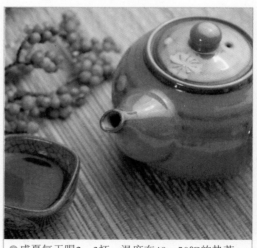

◎盛夏每天喝2~3杯、温度在40~50℃的热茶，不仅能够刺激皮肤毛细血管扩张，促进散热，还能帮助食物的消化吸收。

能让双腿年轻起来的小运动

俗话说，人老腿先老，可见养护好双腿对防老抗衰是多么的重要。下面介绍几种小运动让你的腿年轻起来。

（1）扭膝。两足平行靠拢，屈膝微向下蹲，双手放在膝盖上，顺时针扭动数10次，然后再逆时针扭动。此法能疏通血脉，治下肢乏力、膝关节疼痛等症。

（2）揉腿肚。以两手掌紧扶小腿，旋转揉动，每次揉动20~30次，两腿交换揉动6次。此法可以疏通血脉、加强腿的力量，防止腿脚酸痛和乏力。

（3）甩腿。手扶树或扶墙先向前甩动小腿，使脚尖向前向上翘起，然后向后甩动，将脚尖用力向后，脚面绷直，腿亦伸直，两条腿轮换甩动，每次甩80~100下为宜。可防半身不遂、下肢萎缩、小腿抽筋等症。

（4）蹬腿。晚上入睡前，可平躺在床上，双手紧抱后脑勺，由缓到急进行蹬腿运动，每次可达3分钟，然后再换另一条腿，反复8次。这样可使腿部血液畅通，尽快入眠。

（5）按摩腿。用双手紧抱一侧大腿根，稍用力从大腿根向下按摩直至足踝，再从足踝往回按摩至大腿根。用同样的方法再按摩另一条腿，重复10~20遍。这样可使关节灵活，腿肌力增强，也可预防小腿静脉曲张、下肢水肿及肌肉萎缩等。

（6）搓脚。将两手掌搓热，然后搓两脚各100次。经常搓脚，可滋肾水、降虚火、疏肝明目等作用，还可防治高血压、眩晕、耳鸣、失眠、足部萎缩酸疼、麻木水肿等。

（7）暖足。暖足就是每晚用热水泡脚，可使全身血液流通，利于身心健康，还可有效预防心绞痛。

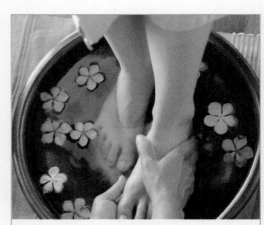

◎每晚用热水泡脚，可使全身血液流通，有利于老人身心健康。

老年人最适合安步当车

研究发现，适当散步能够起到延年益寿的作用，而且相对于比较剧烈的其他运动而言，散步这种比较舒缓的运动非常适合老年人。

（1）有冠心病、高血压、脑溢血后遗症和呼吸系统疾病的老年人，其散步的

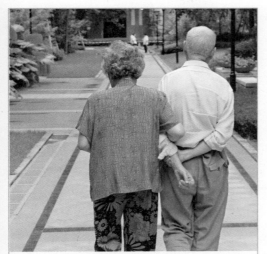

◎适当散步，能够活动气血，舒缓筋骨，有良好的保健作用。

速度最好为每分钟60～90步，每次20～40分钟。

（2）身体健康的老人和有慢性关节炎、胃肠疾病、高血压病恢复期的患者，其散步的速度以每分钟90～120步为宜，每次

30～60分钟。

（3）有轻微老年痴呆症、神经疾病患者适合反臂背向散步法，即行走时把两手的手背放在两侧后腰部，缓步倒走50步，然后再向前走100步。这样一倒一前反复走5～10次。

（4）肩周炎、上下肢关节炎、慢性气管炎、轻度肺气肿等疾病的老年人可进行摆臂散步法，走路时两臂前后做较大幅度的摆动。每分钟行走60～90步。

（5）肠胃功能紊乱、消化不良等胃肠疾病的老人可用摩腹散步法健身，即步行时两手旋转按摩腹部，每分钟30～50步，每走一步按摩一周，正转和反转交替进行，每次散步时间3～5分钟。散步健身不是一朝一夕的事情，但只要常年坚持，效果自然明显。建议老年人可以在晨起或每日晚餐半小时以后去散步，从缓步前行中享受运动的快乐。

● 老年人养生要学会几个"忘记"

只有适当地忘记一些东西，才能让更多精彩走进生活。老年人养生要学会"忘记"。

（1）忘龄。人的生理年龄是客观的，但心理年龄不同，它反映了人的精神状态。有的人刚过花甲之年，就不断暗示自己老了。这种消极的心理是健康长寿的大敌。"人不思老，老将不至"是有道理的。

（2）忘仇。忘掉怨恨就可以心平气和，对长寿大有裨益。若千方百计琢磨报复的方法、时机，会使自己不得安宁。

（3）忘悲。如亲人遇到天灾人祸或死

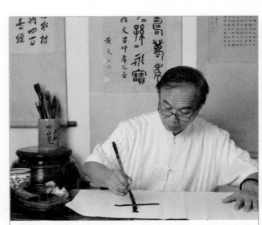

◎老年人更应该调整好心态，做一些自己喜欢的事情。学会"忘记"，快乐就会走进生活。

亡，应想开一些，尽快从悲伤中解脱出来。

（4）忘怒。愤怒可使血压升高、心跳加快，若失控甚至会导致突发脑血管破裂而死。

（5）忘忧。忘记忧愁，可减少病痛缠身，多愁善感难免使疾病抬头。现代医学认为，忧愁是抑郁症的主要根源。多愁善感会使人导致多种疾病，最终让病魔夺去生命。

（6）忘悔。总去想追悔莫及的事情，时间一长，只能伤心伤神，不利于健康长寿。

（7）忘病。忘掉疾病，减轻精神压力。人总想着身上的病，毫无益处。因为精神专注于病，会使免疫力下降，从而使疾病加重。忘病不是要忽视疾病、放弃治疗，而是从容应对、泰然处之。

（8）忘利。忘掉名利，活得更加潇洒。老年人只有淡泊名利，知足常乐，做个乐天派，才能健康长寿。

老年人要尽量保持心理平衡

生活充满了矛盾，尤其是人到老年，难免会用老眼光看问题，因此许多问题都看不惯，导致生闷气、发牢骚，生气恼怒对老年人的健康伤害极大，那么，老年人该如何保持心理平衡呢？

（1）目标。有些老年人不服老，给自己树立了远大的目标。要注意不要苛求自己，要把目标和要求定在自己能力范围内。同时，树立长寿的信心很重要。

（2）奉献。人老了，如果身体允许，可以帮子女做些力所能及的事情，从中收获乐趣与满足。

（3）期望。对子女、对他人期望不要过高，否则，期望变成失望，带来不必要的痛苦。对子女要"因势利导"，不要什么事都管，要时刻牢记"知足常乐，能忍自安"。

（4）沟通。遇烦恼要向家人以及亲朋好友倾诉，以沟通信息，敞开心扉，取得帮助。

（5）自控。平衡心理关键在于自控能力。遇事一定要冷静，即使是不顺心的事，

也要保持冷静，三思而后行。生活经验证明，不生气、不上火是保持心理平衡的最佳法宝。

（6）放松。培养有益身心健康的兴趣爱好。听听音乐，下下棋，练练书法，多参加一些文体活动，心情自然舒畅。一句话，老年人养生离不开放松。

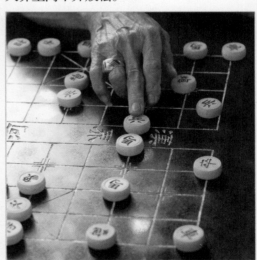

◎培养有益身心健康的兴趣爱好，有助放松身心，保持心理平衡。

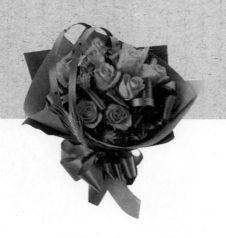

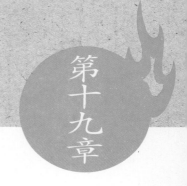

第十九章

性爱细节

——细微之处增添"性福"

●再好的生活都有不尽如人意的地方，再恩爱的夫妻也难免有不和谐的时候。性爱也许是其中不够完美的一个音符。其实，只要彼此真正关注一些小细节，用心"经营"性爱，就能获得更完美的感受。

忽略前戏易患偏头痛

在性行为中却刻意延长时间—很多人以为，性爱实质性阶段越长，自己的性能力就越高，也越容易让伴侣得到满足。不过，德国的一项医学研究显示，性爱只宜慢慢来，操之过急会导致偏头痛，对身体健康大为不利。

德国蒙斯特神经研究中心神经医学家斯特·凡埃弗斯研究发现，在进行性生活时过分着急的人，血压提升过快，容易在性爱过程中以及之后发生突发性偏头痛。最常发生这种情况的人是年龄在25～50岁之间的男性。这种状况可能让男性以为是由于自己过于兴奋而引起的，并不在意，但如果在高潮时发生了严重的头痛，则有可能增加其今后突发心脑血管疾病的风险。

斯特·凡埃弗斯建议，在进行性生活时人们应该慢慢来，让自己慢慢培养性爱的情绪。等全身神经兴奋性都调动起来后再进行，就要舒服、安全得多。

还要注意，性爱后及时用清水清洗下身，并用干净的毛巾擦干，就可以达到防止外生殖器感染，并减少泌尿系统感染的机会。不能用湿巾清洁，因为湿巾还含有许多化学成分，有强烈的刺激性，并不适合在房事后用来擦拭外生殖器。

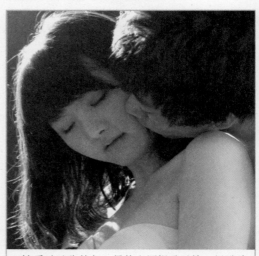

◎性爱时过分着急，易使血压提升过快，导致头痛，对身体健康不利。

哪些时刻不宜过性生活

由于一些人缺乏必要的性生活知识，粗鲁行事，结果给双方的身心健康带来很大的危害。一般来讲，以下几种情况夫妻不宜过性生活。

❶ 清晨不宜过性生活

清晨是人们一天学习、工作的开端，

是一天中的黄金时间，如果此时进行性生活，人会因得不到适当的休息而使体力得不到恢复，那这一天就会感到头昏脑涨，四肢无力，提不起精神。

❷ 无欲不宜过性生活

合理、和谐的性生活，应在双方有要

求的情况下进行。如一方因种种原因而不愿过性生活时，另一方则不可勉为其难，以免造成对方产生反感心理。

③ 心情不佳时不宜过性生活

有些夫妻在一方情绪不佳时勉强过性生活，不仅得不到性生活的和谐，还会使情绪不好的一方对此反感，如反复发生，会导致女子的性冷淡或男子的阳痿。

④ 环境极差时不宜过性生活

在污浊、杂乱不堪的环境里过性生活，会影响男女双方的精神状态，干扰性生活的成功。性器官不卫生对对方的健康构成威胁，将细菌等病原体带入女方体内，损害爱人的健康。

⑤ 饱食或饥饿时不宜过性生活

因饱食使胃肠充盈并充血，大脑及全身其他器官相对血液供应不足，故不宜在刚刚吃饭后就过性生活。而饥肠辘辘，人

的体力下降，精力不充沛时，过性生活往往不易达到满意的效果。

⑥ 经期不宜过性生活

女性在月经期，子宫内膜呈充血、出血、脱落状态，宫颈口也比平常相应要开得大一些，加之阴道的酸度被经血冲淡，使其对细菌感染的防御力减弱，此时性交不但会使阴道充血加重，造成经血过多，经期延长，还会诱发阴道炎、子宫内膜炎、宫颈炎等。

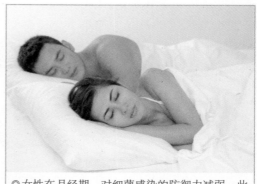

◎女性在月经期，对细菌感染的防御力减弱，此时不宜性交。

♥ 亲吻拥抱促进身心健康

性行为研究者们说，接吻能使男女双方心跳提高到每分钟110次，从而促进血液循环。它还可以使人们呼吸加快，增加肺活量，改善氧气供应。接吻带来的皮肤肌肉活动加强和充血过程加快，能减少皮肤皱纹，减轻脸部衰老。接吻时双方性激素分泌加快，体内释放出的神经肽使身体的各个器官处于快乐状态，因此也不失为

一种健身运动。

拥抱，是人们传递、寄托、交流、释放感情的最佳方式。夫妻之间的拥抱，家庭显得更加温馨、幸福；朋友之间的拥抱，友谊显得更加牢固、真诚；恋人之间的拥抱，爱情得到进一步的交融、升华；母子之间的拥抱，心灵得到进一步的慰藉、充实。

据心理学家介绍，夫妻之间在性生活之外的身体接触，有助于爱情的巩固和发展，更可以使双方精神更加饱满、容光焕发、身心健康。假如丈夫因事而迟归，迎接他的妻子不是满腹牢骚的责问，而是对丈夫温情而热烈的拥抱，这一对夫妻，此时享受的一定是人间最大的乐趣和幸福。有人研究指出：渴望得到爱的双方，6秒钟的拥抱，就可以使双方得到爱的滋润——心跳加快，血压上升，幸福的暖流顷刻便会流遍全身。

还有，人体的敏感地带主要有：锁骨，大部分女性锁骨的凹陷处感觉很敏锐，只要被轻轻碰一下，就会像触了电一样；颈部、肩膀、脸颊和下巴，这4个部位

的连带刺激，可以使女性产生被征服的软瘫感觉。

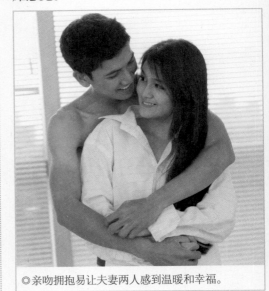

◎亲吻拥抱易让夫妻两人感到温暖和幸福。

和谐的性生活可以治病

如果有人对你说"和谐的性生活可以治病"，你一定会觉得不可思议。其实，这并不是天方夜谭。美好的性生活对很多病症都有着意想不到的缓解和抑制作用。

奇效一：有利于消除失眠。

所有人都渴望有个深沉、甜美的睡眠，但是各种各样的原因导致的失眠经常困扰着大家，特别是女性更容易失眠。而经历一次和谐的性生活后，紧张、激动的身体开始放松，肌肉也在满足之后的疲倦中得以舒展，睡意自然而然地袭来。性生活越是美满，事后也越容易入睡。

奇效二：减轻经期前综合征。

女性在月经前的5~7天内，流入骨盆的

血液增加，有可能引起肿胀和痉挛，导致腹胀或腹痛。而性生活中的肌肉收缩运动，能促使血液加速流出骨盆区，进入血液总循环，减轻骨盆压力，从而缓解腹部不适。

奇效三：精液有助于女性阴道的消毒。

实验证明，精液中有一种抗菌物质——精液胞质素，它能杀死葡萄球菌、链球菌、肺炎球菌等致病菌，所以可以帮助女性生殖器免遭微生物的侵袭。长期没有性生活的女性，容易患阴道炎、子宫内膜炎、输卵管炎等病症。

奇效四：有助于保护头脑年轻。

"用进废退"的性萎缩也适用于缺乏性生活的人。适当的性生活有助于防止大脑

老化和促进新陈代谢，使记忆力增强。

奇效五：有效减少心脏病和心肌梗死的发生。

性生活可以让骨盆、四肢、关节、肌肉、脊柱更多地活动，促进血液循环，增强心脏功能和肺活量。拥有和谐性生活的人患心脏病的概率比性生活不和谐的人至少减少10%。

奇效六：减轻或是缓解疼痛症。

性爱竟然同阿司匹林有一样的功效，听起来似乎有点神乎其神。不过，大量医疗机构的反馈，性爱过程中会分泌出一种叫胺多酚的化学物质，对减轻疼痛相当有效。性爱对关节炎、头痛、牙痛等疼痛都具有不可思议的止痛效果。

奇效七：减少皮肤病的发生。

皮肤血液循环不良，会导致产生粉刺、暗斑等皮肤病。适度的性生活会加速血液循环，让皮肤光洁细嫩，并起到防治皮肤病的作用。

奇效八：提高免疫系统的抗病能力。

现代生活让人们的免疫系统比以往更加脆弱。性生活可以使肾上腺素均衡分泌，肌肉先收缩，再放松，从而形成良性循环，使免疫系统能保持在较好的状态。

奇效九：促进女性生殖健康。

雌激素能够使女性的血液循环系统功能保持良好，性生活有规律的女性，雌激素水平比偶尔做爱的女性要高得多。雌激素使卵巢的生理功能加强、月经正常，还可推迟更年期，而且每一次性爱都会使阴部分泌物增加，防止阴道黏膜干燥。

奇效十：减缓衰老。

女性在35岁左右，骨质会慢慢流失。性爱可以调节胆固醇，保持骨骼的密度，减缓骨质疏松，使整个人看上去步态轻盈。

奇效十一：增强骨髓的造血功能。

适度的性生活，可使男性的睾酮分泌量增多，使男性的肌肉更发达，增强骨髓的造血功能，而且还能减少体内脂肪的积存。

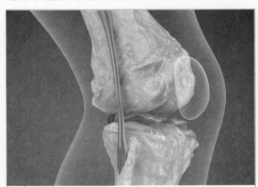

◎和谐的性生活对35岁左右的女性，能防止骨质流失，同时可以调节胆固醇并保持骨骼密度。

性惩罚会带来健康隐患

人使性的本能变得高尚化，在精神生活这个领域里，理智和意志需要成为性欲的高度警惕的哨兵。

权威调查显示，中国100对接受调查的

夫妻中，有70%以上遭遇过配偶对其进行的"性惩罚"，其中夫妻双方实施性惩罚的比例也由原来以女方为主变成现在的男女各占一半。"性惩罚"不同于"性虐待"，它是指夫妻之间由于矛盾或一方对另一方不满，以采取拒绝对方的性要求作为"惩罚"的手段。

专家指出，性欲是含有一定生物本能成分的复杂现象，同时受到精神和社会因素的影响。有规律的夫妻性生活，有益于身心健康。普遍存在的"性惩罚"已经成为中国家庭和睦的最大危机。

性生活不是一种"施舍"，也不是一种"交易"，它是男女双方都需要的一种感情交流，从责任和义务来说，夫妻都应该认真地维护这一对家庭起稳定作用的"基石"。如果一方动辄以"性惩罚"来"教训"另一方，不仅会影响家庭和睦，而且会给对方的性心理投下阴影。

研究认为，男子对"性拒绝"最为敏感。即使当夫妻终于言归于好，妻子解除"性封锁"时，一些男子的性功能抑制和障碍也难以很快消除。

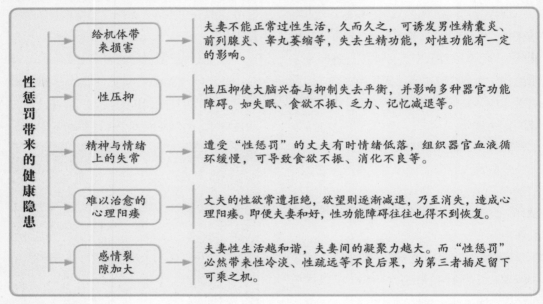

性惩罚带来的健康隐患

- 给机体带来损害 → 夫妻不能正常过性生活，久而久之，可诱发男性精囊炎、前列腺炎、睾丸萎缩等，失去生精功能，对性功能有一定的影响。
- 性压抑 → 性压抑使大脑兴奋与抑制失去平衡，并影响多种器官功能障碍。如失眠、食欲不振、乏力、记忆减退等。
- 精神与情绪上的失常 → 遭受"性惩罚"的丈夫有时情绪低落，组织器官血液循环缓慢，可导致食欲不振、消化不良等。
- 难以治愈的心理阳痿 → 丈夫的性欲常遭拒绝，欲望则逐渐减退，乃至消失，造成心理阳痿。即便夫妻和好，性功能障碍往往也得不到恢复。
- 感情裂陈加大 → 夫妻性生活越和谐，夫妻间的凝聚力越大。而"性惩罚"必然带来性冷淡、性疏远等不良后果，为第三者插足留下可乘之机。

❤ 长期禁欲，阴茎功能会退化

一个人对性的需要，就像对饮食的需要一样，是自然的、本能的需要。人类的两性关系，是"人和人之间直接的、自然的、必然的关系"，如果没有性欲望，没有男女两性之间的性来往，就不会有人类历史。性行为欲望，深深地扎根在每一个发育正常的男女体内，并构成日常思想感情中的一个重要部分；性行为欲望，全面地渗透在人们的渴望、憧憬、恐惧或挫折之中。正常的、适度地满足人的性欲望，是确保个人身心健康的重要条件。

禁欲，是对人类性渴望的极端对策。古往今来，具有禁欲传统的旧文化所鼓吹的禁欲主义曾引出不少人间悲剧。古代修道者极度夸大男子精液的生理作用，认为它是人体的"精华""元气"，如果"元气大伤"就会"抽干骨髓、双目失明"，甚至"精神失常"。这种错误的性观念一直流毒至今，对男性性功能障碍的发生和发展，起着推波助澜的作用。某些宗教的清规戒律、社会观念、习惯等，对正常性欲望的压抑或禁止，迫使许多人形成与自身生理功能相悖的心理扭曲。

现代科学认为，驱动性欲望的性张力是一种生物能量，它和其他的物理能量一样，服从能量守恒的普遍规律，只能转换不能消灭。性欲望的正常实现，是性张力释放的重要途径，性渴望实现伴有的快感，可以带来心理满足。强烈的禁欲，将导致心灵的痛苦体验，表现为精神恍惚，性情怪僻，进而出现躯体症状，如失眠、噩梦、头晕、目眩、记忆衰退、胃肠不适等。

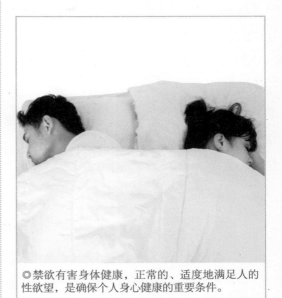

◎禁欲有害身体健康，正常的、适度地满足人的性欲望，是确保个人身心健康的重要条件。

房事过频，导致胃痛

房事频繁会导致胃痛。曾有一对白领夫妻每次过完性生活之后，都会感到胃痛，就是因为房事离晚餐时间太近。房事时性器官广泛充血，减少了胃肠道的血流量，影响胃肠的蠕动，进而累及消化功能，时间一长会引起胃部不适甚至疼痛等胃炎症状。后来夫妻俩将房事改在清晨进行，并减少了性生活的频度，胃痛也就没有再犯。

房事过频还可导致头痛。因为性生活过程中，大脑皮质高度兴奋，才会产生快感。过于频繁的强烈刺激，必然累及大脑功能，头痛也就随之产生了。

房事过度或强力行房会导致腰痛，因

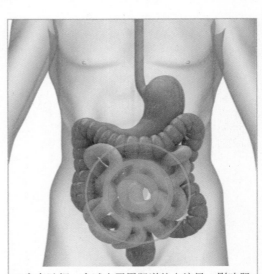

◎房事过频，会减少了胃肠道的血流量，影响肠胃功能，导致胃痛。

为在性生活过程中，双方的运动系统均处于高度紧张、频繁活动的状态中。脊柱中活动最大的即是腰骶关节，如果过猛或过频伸曲腰骶部，极易造成腰骶关节操作不当。日积月累，会造成腰骶关节劳损或腰肌损伤，导致腰痛。房事过度往往还会出现肌肉酸痛，且疼痛持续时间较长，并可伴有头昏目眩、精神倦怠、心跳气短等全身衰弱症状。

对于男性来说，性生活过于频繁还可导致射精痛，肛门疼痛。女性也会出现腰酸、腿软、眼花、精神不振、食欲不佳，甚至白带增多等一系列痛虚亏损症状，还可能伴有头昏、面色苍白、眼眶周围灰暗、心烦、口干，甚至月经不调等。所以，无论男女都要防止房事过度。

性生活的质量不是以次数衡量的，只有适度的、令人感到欢愉的性生活才可以达到以性养生的目的，以达到阴阳平衡。

❤ 性爱后及时排尿，可防尿道炎

尿道炎是妇女最常见的细菌感染病之一。随着性爱自由观念的流行，如今这一问题在女性中有了愈演愈烈的趋势。调查显示，女性在一生中的患病率为20%～40%。尤其在美国，每年有1/10的妇女患上膀胱炎，并且有3%～5%的妇女在数年间多次复发。

急性尿道炎的症状主要包括排尿疼痛、频繁、下腹疼痛，有人还会出现尿液带血，变得混浊。由于女性尿道较短，又接近肛门，再加上性生活频繁，女性受细菌感染的机会便相应增加。

尿道炎患者应该及时就诊，以对症下药。对于尿道炎的预防，专家给予以下提示：

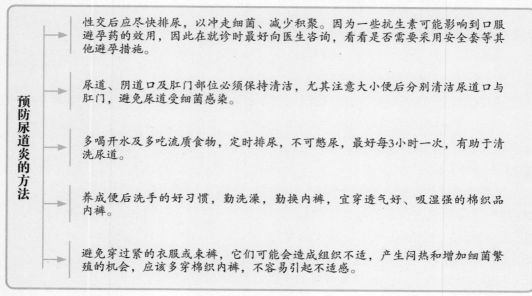

预防尿道炎的方法

性交后应尽快排尿，以冲走细菌、减少积聚。因为一些抗生素可能影响到口服避孕药的效用，因此在就诊时最好向医生咨询，看看是否需要采用安全套等其他避孕措施。

尿道、阴道口及肛门部位必须保持清洁，尤其注意大小便后分别清洁尿道口与肛门，避免尿道受细菌感染。

多喝开水及多吃流质食物，定时排尿，不可憋尿，最好每3小时一次，有助于清洗尿道。

养成便后洗手的好习惯，勤洗澡，勤换内裤，宜穿透气好、吸湿强的棉织品内裤。

避免穿过紧的衣服或束裤，它们可能会造成组织不适，产生闷热和增加细菌繁殖的机会，应该多穿棉织内裤，不容易引起不适感。

♥ 避孕不可盲目

如今，避孕手段越来越多样化。除了口服避孕药、使用安全套外，还有皮下埋植避孕剂、放置节育环、输精管结扎、外用避孕药、安全期避孕、体外排精等方法。

避孕不可盲目。比如卵巢功能低下的女性长期服用避孕药可能导致闭经；极少数乙肝携带者服用避孕药可能形成肝脏良性囊肿；而40岁以上的女性内分泌系统逐渐发生改变，口服避孕药容易引起内分泌紊乱，因此要慎服，否则可能引起子宫功能过早衰退。

（1）体外射精。有一定避孕效果，但事后必须加吃紧急避孕药。另外，男性在性爱近高潮时就不得不紧张地抽出阴茎，进行体外排精。这样长期下去易使丈夫患精神衰弱，也有损于性生活和谐，不推荐使用。

（2）安全套。优点是简单易行，不会对女性身体健康产生不良影响，且有预防性疾病的作用，推荐使用。

（3）口服避孕药。适用于探亲避孕，有短效避孕药和探亲避孕药。一般来说，如果是计划的"探亲"，最好早早开始打算，在月经开始的时候吃短效避孕药，探亲避孕药容易干扰内分泌，导致月经失调，要尽量避免使用。

（4）栓剂。每次性生活前按规定方法放入阴道深部，因为操作问题失败率较高，最好不要单独使用。

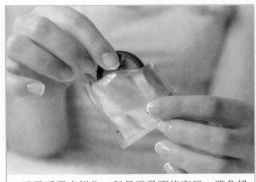

◎避孕手段多样化，但是避孕不能盲目，避免错误避孕导致疾病。

♥ 有高潮更容易怀孕

一般来说，女性受孕不一定必须有性高潮，但有性高潮可以增加受孕机会。

一方面，从性生理的角度看，性高潮中子宫呈收缩状态，子宫内为正压，性高潮后子宫松弛，子宫内为负压，因而子宫内会产生吸引作用，有利于精子的游入。另外，在性兴奋中，阴道内2/3扩张、膨大，变成性交后的精液池，外1/3段收缩，减少精液外流，而且兴奋时子宫上提，消退期子宫下降，这也有利于精子流入子宫。再者，性兴奋中，阴道分泌碱性黏液，使平常呈酸性的阴道环境碱性增大，从而有利于精子的生存和活动（精液呈弱碱性）。

另一方面，从性心理的角度看，女性在性生活中达到高潮，获得性满足，才能对性活动维持更长久的热情和动力，才能在每一次性活动中全身心地投入，婚姻关系也会更加稳固，从而形成良好的性循环。相反，如果每次性生活都索然无味，女性就会逐渐丧失"性"趣，而性生活的减少必然导致受孕概率的降低。另外，不良的心态也会间接影响女性生殖功能的正常发挥。

近年来，国内外性科学研究揭示，妻子要达到性高潮，不妨大胆向丈夫说出自己的性感受。国内一家性学研究所对515位已婚女性的问卷调查表明，不常表达性感受的妻子只有20％获得性高潮，经常向丈夫谈出性感受的女性，有50％以上达到高潮，而经常指导丈夫性动作的妻子会有67％的机会达到性高潮。

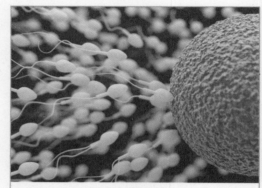

◎女性有性高潮可以增加受孕机会。

常见的避孕误区

（1）第一次进行性爱的女性不可能怀孕。

（2）女性月经期间不可能怀孕。

（3）如果男性在性爱前不久自慰直至射精，性爱时他的精子数就可以减低到不会造成对方怀孕的程度。

（4）如果女性在性爱后上下跳跃，她就不会怀孕。

（5）女性在性爱前洗一个热水澡可以减少怀孕的危险。

（6）女性必须在性爱中达到高潮才会怀孕。

（7）在口交中吞下精液的女性会怀孕。

（8）如果阴茎不完全插入，就是说男方在女方的外阴部而不是在阴道内射精，女性就不会怀孕。

（9）性爱之后清洗，即用水、皂液或温可乐之类的液体冲洗阴道可以冲走精子，防止怀孕。

（10）对方在她体内射精后，如果女性马上排尿就不会怀孕。

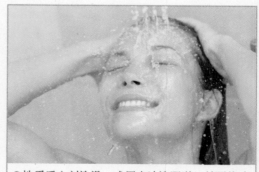

◎性爱后立刻洗澡，或用水冲洗阴道，并不能冲走精子，防止怀孕。

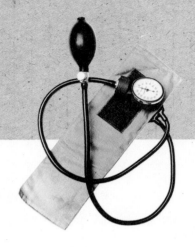

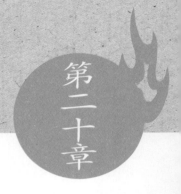

第二十章

用药细节

——防微杜渐，为健康上一把锁

●很多时候，我们都需要药物的帮助以击败疾病，尤其是当你患上高血压、糖尿病、心脏病等慢性疾病时更需要药物。但如果不正确用药，也可能导致过敏等病症的发生。因此，为了健康用药，一定要注意用药中的小细节。

♥ 服药也有时间限制

科学地掌握服药时间，既能发挥药物的最大疗效，又能减少药物的副作用。否则，不但延误疾病的康复，还增加患者的经济负担。现将常用的药物服用时间介绍如下，以供参考。

① 空腹服（清晨）

多为滋补类药，如人参、蜂乳等。早晨空腹服以利人体迅速吸收和充分利用。

② 半空腹服

多为驱虫药，如哌嗪（驱蛔灵）等。可于两餐之间，或刚进早餐后服用，这样使药能迅速进入肠道，保持较高浓度发挥作用，又不致刺激胃肠引起恶心呕吐，甚至因肠道吸收快而中毒。

③ 饭前服（饭前30～60分钟）

多为健胃药、收敛药、止胃痛药、肠道消炎药，如多酶片、乳酶生、复方氢氧化铝

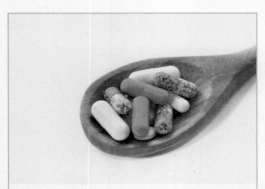

◎服药也有时间限制，忌随意改变服药时间及方式。

（胃舒平）、三硅酸镁等。这些药物依其各自的作用特点，饭前服用能达到最佳效果。此外，中成药丸剂，为使其较快通过胃进入肠道，不为食物所阻，也宜饭前服。

④ 饭时服

多为消化药，如稀盐酸、胃蛋白酶等，饭时服能及时发挥作用。

⑤ 饭后服（饭后15～30分钟）

绝大部分药物都在饭后服。尤其是刺激性较强的药物，如阿司匹林、水杨酸钠、保泰松、吲哚美辛（消炎痛）、硫酸亚铁、小檗碱（黄连素）等宜饭后服，以便为胃内食物稀释而减少其对胃黏膜的刺激作用。

⑥ 睡前服（指睡前15～30分钟）

多为催眠药，如苯巴比妥（鲁米那）、安定、朱砂安神丸等；泻药如双醋汾汀、酚酞、果导等，服后8～12小时见效，故在次日清晨可望排便。

⑦ 定时服（间隔一定时间用药）

多为一些吸收快、排泄快的抗菌消炎药，因排泄或破坏较快，为维持有效浓度，须每隔一定时间服用一次。

⑧ 必要时服

多为解痉止痛药，如颠茄、溴丙胺太

林（普鲁本辛）等在胃肠痉挛、疼痛时服用；感冒发热时服APC、阿苯片；头痛时服用索米痛片（去痛片）；心绞痛发作时，舌下含化速效硝酸甘油片，等等。

心脑血管疾病患者要时刻将药物带在身上，换衣服时不要忘记将药物装上。药物要装在取出方便而固定的衣服口袋里，对这个装药的口袋，家人也要熟悉。夜间睡觉时亦要放在床头等容易随手拿到的地方。应定期检查所带的药物是否过期，并及时更换。

服药要严格遵照医嘱

医生开药是根据病人的年龄、性别、体重、药物配伍禁忌及病情等指征决定剂量和疗程的。病人是否遵照医嘱按时按量服药，是关系到治疗效果和治疗安全的重要环节。如果病人治病心切或图省事，擅自加大剂量，甚至一天的量一次服下，就会导致药物中毒等不良反应发生。另外，各种药物的吸收、排泄速度及在体内的有效浓度均不同，如果服药不按时、不够量，或三天打鱼，两天晒网，体内不能维持一定的药物浓度，就达不到预期的效果。

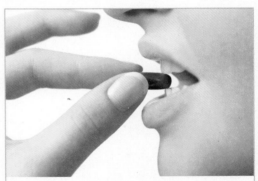

◎服药应严格按照医嘱按时按量服用，以免影响治疗效果。

药物的不良反应不可忽视

药物的不良反应不可忽视，它可以引起"药源性疾病"，甚至可危及生命。药物不良反应有：

（1）副作用。用药后出现恶心、呕吐、食欲减退、头痛、失眠、心慌等，都属于药物的副作用。比如有些药对消化道刺激性大，医生会告诉你要饭后服药，如果不按这个时间服用，就会出现消化道的不适反应等副作用。相反，有些药如利福平、胃舒平等，则需要在空腹或饭前服用，才能收到最佳效果。

（2）毒性反应。多因用药过量或用药时间过长引起。表现为扰乱机体的生理功能，或出现器官组织的显著病理改变。毒性反应对机体损害较大，有时可危及生命。严重的毒性反应主要表现对神经系统、造血系统、肝、肾和心血管系统的损害。

（3）二重感染。由于长期或大剂量使用广谱抗生素，使肠道正常的菌群发生变化，敏感的细菌被杀灭，不敏感的细菌大量繁殖，导致二重感染（继发感染），发生药源性疾病。

（4）药物成瘾。由于滥用，特别是长期重复使用某些改变情绪或行为的药物，可以产生对药物的精神依赖性。如吗啡、可待因、哌替啶（杜冷丁）等都很容易成瘾。

（5）药物致畸。有些药物可以通过胎盘影响胎儿生长发育，在怀孕3个月，尤其8周内，药物致畸的危险性最大。

（6）药物致癌。有些药物如治疗皮肤病的砷酸钠可致皮肤癌。

药物除上述不良反应外，还可引起变态反应，因此，我们在服用药物的过程中，一定要遵照医嘱，按时按量，还要注意观察、体会有什么反应和不适，特别是长期使用某些毒性作用大的药物时，更应小心。

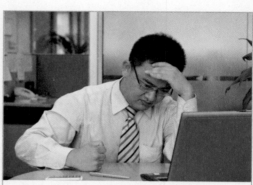

◎服药后要注意身体状况，若出现不良反应，要及时就医。

❤ 制剂使用要讲究方法

❶ 滴眼液

用消毒剪刀剪开瓶口，剪刀可先在火上烧一下。然后清洁双手，将头后仰，眼向上望，轻轻把下眼睑拉开成"袋状"；将药液滴入眼"袋"内，切勿让滴管开口接触到眼球或眼睑。然后轻轻拉下眼睑，闭眼休息1~2分钟，注意不要闭得太紧。可以用药棉或纸巾擦去流出眼外的药液。若同时使用几种滴眼液，滴不同药液之间的间隔不少于5分钟。滴眼剂也会产生烧灼感，但不应持续几分钟，若烧灼感持续时间过长，就要咨询专业人员。

❷ 滴耳液

使用之前同样要清洁双手，把药瓶握在手中数分钟，使药液温度接近体温。把头稍倾或歪向一边，外耳道口向上，轻轻拉下耳垂，使耳道暴露，按医生指定的滴数，将药液滴进耳内。5分钟后换另一只耳朵，有的药品说明书上有明确建议，应在滴药后用药棉塞住外耳道。

❸ 滴鼻剂

在使用滴鼻剂之前，应先清除鼻涕及清洁鼻腔，取坐位或仰卧位，头尽量后仰，将滴管对准鼻孔，依照医生所指定的滴数，将药液滴进鼻孔内；滴药后用手指轻轻捏几下鼻翼，使药液分布鼻腔，保持滴药姿势2分钟。

④ 栓剂

清洁双手，若栓剂太软，则应先通过冷却使其变硬，可浸在冰水或放在冰箱内一会儿再除去包装。用清水和水溶性润滑剂涂在栓剂的顶端，侧身躺下并将双腿屈起，用手指轻轻将栓剂推进肛门内2～3厘米深处，继续躺几分钟，1小时之内尽量不要大便。

⑤ 气雾剂

使用之前要摇匀，尽量将痰咳出，缓缓呼气，尽量让肺部气体排出，头稍后倾，舌头向下，双唇紧贴药瓶喷嘴，深吸气的同时按压气雾剂，屏住呼吸10～15秒钟，用鼻子呼气，然后用温水清洗口腔。

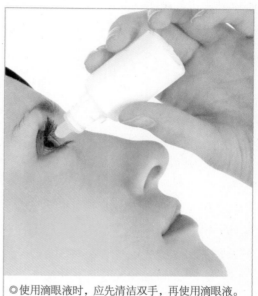

◎使用滴眼液时，应先清洁双手，再使用滴眼液。

♥ 一般药物应用温开水送服

温开水送服是指将药物一齐随开水口服。温开水能帮助药物顺利通过咽喉、食管到达胃里，使干涩的药片和有刺激性的药水，不至于停留在食管，从而保护了食管黏膜，起到了滑润作用。白开水含杂质少，不会与药物起化学变化。

有些人在服药片时，喝水太少，使一些具有刺激性的药物停留在食管中时间过长，引起食管发炎；也有一些人更省事，干吞药片，连水也不用，害处更大。常可引起食管损伤的药物有多西环素（强力霉素）、泼尼松（强的松）、阿司匹林、吲哚美辛（消炎痛）、保泰松等。

有些药物在服用后还需饮用大量的开水，比如磺胺类药在体内的代谢产物，易在尿路析出结晶，阻塞与损伤输尿管和尿道，因此要多饮水防止尿道结石形成。解热止痛药主要是通过扩张血管和出汗使体温下降，服时也宜多喝水，避免因出汗而失去水分过多引起虚脱。

温开水对药片、药水有溶解、稀释作用，既能减少药物对消化道的刺激，又便于人体对药物的吸收，足量的水还可以冲淡体内的毒素，有利疾病的痊愈。

💙 不能用热水服用的三种药

在日常生活中，很多人服药的时候往往随手拿起水或者饮料就喝，更不分凉水、热水。

但是现代医学研究认为，服用以下3种药不宜喝热水。

（1）消化类的药品，如胃蛋白酶合剂、胰蛋白酶、多酶片、酵母片等，这类药中的酶是一种活性蛋白质，遇热后会凝固变性而失去催化剂作用，达不到助消化的目的。

（2）维生素类的药品，维生素类中的维生素C是水溶性制剂，不稳定，遇热后易还原破坏而失去药效。

（3）止咳糖浆类的药品，止咳药溶解在糖浆里，覆盖在发炎的咽部黏膜表面，形成一层保护性的薄膜，能减轻黏膜炎症反应，阻断刺激而缓解咳嗽，若用热水冲服，会稀释糖浆，降低黏稠度，不能形成保护性薄膜，也就不能减轻刺激，缓解咳嗽。

💙 茶水服药会降低药效

有些人有喝茶水的习惯，吃药时也就用茶水送服，这也是不科学的做法。茶叶用水泡后，其中鞣酸、茶碱、咖啡因、可可碱等会溶于水中，用茶水送服某些口服药，会使这些成分与药物发生化学反应，造成药物失效或难以吸收，达不到治疗作用。治疗缺铁性贫血的硫酸亚铁、枸橼酸铁中所含的亚铁离子，可以与茶中的鞣酸反应发生沉淀，妨碍铁的吸收，并会引起腹痛和便秘。含生物碱的药物利舍平、阿托品、麻黄碱等与茶中的鞣酸反应发生沉淀，会使药效降低。镇静药鲁半那、司可巴比妥（速可眠）等和抗组织胺药苯海拉明、氯苯那敏（扑尔敏）以及镇咳药喷托维林（咳必清）等与茶中的咖啡因有拮抗作用，也会降低疗效。又如抗生素，会和茶中的鞣酸结合，降低抗菌能力。中药黄连、黄柏、麻黄等药在与茶水作用下，效力也会降低。即使用白开水服药，也要避免短时间内再喝茶，同样茶水在胃中药物结合，也会降低药效，最好服药期间不要喝茶。

病人服药后如果在半小时内吸烟，就会降低药效，使药物到达血液的有效成分只有12%～18%，而不抽烟者药物到达血

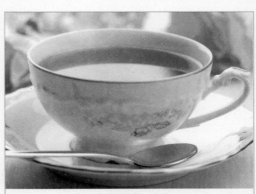

◎茶水里所含物质会与药物产生化学反应，影响药物的吸收，服药时忌用茶水。

液的有效成分则为21%～24%。这是因为烟碱可增加肝脏酶的活性，从而加速药物的溶解，使血液中的药物成分降低，达不到治疗效果。

服药时不喝水或服药后立即卧床休息，可能造成食道溃疡等伤害，因此服药前应先喝一口水，服药后再喝至少100毫升的水，然后站立5分钟才可上床休息。

服药前后不宜吃水果

病人在服药前、后半小时最好不要吃水果，因为有些水果中含有可与药物发生化学反应的物质，使药效降低。这是因为某些水果含有一种鞣质成分，这在青涩的水果中存在较多，如未熟的柿子、苹果、杏等。这种成分虽是天然植物成分，但容易和药物发生化学反应，导致药物在体内聚集沉淀，溶解度变小，从而使药效降低。

多数水果含柠檬酸和苹果酸，它们会改变肠道中的pH值，进而间接影响到药物作用。对pH值敏感的药物，如口服青霉素类药物，与酸性较大的水果（如山楂、葡萄等）一同服用时，会影响到药物的疗效。

人们常用的降血脂药、抗生素、安眠药、抗过敏药等，均可能与水果中的物质发生相互作用，使药物失效或产生毒副作

用。如某些抗过敏药可能与柚子、柑橘类水果发生反应，引起心律失常，甚至引发致命性心室纤维性颤动。过敏性鼻炎的患者在服用抗过敏药物的同时，如饮用了葡萄柚汁就可能中毒死亡。

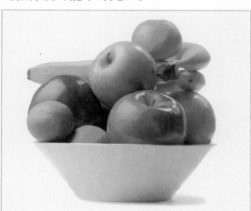

◎水果中所含物质会与药物产生化学反应，影响药物的吸收或造成人体不良反应，服药前后忌吃水果。

服中药勿忽视忌口

我国中医有五禁之说："肝病禁辛，肾病禁甘。"根据辨证论治的服药原则，可使药物最大化地发挥它的作用。

中药与食物虽同出一源，但它们所含

成分不同，其性味与药理作用也就各异，若配合不当，则会降低疗效或失去疗效，甚至还会增加中药的毒副反应。

例如，辣椒属于热性，不宜与清热凉

血药（如银花、连翘、山栀、生地、丹皮、石膏等）及滋阴药（如石斛、沙参、麦冬、知母等）合用，否则会影响疗效。

服用具有温热作用的治疗寒证的药物时，忌食生冷食物。又如口干、烦热、大便秘结、容易兴奋、急躁或血压偏高、甲状腺功能亢进、心动过快者，就应忌辛辣刺激食物及浓茶、咖啡等饮料；反之，有畏寒、手足冰凉、大便溏薄或血压偏低、心动过缓者，应忌生冷、滋腻、黏滑等食物。

再如热喘患者，不能吃温热性的羊肉、鹅肉、韭菜、姜、桂圆、辣椒等食物，而应该吃偏凉性的马兰头、芹菜、生梨、荸荠等。

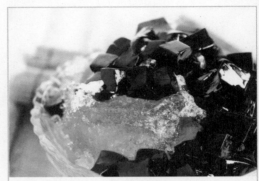

◎服用具有温热作用的治疗寒症的药物时，忌食生冷食物。

服用西药也需忌口

众所周知，中药要忌口，其实服西药同样也要忌口，因为食物中某些成分可能影响药物发挥作用，甚至可能加重药物反应。

影响药物疗效的常见食物如下：

（1）油。实验表明，食物中的油脂能降低某些抗生素的药效。另外，在服降脂药物时，宜少吃植物油，不食猪油、羊油及鸡油等，以免增加体内脂肪的贮存而降低降脂药物的疗效。

（2）盐。盐的主要成分是氯化钠，对于那些需要经常服用利尿剂的患者来说，若食物中含盐过多，势必降低利尿药的利尿效果。

（3）酱。酱一般是以大豆为原料制作的，其中含有大量的钙、镁离子。若在服用抗生素药物时大量食用了酱，酱中的金属离子将与抗生素结合，形成的结合物不易被胃肠道吸收，降低其抗菌效果。

（4）醋。醋的pH值在7.0以下，若与碳酸氢钠、胃舒平等碱性药物同服时，可使酸碱中和，药效丧失。在服磺胺类药物时应忌食食醋，因为磺胺类药物在酸性条件下溶解度降低，可在尿路中形成磺胺结

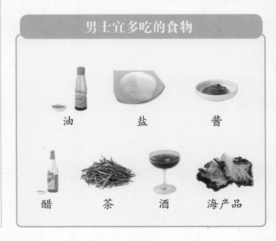

男士宜多吃的食物

油　　盐　　酱

醋　　茶　　酒　　海产品

晶，产生尿闭和血尿。

（5）茶。茶叶中的鞣酸有收敛作用，可治疗腹泻，若因便秘而服用泻药时，切勿饮茶；茶叶中含有咖啡因等生物碱，故服苯巴比妥、安定、甲丙氨酯（眠尔通）和罗痛定时宜忌茶，以免影响药物的镇静及止痛作用。

（6）酒。高血压患者服用降血压药苯乙肼时，不可饮用白酒、红酒和啤酒，因酒中含有酵母提取物，它与这类降压药互相作用，反而会引起血压升高。头孢哌酮与乙醇合用时可导致乙醛蓄积，呈"醉酒状"（血管扩张、出汗、头痛、恶心、呕吐、低血压、呼吸困难甚至休克等）。因

此，在服此类药物期间和停药3天内，应避免饮酒。另外，酒中的乙醇可使抗癫痫药物血浆浓度增高，在常规剂量下发生急性抗癫痫药物中毒，因此，服用抗癫痫药的患者应禁止饮酒。

（7）海产品。鱼类和贝壳类食品，进入人体后分解成各种氨基酸，一部分转变成组胺，经肝脏单胺氧化酶作用，氧化分解后从尿中排出。头孢菌素类药物能抑制人体肝脏中单胺氧化酶的活性，从而使组胺在人体内大量蓄积，引起一系列过敏反应症状，甚至引起死亡。因此，在服用头孢菌素类药物期间，或在用药结束后两星期内，忌食海产品。

胶囊里的药不要倒出来吃

胶囊剂，是将药物装入胶囊中制成的药剂，有硬胶囊剂和软胶囊剂。洋参丸、速效伤风胶囊、先锋霉素IV等是硬胶囊剂；鱼肝油丸、维生素E胶丸、牡荆油胶丸等是软胶囊剂。

有些人在服用胶囊药时，觉得胶囊壳是多余的东西，认为对人体有害，采取了弃囊取药的服法。其实这是不正确的。

首先，胶囊是用明胶制成，能溶于水和胃酸，对人体无害。

其次，用胶囊装的药，一般都是些对食道和胃黏膜有刺激性的，易于挥发的，在口腔散失易被唾液酶分解的，非常容易呛入气管的粉末或微粒。胶囊既保护了药，也保护了消化器官。

所以，服胶囊药不能剥了外壳再服。

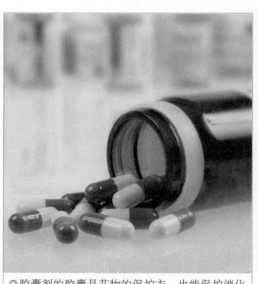

◎胶囊剂的胶囊是药物的保护衣，也能保护消化器官，服药时忌去掉胶囊。

自行购药要小心

日常生活中，不可能大病小病都去医院看医生，每个人都有过自行购药的经历，那么，自行购药需要注意什么呢？

第一，买药之前要充分了解病情。买药治病，是人命关天的大事，但有些患者却是凭着自己的判断去买药，或者是跟着广告去买药，经常会因为不对症治疗而出现不良的结果，轻则延误病情，重则损伤身体。可见，这种盲目买药的方法是不可取的，患者到药店买药时，特别是家长给孩子买药时，一定要先去医院看病后再去买药。

第二，主动向药师咨询。在药店买药时，多与药师交谈能让你找到最适合自己病情的药物。国家规定，每个药店都应该配备一位驻店药师，以指导消费者选购处方药。但要注意的是，药店里并不是每个穿白大褂的人都是药师，真正的驻店药师应该取得执业药师资格证，证件必须悬挂在药店的墙上。

第三，要小心坐堂医生的用药陷阱。到药店买处方药要凭医生的处方，正是针对这种需要，时下一些具有处方权的退休医生开始坐堂行医，给患者看病开处方，然后推荐到固定的药店取药。这些坐堂医生确实能给患者正确购买药品提供方便，但要提醒患者，切不可轻信坐堂医生推荐的药品。因为由于没有辅助诊断设备，一些坐堂医生的诊断能力有限，甚至有一些坐堂医生完全出自商业目的为药店推销药品。因此，购药者在询问坐堂医生时，不要误中圈套，特别要慎购他们卖力推销的新药、特药。因病情需要到药店买处方药，还是先去趟医院为好，从医生那里开了处方，再到药店按方购药放心。

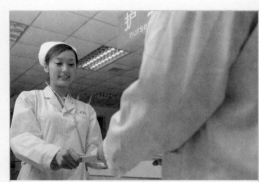

◎ 自行购药时，最好能先从医生那里开了处方，再到药店按方购药。

7种人不宜服安眠药

（1）孕妇忌服安眠药。有的安眠药可能使胎儿畸形，还可能出现新生儿哺乳困难、黄疸和嗜睡。

（2）哺乳期妇女。如在哺乳期服用安眠药，安眠药的成分可能转移到母乳内，对新生儿造成不良影响。如果母亲在哺乳期中服用安眠药，需避免哺乳。

（3）年老体弱者。如果药性白天残留

较大，会有头晕和走路不稳等副作用，可能给年纪大、身体较弱者带来危险。

（4）有心脏、肝脏及肾脏障碍者。安眠药主要在肝脏转化，由肾脏排出，肝肾疾病患者不宜服用安眠药。

（5）睡眠呼吸障碍者。安眠药能加深中枢抑制，所以呼吸道阻塞性疾病或睡眠呼吸暂停患者不宜服用安眠药。

（6）急性闭角型青光眼及重症肌无力患者。这些患者服安眠药症状会急剧恶化。

（7）喝酒后不宜服用安眠药。酒精和安眠药一样有抑制中枢神经作用，不要同时使用，以免中枢神经过度抑制造成伤害。

♥ 老年人尽量少用药

人到老年，身体各种功能都不如以前，不少老年人常常集数病于一身，长期同时服用几种甚至十几种药物。其实，这样做不但药物不良反应增多，而且还容易导致各种药源性疾病的发生。

药物在用于防治疾病的过程中，因药物本身的作用、药物相互作用以及药物的使用会引起机体组织或器官发生功能性或器质性损害，从而出现各种临床的异常症状。老年人更容易发生药源性疾病，这与其对药物的吸收、药物的代谢及药物的分布特点有关。

老年人因胃肠黏膜细胞数量减少，消化道蠕动功能降低，加之肠道动脉硬化，使血运减少等特点，影响老人对所服药物的吸收注重，从而降低其疗效。此外，老年人随着年龄的增加，药物在肝脏氧化、还原和水解、代谢的过程比较缓慢，因其肝肾功能减弱，免疫功能也逐渐降低，容易发生变态反应，引起药物敏感和中毒。老年人体内的水分和肌肉组织逐渐减少，而脂肪所占比例相对增加，使一些亲脂性药物容易在脂肪内蓄积，因此，老年人的用药数量、剂量和次数均应减少。

老年人避免药源性疾病的方法	严格掌握用药原则，能少用或不用药的尽量少用或不用。
	老年人虽然常表现为一身数病，但有些病其实是一种随机体老化而产生的"自然现象"，如骨质疏松、腰腿痛、食欲减退、失眠等。对此，若能注意自我保健调节，通过饮食调理、合理参加体育运动、控制生活节奏、理疗和心理治疗等，是可以不用服药而改善症状的。
	老年人常出现的肥胖、动脉硬化、高血压、冠心病和糖尿病等，彼此之间是有内在联系的，治疗时应抓住主要矛盾积极治疗，不可多种药物一拥而上。只要抓住主要矛盾，并辅以积极的非药物疗法，这些病是可以只用少数药物就控制住的。
	注射用药对老年人产生的不良反应和毒副作用较其他方式严重，所以，应尽量多采用口服药物治疗，只有在危、重、急和无法选择口服药等情况下，才选择注射用药。

乳母用药应有选择

肾脏是药物排泄的主要器官，但许多药物还可通过呼吸道、胆汁、汗腺、唾液腺、泪腺及哺乳期妇女的乳腺排出体外，所以，乳母用药肯定会使小儿受到一定影响。虽然母体服用的多种药物都可在乳汁中发现，但大多数药物含量很少，对婴儿的危害不大。

一般认为，药量大、疗程长时乳汁中含量容易增多，碱性药物容易进入乳汁，而酸性药物则不易进入，故乳汁中药物浓度与血浆中药物浓度并不成正比关系。母乳浓度超过母体血浆浓度的药物有：红霉素、链霉素、硫氧嘧啶；乳中和血浆中浓度基本相等者有：氯霉素、碘化物、溴化物、苯巴比妥、苯妥英钠、异烟肼、麦角胺、磺胺嘧啶等。故上述两组药物可在乳儿身上发挥药理及毒性作用。还有一些药物，虽也能进入母乳，但其浓度远较血浆中浓度低，一般不发挥作用，如水杨酸盐、磺胺噻唑、咖啡因、维生素B_{12}、维生素K、阿托品等。

总之，通过母乳到婴儿体内的药量有限，一般达不到有效浓度。相反，小量的抗生素却可引起婴儿过敏反应和耐药菌株的产生。所以，鉴于药物同时对母亲和乳儿作用的复杂性，乳母不宜代替服药，且母亲自己患病时服药也应有选择。

如果长期服用酵母片、胰岛素会使人肥胖；女性长期使用雄激素，会导致乳房发育不良、乳房松弛；男性长时间服用氯烯雌醚、乙酰乙烷雌酚、苯甲酸雌二醇等雌激素药物治疗前列腺增生或前列腺癌，会导致乳房增大。

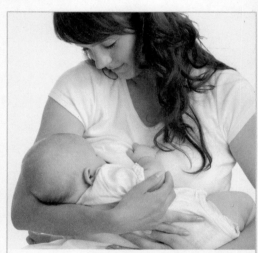

◎乳母用药会使小儿受到一定影响，因此乳母用药一定更要有所选择。

警惕生活中的无效用药

随着常用药物进入家庭，许多人对一般常见病，都自己买药服用。但往往对一些药物的"关键"又不甚清楚，造成了许多无效用药甚至产生抗药性的情况，为此，应当引起重视。如果你有下面几种常见的无效用药情况，不妨改进一下：

❶ 流感患者使用抗生素

流行性感冒是由流感病毒引起的一种上呼吸道感染，目前，对流感患者使用抗生素的现象很普遍，不仅多见于个人自用，就是一些医生治疗流感也常用抗生素。但是，抗生素对流感治疗是无效的，只有当并发细菌感染时，方可考虑使用抗生素。

❷ 非感染性腹泻不应使用抗生素

腹泻一般分为感染性腹泻和非感染性腹泻，前者应选用抗生素。而非感染性腹泻可由饮食不当、食物过敏（对牛奶、鱼虾过敏等）、生活规律的改变、外界气候突变等原因引起，此类腹泻使用抗生素均无效，应当采用饮食疗法，或服用一些助消化药物。

❸ 丙种球蛋白预防传染病

丙种球蛋白对部分传染病有预防作用，如：麻疹、甲型肝炎、脊髓灰质炎、风疹等。对与上述病人有接触者使用丙种球蛋白亦有效。但丙种球蛋白对乙型肝炎、流感、水痘、普通感冒、流行性腮腺炎则无效。

❹ 皮炎、瘙痒症用激素

由于肾上腺皮质激素具有抗过敏、抗炎作用，因而对某些皮肤疾病、瘙痒症有一定的疗效，但大多数情况下使用是无益的。此药长期使用或经常使用，可能诱发感染，影响生长发育，甚至导致溃疡或不愈。因此，皮肤病、瘙痒症的患者不要首先选用激素或激素制成的外用药，应在医生的指导下使用此类药。

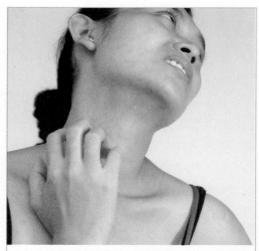

◎经常使用激素类药物，可能诱发感染，故皮肤病、瘙痒症的患者不要选用激素药。

❤ 有些药品长期服用易成瘾

在日常生活中的某些常用药，如镇静催眠的安定、止咳的可待因、镇痛的哌替啶（杜冷丁）、布桂嗪（强痛定）等，如在医生的正确指导下，在临床用于失眠、癌症抗痛等治疗时，是药品；但不在医生正确指导下长期滥用，可导致成瘾。有些非医疗需要的人，滥用成瘾性药品，就成了"瘾君子"，使得原本治病的药物变成了毒品。

成瘾也称依赖，包括身体依赖和精神依赖。身体依赖是指长期用药后，突然停药，机体出现许多生理紊乱现象，即戒断症状，通常与药理效应相反。例如长期使用安定后，突然停药，可出现严重失眠、焦虑等症状。

精神依赖是指成瘾者由于特殊的心理效应，对药物产生心理渴求和觅药行为。特点是持续时间长，不易进行行为矫治，常需要很长时间。所以，病人在服用可产生成瘾性的药物时，一定要谨慎选用，切莫使药品变成毒品。

❶ 镇静催眠药

第一类是苯二氮卓类，目前最为常用，包括安定、艾司唑仑（舒乐安定）、三唑仑等。第二类是巴比妥类，目前临床很少应用，如苯巴比妥、硫喷妥钠等。各种镇静催眠药均可产生依赖性，因而都可引起戒断综合征。巴比妥类药物发生耐药性、依赖性和戒断综合征的情况更为严重。发生依赖性的依据是停药后发生戒断综合征。

长期服用大剂量镇静催眠药的病人，突然停药或迅速减少药量时，可发生戒断综合征。轻症表现是最后一次服药后一天或数日内出现焦虑、易激动、失眠、头痛、厌食、无力。2~3日后达到高峰，出现恶心、呕吐、肌肉痉挛。重症表现是突然停药1~2日后，出现癫痫样发作，有时出现以幻觉、妄想、定向力丧失、高热为特征的谵妄。数日至3周内恢复。

出现戒断综合征的多为使用量是治疗剂量的5倍以上，时间超过1个月的患者。

用药量大、时间长而且突然停药者症状严重。滥用巴比妥类者停药后发病较多、较早，且症状重，出现癫痫发作及轻躁狂态者多。滥用苯二氮类者停药后发病较晚，原因可能与体内中间代谢产物排出较慢有关，症状较轻，以焦虑、失眠为主。

治疗原则是用足量镇静催眠药控制戒断症状，稳定后，逐步减少药量到停药。关键在于预防戒断综合征发生，加强镇静催眠药的处方和管理，科学地使用、停用此类药物。

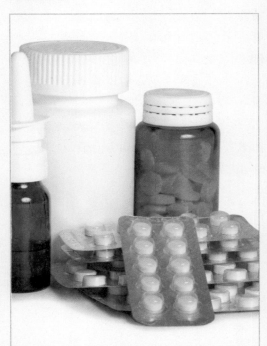

◎镇静催眠药所含成分易让人产生依赖性，服用时要控制好用药量，预防戒断综合征发生。

❷ 中枢性镇痛药

例如吗啡、哌替啶（杜冷丁）和布桂嗪（强痛定）。其中吗啡最易成瘾，其次是哌替啶（杜冷丁），布桂嗪（强痛定）

的成瘾性最小。连续反复多次应用此类镇痛药易产生耐受性和依赖性，一旦停药，即出现戒断症状，表现为兴奋、失眠、流泪、出汗、震颤、呕吐、腹泻，严重可致虚脱和意识丧失。若给予治疗量该类镇痛药，则症状立即消失。

成瘾者为追求服用此类药物的欣快感和避免停药所致戒断症状的痛苦，常不择手段获取吗啡，称为强迫性觅药行为，危害极大。故对此类成瘾性药物应严格控制使用。创伤病人应慎用此类镇痛药，如病情需要，可以小剂量、短期应用，疼痛缓解后，应尽快停药，并且尽可能选用依赖性小的镇痛药。

❸ 含有可待因、阿片的镇咳

目前市场上有多种复方镇咳药含有可待因成分，如联邦止咳露等，因可待因的镇咳效果极佳。但是，可待因是阿片20余种生物碱中的一种，与吗啡属同一类。口服可待因进入体内后，有10%的可待因代谢后转变为吗啡。复方甘草片、复方棕色合剂、复方桔梗片等，均含有阿片等成分。

可待因的镇痛作用仅为吗啡的1/12，镇咳作用为其1/4，持续时间与吗啡相似，欣快感和成瘾性也弱于吗啡。但久用也能成瘾，故应控制使用。可待因主要用于剧烈的刺激性干咳。对因肺部感染引起的咳嗽伴咳痰，应使用祛痰药，如氯化铵。另外，现在已开发出多种无成瘾性的中枢镇咳药，如右美沙芬、喷托维林（咳必清）、苯丙哌林等，应注意选用。

❹ 含有咖啡因的药物

如常用的克感敏、快克、速效伤风胶囊、感康胶囊、复方阿司匹林、索米痛片（去痛片）等感冒药中均含有咖啡因。在克感敏中加入咖啡因，可消除氯苯那敏（扑尔敏）镇静、嗜睡的副作用。在复方阿司匹林中加入咖啡因，则是为了增加其镇痛效价。

短时间内服用含有咖啡因的药物，如半个月或一个月，都不可能产生药物依赖性。但如果长期服用或滥用此类药物，则可能对咖啡因产生精神依赖性，必须加以注意。

💗 远离危害健康的致癌药

一些药物一定要在医生的指导下使用。药可以治病，不当使用也会致癌。如果必须长期大剂量服用某种药物，一定要定期到医院咨询。

如果长期服用氨基比林、复方阿司匹林、氨非咖片、索米痛片（去痛片）等药物，会引发膀胱癌；硫唑嘌呤可诱发淋巴癌、白血病、宫颈癌、唇鳞状上皮癌等；环磷酰胺会诱发膀胱癌、淋巴癌和急性白血病；长期使用氨甲喋呤治疗牛皮癣，会诱发肾癌和乳腺癌。

长期大量使用甲睾酮等药物治疗再生障碍性贫血等疾病，容易引起肝细胞癌；长期使用氯霉素片剂、针剂和氯霉素眼药水，会致使白细胞减少，引发再生障碍性贫血和急性白血病；长期服用利含平的妇女，尤其是绝经后的妇女，易患乳腺癌；氯仿、砷化合物、煤焦油软膏等药物，都具有不同程度的致癌作用。

♥ 感觉病好了也不能停药

在服药后感觉病好了，有些人便会立即停止吃药，这种做法是不科学的。

（1）许多疾病如高血压、糖尿病、心律失常及精神病等，目前没有特效药，只是用药物来控制病情，使症状减轻，一旦停药，症状就会反复。因此，这类疾病需要长期服药，甚至是终身服药，即使觉得病情好转，也不能自作主张，随意停药。因为骤然停药会使症状反弹得比服药前更厉害。

（2）有些疾病病情复杂，治愈后易复发，如胃及十二指肠溃疡、结核病、类风湿关节炎和某些慢性疾病。这些疾病用药治愈后，为巩固疗效，防止复发，一般均需一段时间维持治疗。而对于抗癫痫药、肾上腺皮质激素类药物，控制病情后，不仅需要一段时间的维持疗法，而且需用"逐渐递减"的方法停药，否则会使病情加重。

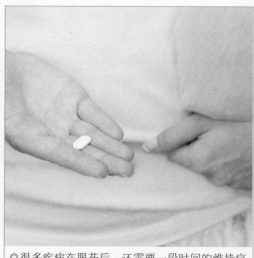

◎很多疾病在服药后，还需要一段时间的维持疗法，不能立即停药，否则可使病情加重。

♥ 胃痛千万别吃索米痛片（去痛片）

在日常生活中，有的胃痛患者未经医生诊治而自行服用索米痛片（去痛片）治胃痛，结果疼痛更加严重。这种现象是由索米痛片（去痛片）的药物组成及化学特性造成的。

索米痛片（去痛片）是由氨基比林、非那西汀、苯巴比妥、咖啡因组成的，这四种成分对胃均有一定的刺激性，可引起上腹部疼痛、恶心呕吐，尤其是咖啡因与氨基比林的刺激性较大。咖啡因除了直接刺激胃黏膜外，还有促进胃酸分泌的作用，可使胃及十二指肠的炎症及溃疡加重。所以胃痛时服用索米痛片（去痛片），是在胃部原有的病变上雪上加霜。

胃痛时不要随意用药，应根据医嘱服药，以免发生意外。

一项针对14～25岁的年轻女性所作的调查显示，该年龄阶段的女性中有高达88%的人有痛经、经期不准、腹胀、腰痛等困扰，其中最常见的为痛经。

调查中还发现，很多女孩在每次来月经时服用止痛药。为此，妇科专家告诫止痛药更会造成神经系统功能紊乱，记忆力降低，失眠等不良后果。

调查中不少女孩都属于原发性痛经，一般从初潮后开始，几乎每月都有，使许多女孩都有一种恐惧感，更加重了痛经的发作，甚至产生恶性循环。这主要是由于心理压力大、久坐导致气血循环变差、经血运行不畅、爱吃冷饮食品等造成的。另

外经期剧烈运动、受风寒湿冷侵袭等，均易引发痛经。这种痛经服用止痛片只会适得其反。

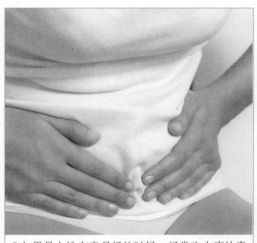

◎如果是女性在来月经的时候，经常吃止痛片来止痛会引起痛经症状。

乱吃感冒药隐患多

许多人得了普通感冒后，常常不去医院就诊，而是自己服用一些解热镇痛药、抗生素或中药来治疗。虽然有时可使病程缩短，但也会带来一些问题，尤其是抗生素的使用。

由于70%～80%的普通感冒是由病毒引起的，仅有小部分可能会混合细菌感染，而且，一般都发生在得病的几天以后。因此，绝大多数情况下即使不使用抗生素，感冒也能痊愈。事实上，现在已经有很多人感觉到，感冒后服了很多抗生素，效果并不明显，其主要原因就是由于感冒大多数为病毒所引起，抗生素并没有治疗作用。更令人担忧的是由于不该用抗生素而随意滥用，其结

果是不但没有治疗效果，还导致了大量耐药菌株的出现。而且，滥用抗生素还会造成体内正常菌群失调，使一些非致病菌成为致病菌，从而使病情加重。

那么，得了普通感冒，该如何治疗呢？通常以对症治疗为主。还可以服用大剂量的维生素C。这是因为大剂量的维生素C（500～1000毫克）能有效帮助合成抗体，激活白细胞，全面增强人体的抵抗力。

由此可见，患了普通感冒，特别是症状不严重时，不要随便服用抗生素。即使需要服用此类药物，也应在医师指导的情况下，按疗程服用。

滋补药勿与牛奶同服

现今，许多人有早晚喝牛奶的习惯，同时也吃点滋补药，特别是在老年人中这种情况较多。这种滋补药与牛奶同服其实是不适宜的。

牛奶富含钙、磷、铁以及大量的蛋白质、氨基酸、脂肪和多种维生素。滋补药的有效成分一是糖、多糖及其衍生物；二是蛋白质、多肽与氨基酸类；三是一些有机成分如人参皂苷、甘草砒素以及各种维生素、挥发油、有机酸等；四是微量元素。

牛奶中的钙、磷、铁容易和中药中的有机物质发生化学反应，生成难溶并稳定的化合物，使牛奶和药物的有效成分受到破坏。如补血药当归含有二价铁离子，与

牛奶同服后铁离子将会失去活性。有的补药中的生物碱也易与牛奶发生反应而失去疗效，甚至产生刺激或过敏反应。所以滋补药不要与牛奶同服。

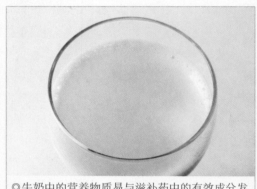

◎牛奶中的营养物质易与滋补药中的有效成分发生化学反应，使双方的营养遭到破坏。

降压药不要睡前吃

有个别患者认为睡前服用降压药，可以舒舒服服睡觉。殊不知，睡前服用降压药不仅是不科学的，还易诱发脑血栓、心绞痛及心肌梗死，引起严重后果。

这是因为人体受自身生物钟的调节作用，血压在24小时内波动很大。在入睡后，机体大部分处于休息状态，血压也随之相应降低，至睡后2小时可降低20%左右。若是在睡前服用降压药，睡眠中正是药物发挥作用的高效期，这样就会导致血压大幅度下降，心脏及脑的供血会出现不足。另外，由于血压过低，血流缓慢，易

引发血液凝集，引起栓塞。因此，高血压病人的末次用药应在睡前3～4小时服用。

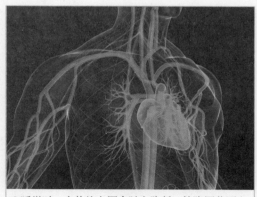

◎睡觉时，人体的血压会随之降低，故降压药不宜睡前吃，以免血压过低，影响心脏及脑的供血。

别把激素当成救命稻草

激素又称"荷尔蒙"，它对机体的代谢、生长、发育和繁殖等起重要的调节作用，对关节炎等引起的几种疼痛有较好的止痛功效，但有效不等于特效，更不能滥用。激素是一种免疫抑制剂，虽然它既不降低细胞免疫，也不降低体液免疫反应，但它却抑制了免疫反应的表现，其原因主要是抑制了免疫细胞间的信息传递作用，因而使机体免疫反应受到抑制。若应用不当，可降低机体的防御功能，使细菌扩散得更快，使原有的病情加重，有时还掩盖发病实质，使病情得不到明确诊断，错失治疗机会。

总之，激素类药物使用有严格的适应证，药效选择应该遵循由弱至强的原则，不可一上来就使用最强的激素。激素药物有抗炎、免疫抑制的作用，但没有抗菌作用，一般性的细胞性感染不应常规使用激素。只有在发生严重感染时，为了迅速缓解症状，才与大量抗生素联合使用。而病毒类感染，如带状疱疹、水痘等皮肤病，一般不宜使用激素治疗。

抗生素是由微生物（包括细菌、真

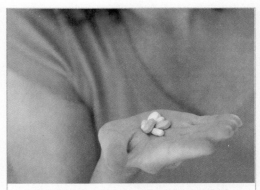

◎使用激素时要注意病症，不宜使用时忌滥用。

菌、放线菌属）产生、能抑制或杀灭其他微生物的物质，但却不可滥用，否则就会带来严重的危害。据专家介绍，滥用抗生素有两个危害，一是长期过量使用抗生素的毒副作用，包括药物过敏反应和各种不同程度的肝肾功能损伤、神经听力损害甚至心脏毒性。如对小儿长期过量食用卡那霉素、新霉素、万古霉素、链霉素等易引起听力和肾脏损害。二是身体产生耐药性后引起的不良后果。事实证明，大量使用新一代广谱抗生素不但易造成真菌感染，而且促使细菌、病毒产生更大的耐药性，使得它们更难以消灭。

不应盲目补钙

如今"补钙"可谓是最流行的保健观念，老少明星轮番上阵，各类补钙广告铺天盖地，轰炸着人们的听觉和

视觉：儿童要补钙，孕妇要补钙，老人要补钙……人人都要补钙。与广告相对应，各种各样的钙制剂充斥着药品市

场，如活性钙、离子钙等多达200多种。每种补钙产品都宣称其他钙制剂难吸收、副作用大，标榜自己的钙产品如何如何好，令消费者眼花缭乱。

为了骨骼健康发育，人体确实需要补钙，关键是在什么时候什么情况下补钙。一个人是否缺钙，有科学的判断标准，成年人每克头发中含有900～3200微克的钙都属于正常范围，低于900微克为缺钙；儿童每克头发中正常的含钙量应在500～2000微克之间，含量低于250微克为严重缺钙，含量在350微克左右为中度缺钙，450微克的为一般性缺钙。每个人需不需要补钙，要根据自己的实际情况，千万不要把补钙当成一种养生方法，滥补一通，否则身体就要提出抗议了。

维生素又名维他命，是维持人体生命活动必需的一类有机物质，现在已经发现的维生素有20多种，它们都是维持人体组织细胞正常功能必不可少的物质。维生素一般不能在人体内直接合成，主要从膳食中获得。然而，许多人偏偏舍弃安全无副作用的膳食摄取方式，而倾向直接补充维生素药品，把维生素当作一种"补药"，认为维生素多多益善。其实不然，维生素是化学药品，不可滥用。药物维生素的主要适应证是维生素缺乏症。要做到合理使用，就要了解各种维生素的作用、用途及维生素缺乏症的特点，以便做到对症下药，缺什么补什么，避免滥用。尤其不能把它作为补品而长期服用，以免使维生素变成了"危生素"。其实，补充维生素最好的方法是吃蔬菜水果。因此，只要全面均衡饮食，根本不必补充维生素。

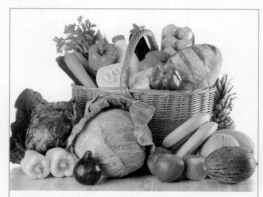

◎日常生活补充维生素最好的方法就是吃水果蔬菜。

❤ 如何减轻汤药的苦味

一般来讲，汤药都很苦，而加糖又会影响药效，以下方法可以减轻汤药的苦味。

（1）控制温度。

药液温度冷却至20～36℃之间，易快速服下，且感觉不太苦。因为正常人口腔内的温度为36.2～37.2℃，当汤药温度与口腔温度相近时，味觉神经的感觉最灵敏，此时喝汤药感觉味道最苦；当汤药的温度高于38℃或低于36℃时，味觉神经不太灵敏，苦味就会减弱。不过，汤药高于38℃有可能会烫伤口腔黏膜，因此20～36℃之间是最好的选择。

（2）掌握位置。

舌头上感受苦味的味蕾集中在舌根，

因此喝药时应尽量避免舌根过多地接触药液；服用较苦的药丸时，也应将药放在舌尖，然后用温开水迅速送服。

（3）喝药速度。

喝药的速度越快，受苦味的影响越小。喝汤药时最好使用吞饮法，饮满一口后快速吞下；也可用汤匙直接将药液送至舌根而顺势咽下。

（4）凉水漱口。

喝药后立刻用凉水漱口，然后喝适量温开水。这样既有利于胃肠道对药物的吸收，又可在一定程度上缓解药液的苦味，必要时可嚼一块口香糖。

（5）适当添加调味品。

在一些补益类汤药中加入大枣或甘草可减轻汤液苦味，还可以增强补益作用，但是在有海藻、大戟、芫花的方子中

不宜加甘草。在晾凉的药汤中加一勺蜂蜜也可以减轻苦味，但是腹泻和糖尿病患者不适宜。如果服汤药时出现了恶心、呕吐现象，可在喝汤药前喝少量生姜汁或嚼服2～3片生姜片。

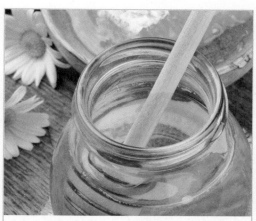

◎在晾凉的药汤中加一勺蜂蜜也可以减轻苦味，但是腹泻和糖尿病患者不适宜。

伤口换药别过勤

外伤是日常生活中难免的，怎样换药才能使伤口好得更快呢?有的人认为，换药勤，好得快。其实换药过勤，反而影响伤口愈合。

当皮肤有了伤口以后，表层有由血中纤维和白细胞形成的一层纤维素膜，有保护作用。换药时需要清洗伤口，天天换药会损坏保护肉芽组织的纤维素膜，引起出血，从而影响愈合。有些伤口表面有一层"腐坏组织"，它可以产生一种特殊物质，能刺激细胞的生长。

一般来说，皮肤出现伤口后，经过清

洗、消毒、包扎，隔三四天换一次即可。若伤口化脓，分泌物过多，可以每日换一次。

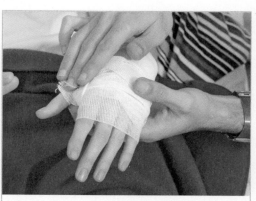

◎伤口换药不应过勤，否则会影响伤口的自我愈合。

儿童用药的五大原则

对于儿童疾病来说，并不是药吃多一点儿，病就会好得快一些。儿童的身体正处于生长发育阶段，肝肾功能、中枢神经系统、内分泌系统尚未发育完善，对许多药物极为敏感。这就要求家长多了解一些儿童用药的原则，给孩子正确用药。

第一，儿童用药应当谨慎选择用药品种，不可简单地用成人的药品直接减量服用，最好选用儿童专用药品。如，在使用解热镇痛药时，成人用的索米痛片（去痛片）中部分成分使儿童出现再生障碍性贫血和紫癜；新生儿使用阿司匹林易在胃内形成黏膜糜烂；感冒通可能造成儿童尿血。

第二，联合用药要控制。

儿童用药品种应尽量减少，能用一种药物治疗的，就不用两种或更多的药，一般合用药品种以不超过3~4种为宜。

第三，用药剂量应严格计算。

儿童用药的剂量一般可按照年龄、体重、体表面积三种方法计算。按年龄计算

比较简单（肥胖或瘦弱患儿除外），即不同年龄儿童的用药是成人剂量的：1个月为1/14，6个月为1/17，1岁为1/5，2岁为1/4，4岁为1/3，6岁为2/5，9岁为1/2，14岁为2/3。

第四，不能滥用营养药。

儿童成长需要的微量元素和维生素主要应当从食物中均衡吸收，饮食正常的儿童一般不必服用营养药。有些儿童因某种原因缺乏维生素和微量元素需要补充时，应咨询医生适当补充。然而不少家长误以为此类营养药多吃点没坏处，就给孩子盲目过量服用，实际上非但起不到保健作用，反而易招致儿童机体功能失调。

第五，尽量使用中药治疗，但也不可滥用。

例如小儿反复呼吸道感染、厌食、哮喘、腹泻、遗尿，还有其他的一些精神行为方面的异常（如小儿多发性抽搐、多动症等），用中药治疗效果都比较好。但使用中药应注意"四慎"：慎服苦寒，苦寒易败脾胃而伐生生之气，如木通、大黄；慎服辛热，辛热易耗阴伤津，如附子、肉桂；慎服补涩，补涩易留邪而滞气，补益药药性再平和亦有偏性，会使人体阴阳偏盛，而且补益之剂，可能影响消化，使饮食减少，故药补不如食补；慎服毒烈攻伐之品，因其易克伐正气，如全蝎、蜈蚣，若病情需要，用量宜轻，速用速撤。

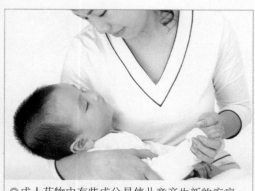

◎成人药物中有些成分易使儿童产生新的疾病，儿童用药应选择儿童专用药品。

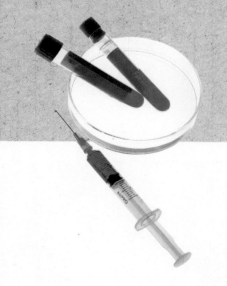

第二十一章

疾病识别细节

——注意细节，有病早知道

●任何疾病的发生发展都有一个过程，且都有其外在的表现，也就是会有信号，只要我们平时稍加留心，自己就可以发现疾病的苗头，及时找医生解决问题，从而避免一些不可逆转的损失。

男性脱发是哪出了毛病

大多男性脱发自鬓角和头顶开始，有些人十几岁就开始脱发，但即使秃得再厉害，头上也会留下一圈头发，只有极少数人头发全部脱光。男性脱发虽然是普遍的现象，但也不能掉以轻心，因为男性脱发是男性疾病的外在表现。

（1）肾气亏损。中医认为肾气充沛，肾精盈满，毛发得以滋养则乌黑光亮。若肾气亏损，肾阴不足，则毛发枯槁无华，或花白、脱落。其中遗传因子占了很大的因素。

（2）营养失调。主要是营养不良和偏食。幼年时期长期的偏食，食太多的可乐、炸鸡、奶茶等热量太高的食品，只是空有热量，基本的营养摄取不足。儿童的成长阶段，必须有大量的蛋白质和各种的维生素，人体的毛发对于营养的供应充足与否反应最为敏感。

（3）12～40岁的男性常会出现局部小面积脱发现象（斑形脱发），但大多数会重新长出头发。大病后的两三个月内，可能会脱发。另外，有些药物也可使头发脱落，特别是治癌药物。带状疱疹、霉菌癣、牛皮癣等疾病，如果侵袭头皮，也会脱发。如果头皮受伤留下瘢痕，头发不会再在该处生长。

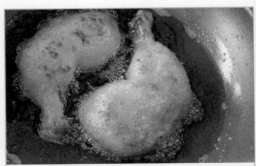

◎幼年时期长期的偏食，食太多的可乐、炸鸡等高热量的食品，只是空有热量，基本的营养摄取不足，这样也会导致脱发。

女性脱发是怎么回事

头发对于女性来说可以说是第二张脸，面对脱发问题，当然是提心吊胆，但掉头发不是无缘无故的，它是某种疾病的信号。

（1）高烧会损坏发根组织，使头发大量脱落，特别是持续高烧，对发根的损坏尤为厉害，不过，在6个月左右后就能恢复正常。

（2）某些疾病或先天性疾病，皮脂腺分泌过多或皮脂腺分泌性质改变都可引起脱发。

（3）由于怀孕时体内分泌出大量的女性荷尔蒙，所以头发有充足的成长激素。而产后由于荷尔蒙分泌突然减少，头发自然而然就会大量脱落，不过这种现象在产后6个月左右就会恢复正常。

（4）现代社会生活节奏的加快和竞争的激烈，易使人背负日益沉重的压力。据研究，压力与脱发有密切关系，还会加速人的衰老，使皱纹增加。对此，唯一的对策便是及时卸下重负，让自己彻底放松起来。

（5）节食使头发缺乏充足的营养补给，头发如缺少铁的摄入，便会枯黄无泽，最后的结果必然导致大量脱发。因此，要均衡营养，不要盲目节食减肥。

（6）长期服用避孕药的女性也会出现脱发现象，一旦停服，脱发症状可消失。

（7）频繁地烫发和漂染，会对头发造成损害以至脱落。因此，不可烫发过频或滥用染发剂。

（8）发型影响，扎得过紧的马尾辫、羊角辫和麻花辫以及将头发束得紧紧的卷曲带，时间长了都会损害发根造成脱发。

此外，针对女性脱发部位大多集中在前额及两侧，发型师建议在梳头时不要用力将梳子向后方拉扯，吹风时间不要过长，否则极易破坏头发的自然保护层，使头发干枯易断。

红光满面也是病

人们往往把红光满面看成是身体健康的标志，实际上红光满面也可能是某些疾病的一种外在表现。

❶ 风湿性心脏病

由于二尖瓣狭窄，回心血量受阻，造成肺瘀血，会导致面部双颧呈紫红色。

❷ 高血压病

高血压患者由于心脏扩大、心肌肥厚、心肌收缩力增加，使心脏排出的血量增加，从而引起头面部血管扩张充血，导致脸色发红。

❸ 流行性出血热

由于全身毛细血管扩张，血管通透性增加，早期可表现为面部充血、颜面发红。

❹ 肺结核

有肺结核病的人常表现为面部潮红，伴有食欲不振、乏力以及午后低热、夜间盗汗、咳嗽或咯血等症状。

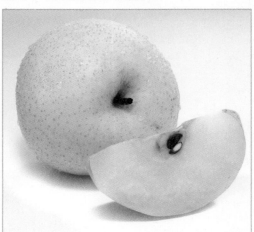

◎梨具有生津止渴、泻热化痰、润肺止咳等功效，梨对哮喘、肺结核、慢性支气管炎、患者均有益处。冰糖炖梨，可治疗咳嗽、急性气管炎等咽喉病症。

脸色苍白大多是贫血

不正常的面色也许正在向你预警——某种疾病正在你的身体里潜藏着。

如果一个人脸色不是正常的白，而是色白如蜡，这可能是贫血的征兆。另外，虚寒病症及某些肺病患者，内寒的腹痛或外寒的恶寒战栗重者，均可见面色苍白。白色如果见于两眉之间，说明肺脏有病。如果面色灰白而发紫，且表情冷漠，是心脏病晚期的病危症状。面部出现白点或白斑，则可能患有肠道寄生虫病。

如果一个人满面红光，则可能是高血压病的征象。尤其是脑充血或发热时，面色会异常潮红，脑溢血也会出现异常的脸红。如两颧部呈现绯红色，则是结核病的信号，尤以下午症状更明显。面颊与腮边出现赤色是心脏病的表征。

如果一个人不是因为饮酒、日晒、剧烈运动或者情绪活动而脸色潮红，说明此人可能是因为感染而患上高热性疾病，如伤寒、疟疾、肺结核、肺炎等。

如果一个人面部发黑，多是肾上腺皮质功能减退症、慢性心肺功能不全、肝硬化、肝癌、慢性肾功能不全等病症的

表征。至于因生理现象而形成脸色变黑、老年性色素斑、妇女妊娠斑等则属正常现象，不是疾病。

如果一个人脸部及嘴唇青紫，医学上称为发绀，是由皮下瘀血所致。一般来说，是因为缺氧。可见于严重的哮喘、肺气肿、肺炎、慢性支气管炎、气管异物及小儿发高烧等。由缺氧引起的剧烈疼痛、肺源性心脏病、先天性心脏病、心力衰竭等疾病都可能出现面色青紫。胃肠道寄生虫病、肠部痉挛性疼痛、胆管疾病引起的胆绞痛均可使面部出现青紫色。

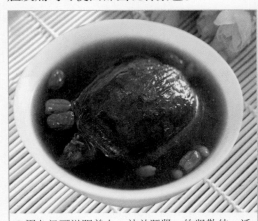

◎甲鱼汤可滋阴养血、补益肝肾、软坚散结，适合贫血患者食用。

警惕不祥的面部斑点

雀斑为淡黄色、浅褐色、暗色斑点或黑色斑，呈圆形或椭圆形，大小不等。多发于面部，特别是鼻部、颊部、颈部、肩

部及手背。

从面部斑点的部位来分，常见的面部斑点有以下方面：

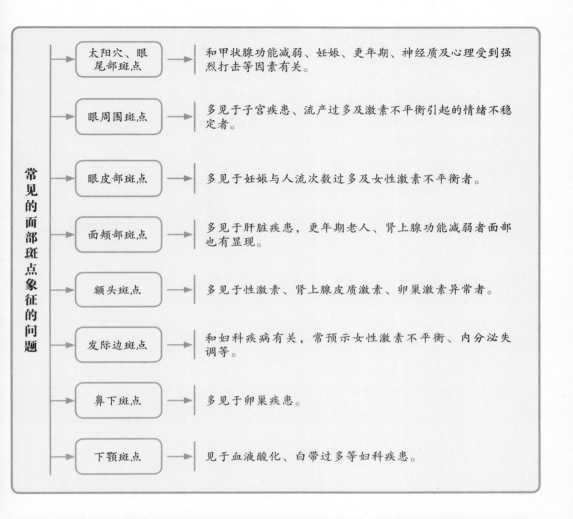

常见的面部斑点象征的问题	太阳穴、眼尾部斑点	和甲状腺功能减弱、妊娠、更年期、神经质及心理受到强烈打击等因素有关。
	眼周围斑点	多见于子宫疾患、流产过多及激素不平衡引起的情绪不稳定者。
	眼皮部斑点	多见于妊娠与人流次数过多及女性激素不平衡者。
	面颊部斑点	多见于肝脏疾患，更年期老人、肾上腺功能减弱者面部也有显现。
	额头斑点	多见于性激素、肾上腺皮质激素、卵巢激素异常者。
	发际边斑点	和妇科疾病有关，常预示女性激素不平衡、内分泌失调等。
	鼻下斑点	多见于卵巢疾患。
	下颚斑点	见于血液酸化、白带过多等妇科疾患。

❤ 眉毛能反映五脏六腑的盛衰

很多人只知道眉毛对外貌的影响非常大，不同的眉形会让一个人的气质发生很大变化，却很少有人知道眉毛对于健康的意义。

中医认为，眉毛能反映五脏六腑的盛衰。《黄帝内经》中就有这样的记载："美眉者，足太阳之脉，气血多；恶眉者，血气少；其肥而泽者，血气有余；肥而不泽者，气有余，血不足；瘦而无泽者，气血俱不足。"这就是说，眉毛属于足太阳膀胱经，其盛衰依靠足太阳经的血气。眉毛长粗、浓密、润泽，反映了足太阳经血气旺盛；眉毛稀短、细淡、脱落，则是足太阳经血气不足的象征。眉又与肾对应，为"肾之外候"，眉毛浓密，则说明肾气充沛，身强力壮；眉毛稀淡恶少，则说明肾气虚亏,体弱多病。

我们经常会看到一些老年人的眉毛非常稀疏甚至几乎没有,这就是气血不足、肾气虚弱的表现,也有的老人眉毛还是比较浓密,这样的老人一般身体也比较硬朗。如果年轻人眉毛过早的脱落,就说明气血早衰,是很多病症的反应,其中最为严重的要算麻风病了。瘤型麻风病的先兆就是眉毛脱落,开始是双眉呈对称型稀疏,最后全部脱落。

另外,两眉之间的部位叫印堂,又称"阙中",在疾病的诊断和治疗上也特别有价值。我们看电视的时候经常看到有算命先生说"你印堂发黑,近日必有大祸",就是指的这个地方。民间也认为印堂发黑

是不好的征兆。《黄帝内经·灵枢·五色篇》中说:"阙上者,咽喉也;阙中者,肺也。"可见,印堂可以反映肺部和咽喉疾病。肺气不足的人,印堂部位呈现白色;而气血郁滞的人,则会变为青紫色。

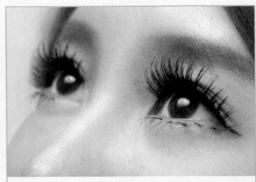

◎中医认为,眉毛能反映五脏六腑的盛衰,眉毛浓密,则说明肾气充沛,身强力壮。

❤ 黑眼圈警示健康出了问题

黑眼圈是美女们的克星,虽然黑眼圈很烦但是它是在警告我们身体健康出现了

问题。

黑眼圈是以下四种病症的明显征兆:

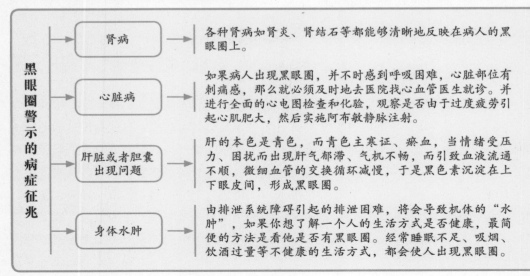

黑眼圈警示的病症征兆		
	肾病	各种肾病如肾炎、肾结石等都能够清晰地反映在病人的黑眼圈上。
	心脏病	如果病人出现黑眼圈,并不时感到呼吸困难,心脏部位有刺痛感,那么就必须及时地去医院找心血管医生就诊。并进行全面的心电图检查和化验,观察是否由于过度疲劳引起心肌肥大,然后实施阿布敏静脉注射。
	肝脏或者胆囊出现问题	肝的本色是青色,而青色主寒证、瘀血,当情绪受压力、困扰而出现肝气郁滞、气机不畅,而引致血液流通不顺,微细血管的交换循环减慢,于是黑色素沉淀在上下眼皮间,形成黑眼圈。
	身体水肿	由排泄系统障碍引起的排泄困难,将会导致机体的"水肿",如果你想了解一个人的生活方式是否健康,最简便的方法是看他是否有黑眼圈。经常睡眠不足、吸烟、饮酒过量等不健康的生活方式,都会使人出现黑眼圈。

眼前为什么"发黑"

绝大多数人都有这样的体会：蹲久了再猛地站起来，便会感觉头晕眼黑，金星乱冒。出现这种现象的背后难道是有什么病？

眼前发黑大多是一种正常的生理反应，是由于一个人体位的突然改变引起低血压所致。当人蹲着时，腰和腿都是曲折的，血液不能上下畅通。如果此时猛地站起来，血液便快速往下流去，造成上身局部缺血，但脑子和眼睛对氧气和养料的要求特别严格，来不得半点松懈，短暂的供应不足，也会使它们的工作发生故障，因而会有眼前发黑、天旋地转的感觉。如果本身身体就虚弱，情况会更严重些。不过，出现这种情况也不要惊慌，不必去医院。头部供血不足，心脏会马上加紧工作，忙把血液输送上去，用不了多久，人体就恢复正常了。当然，站起时，不要动作太猛，尽可能缓慢一些，让血液不要下流得过猛，心脏供血就能跟上，也就不会出现这种现象了。

另外，人在受到突然的感情打击、极度饥饿等情况下，也会出现眼前发黑。

其实，以上这些问题都不是很大。可怕的是眼前发黑伴随其他相应的症状，如一侧肢体瘫痪或无力、剧烈的头痛、呕吐等，那就应该高度警惕，往往是大脑这个人体"司令部"出现了"内乱"，应及时到医院就诊。

如果一到天黑眼前就昏暗一片，甚至什么都看不清，这就是夜盲症。这种病多是由一种称为先天性视网膜色素变性所致，其次因营养不良或偏食等原因造成维生素A缺乏的结果。

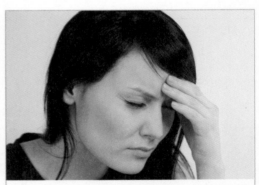

◎久蹲后，动作不要太猛，要缓慢地站起来，谨防供血不足，引发眼前发黑。

眼皮水肿要谨"肾"

相信你一定发生过，早上起床时，发现眼睛肿得像"青蛙眼"，而更令人生气的是，明明每晚十点，就老老实实地上床睡觉，但起床时仍然像一个礼拜没合眼一样；那水肿的眼皮及黑眼圈，尤其是那让人看起来老态龙钟的眼袋，总是令人感到沮丧。人的眼皮突然发生水肿，是常有的事。实际上，眼皮水肿并不是一种单独的疾病，而是局部或者全身某种疾病的一种症状。因为人们的眼皮下组织特别疏松，空隙也比较多，所以很容易积留液体，发生所谓"水肿"，使眼皮肿胀。眼皮水肿有一定的范围，向上不超过眼眉毛，向下不超过面颊。

眼皮水肿，有发炎引起的，如眼部的睑腺炎、丹毒、眼睑急性湿疹、结膜炎、角膜炎、急性青光眼、眼眶内的组织和眼球发炎、脑膜炎、副鼻窦炎以及眼部受到创伤、戳伤、昆虫所咬等，都可以使眼皮发生水肿。

非发炎引起的，如心脏病、肾病等，也可以使眼睑发生水肿。

除此以外，还有内服或局部使用青霉素、阿托品或者磺胺类等药物发生过敏时，也会引起眼皮水肿。还有一种是血管

神经性水肿，这种水肿往往突然发生，但很快就消退，这种现象在妇女月经期间常会发生。至于有些人眼皮下的脂肪组织过多，眼皮比较肥厚，这并不是眼皮水肿。

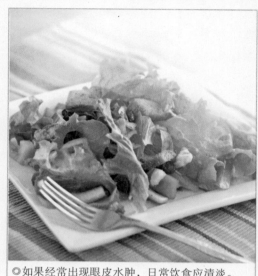

◎如果经常出现眼皮水肿，日常饮食应清淡。

眼球异常最易出现的疾病

人在照镜子的时候习惯把注意力集中在自己的脸上，而总是忽略了眼球的变化。事实上，眼球是个不能忽略的器官，如果眼球出现了异常，那则说明身体已经出现疾病了。

（1）单眼突出。即一侧眼球向前突出，严重时可影响眼睑，导致睑裂、眼睑闭合不全。最常见的病因是脑肿瘤。另外，在眼球突出的同时，伴有与脉搏相一致的搏动，则可能是颈内动脉海绵窦瘘。

（2）双眼突出。最常见的是由甲状腺功能亢进引起的。患者除眼球突出外，

还伴有心慌和甲状腺肿大等症状，而且常表现为"目光炯炯"且咄咄逼人。此外，高血压、震颤麻痹症（帕金森氏病）、白血病、血友病也可致突眼发生。另外，维生素D、B族维生素缺乏也会引起轻度眼球突出。

（3）眼球凹陷。多见于身体严重消瘦者。另外，心情极度苦闷时，或患霍乱、痢疾、腹泻、糖尿病及脱水症等，眼球也会凹陷。接近死亡的人，眼球凹陷、目光呆滞、瞳孔散大无光泽、鼻端变小、鼻翼翕动，脸呈铅灰色，几乎无表情。

（4）眼球震颤。这可能是患肝脏疾病的表现。肝豆状核变性可使病人出现瞬目及眼球震颤症状。另外，中耳癌患者也可能出现眼球震颤症状。

（5）眼球干燥。多为缺乏维生素A所致。成人、儿童缺少维素A会使眼球结膜干燥、无光泽、毛糙，甚至失明。另外，慢性肝炎病人中有一部分患者有干燥综合征，其中也包括眼球干燥。

（6）眼球过大。可能是眼内肿瘤或婴幼儿青光眼的表征。

（7）眼球过小。常是眼球萎缩或先天小眼球所致。若仅仅是黑眼球过小，则可能是先天小角膜的特征。

溢泪要防范多种眼部疾病

人人都会留的眼泪也是某些疾病的"晴雨表"，下面我们一起来了解下。

（1）眼泪过多。常常无缘无故地流泪，或稍遇刺激就流泪不止。通常是因为眼睑异常、鼻部受伤或有炎症，泪道炎症引起的。

（2）泪管闭锁。泪管位于下眼睑的内角处，其功能是把泪水引进鼻腔内。其实人们时刻都在分泌眼泪，不是只在哭泣时才流泪。泪管闭锁常见于婴儿，成年人则很少见。泪管闭锁的眼睛经常水汪汪的。有时结膜受感染会有很多黏稠分泌物，以致在睡醒后很难睁开眼睛。泪管闭锁症状持续到闭锁解除为止。泪管在2～3周后自行恢复畅通，或施手术弄通。新生儿的泪管不一定畅通，有些新生儿的泪管十分细小，容易阻塞。成年人有时会因外伤或感染而引起泪管阻塞。

如果1～4个月的婴儿不停流泪，母亲应该每隔三个小时轻轻按摩婴儿眼角近鼻旁处，有助于清除积聚的眼垢，疏通泪管。

持续流泪3～4周以上，就应该去医院了。有任何感染的征象以及眼红、眼睛有很多黏稠的分泌物等，医生会给患者滴眼剂或眼药膏消炎。如果泪管仍然阻塞，则可能要施外科手术。婴儿患者可用探针来疏通泪管，如是成年患者，则可施手术切除泪管，或使泪管改道。

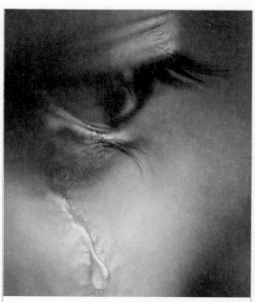

◎溢泪是疾病的一种表现，持续流泪3～4周以上，就应该去医院了。

耳鸣是一些疾病的早期信号

耳鸣是一种常见的临床症状，它不仅令人不安，影响工作和生活，还常常是耳部或全身某些疾病的早期信号，因此应引起人们的注意。那么耳鸣与哪些疾病有关呢？

全身性疾病：当肾病、肝胆疾病、糖尿病、结核病、慢性支气管炎等疾病导致全身功能紊乱时，常会出现耳鸣症状，其特点与药物中毒引起的耳鸣一样，都是高音调、双侧性。这种耳鸣一般会随上述疾病的康复而消失。

（1）心脏疾病。专家指出：耳鸣可作为早期心脏病的重要标志。因此，一个原来没有耳鸣症状的中老年人，在近期内突发耳鸣，应及时检查血脂、血压及心电图，以明确是否患有隐性心脏病。有些人长期耳鸣，但如果近期耳鸣加重，也应该检查心脏。

（2）身体虚弱。这种耳鸣多没有器质性病变，常由于血管张力不足、局部供血差引起。中医认为，它是肾虚的表现。

（3）神经衰弱。这种耳鸣音调高低不定，多为双侧性，常伴有头痛、头昏、失眠、多梦等症状。这种耳鸣还与忧郁有关，调节情绪可使之好转。

有的人年老后，在耳垂处从耳朵口向外下方有一条斜行皱纹，可别小看这小小的皱纹，实际上这意味着动脉硬化、心脏缺血。

科学研究人员做了大量的统计表明：耳垂处小小的皱纹同动脉异常是有关联的。耳垂上出现皱纹是已经得病时动脉中正在展开的过程的局部表现。耳垂由脂肪与结缔组织构成，没有软骨，是耳朵上唯一肉多的部位。当动脉出现硬化时，耳朵同其他一切组织一样，得到的血较少，而耳垂是耳朵上对这种缺血现象感觉最敏感的部分，因而在耳垂上出现了皱纹。当你的耳朵出现了耳垂皱纹时，请及时检查你的心脏。

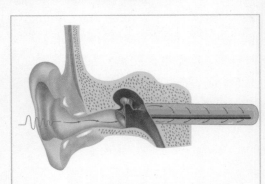

◎耳鸣是多种疾病的早期信号，当出现耳鸣时，应及时去医院检查。

鼻为"面王"，可报身体疾病

中医里有"上诊于鼻，下验于腹"的说法，可见在中医面诊中，鼻子具有很大的价值，有"面王"之称。鼻子位于面部

正中，根部主心肺，周围候六腑，下部应生殖。所以，鼻子及四周的皮肤色泽最能反映五脏六腑的疾病。

鼻子在预报脾胃疾病方面尤其准确。病人出现恶心、呕吐或者腹泻之前，鼻子上会冒汗或者鼻尖颜色有所改变。一些容易晕车的人感觉会比较明显。

如果鼻梁高处外侧长有痣或者痦子的话，说明胆先天不足，这是因为鼻梁是胆的发射区，如果这些部位出现了红血丝，或者年轻人长了青春痘，再加上早上起来嘴里发苦的话，多半就是胆囊有轻微的炎症了。

如果鼻子的色泽十分鲜明，这说明脾胃阳虚、失于运化、津液凝滞。就是说，患者的脾胃消化功能不好，水汽滞留在胸膈，导致四肢关节疼痛。

如果鼻头发青，而且通常伴有腹痛，这就是因为：肝属木，脾属土，肝气疏泄太过，横逆冲犯脾胃，影响了脾胃的消化功能。应服用一些泻肝胆和补脾胃的药。

如果鼻尖微微发黑，这说明身体里有水汽，是"肾水反侮脾土"的表现。本来应该是土克水，结果（肾）水反过来压制住了

（脾）土，水汽肆虐，以致肾的脏色出现在脸上。

如果鼻子发黄，这说明胸内有寒气，脾的脏色出现在了脸上。人体内中阳不足，脾胃失于运化，吃下去的冷食或者凉性食物积聚在脾胃，这些寒气上升又影响到了胸阳，所以寒气就滞留在脏腑中。如果鼻子发黄，但光泽明润，那就不用担心了，这是即将康复的好兆头。

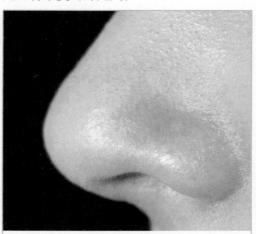

◎中医认为，鼻子及四周的皮肤色泽最能反映五脏六腑的疾病。

人中——针对疾病的"查毒工具"

人中诊，是以观察人中的色泽、形态变化，来诊察人体疾病的方法。

如果人中宽直，色泽明润，说明肾气盛；命门火旺，阳气充足，并提示女性子宫、卵巢、外生殖器官发育良好，男性睾丸、外生殖器官发育正常。反之，人中窄短、色泽枯滞，说明肾气亏乏，命火偏衰，阳气不足，预示男女生殖系统有病。

❶ 从人中的颜色来查病

年轻人的人中部位，明润而有光泽，无杂色，年老或肾虚病人则暗淡无华。肾气衰亏，尤其命火衰微者的人中更可能出现黑色。命门火竭者，人中先黑。临床所见，人中处往往现黑褐色，或片状黑斑。肾虚不孕妇人，此处色泽偏晦，滞和枯

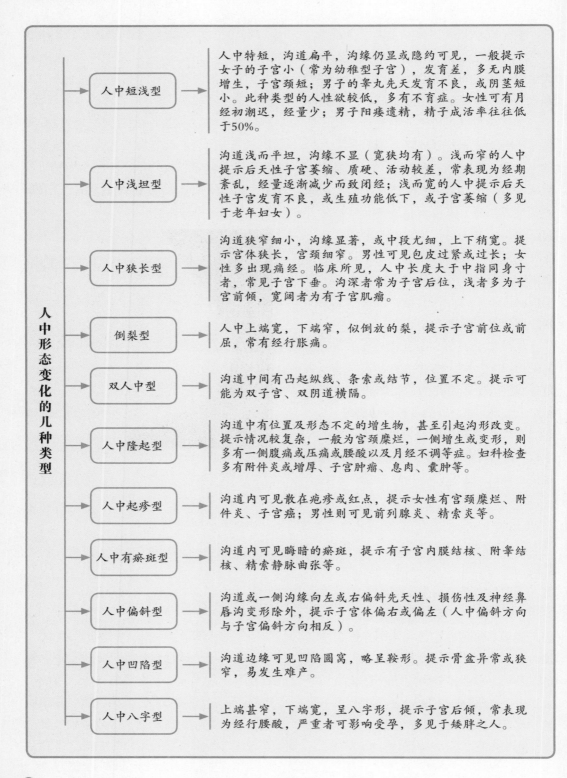

人中形态变化的几种类型

人中短浅型 → 人中特短，沟道扁平，沟缘仍显或隐约可见，一般提示女子的子宫小（常为幼稚型子宫），发育差，多无内膜增生，子宫颈短；男子的睾丸先天发育不良，或阴茎短小。此种类型的人性欲较低，多有不育症。女性可有月经初潮迟，经量少；男子阳痿遗精，精子成活率往往低于50%。

人中浅坦型 → 沟道浅而平坦，沟缘不显（宽狭均有）。浅而窄的人中提示后天性子宫萎缩、质硬、活动较差，常表现为经期紊乱，经量逐渐减少而致闭经；浅而宽的人中提示后天性子宫发育不良，或生殖功能低下，或子宫萎缩（多见于老年妇女）。

人中狭长型 → 沟道狭窄细小，沟缘显著，或中段尤细，上下稍宽。提示宫体狭长，宫颈细窄。男性可见包皮过紧或过长；女性多出现痛经。临床所见，人中长度大于中指同身寸者，常见子宫下垂。沟深者常为子宫后位，浅者多为子宫前倾，宽阔者为有子宫肌瘤。

倒梨型 → 人中上端宽，下端窄，似倒放的梨，提示子宫前位或前屈，常有经行胀痛。

双人中型 → 沟道中间有凸起纵线、条索或结节，位置不定。提示可能为双子宫、双阴道横隔。

人中隆起型 → 沟道中有位置及形态不定的增生物，甚至引起沟形改变。提示情况较复杂，一般为宫颈糜烂，一侧增生或变形，则多有一侧腹痛或压痛或腰酸以及月经不调等症。妇科检查多有附件炎或增厚、子宫肿瘤、息肉、囊肿等。

人中起疹型 → 沟道内可见散在疱疹或红点，提示女性有宫颈糜烂、附件炎、子宫癌；男性则可见前列腺炎、精索炎等。

人中有瘀斑型 → 沟道内可见晦暗的瘀斑，提示有子宫内膜结核、附睾结核、精索静脉曲张等。

人中偏斜型 → 沟道或一侧沟缘向左或右偏斜先天性、损伤性及神经鼻唇沟变形除外，提示子宫体偏右或偏左（人中偏斜方向与子宫偏斜方向相反）。

人中凹陷型 → 沟道边缘可见凹陷圆窝，略呈鞍形。提示骨盆异常或狭窄，易发生难产。

人中八字型 → 上端甚窄，下端宽，呈八字形，提示子宫后倾，常表现为经行腰酸，严重者可影响受孕，多见于矮胖之人。

夭，或见色素沉着。孕妇人中处显得特别光泽明润，表示气血旺盛，母子安康。故人中部位色泽变化可作为早孕的诊断参考。若孕妇人中处见隐黄，可能发生胎漏下血，子死腹中。男子人中处色黑者，见腹痛牵及睾丸，或阴茎痛。

人中呈黑色，或有黑斑、黑块者，往往预兆肾阳虚，提示肾上腺皮质功能减退或脑垂体功能不足所引起的阿狄森氏病、西蒙氏病、席汉氏病等肾虚疾患；人中色灰暗，常伴有畏寒、肢冷、溺清，女子宫寒不孕、子宫颈炎、附件炎、卵巢囊肿、子宫肌瘤等病；男子阳痿、性欲减退、前列腺炎、睾丸炎等肾阳虚者。

人中微赤者，为发痈之病；人中呈紫色或稍带黑色，为伤食的表现；人中微青为寒病；人中赤黑相间伴有脐下忽胀大疼痛者，为胞中出血之候；人中见有赤颗小粟疮或常见黑斑，如烟煤晦暗者，为胃或

前阴（生殖器）湿热糜烂、瘀血凝积作痛之象；人中暗绿者，为胆囊炎、胆绞痛的表现；人中白者，为不治之危候。

❷ 从人中的形态来查病

正常人的人中位居鼻与唇的中央直在线，形态端直，沟道深浅适中，上端稍窄，下宽呈梯形，说明子宫及生殖系统发育良好，月经、排卵、生殖功能正常。若临床所见人中形态发生改变，与正常形态相异，则提示男女生殖系统、子宫、卵巢、睾丸、阴茎均有疾患或发育不良。因此，人中形态对生殖系统疾病的诊断有一定意义。

人中形态的变异有的是先天的，如八字型、短浅型、双人中，有的是后天继发的，如沟道隆起型、起疹型。胎产经带或其他疾病导致妇女生殖系统的生理、病理改变，以及男性病症，均可引起人中形态的变异。

♥ 口干应小心哪些疾病

长期口腔干燥患者典型的表现为：进食饼干等干硬食品时出现咀嚼和吞咽困难，口腔黏膜烧灼感，味觉减弱或改变等。

就口干而言，如果是天气热、空气干燥、饮水太少而引起的，只要多喝些水或饮料就可以解决。如果是长期持续的顽固性口干，就可能是某些疾病的共同症状。

（1）糖尿病。病人经常有口干、口渴，而某些病人味蕾萎缩，同样有口干症状，也可出现口苦。

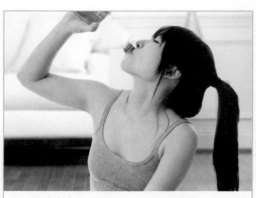

◎口干禁食大块或坚硬，刺激性的食物，宜多喝水，让环境保持一定湿度。

（2）口腔疾病。口干的人在临床检查常可发现口腔黏膜萎缩变薄、干燥，呈慢性炎症状态。严重者可见舌背光滑尤苔、乳头萎缩，鲜红色或紫红色。两口角湿糜、皲裂，伴白色念珠菌感染。牙周炎严重，牙龈萎缩、牙根暴露，牙齿松动等。

（3）全身疾病。包括脱水、水肿、甲状腺疾患、帕金森病、高血压、心衰、贫血及尿毒症等。

（4）干燥综合征。是一种由淋巴细胞介导的外分泌腺损伤性自身免疫疾患。

（5）服用药物。如服用颠茄、654—2以及抗溃疡药时，会有口干的副作用而出现。据有人统计，有250种药物可影响唾液腺的分泌功能。

口干在治疗上目前还没有很有效的方法，主要是饮食的调理和日常生活习惯的纠正等，如在饮食上应禁食大块或坚硬食品，辛辣或过酸、过咸的食物，含酒精或二氧化碳的饮料，禁烟，大量饮水；环境应保持一定湿度，唇部涂抹凡士林。

挖掘口臭的"根源"

口臭是指从口中发出的一种难闻的异味。很多人都有过这种口臭的毛病，这种病不但自己感到不舒服，在许多场合也常使别人感到厌恶。

（1）引起口臭的原因和疾病有。口腔不清洁是引起口臭的最常见原因。譬如，刷牙马马虎虎，口里污物太多等，都可出现口臭。

（2）牙病。比如有龋齿疾病的人，牙齿会出现很多深浅不一的洞，食物残渣容易嵌进洞里腐烂发酵而产生异味；有的只剩下残余的牙根，常使牙齿周围发炎化脓；有些戴假牙的人不注意假牙的清洁，嘴里也会有气味。

（3）饮食原因。有的人因为吃了葱、蒜、臭豆腐，带腥味的鱼、虾、蟹、羊肉等食品，可使嘴里发生异味。如能经常保持口腔的清洁，重视饭后漱口刷牙，注意假牙的洗刷等，这些口臭都可以减轻或避免。

（4）全身性疾病。有的口臭不一定由口腔疾病引起的，而是由于身体其他部分的毛病。比如有人患有副鼻窦炎或萎缩性鼻炎，或患气管炎、肺病、胃病，都可能在呼吸、讲话时发出臭味。

（5）代谢性疾病。如糖尿病患者可因脂肪代谢紊乱、酮体增多而在口腔内嗅到一种烂苹果味，还可出现口干、口渴、舌色变为

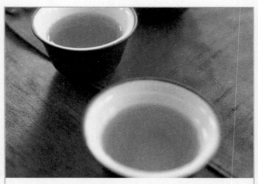
◎口腔不清洁是引起口臭的最常见原因，喝茶可以清新口气，有利于缓解口腔异味。

深红、舌体肥厚等口腔症状。

（6）肾脏疾病。有肾脏疾病的人，口腔内也会出现一种特殊的气味。

另外，患有慢性疾病、长期卧床不起的老年人，缺乏口腔运动，致使口腔干燥，容易发生口臭；一些爱吸烟的老年人不仅会呼出难闻的气味，而且还能减少唾液分泌，加剧口臭；多数老年人戴有假牙，如果不经常清洁假牙或者睡眠时不取出假牙，也易发生臭味。

口腔疼痛，"火"从病来

通常人们将口腔疼痛称之为上火。口腔中的火分两种：口腔溃疡是"明火"，口腔黏膜红肿疼痛是"暗火"。

如口腔中反复发生散发性小溃疡，并伴有外阴处发生溃疡，眼睛出现视网膜炎、结膜炎等，应考虑是白塞氏综合征。此病多见于女性，目前尚无特效治疗方法。

此外，一般性的口腔溃疡还可能是由于内分泌紊乱、精神紧张、病原体感染导致的自身免疫性疾病。生活长期无规律，饮食单调，体内缺少足够的锌和B族维生素，食用油炸食物过多，易引起口腔黏膜病变而导致口腔溃疡。

口腔溃疡可能是生病的征象，也可以是局部或机械性的原因所致，如咬及舌头、假牙装配不良等。

（1）口疮性溃疡。这是一些浅小的溃疡，直径只有三毫米，呈圆形或椭圆形，底部为灰白色，共同色的边缘稍隆起，周围有轻微发炎。溃疡多在舌头、颊内壁、牙龈和颊部之间的沟槽以及上腭部位出现。

主要表现为疼痛，甚至常于溃疡前开始疼痛，直至溃疡出现后3~4天。疼痛3~9天才痊愈。新的溃疡或继而出现。如反复出现溃疡，可能有潜伏的原因。

如牙龈侧的沟槽溃疡，或溃疡持续不愈，又或溃疡反复发作，要看医生。

（2）手足口病。患者身体广布水疱，使病情看起来比实际情况要严重。其实这是一种并不严重的病毒感染，常见于儿童，但成人也可受感染。该病虽可在学校内传播，但并不持久存在，也与牲口的口蹄疫无关。

主要表现为口腔内、手掌、足底及臀部出现小水疱，可形成溃疡。身体其他部位偶尔会出现斑点。大约5天后溃疡就会愈合，不留瘢痕。可在口溃疡上涂些甘油，可减轻痛楚。其他部位多半不必处理。露出患处可助水疱快些干燥。

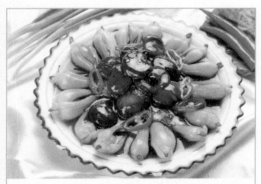
◎油菜，有清热解毒的功效，可防治口腔溃疡等病症。

（3）不慎损伤。主要表现在口腔内出现个别的疼痛小点，口腔黏膜或会同时缺损。如不加以治疗，疼痛会持续下去。婴儿吮的橡皮奶头太硬或太长或咬伤颊部或舌头、牙齿有缺损，或假牙装配不合适，均易引起口腔溃疡。

（4）口炎。进食过热、酸性与辛辣食物时，感到疼痛或敏感。咀嚼或吞咽时感到不适。病程通常很短暂。常食用太热的食物、浓烈的调味剂、烟、酒等，都可损伤口腔的黏膜。有多种不同类型的病毒与细菌。某些血液疾病及感染，比如麻疹、鹅口疮等，或B族维生素和维生素C不足也可引起。用甘油或麝香草酚漱口，可以减轻炎症。应尽可能避免吃刺激性的饮食，只喝非酸性、无刺激性、凉或微温的饮料。

发现口腔内或咽喉部有白膜或疼痛持续两三周以上，就要尽快就医。

口水太多，病可能在脾肾

为什么说唾沫和口水过多，可能是脾胃出现了问题呢？《黄帝内经》中说得很清楚，"五脏化液，心为汗，肺为涕，肝为泪，脾为涎，肾为唾"。意思就是说，出汗异常可以从心脏上找毛病，鼻涕多了要看肺是不是出现了问题。眼泪不正常要从肝上找根源，相应的，口水和唾沫多了就要从脾肾上找原因。

唾多而且黏稠，口中还伴着苦味，往往说明是脾热，这时候一定不要吃辛辣的食物、牛羊肉也尽量少吃，但可以吃一些清脾热的药物，如栀子和连翘等。口水多，且伴有咸味的话，这可能是肾虚的征兆。

很多小孩子就特别爱流口水，如果大一点儿不流了还是没有什么问题的，但是如果都七八岁了还在流口水，这就说明孩子脾虚，因为脾是主肉的，因为脾虚，所以嘴角不紧，不能抑制口水外流，家长一定要引起重视，该给孩子补脾了。

口水多了不行，但少了也不行，如果嘴里总是干干的，这就说明你的津液不足，是内燥的表现。这个时候就要注意多喝水，多吃酸味的食物，以及多吃水果，苹果、梨子、葡萄等都是不错的选择，只要含水分很多就可以了。

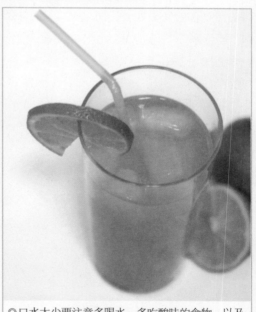

◎口水太少要注意多喝水，多吃酸味的食物，以及多吃水果，橙子、梨子、葡萄等都是不错的选择。

舌部异常是疾病来袭的征兆

舌部的变化能较客观地反映人体内疾病的性质、病位的深浅、病情严重与否。如果舌部出现异常，那说明健康出了问题。

如果舌面味蕾丝聚在一起，形成沟和脊，即表明是身体长期缺乏B族维生素引。

如果舌部运动不灵活，甚至有些僵硬，或说话不清，这种情况多是脑血管出了问题，是脑血管破裂的先兆，或是中风的后遗症。

如果舌面出现小刺，这种现象医学上叫芒刺，多为身体其他部位出现炎症的一种表现。一般提示患有肺炎及其他发高热的疾病，猩红热病人也多有这样的症状。

如果舌头伸出时出现震颤，这种情况多是久病体虚、大病刚好。有时神经衰弱也可能出现这种情况。

如果舌头胖大，多是由体质虚弱、体内有湿、脾胃功能较差、运化失常引起的，也可能是患有甲状腺功能低下症。如果舌体看上去又胖又嫩，又有明显的齿压痕，表明患有水肿，中医认为是"气虚"。

如果舌质干燥，表明交感神经紧张性增高；副交感神经紧张性降低，因此唾液的分泌减少。

若舌色过浅，这种情况可能是体内贫血或组织水肿。舌色青紫，是身体缺氧的表现。舌色鲜红而平，可能是患有糖尿病。如果舌光亮而红，说明体内缺乏烟酸；如果舌光亮而舌苔少，表明缺乏维生素B$_{12}$或叶酸；如舌略呈紫色或洋红色，表明缺乏B族维生素。

舌苔也是身体是否健康的警报器。正常情况下舌前端发红，舌苔很薄，白亮、湿润，没有裂痕和凹痕。人体稍有不适，舌苔会发出警报。所以可以通过舌苔来检查身体。

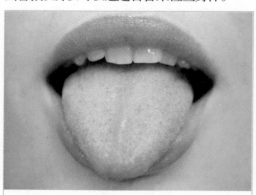

◎舌部的变化能反映人体内的疾病，如果舌部出现异常，则提醒我们健康出现问题。

舌部的变化能反映人体内的疾病

俗话说："观舌诊病，中医一绝。"从舌头颜色就能察知病症，真可谓舌头是疾病的窗口。那么从舌头的颜色究竟能看出哪些疾病呢？

❶ 淡白舌

淡白舌是虚证和寒证的重要标志。如果看到舌色淡白，舌体并不肥大，与正常人大小相似，或舌体略见瘦小，舌面虽然润滑，但并不多津，兼有气短乏力，声音低微，自汗心悸，头晕耳鸣，口唇淡而无华，面色苍白或萎黄等症状，可以诊断为气血两虚证。

如果舌色淡白，舌体胖嫩，湿润多津，舌边有齿印，并有畏寒肢冷、水肿嗜睡，大便溏薄，脉象沉迟等症状，可以诊断为阳虚内寒证。

② 红绛舌

正常人舌质的色泽淡红而润。如果舌质鲜红，以红色为主，称为红舌；如果舌红而颜色深暗，则较红色更进一层，就称为绛舌。由于绛舌在出现之前，多经过红舌的阶段，二者的临床意义和形成机制有类似之处，所以医生常常称红绛舌是火热上炎的象征，二者仅有热性程度的差别而已。如红绛舌，多由高热伤阴而引起，常发生在感染、中毒、维生素缺乏、脱水、贫血、昏迷等病理过程中。

③ 青紫舌

青紫舌有全舌青紫和部分青紫的区别。所谓全舌青紫，就是指全舌分布着均匀的青色或紫色，或者是红绛之中泛现青紫色（紫中带青），或是淡红之中混有青蓝色（青多于紫）。所谓部分青紫，则出现在舌的左侧或右侧，或者是左右两侧，沿着舌边与舌中央沟之间，有一条或两条纵行的青紫带；也有的仅是青紫瘀点或斑块，而舌质的其他部分则不见青紫。在舌的两侧边缘发现青紫色的条纹或形状不规则的黑斑，应引起重视，因为其中有少数人可能就是肝癌患者。这些人应及时到医院检查。

④ 杨梅舌

舌质红而有刺，类似杨梅，称为"杨梅舌"。舌尖发红，常因工作时间过长，经常失眠，心火过亢，致使消耗过多，体内缺乏维生素或其他营养物质所致。

♥ 手指麻痛多因神经受损引起

你有没有过这样的感觉，手指在没有受到外力挤压的情况下，感觉又麻又痛？手指为何会出现这种异常呢？这种症状又能说明什么呢？引起手指麻痛的常见疾病主要有以下几种：

（1）末梢神经炎。手指末梢神经由于中毒、感染、B族维生素缺乏、手指供血障碍等原因，引起炎症反应，都可产生手指麻痛。大多两手的手指同时发生，原因除去后常可恢复，口服或注射维生素B_1、针灸等治疗方法可促使恢复。

（2）尺神经损害。前臂和上臂的尺神经受外伤，压迫或患肿瘤时，可引起同侧的小指和无名指麻痛及部分手指活动障碍。在肘后部尺神经沟处较易受损伤或压迫。多数在损伤后半年左右会逐渐恢复，若患肿瘤、完全断裂或严重受压常需手术治疗。

（3）正中神经损害。前臂和上臂的正中神经因外伤、肿瘤、受压等引起掌面、大拇指、食指、中指麻痛。腕部最易受损伤或受压，称腕管综合征。治疗原则同前。

（4）桡神经损害。在上臂外侧的中下段处，桡神经较易受损伤，出现大拇指、食指的背面麻痛及手指、手腕下垂。治疗原则同前。

（5）臂丛神经损害。在腋窝部或颈前部的病变或损伤，可引起尺、正中、桡神经全部或部分损害的混合症状。治疗原则同前。

（6）颈椎病。由于颈椎肥大增生或颈椎间盘变性突出等压迫颈神经根或颈髓，可以引起单侧或双侧手指麻痛，并逐渐发展至上臂、前臂，甚至上肢活动障碍。

综上所述，手指麻痛大多和神经受损有关系，如果手指出现麻痛症状，那最好去看神经科的医生。

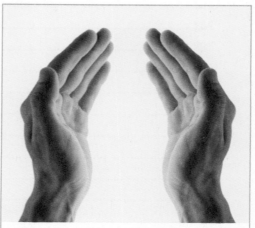

◎手指麻痛大多和神经受损有关系，如果手指出现麻痛症状，应该去看神经科的医生。

指甲是检测健康的小专家

人的指甲与健康有着密切的关系，正常人的指甲红润、坚韧而呈现弧形，平滑而有光泽，指甲根部的甲半月呈灰白色。如果指甲形状和颜色出现异常，表明人体可能患了某种疾病。

（1）杵状膨大。指甲显著地向上拱起，而且围绕手指变曲。指甲杵状膨大可能表示患有气肿、结核病、溃疡性结肠炎或肝硬化等。

（2）蓝新月。指甲根部的新月形白痕若有一层蓝晕，表示可能有下列病症中的任何一种：血液循环受阻、心脏病、雷诺氏征、手指和脚趾的血管痉挛。通常是由于曾受冷冻所致。但有时也与类风湿性关节炎或自身免疫性疾病红斑狼疮有关。

（3）匙状甲。指甲中间下陷，整片指甲变成平坦或匙状。这种指甲与缺铁性贫血、梅毒、甲状腺障碍、风湿热等有关。

（4）林赛氏指甲。指甲近指尖的一半呈粉红色或褐色，近甲状表现的一半呈白色，这种指甲又名两截甲，可能是慢性肾衰竭的一个迹象。

（5）博氏线。指甲上出现横沟，是表示营养不良或得了某种会暂时影响指甲生长的严重病症，如麻疹、腮腺炎等。

（6）泰利氏指甲。指甲下面的皮肤大部

分变成了白色，只剩下近指甲尖处的一小部分仍然呈现正常的粉红色。这可能表示肝脏出现问题。

（7）黄甲症候群。指甲生长速度减慢，而且变得厚和硬，呈黄色或绿色，成因包括慢性呼吸疾病、甲状腺病或淋巴病等。

（8）不规则凹点。很多牛皮癣病人有此现象。

（9）成行的凹点。指甲的表面变成如打铜师傅锤成的铜器表面，有时是因为患了簇状秃发症所致。这是一种医学界还不甚了解的身体免疫病，会造成头发部分或全部脱落。

另外，指甲的颜色也能反映一个人的健康状况：

（1）黄色：多见于甲癣、黄疸、甲状腺功能减退、肾病综合征、胡萝卜血症等。

（2）青色：见于急腹症。此外，指甲出现青色瘀斑，可见于中毒或早期癌症。

（3）绿色：部分或全部变绿，可能是长期接触洗涤剂或肥皂所致，也可能是感染绿脓杆菌所致。

（4）灰色：多见于营养不良、类风湿性关节炎、偏瘫或黏液水肿等。

（5）棕褐色或黑色：多见于肾上腺皮质功能减退症、黑色素斑、胃肠息肉综合征，或服用环磷酰胺等抗肿瘤药物所致。

（6）青紫色：常因为缺氧所致，多见于先天性心脏病、心力衰竭或大叶性肺炎、重度肺气肿等。

（7）紫色与苍白色交替出现：多是肢端动脉痉挛症。

（8）白色：多见于低色素性贫血症。呈毛玻璃样白色，甚至连指甲根部的淡色半圆形部分也分不清，或在指甲远端部横贯一粉红色线条，可见于肝硬化患者。

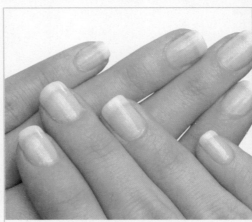

◎指甲的形状和颜色出现异常，则有可能患了某种疾病。

关节疼是哪种疾病在"敲门"

关节疼痛一般有急性关节疼痛和慢性关节疼痛两种，是一种比较常见的症状，其原因除了关节本身的病变外，很可能是其他疾病的表征。

引起急性关节疼痛的疾病有急性感染性关节炎，如细菌或病毒感染引起的关节炎。自身免疫与变态反应性关节炎，如风湿性关节炎。另外，多发性关节炎一般表现为多个关节出现疼痛和肿胀，但关节不红也不变形。有的妇女在月经来潮前几天会出现膝关节肿胀、疼痛、走路时加重，休息后减轻，常伴有腹泻、乳房肿胀、肢体水肿等症状，月经结束后上述症状均可逐渐缓解至消失。这是月经性膝关节疼痛的表现。

引起慢性关节疼痛的疾病主要有自身免疫性慢性关节炎，如类风湿性关节炎等。慢性感染性关节炎，如结核性关节炎等也会引起关节疼痛。代谢障碍性关节炎，如骨质增生等也会引起关节疼痛。除此之外，血液病、外伤所导致的关节炎，以及神经系统疾病，也是引起关节疼痛的重要原因。

踝部肿胀分为单侧与双侧踝部肿胀，一般由以下两种疾病引起：

由类风湿性关节炎引起的踝部肿胀多见于女性，常为多关节病变，呈游走性，好发于手、足等小关节。急性发作时，关节疼痛肿胀明显而不能活动。

踝部疼痛并肿胀，有时疼痛出现在一侧，该侧小腿部有肿胀及压痛感。老弱者易患此病，起病初期仅有足踝部水肿，小腿后疼痛，压小腿肌肉的两侧可引起小腿剧烈疼痛。上述症状多由深静脉血栓形成。

♥ 心口痛，多受心脏重大疾病威胁

如果有人经常感到心口痛，就要引起注意了，因为心口痛不是一种独立的病痛，它是某种疾病的预兆。常见的表现为心口痛的疾病有以下几种：

（1）心绞痛是引起胸痛最常见的疾病之一，典型表现为劳累或情绪激动时突然感到胸骨后绞痛或压榨性闷痛。患者面色苍白、气短、冒汗，并可放射至左肩、颈、左上肢及背部，一般持续时间不长，1~5分钟，服用硝酸甘油1~2分钟后即可迅速缓解症状。少数患者疼痛较轻或左前胸部不适，发闷，疼痛有时可在上腹部。

（2）急性心肌梗死典型表现为胸骨后至咽部或在心前区呈绞榨样或压迫样疼痛，并会向左肩或左臂放射，常伴濒死感。疼痛时间一般会持续数小时，含服硝酸甘油不能缓解症状。

（3）胸膜炎的疼痛多固定于胸部发生病变的部位，局部压痛，咳嗽与深呼吸时可使疼痛加剧，减慢呼吸运动可缓解。

（4）自发性气胸多见于单侧胸痛，并伴有口唇紫绀、呼吸困难等症状，患侧胸

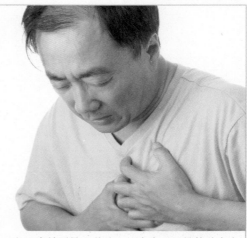

◎心口痛并不是一种独立的病痛，而是某种疾病的征兆，故出现心口痛时一定要注意。

廓饱满，呼吸运动减弱。多由肺结核、肺癌及肺脓肿等病引起。

（5）食管疾病如食管肿瘤、食管炎及食管裂孔疝等疾病常引起胸骨后疼痛，且多在吞咽时发作或加剧。

（6）肝脓肿疼痛多见于胸部右侧，可放射到肩部，局部压痛，并伴有全身发热等症状。

胸闷在向你暗示哪些疾病

经常听见胸闷的人说呼吸费力或气不够用，严重者会有胸膛被石头压住的感觉，甚至发生呼吸困难。它可能是身体器官的功能性表现，也可能是人体里某些疾病的外露。胸闷因年龄不同而不同，治疗方法和后果也不一样，常见的胸闷有功能性胸闷和病理性胸闷两种。

功能性胸闷是指无器质性病变而产生的胸闷，如门窗紧闭，空气流通不畅时，如果在房间内待较长时间，就会产生胸闷、疲劳的感觉。或者遇到一些不愉快的事，比如和别人发生口角、心情烦闷时也会产生胸闷。以上情况无须治疗。

一般情况下，如发现有胸闷的症状时，在排除功能性因素的情况下，都应引起重视，及时确诊治疗，以免耽误病情。

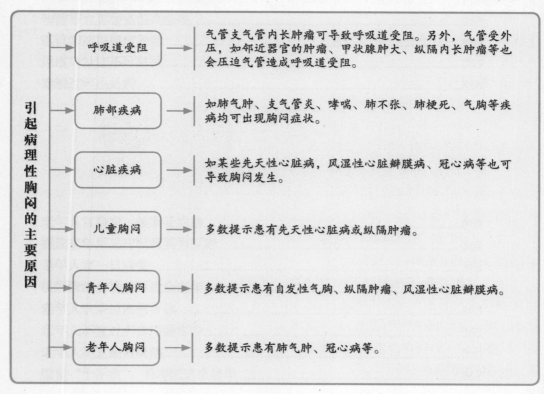

引起病理性胸闷的主要原因

呼吸道受阻 —— 气管支气管内长肿瘤可导致呼吸道受阻。另外，气管受外压，如邻近器官的肿瘤、甲状腺肿大、纵隔内长肿瘤等也会压迫气管造成呼吸道受阻。

肺部疾病 —— 如肺气肿、支气管炎、哮喘、肺不张、肺梗死、气胸等疾病均可出现胸闷症状。

心脏疾病 —— 如某些先天性心脏病，风湿性心脏瓣膜病、冠心病等也可导致胸闷发生。

儿童胸闷 —— 多数提示患有先天性心脏病或纵隔肿瘤。

青年人胸闷 —— 多数提示患有自发性气胸、纵隔肿瘤、风湿性心脏瓣膜病。

老年人胸闷 —— 多数提示患有肺气肿、冠心病等。

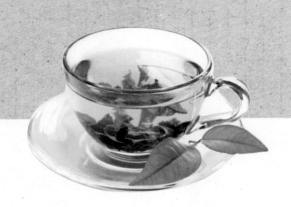

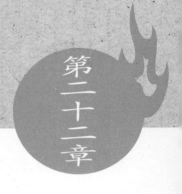

第二十二章

防病治病细节

——打造健康身体

●我们总是在生病之后才去治病，却很少有人想到在生病之前去防病。防病于未然，才是最正确的养生之道。本章着重分析了某些日常生活习惯的利与弊，从习惯上防病于未然。

腹泻时不宜多吃蔬菜

许多人发生腹泻时，认为吃油腻食物会加重消化系统的负担而加重病情，于是就想方设法多吃一些新鲜蔬菜，以为这样对病情有利。其实不然，此举不仅对疾病不利，相反还有害。

许多新鲜蔬菜，如小白菜、韭菜、甜菜、菠菜、卷心菜等均含有亚硝酸盐或硝酸盐，一般情况下这些蔬菜对身体没有什么不良影响，但当消化功能失调或胃酸过低时，肠内硝酸盐还原菌大量繁殖，此时食入上述蔬菜，即使非常新鲜，也会导致中毒而引起肠原性发绀。

当发生肠原性发绀时，亚硝酸盐引起血液中无携氧能力的高铁血红蛋白剧增，从而造成机体缺氧，表现出相应的各种症状。

食蔬菜引起的肠原性发绀多在餐后1～3小时骤然起病，轻者除黏膜、指（趾）甲呈灰蓝色外，并无其他症状。重者可有头晕、头痛、恶心、呕吐、气促、脉细、血压下降等症状，严重者可出现神志不清、昏迷、惊厥、呼吸困难、心律不齐、瞳孔散大、血压明显下降等症状。如不及时抢救，可发展为呼吸系统和循环系统衰竭。

还有，腹泻时也不宜喝牛奶，虽然牛奶不含食物纤维，但会增加肠道中的残渣，不利于病情恢复；忌吃油炸食品，在烹调上，应多采用蒸、煮、焖等方法；忌吃大蒜，虽然大蒜能起到杀菌作用，但对胃肠道有很强的刺激性。

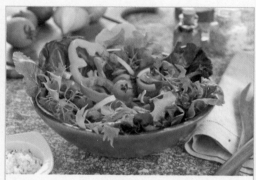

◎腹泻时不宜吃蔬菜，蔬菜所含亚硝酸盐或硝酸盐会对肠胃有很重要的破坏作用。

肾不好少吃香蕉

香蕉，肉质柔软，吃起来香甜可口，尤其是老年人喜爱的佳果。现代医学表明：香蕉中含有多种维生素，如胡萝卜素、硫胺素、烟酸、维生素C、维生素E、维生素P等，其中维生素E能增加血管壁的弹性。香蕉中含有较多能降低血压的微量元素钾离子，较适合于高血压患者食用。

但是，香蕉中含有较多的钠盐，肾功能不良的人多吃香蕉等于多吃钠盐。据国内外有关文献报道，肾功能不全的病人，食用香蕉过量，会增加肾功能的负担，延缓病情的好转，并有引起病情恶化的可能。

由此可见，香蕉虽然营养丰富，但是肾脏病患者食用时就要慎重对待，切莫过量食用。

建议肾不好的患者可多吃黑色食物，常见的黑色食品有黑芝麻、黑豆、黑米、黑荞麦、黑枣、黑葡萄、黑松子、黑香菇、黑木耳、海带、乌鸡、黑鱼、甲鱼等。

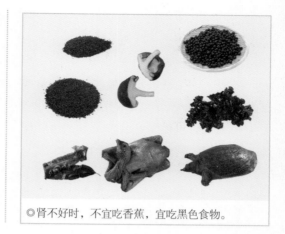

◎肾不好时，不宜吃香蕉，宜吃黑色食物。

♥ 常食海带有消除口臭作用

口臭是由于胃火旺，或湿浊蒸腾所致。平时除了注意口腔卫生外，还应适当食用具有清热化湿、避秽除臭的食品，如茴香作汤饮或生嚼，橘饼常嚼食，乌梅脯含化等。

海藻类植物如海带中含有高效的消除臭味的物质，其消臭的效果是现有口臭抑制物黄酮类化合物的3倍，因此，患有口臭的人，常食海带有消除口臭作用。此外，饮食清淡，多吃含有丰富的纤维素食物有利于清洁口腔，还应适当食用具有清热化湿、避秽除臭之食品。下面介绍几款粥同样对防治口臭有一定疗效。

（1）藿香粥。将藿香15克（鲜品30克）洗净，放入铝锅内（一定要用铝锅），加水煎5分钟，弃渣取汁待用。将粳米50克淘洗净入锅，适量加水，置武火上烧沸，再用文火熬煮，待粥熟时，加入藿香汁，煮沸即可食用。

（2）薄荷粥。将鲜薄荷叶30克（干品15克）洗净，入锅内加适量水熬，弃渣取汁待用。将粳米50克淘净，加适量水煮至米熟，再加入薄荷叶汁，煮沸即可食用。

（3）麦门冬粥。将麦门冬20~30克洗净，入锅加水煎熬，弃渣取药汁待用。粳米50~100克淘净放入铝锅内，加水适量，再将麦门冬汁和冰糖适量同入锅内，置武火上烧沸，用文火煮熟即成。

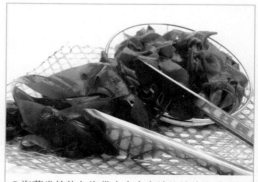

◎海藻类植物如海带中含有高效的消除臭味的物质，患有口臭的人应常食海带。

要防癌，吃野菜

随着人们生活水平的提高，吃野菜也成为时尚之举。野菜的吃法很多，可清炒，可煮汤，可做馅，营养丰富，物美价廉，殊不知，野菜在抗癌方面也有功效。

① 蒲公英

其主要成分为蒲公英素、蒲公英甾醇、蒲公英苦素、果胶、菊糖、胆碱等。可防治肺癌、胃癌、食管癌及多种肿瘤。

② 莼菜

其主要成分为氨基酸、天门冬素、岩藻糖、阿拉伯糖、果糖等，对某些转移性肿瘤有抑制作用，可防治胃癌、前列腺癌等多种疾病。

③ 鱼腥草

亦称折耳根，其主要成分为鱼腥草素。鱼腥草对癌细胞有丝分裂最高抑制率为45.7%，可防治胃癌、贲门癌、肺癌等。

④ 魔芋

其主要成分为甘聚糖、蛋白质、果糖、果胶、魔芋淀粉等。如甘聚糖能有效地干扰癌细胞的代谢功能，魔芋凝胶进入人体肠道后就形成孔径大小不等的半透明膜附着于肠壁，能阻碍包括致癌物质在内的有害物质的侵袭，从而起到解毒、防治癌肿的作用。可防治甲状腺癌、胃贲门癌、结肠癌、淋巴瘤、腮腺癌、鼻咽癌等。

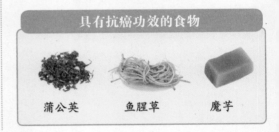

具有抗癌功效的食物

| 蒲公英 | 鱼腥草 | 魔芋 |

多种食物可预防乳腺癌

乳腺癌是危害妇女健康的主要恶性肿瘤，全世界每年约有一百多万妇女患有乳腺癌，而且男性也可患乳腺癌！面对如此高的发病率，我们对乳腺癌是不是就束手无策了呢？不是的，其实乳腺癌也是可以预防的！通过一些饮食的搭配，多食用一些具有天然抗癌功能的食物，是可以预防大部分的乳腺癌的。

下面提供几种食物，具有很好的防癌功能，经常食用会起到预防乳腺癌的作用。

① 大蒜

含有丰富的大蒜素和微量元素硒。大蒜最好弄碎生吃，每周几次就可以起到预防乳腺癌的效果。食用熟的大蒜，效果会降低。

② 胡萝卜

含有丰富的胡萝卜素，而胡萝卜素摄入人体后能转化成维生素A。维生素A能维持人体上皮组织的正常结构和功能，使致癌物质难以侵犯，又能刺激机体免疫系统，调动机体的抗癌能力，同时又可影响致癌物质的代谢，与致癌物质有生物拮抗作用。尤其适宜乳腺癌的防治，并且可以长期服用。

③ 芦笋

含有多种抗癌营养成分，尤其是维生素A和维生素C，是番茄的两倍，而且含有一种丰富的组织蛋白，它能有效地抑制癌细胞生长，并可防止癌细胞的扩散。芦笋尤其适宜乳腺癌的预防和治疗。

④ 红苹果、红辣椒

"红皮"瓜果蔬菜中所含的某些植物化学成分，可以有效遏制肿瘤细胞中蛋白质的生长，还能降低肿瘤细胞对雌激素的反应能力，对乳腺癌有防治作用。洋葱、紫葡萄等也含有该植物化学成分。

⑤ 猴头菇

含有的多糖体、多肽类对癌细胞有较强的抑制作用，同时能明显增加机体内的蛋白组成成分，产生干扰素，进而增强抗癌防癌效果。癌症病人常食猴头菌，有助于升高人体的免疫球蛋白，提升白细胞，增强人体免疫功能，起到防癌治癌的作用。

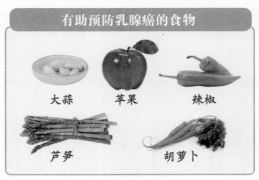

有助预防乳腺癌的食物

大蒜　　苹果　　辣椒
芦笋　　　　胡萝卜

预防脂肪肝的饮食方案

近年来，随着人们生活水平的不断提高，饮食结构也发生了重要改变，进食高脂肪、高胆固醇和高糖类食物明显增多，肥胖者和高脂血症同步增多，与之相伴，脂肪肝的发生也随之增多。另外，患者大量饮酒也会造成肝细胞代谢紊乱，致肝内多余的甘油三酯难以被大量清除掉，结果导致乙醇性脂肪肝的形成。特别是中年人，在外应酬的机会多，也成为脂肪肝的高发人群。适时给肝脏减减负，是十分必要的。

预防脂肪肝，就要坚持以植物性食物为主、动物性食物为辅，能量来源以粮食为主的方案。

① 合理控制每日热能的摄入量

肥胖是大多数脂肪肝患者的宿敌，而过高的热能摄入更加剧了体重的增加和脂肪合成增多，从而加速肝细胞脂肪变性。所以，合理控制每日热能的摄入量是治疗脂肪肝的首要原则。

② 保证高蛋白摄入量

高蛋白可保护肝细胞，并能促进肝细胞的修复与再生，且蛋白质较高的食物有特殊的食物动力作用，可刺激体内新陈代谢，故适当提高蛋白质的摄入量有助于减轻体重。多吃优质蛋白，例如豆腐、腐竹等豆制品，瘦肉、鱼、虾、脱脂奶等。

③ 糖类主要由粮谷类供给

除蔬菜、水果所含天然糖类外，尽量不要食用精制糖类、蜂蜜、果汁、果酱、蜜饯等甜食和甜点心。因为糖类摄入过多可加快胰岛素的分泌，促使糖转化为脂肪，不利于脂肪肝的恢复。

④ 摄入脂肪要适量

脂肪中的必需脂肪酸，对预防和治疗脂肪肝有利，但摄入过多对控制热能不利，应适量摄入。植物油不含胆固醇，所含谷固醇、豆固醇、必需脂肪酸有较好的去脂作用，对治疗大有益处，所以应以植物性脂肪为主，尽量多摄取单不饱和脂肪酸（如橄榄油、茶油等），限制饱和脂肪酸的摄取量（如猪油、牛油、黄油、奶油等）。胆固醇摄入量也应限制在300毫克以内。富含胆固醇的食物有动物内脏、鱼子、虾子、蛋黄等。

⑤ 喝水要适量

对于肥胖性脂肪肝病人来说，每日摄入适量的水有助于肾脏功能的正常发挥及减轻体重，促进肝内脂肪代谢。

建议每日饮水量在2000毫升左右，但也不要一次饮得过多，以免给消化道和肾脏造成负担。饮用水的最佳选择是白开水、矿泉水以及清淡的绿茶、菊花茶等，切不可以各种饮料、牛奶、咖啡代替。

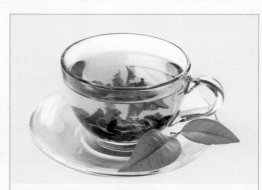

◎饮用水的最佳选择是白开水、矿泉水以及清淡的绿茶、菊花茶等，切不可以各种饮料代替。

巧用橘子皮可预防和治疗多种疾病

（1）巧防晕车。在上车前1小时，用新鲜的橘子皮，向内折成双层，对准鼻孔，用手指挤捏橘子皮，皮中就会喷射出无数股细小的橘香油雾并被吸入鼻孔，在上车后继续随时挤压吸入，可有效地预防晕车。

（2）巧治冻疮。将橘皮用火烤焦，研

成粉末，再用植物油调均匀，抹在患处。

（3）巧治慢性支气管炎。橘皮5～15克，泡水当茶饮，常用。

（4）巧治咳嗽。用干橘皮5克，加水2杯煎汤后，放少量姜末、红糖趁热服用。也可取鲜橘皮适量，切碎后用开水冲泡，加入白糖代茶饮，有化痰止咳之功效。

（5）巧治便秘。鲜橘皮12克或干橘皮6克，煎汤服用，可治便秘。

（6）巧解酒。用鲜橘皮30克，加盐少许煎汤饮服，醒酒效果颇佳。

（7）治睡觉磨牙。睡觉前10分钟，口中含一块橘皮，然后入睡，最好不要将橘皮吐出，若感到不适时，再吐出。

（8）巧防牙齿"酸倒"。食酸橘对老人或牙齿过敏者均不宜。其实，只要在食酸橘后，即用剩下的新鲜橘皮泡开水喝下，就可以防止牙齿"酸倒"。

（9）巧治乳腺炎。生橘皮30克、甘草6克，煎汤饮服，可治乳腺炎。

（10）巧治口臭。将一小块儿橘皮含在口中，或嚼一小块鲜橘皮，可治口臭。

（11）巧解鱼蟹之毒。用适量的橘子皮煎汤饮服，可缓解食鱼、食蟹后的中毒。

（12）巧治胃寒呕吐。将橘皮和生姜片加水同煎，饮其汤，可治疗胃寒、呕吐。

（13）巧理气消胀。用鲜橘子皮泡开水，加适量白糖，为橘皮茶，饮后可理气消胀，生津润喉。

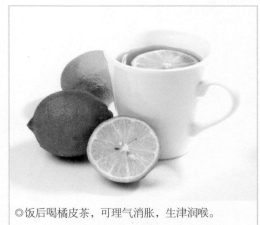

◎饭后喝橘皮茶，可理气消胀，生津润喉。

选对食物助你预防阳痿

阳痿被定义为无法维持一个适当的勃起状态以满足性行为的疾病。虽然男人不喜欢谈论阳痿，但它是一个非常普遍的毛病，通常到了中年前后就开始了。据统计，在40岁时大约有5%的男性得完全的阳痿，而到了70岁时完全阳痿的数字竟高达15%。

其实大部分阳痿的病例是完全可以预防的，只要选对食物。

（1）五香羊肉。羊肉去肥油，蒸熟或

煮熟，切片，加蒜、姜、豆豉、葱、茴香、五香酱油等调料拌食。

（2）苁蓉羊肉粥。取肉苁蓉20克，洗净切薄片；精羊肉150～250克，洗净切碎；大米100克洗净。同煮粥食用。

（3）虾肉炒韭菜。虾肉50克，用水泡软。锅中放油加热后，与切好的韭菜250克同炒，炒熟后加盐等调味品食用。

（4）鲜虾炖豆腐。鲜虾15克，豆腐3

块，加葱白、姜、盐，炖熟食用。

（5）枸杞炖乳鸽。枸杞子30克，鸽子1只（去毛及内脏），放炖盅内加水适量，隔水炖熟吃，吃肉饮汤。

（6）虫草胎盘。冬虫夏草10～15克，胎盘1个，隔水炖熟吃。

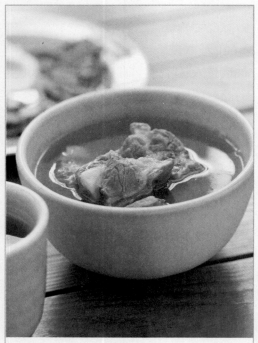

◎多吃一些有助壮阳的药膳，如虫草炖鸡、苁蓉羊肾汤等，有助预防阳痿。

（7）米酒蒸仔鸡。仔鸡1只去内脏，切块，加油和少量盐放入锅内煸炒一会儿，盛大碗加糯米酒500毫升，隔水蒸熟食之。

（8）枸杞子仔鸡。枸杞子30克，500克重以下的子公鸡1只，除去毛及内脏后洗净。用50度以上的白酒50～100毫升，加盐同炖，食肉饮汤。

（9）虫草炖鸡肉。冬虫夏草4～5枚，鸡肉300克左右，共炖，煮熟后食肉喝汤。

（10）附片炖猪腰。取附片6克，猪腰2个，洗净切开去筋膜，切碎共炖，用精盐、味精调味，饮汤食猪腰。

（11）苁蓉羊肾汤。羊肾1具，去筋膜，加肉苁蓉（酒浸切片），枸杞子各15克，共煮汤。加入葱白、盐、生姜等调味品，吃羊肉，饮汤。

（12）黑豆炖狗肉。狗肉250克，黑豆50克，加八角、茴香、桂皮、陈皮、草果、生姜、盐、味精等，同炖。食狗肉，饮汤。

（13）醉虾。取活对虾1对，用清水洗干净，放入白酒内将其醉死，捞出后用蒜泥、酱油、胡椒粉、醋、味精、香油等调成的汁蘸吃。

防治老年痴呆法

老年性痴呆至今尚无可靠的治疗方法恢复其功能，因此，预防就显得尤为重要。老年痴呆症的病因尚未完全阐明，目前已知道一些危险因素对导致痴呆的形成和促进其恶化有重要影响。所以，积极控制这些危险因素，对预防痴呆的发生具有重要作用。

❶ 控制血压

高血压病是脑卒中和血管性痴呆的

主要危险因素，对老年性痴呆也有影响。因此，有高血压者，应选择长效降压药，使血压在24小时内控制在有效水平且较少波动。

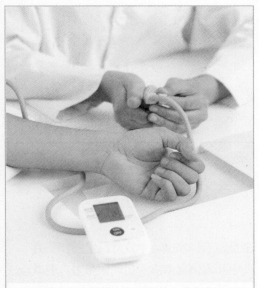

◎高血压患者应保持心胸开阔并合理饮食，应按时测量血压，选择长效降压药，使血压在24小时内控制在有效水平且较少波动。

❷ 治疗心脏疾病

冠心病，心功能不全可影响脑血液供应，诱发痴呆的形成和发展，所以，应积极治疗心脏病，预防痴呆的发生。

❸ 控制血脂、血糖及血液黏稠度

高脂血症、糖尿病、高黏血症是动脉粥样硬化、脑卒中的主要危险因素，影响脑灌流量及代谢，诱发痴呆的发生。因此，必须长期将血脂、血糖、血黏度控制在正常水平。

❹ 清除氧自由基

老年人由于衰老及动脉硬化等疾病，体内可产生多量氧自由基，对组织细胞起损伤作用，导致痴呆，因此，可服用维生素E和补肾活血中药，以益脑醒神，清除自由基。

❺ 增强免疫力

免疫调节紊乱或免疫力低对老年痴呆症的发生有一定影响，而血有较好地提高、调节免疫功能的作用。

❻ 适当的体育锻炼

适当的体育锻炼会让人精力充沛、思维活跃，也是预防老年痴呆症的有效方法。